口腔种植外科彩色图谱

Color Atlas of Dental Implant Surgery

原著第 4 版

原　著　[美] Michael S. Block

主　审　宫苹

主　译　谭震　王航

译　者　曾泉　舒林径　刘文佳　汪敏
　　　　刘玉洁　苏乃川　余科　陈河林
　　　　王航　谭震

世界图书出版公司

西安　北京　广州　上海

图书在版编目（CIP）数据

　口腔种植外科彩色图谱 /（美）布洛克（Michael S. Block）著；谭震，王航主译.
—西安：世界图书出版西安有限公司，2017.3
　书名原文：Color Atlas of Dental Implant Surgery
　ISBN 978-7-5192-2259-8

　Ⅰ.①口…　Ⅱ.①布…②谭…③王…　Ⅲ.①种植牙 – 口腔外科学 – 图谱
Ⅳ.① R782.12-64

　中国版本图书馆 CIP 数据核字（2017）第 057476 号

书　　　名	口腔种植外科彩色图谱（原著第 4 版）	
	Kouqiang Zhongzhi Waike Caise Tupu	
原　　　著	[美] Michael S. Block	
主　　　译	谭　震　王　航	
责任编辑	刘小兰	
装帧设计	新纪元文化传播	
出版发行	世界图书出版西安有限公司	
地　　　址	西安市北大街 85 号	
邮　　　编	710003	
电　　　话	029-87214941　87233647（市场营销部）	
	029-87234767（总编室）	
网　　　址	http://www.wpcxa.com	
邮　　　箱	xast@wpcxa.com	
经　　　销	新华书店	
印　　　刷	陕西金德佳印务有限公司	
开　　　本	889mm×1194mm　1/16	
印　　　张	30	
字　　　数	510 千字	
版　　　次	2017 年 3 月第 1 版　2017 年 3 月第 1 次印刷	
版权登记	25-2015-521	
国际书号	ISBN 978-7-5192-2259-8	
定　　　价	280.00 元	

ELSEVIER

Elsevier(Singapore) Pte Ltd.
3 Killiney Road
#08–01 Winsland House I
Singapore 239519
Tel: (65) 6349–0200
Fax: (65) 6733–1817

Color Atlas of Dental Implant Surgery, 4/E
Copyright©2015by Elsevier.
ISBN–13: 978–1–4557–5968–2

This translation of Color Atlas of Dental Implant Surgery, 4/E, by Michael S. Block, was undertaken by World Publishing Xi'an Corporation Ltd. and is published by arrangement with Elsevier (Singapore) Pte Ltd.

Color Atlas of Dental Implant Surgery, 4/E 由世界图书出版西安有限公司进行翻译，并根据世界图书出版西安有限公司与爱思唯尔（新加坡）私人有限公司的协议约定出版。

口腔种植外科彩色图谱（谭震　王航译）

ISBN: 978–7–5192–2259–8
Copyright 2016 by Elsevier (Singapore) Pte Ltd.

Notice

This publication has been carefully reviewed and checked to ensure that the content is as accurate and current as possible at time of publication. We would recommend, however, that the reader verify any procedures, treatments, drug dosages or legal content described in this book. Neither the author, the contributors, the copyright holder nor publisher assume any liability for injury and/or damage to persons or property arising from any error in or omission from this publication.

作者简介

谭震，口腔种植学博士（导师宫苹教授），华西口腔医学院副教授，2009—2010年度国际种植学会 Scholar，前香港大学牙学院临床研究员，四川省口腔种植专业委员会常委。

1997年于华西医科大学毕业后开始从事口腔种植治疗工作，曾先后在哈佛大学、法兰克福大学、广岛大学、特拉维夫大学等接受口腔种植临床培训；2009—2010年获得国际种植学会奖学金，在香港大学牙学院高级牙科治疗中心进行一年的口腔种植及牙周专科训练，全程参加了 Niklaus P. Lang 教授的临床研究生课程。

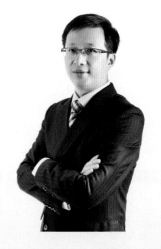

至今已参编《中华口腔医学》等十多部口腔医学专著。承担和参与多项国际和国内科研项目。2012年主译《口腔种植彩色图谱》（世界图书出版社）；2014年主编《口腔种植关键技术实战图解》（人民卫生出版社）；2016年参加人民卫生出版社《口腔种植学》慕课录制；目前专注于口腔种植临床和教育培训工作，兼任国内外多个著名种植系统的高级讲师。擅长骨组织增量、软组织移植、即刻种植、美学区种植等。

王航，主任医师，教授，博士生导师，国际牙医师学院院士（FICD）。现为中国整形美容协会口腔整形美容分会副主任委员，四川省卫生厅学术带头人后备人选，教育部新世纪优秀人才支持计划批准人选。

1994年和1999年毕业于原华西医科大学分获学士及博士学位；2003—2004年在荷兰阿姆斯特丹牙科学术中心从事博士后研究；2008年获得阿姆斯特丹大学牙科学博士学位。

一直从事口腔修复学工作，具有丰富的口腔修复临床、教学和科研工作经验。所参与和主持项目曾获四川省科技进步奖及成都市科技进步奖。目前已发表口腔修复专业学术论文50余篇。擅长固定修复（烤瓷牙、全瓷牙、金属牙等）、美齿、种植牙修复、变色牙和残根残冠的修复、黏结修复与微创修复、精密附着体义齿等。

审者序

　　口腔种植技术是当代口腔医学的重大突破。目前，随着牙种植体结构和种植技术的不断完善，数字化技术在种植临床诊断和治疗中的应用，使得种植治疗的精细化及个性化修复水平得到极大提高，种植治疗受到越来越多患者的青睐。更多的口腔医生也开始涉足这一领域。

　　由美国路易斯安那州立大学 Michael S.Block 博士所著的《口腔种植外科彩色图谱》第 4 版在第 3 版的基础上，通过大量的临床病例展示，阐述了数字化技术在种植治疗中的应用，介绍了微创种植外科技术中超声骨刀、水冷激光等精确切割工具的使用以及种植治疗中的美学问题。第 4 版同时删减了前面版本的过时内容，增加了该领域取得的最新进展，读者在阅读本书后，能够将书中介绍的许多手段、方法应用到临床工作中。本书具有较高学术和实用价值，不仅可以帮助初学者入门，也可以提高有一定经验的种植医生的临床理论和技能水平，是一部难得的口腔种植专科医生用书，一部口腔种植学的经典之作。

　　谭震、王航博士等在世界图书出版西安有限公司的支持下，完成了《口腔种植外科彩色图谱》第 4 版的翻译工作，为我国口腔临床医生提供了一部高水平、高质量的参考书。本书的出版将对促进我国种植学的健康发展起到积极的推动作用。

四川大学华西口腔医学院教授，博士生导师

国际牙医师学院院士　　　宫　苹

中华口腔医学会种植专业委员会副主任委员

2017.1.18

译者序

优秀的口腔种植医生不仅需要有较强的外科、修复功底，还需要有足够的牙周知识、美学素养，这对于大多数初学者来讲是很大的挑战。况且，繁重的临床工作使大多数临床医生难以静心看书、学习。因此，许多刚刚开展种植治疗的医生都面临知识体系不完整、存在知识盲点等问题，许多医生还在这个领域里走了弯路。

译者长期致力于口腔种植的临床和教育培训工作，在这个过程中发现大多数口腔医生都认为种植外科手术是他们开展种植的最大障碍，他们担心自己在临床工作中犯一些不必要的错误。对需要特殊处理的种植位点如何制订合理的治疗计划、如何实施精准的手术操作、如何应对术中的特殊情况都是大家关注的问题。

由美国学者 Michael S.Block 博士所著的《口腔种植外科彩色图谱》是口腔种植学的经典之作，一直深受广大临床医生的喜爱。本次第 4 版书信息量巨大，全书以解剖结构及具体的外科技术为框架，介绍了各种病例的具体治疗方案和详细治疗步骤。全书紧扣种植发展的主线，凸显种植学的发展趋势，如美学、数字化和微创等，具有可读性强、实用性佳等特点。原书作者在撰写过程中，不仅展示了翔实的病例资料，还进行了大量的文献回顾，因此，不管是初学者，还是有一定经验的医生都能够从中学到所需要的知识。对于书中部分比较抽象的内容，读者需要仔细研读才能掌握。

本版书的翻译过程中，所有参译人员都投入了大量的时间和精力，在此，向他们致以崇高的敬意，同时我们也要感谢参与本书第 3 版翻译的所有译者，感谢他们前次辛勤的工作，为本版书打下了较好的基础。我们希望通过自己的努力给大家提供直接而有用的种植相关信息，使广大医生在开展工作前能够有足够的知识积累，"先谋而后动"，摒弃以往从临床教训中学习的惯常模式。

英文原版书中少部分图片未获得授权印刷出版，为便于读者查阅，中文版未更改图片序号。书中难免会出现错误，语言方面还不够优美，希望广大读者给予批评指正。

谭震 王航

致　谢

　　谨以此书《口腔种植外科彩色图谱（第 4 版）》献给我的妻子、两个女儿和我的母亲！她们为我的写作提供了极大的帮助。我的妻子一直支持着我，鼓励我为了所有患者倾尽全力将这个工作做到最好，她是一位伟大而聪慧的女士。

　　Courtney 和 Celeste 是我的两个女儿，她们在各自的领域内都颇有建树。闲暇时刻，她们对我的写作表现出了极大的兴趣，并对我利用休息时间完成一项能够帮助他人的工作表示深切的理解。我的母亲常常激励我要不断超越平凡的自我，她的辉煌成就和谦逊的美德让我明白，杰出的工作成就和谦逊是可以共存的。非常感激她们对我生命的影响。

前　言

　　本书的第 3 版提供多种术式的视频供外科医生学习以提高治愈患者的水平。第 4 版几乎重新写就，我们删除部分陈旧内容，增加了目前口腔种植领域的最新进展。此外，本书还新增了大量手术方法。通过访问本书的配套网站，读者可以更清楚地理解书中内容的精髓所在。因为不断有新技术出现并应用于临床，口腔种植学领域呈现出勃勃生机。就在本书付梓之时，一些新的技术亦涌现出来，读者能在本书推荐的网站上查阅到这些新的技术，证明了这些新技术在临床上运用是可行的。我非常高兴许多学生和住院医师可以学习新的技术和方法，因为只有通过学习，他们才能将新的知识和技术用于患者的治疗。在此，我要向促使我们不断改进教学以满足患者需求的广大住院医师们表示诚挚的谢意。

Michael S. Block

本书特点

　　《口腔种植外科彩色图谱（第4版）》将继续为读者提供目前有关牙种植术最先进的技术。全书以口腔局部解剖和手术技术为架构，每一章都将为读者介绍不同的口腔区域或某种特殊的手术方法。主要内容包括：

·递进式地、清晰明了地阐述治疗方案，包括适应证和禁忌证、术前指导、具体的手术操作以及后续的修复治疗。

·书中附有超过1500张高质量的彩色临床照片和放射线图片，可以清晰地向读者展示完整的手术治疗方案。

·书中提供了许多病例及其对应的一系列照片，这些案例均来源于不同的临床情况，并具备个性化的手术方案。

第4版的新内容

　　我们在书中更新了迄今为止有关口腔种植技术的最新进展。本版删除了上一版书中的部分陈旧内容和过时的临床照片，取而代之的是现今常用或公认的牙种植术相关材料和手术操作步骤的照片。新加内容主要包括：

·第2章中有关"单颗牙缺失种植体植入"和"下颌磨牙区即刻种植"的新内容。

·第3章中有关"对上颌窄牙槽嵴进行骨增量"的新内容。

·第4章中有关"上颌前牙区采用骨块切开并进行内置式植骨以行垂直向牙槽嵴增量"的新内容。

·第6章中有关"上颌窦内提升"的新内容。

请登陆 blockdentalimplantsurgery.com 访问其他资源。

目　录

第 1 章
下颌前牙区种植手术

本章概要

下颌前牙区植入 2~5 颗种植体

总体考虑

下颌牙列缺失患者戴用传统的活动义齿常因固位不佳影响进食。当牙槽骨逐渐吸收后，义齿固位变差，再加上口周肌肉运动，使其在牙槽嵴上移动，导致局部不适、肿痛及颏神经创伤等问题。下颌前牙区种植体修复可以较好地恢复患者的正常饮食方式，有助于患者摄取营养，增强体质，赢得自信。

目前牙列缺失患者的修复方式有以下 3 种：①传统义齿；②种植体-组织混合支持式义齿；③种植体支持式义齿。很多患者因为经济原因选择传统义齿修复，但当他们尝试使用传统义齿后，往往更愿意选择种植修复。患者愿意花费时间和金钱来做种植，也往往愿意承担种植手术带来的风险，因此，与其他种植患者相比较，这类患者更容易配合医生治疗。

种植体-组织混合支持式可摘义齿需植入1~5 颗种植体，而以植入 2 颗或 4 颗种植体的情况多见。种植体支持式义齿通常需要在下前牙区双侧颏孔前植入 4~5 颗种植体。有些病例植入 6 颗植体，两侧颏孔之间种植 4 颗，两侧第一磨牙处各 1 颗。计划给患者做全颌冠桥固定修复时，则要求下颌两侧后牙区种植 2~3 颗，颏孔间种植4 颗，这样可以制作精密的冠桥修复体。后牙区种植要求下牙槽神经管上方有充足的骨量。全颌种植修复需要制订详细的手术方案，应将种植体放置在牙冠轮廓内，避开外展隙等位置。

在听取种植医生的建议后，患者综合考虑自身的需求，了解各种修复方式的优点和相应价格，便可做出最终的决定。患者决定接受治疗后，就可以安排手术日期了。

解剖学评估：对失牙患者的临床检查

参考患者的体检病历和牙科病历后，医生还应对患者进行口腔检查，尤其是下颌骨的情况。同时应记录下颌开口度，张口受限有时会影响相应的治疗。查看患者口腔软组织状况，不明病变、口腔及黏膜感染等都需要在植牙前治愈。

检查口底软组织及颏肌，记录牙槽嵴顶附着龈的宽度、嵴顶到膜龈联合的距离（图 1-1）。检查软组织情况有助于判定是否需要在种植手术前或者手术中行前庭沟成形术。

注意下颌下导管的位置，以防术中伤及。触诊颏孔位置，必要时取研究模型以便进一步分析。

触诊下颌前牙区唇、舌侧皮质骨外形，估算下颌骨高度，同时留意颏结节的位置。在息止颌位时观察下颌前牙区相对于上颌的位置关系，以便于通过种植体植入来改善安氏Ⅱ类或Ⅲ类关系。对于严重错𬌗畸形患者，还应在种植前行正颌手术。必要时通过放射学检查以确认唇、舌侧皮质骨外形。

经过查体，术者充分了解了下前牙区骨的高度、宽度和皮质骨的表面外形，然后应该与患者讨论种植体植入位置，以及是否需要做软组织手术，比如同期前庭沟成形术。

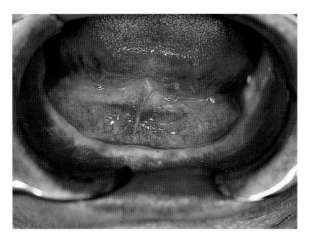

图 1-1 A. 术前观，下颌非附着龈距离牙槽嵴顶超过 5mm

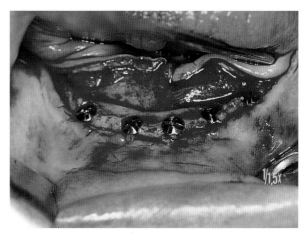

图 1-1 B. 种植体植入时只做嵴顶切口而不做垂直切口，并且植体植入位置较低，覆盖螺丝与嵴顶平齐，以防止出现潜在的嵴上压迫点

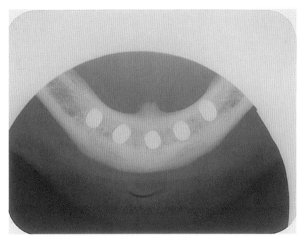

图1-1 C.影像学检查显示植体位置理想，双侧植体末端距离颏孔约5mm，植体间距约3mm

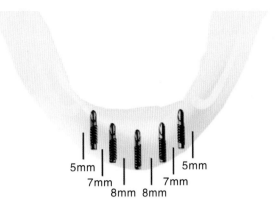

图1-1 D.理想的下颌前牙种植体排列位置，图示其距颏孔的距离

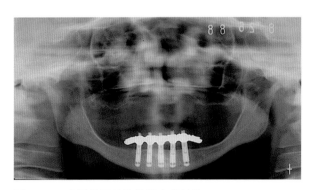

图1-1 E.全景片显示植体的上部结构

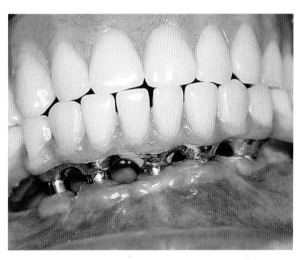

图1-1 F.正面观，下颌为混合支持式义齿，上颌为常规义齿（由Luis Guerra医生提供）

解剖学评估：对失牙患者的放射学检查

锥形束CT（CBCT）扫描是了解下颌骨特殊解剖结构的有效手段。CBCT扫描可以显示皮质骨的外形、颏孔的位置、下牙槽神经在下颌骨内的走行路径、颏孔后现存的骨量。典型的CBCT提供四种不同的参照系。第一种参照系是患者的侧面和正面的头影测量，第二种提供水平面、冠状面和矢状面的截面，第三种是关节头和关节窝的影像，第四种是全景的截面（图1-2）。

CBCT生成的侧面观的头影测量以最小的放大率显示上下颌骨的位置关系，其既可显示下颌平面角以评估患者的垂直距离，也可以显示颌骨的Ⅱ类、Ⅲ类关系。对于全牙列混合支持式修复，

CBCT影像为医生提供了参考，可以参照颌骨关系调整种植体植入角度，以补偿当前的颌位关系。对于Ⅱ类颌骨关系种植体应向前倾，而Ⅲ类关系种植体应向后倾，这样有可能恢复正常的咬合状态。前后向观不仅能显示下颌角的位置，还可以看到两侧是否对称。患者下颌角角前切迹明显常说明患者有副功能运动，这种情况在修复时应考虑到。

下颌骨水平向截面能显示下牙槽神经的走向。通过滚动这些水平截面，能看清下牙槽神经的走向和神经襻向前伸展的范围（图1-2A、E、F）。由于每个患者神经走向都不同，通过观察这些影像可以避免神经损伤。冠状截面可用于评估鼻和上颌窦区的病变，帮助了解患者潜在的问题和全

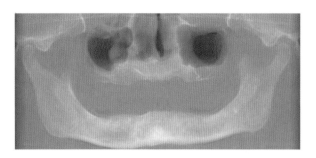

图 1-2A. CBCT 扫描后重建的全景影像

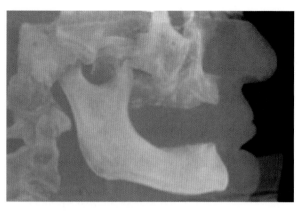

图 1-2B. 牙列缺失患者的侧面观，显示牙槽嵴形态和上下颌位关系

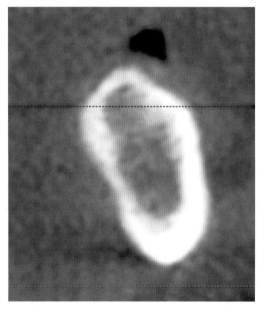

图 1-2C. 下颌前牙区拟种植位点的截面影像。皮质骨形态和骨量为种植体选择提供参考。如需去除嵴顶部分牙槽骨，切除后局部的厚度和下颌骨高度也能在术前准确评估

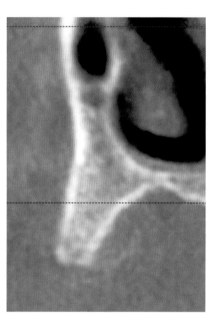

图 1-2D. 上颌前牙区拟种植位点的截面影像。皮质骨形态和骨厚度显示可能要采用角度基桩

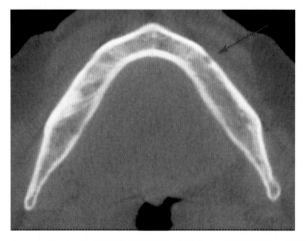

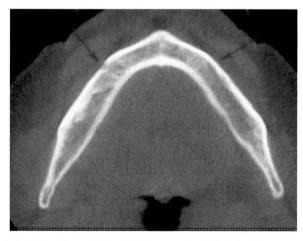

图 1-2 E、F. 下牙槽神经出颏孔位置的水平截面影像。箭头指向颏孔，图 F 右侧箭头显示神经出下颌骨前的走行

身状况。鼻黏膜增厚表明患者对周围环境的某种物质过敏。上颌牙列差的患者其上颌窦黏膜常增厚。阻塞型上颌窦炎患者应到耳鼻喉专科进行治疗。

颞下颌关节影像可以判断关节是否稳定，避免将来发生已有病变的继发性疾病，比如骨关节炎引起的关节头侵蚀。通常来讲，关节稳定的患者种植治疗比关节有侵蚀性改变的患者更为简单。一个计划做大量种植体的患者通常都存在长期的后牙咬合丧失，也会相应出现垂直距离的改变。在种植治疗前了解患者的这些情况是很有必要的，因为需要在手术前或临时修复阶段改变患者的垂直距离。

CBCT可以生成全景影像。对下颌牙列缺失患者，在水平向截面上划一条曲线，与这条线垂直的断层影像就能呈现出来。这些断层影像可以显示下颌前牙区异常的解剖结构（图1-1，1-2），也可帮助确定种植体植入的角度及判断植入角度是否与唇侧或舌侧的骨皮质平行。外科医生可以根据既定的种植体植入方向，依据颌骨上明确的解剖标志和皮质骨板指导种植体植入。比如Ⅲ类颌骨关系，种植体应向后倾斜，可以参照正中联合处的舌侧皮质骨板指导种植。种植体的长度和直径可以通过CBCT确定，准确性可以精确到0.5mm，明显优于有20%放大误差的传统的全景片检查。

下颌牙种植手术

切口设计

患者初诊时，手术医生应该注意以下检查：①附着龈和非附着龈的交界位置；②颏肌附着处与牙槽嵴的位置关系；③牙槽嵴顶角化牙龈宽度；④颏结节与牙槽嵴的位置关系；⑤唇、舌侧皮质骨的外形；⑥上下颌骨的位置关系。

基于以上的检查结果和下颌骨高度，医生就可以确定术区切口方式及下颌种植体植入位置。

当颏肌附着处距离牙槽嵴附着龈3mm或以上时，可采用嵴顶切口（图1-3，1-4）。当颏肌附着靠近牙槽嵴时，为防止基台周围缺乏附着龈的包裹，应采用前庭沟切口，同期做前庭沟成形术（图1-5），降低颏肌附着点，以重建基台唇侧附着龈。

下颌骨高度≤12mm时，切口应位于窄角化牙龈带唇侧，但不应行前庭沟成形术。因为在萎缩的下颌骨上降低颏肌附着，将会形成低垂的"巫婆式"下巴畸形。当下颌骨垂直高度为8~12mm时，一期手术切口、植体植入位置及二期手术切口位置都影响修复的成功。种植体植入位置应尽量避免损伤角化牙龈，故切口位于下颌牙槽嵴前缘，常见于角化牙龈的唇侧。当患者下颌明显萎缩时，角化牙龈带常偏牙槽嵴舌侧且较窄、薄。因唇肌牵拉移植软组织，增宽附着角化龈的手术效果也往往不甚理想。种植体植入位置必须略偏牙槽嵴舌侧，这样植体就可以位于唇肌附着的舌侧。如果植体位置偏唇侧，就会出现慢性炎症，唇侧长期肿痛，引起患者不满。所以在做Ⅱ期手术切口时，应对切角化牙龈带，并将其推向唇侧，使得基台唇侧有角化牙龈的包绕。

当下颌垂直骨高度＞12mm时，切口位置既可以位于牙槽嵴顶，也可以位于前庭沟处，这取

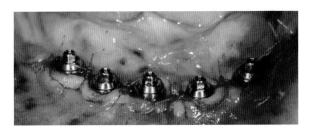

图1-3 A.嵴顶切口颊舌向平分相对较薄的角化龈，同时远中做垂直松弛切口。小心翻起全厚瓣，避免撕裂嵴顶牙龈。修整骨，然后植入种植体

图1-3 B.用于全牙弓种植支持临时修复体的基台，基台的穿龈高度为2~3mm。间断缝合关闭创口。角化龈的保护对牙龈和种植体的长期健康都很重要

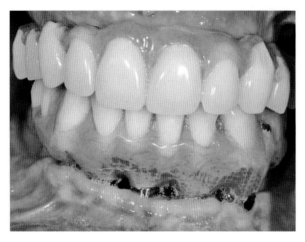

图 1-3 C. 患者手术后 4 个月牙龈健康。角化龈的保存为种植的长期成功提供了保证

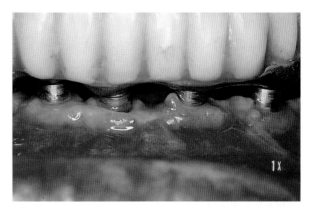

图 1-3 D. 患者患有脑梗死，口腔卫生护理困难。但是，因为有角化牙龈的保护作用，即使有牙菌斑存在，仍然可以防止明显的骨吸收

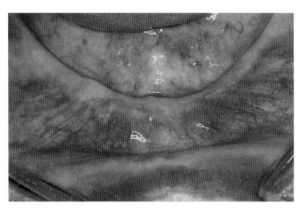

图 1-4 A. 下颌骨高 12mm，计划植入种植体行黏膜支持式覆盖义齿修复。唇肌与牙槽嵴的距离为 5mm

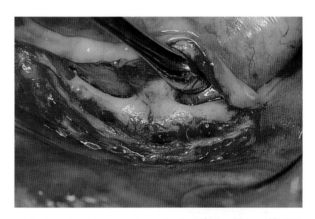

图 1-4 B. 切开角化牙龈，翻起黏骨膜瓣，暴露牙槽嵴的唇舌侧。该图还可见颏结节，左侧颏孔较为靠前

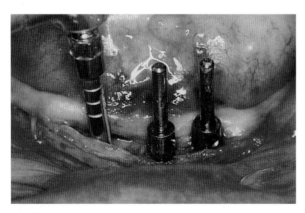

图 1-4 C. 用球钻修整嵴顶，再使用先锋钻备洞。逐级备洞时，使用平行杆校正方向，以获得共同就位道

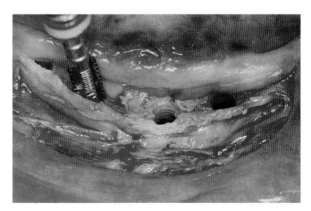

图 1-4 D. 由于骨质致密，终末钻之后采用攻丝钻骨内攻丝，便于植入螺纹植体

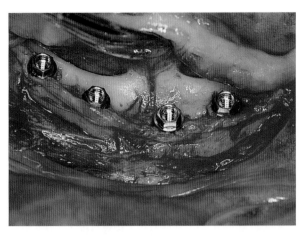

图 1-4 E. 未放覆盖螺丝的种植体，可见植体位置略偏牙槽嵴舌侧，当下颌萎缩时，这种植入方式可使植体免受唇部非附着软组织干扰

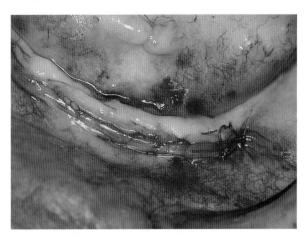

图 1-4 F. 用可吸收线水平褥式缝合切口

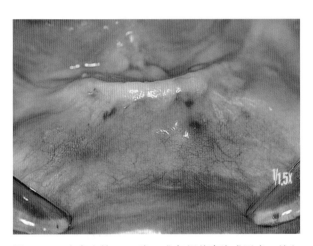

图 1-5 A. 患者女性，65 岁，准备行前庭沟成形术，植入 2 颗种植体，注意其肌肉附着已高至牙槽嵴

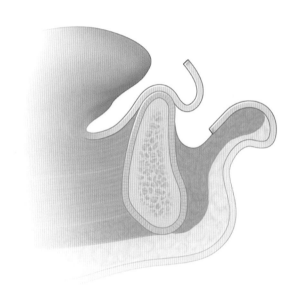

图 1-5 B. 为戴活动义齿而进行的牙槽嵴延长术，需要将手术切口做到下唇内侧远离牙槽嵴处。而种植体固位的覆盖义齿，只需要将基台周围活动的非附着牙龈组织移位，而不需要将牙槽嵴延长。此时，做表浅切口，只将其上的黏膜层翻起，而不伤及下面的颏肌

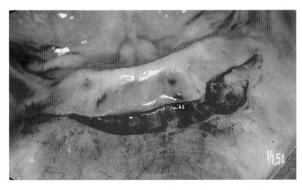

图 1-5 C. 用 15 号刀片切开黏膜，不伤及下面的颏肌

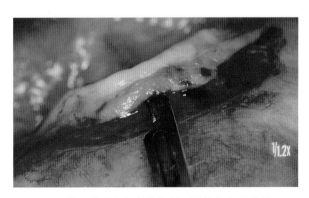

图 1-5 D. 将刀片平行肌纤维切割，锐性分离黏膜瓣

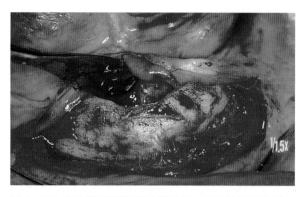

图 1-5 E. 将黏膜瓣剥离到牙槽嵴时，用刀片切透骨膜，向舌侧翻起黏骨膜瓣，暴露下颌前牙区唇侧牙槽嵴。为避免颏部塌陷，要保留 10~15mm 颏肌附着不能离断。向舌侧继续剥离黏骨膜瓣到颏结节下

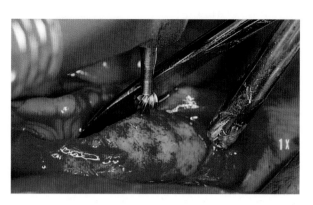

图 1-5F. 用 Rongeur 镊标记植入位置，用球钻磨开皮质骨，便于先锋钻后续备洞

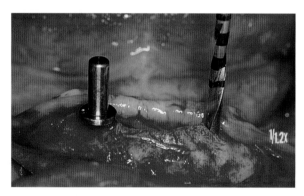

图 1-5 G. 用先锋钻初步预备种植窝，当多颗种植体植入时采用平行杆引导备洞以获得共同就位道

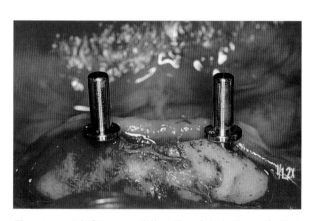

图 1-5 H. 平行杆显示了植体位置。在相邻的平行杆指导下逐级备洞

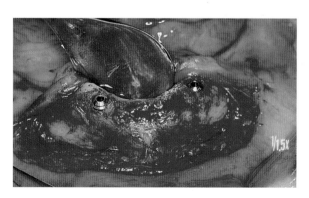

图 1-5 I. 植入种植体

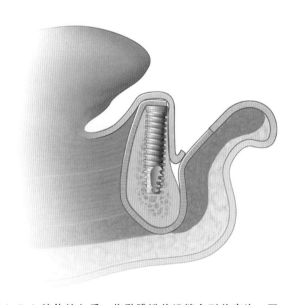

图 1-5 J. 植体植入后，将黏膜瓣前端缝合到前庭沟，唇侧黏膜盖过植体，可防止颏肌向上生长

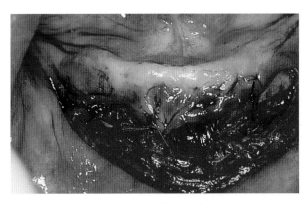

图1-5 K.用4-0可吸收铬线将唇黏膜以水平方式固定到前庭沟成形区

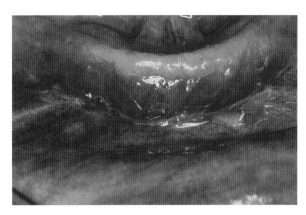

图1-5 L.3周后复诊,伤口愈合

决于唇肌附着位置。即使伤口裂开,平分角化龈的切口方式也可以保证基台唇侧有角化龈存在。伤口开裂的原因很多,如过渡活动义齿缓冲不足,植体覆盖螺丝位置过于凸出牙槽嵴,软组织外科创伤,软组织质地不佳及自身愈合能力不佳等。当牙槽嵴较薄时,其上的附着龈也较薄,对切角化龈就会有一定难度。审慎的切口设计、微创的手术技巧有利于牙龈的长期健康。

局部麻醉常采用1%或2%利多卡因(肾上腺素浓度为1∶100 000)做唇舌侧的浸润麻醉。麻醉范围包括下颌下缘的唇侧、舌侧皮质骨板(麻醉下颌舌骨神经分支)及牙槽嵴。牙槽嵴浸润麻醉形成软组织局部水肿,这有利于黏骨膜的剥离。种植手术往往不需要采用双侧下牙槽神经阻滞麻醉。

几分钟后麻药起效,就可以开始手术,常用15号刀片做手术切口。

嵴顶切口及翻瓣

在牙槽嵴上角化牙龈带中分做对切切口是很重要的,可防止愈合过程中伤口开裂而导致的潜在软组织问题。切口沿着牙槽嵴一直要延伸到颏孔之后。但当下颌骨重度萎缩导致颏孔位于牙槽嵴顶时,切口应止于颏孔之前。翻开骨膜暴露颏孔后,手术切口就可以进一步沿着舌侧牙槽嵴往后延伸而不会损伤颏神经。有时会在切口后缘做垂直松弛切口。作者不采用中线垂直松弛切口,因为这样会增加患者术后2周的不适感。

切透骨膜后,使用骨膜剥离器掀起唇、舌侧黏骨膜瓣。骨膜瓣的完整翻起很重要,这样可以减少出血,同时避免损伤舌侧血管。当肌肉附着于牙槽嵴时,应使用解剖刀锐性分离而不能使劲撕扯,否则会增加出血和软组织损伤。

当牙槽嵴变窄,其上的软组织变得致密而纤维化,唇侧组织的剥离费时又费力时,要特别注意软组织瓣的完整性。

舌侧翻瓣有利于术者看清舌侧皮质骨形态,以便于调整植入方向,避免舌侧侧穿。唇侧瓣应游离部分颏肌,以暴露唇侧皮质骨外形。当术区暴露不足,术者无法判定骨的宽度,有可能会出现侧穿。因此术者最好能直视牙槽嵴,看清唇、舌侧骨板外形,以防范手术风险。术区暴露完全后,就可以根据操作手册的推荐步骤进行种植手术了。通过分析CBCT扫描断层影像可以预先了解局部的解剖形态,减小组织翻瓣范围。

前庭沟切口及翻瓣

当唇部软组织活动度影响修复体和基台的最终位置时,需要做前庭沟切口以降低颏肌附着位置(图1-5)。切口距附着龈和非附着龈结合部5~10mm,且只到黏膜层,不触及下面的肌肉层。切口在前庭沟内延长到邻近颏孔区。使用15号刀片,切口表浅以避免伤及颏神经分支。小心解剖这些神经,避免引起术后感觉异常。

切开黏膜后,用刀片或者剪刀将其从肌层上小心地分离,一直剥离到附着龈与非附着龈交界处,在此切透骨膜达到牙槽嵴骨面,然后向舌侧翻起黏骨膜瓣以暴露下颌骨舌侧。唇侧黏膜瓣与舌侧黏膜相连,由舌侧提供血供。用骨膜剥离子将唇侧骨膜翻起以暴露唇侧皮质骨。术区翻瓣范围与前述的牙槽嵴切口类似。术区暴露完全后,就可以根据操作手册的推荐步骤进行种植手术了。

种植体植入
2 颗植体

通常，当植入2颗种植体行覆盖义齿修复时，要考虑到日后增加种植体数目的可能。比如，患者可能会要求将组织支持式义齿换为种植体支持式义齿。虽然有些患者选择覆盖义齿修复，但是他们会抱怨义齿组织面积存食物残渣；会抱怨义齿在说话、吞咽、咀嚼时不稳定；还会抱怨更换附着体卡子或"O"形圈的麻烦。对那些要求固定或固定－可摘联合修复的患者，就需要多植入2颗或3颗植体，即在下颌前牙区共植入4颗或5颗种植体，以便于进行种植体支持式义齿修复。鉴于存在这种可能性，故在下颌前牙区植入2颗种植体时，建议这2颗植体间隔20mm（每颗植体距中线10mm），便于日后需要时再增加植体数目。用卡尺测量20mm的距离，并且用咬骨钳

或球钻定点（图1-4，1-5）。

植体在牙槽嵴上的唇舌向位置决定了义齿的长期舒适度。确定植入位置时应避免出现软组织激惹。植入位置偏舌侧位于口底可动黏膜处，或者偏唇侧使得植体基台常受到颏肌运动干扰时，都会引发长期的问题。理想的植入位置是牙槽嵴唇舌侧中间，只有这样，患者才会觉得义齿配戴舒适（图1-6）。

下颌失牙后牙槽嵴会变得高低不平或者形成刀边状。当牙槽嵴薄、锐或者不平整时，可用咬骨钳平整嵴顶。而采用球钻平整的方式可能会导致骨创伤，引起植体周骨丧失。另外，当使用咬骨钳去除少量骨后，可以形成1个小的凹形，便于后续球钻和先锋钻等的备洞。再使用咬骨钳去除相应的邻近骨，使得植牙窝与邻近骨平坦过渡而不会出现过于凸起的骨嵴。用卡尺测定好间距

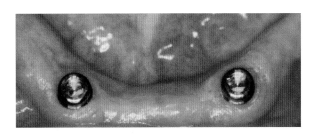

图1-6 A. Locater 附着体较短小，但足以为患者组织支持式义齿提供固位力（Biomet 3i, Palm Beach Gardens, FL.）

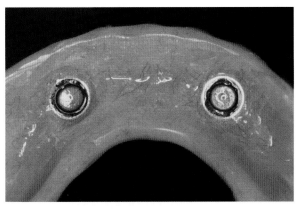

图1-6 B. 义齿就位，医生可以用较为简单的方式取下义齿。种植体辅助覆盖义齿就是靠义齿组织面的阴性部件及患者口内旋入植体上的阳性部件来为患者提供义齿固位。在现有义齿上的附着体可以做相应调整

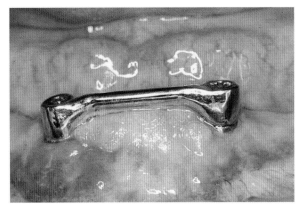

图1-6 C. 图示连接两个种植体的杆。这种杆可使用20年，易于清洁，几乎不用切除软组织

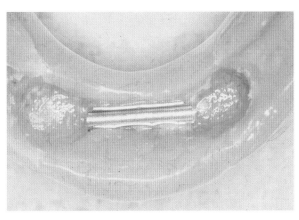

图1-6D. 义齿上的固位卡，当患者用后牙咀嚼时，此卡有旋转应力中断作用。此卡应每年更换

后用球钻确定植入位点。

球钻定点后，用先锋钻（大约 2mm，参考不同的种植系统）进行初期备洞，如果有手术导板，可在导板指引下进行。将平行杆插入种植窝内，从唇舌向、近远中向检查备洞的方向是否合适。医生应从正面和侧面观察平行杆以保证种植体的平行。有手术导板时，还可以将其放入患者口内，以检查植体是否位于义齿基托范围内。当患者上颌有牙或者有义齿时，可以让其慢慢闭口，检查种植体与上颌前牙的覆𬌗覆盖关系，避免形成反𬌗。当检测完平行度（或者完成了必要的校正）后，就可以在另一个位置选用较细钻针沿着恰当的方向预备另一个植牙窝。

将另一个平行杆放入第二个植牙窝，仔细检查植体植入位置和角度是否正确，然后按照常规操作步骤逐级备洞。如果植入方向有误，通常用直径为 2.7mm 或者 3mm 的钻针校正备洞方向。

植体植入牙槽嵴的深度很重要。当植体植入不深，覆盖螺丝高于周围骨时，会导致此处牙龈凸起，当患者戴着过渡义齿咀嚼时就可能引起嵴顶黏膜开裂。较好的方式是把植体覆盖螺丝的高度考虑进去，把种植体略微深埋，使得覆盖螺丝就位后与相邻牙槽骨协调。但是，不是每种种植体都可以这样操作，应按照具体的种植体系统操作原则来进行。如果是一段式种植体，应按照厂商推荐安放临时愈合基台。

下颌前牙区骨质可能是致密的皮质骨和大量的松质骨，也可能是大量的皮质骨和少量的松质骨。萎缩的下颌骨往往皮质骨比松质骨多。当骨质致密时，备洞过程中要及时清理钻针上的骨屑，以保证钻针的切削效率。有涂层的种植体系统，应使用攻丝钻骨内攻丝。如果是自攻型种植体，术者可采用比口内常规使用的钻针略粗的钻针备洞。比如，植入 3.75mm 的自攻型种植体，当骨质较密时，术者应选用 3.25mm 钻针而非 3mm 钻针备洞，直径略大便于植体植入。当然，每个种植系统都有其特殊性。

如果是嵴顶切口，使用无创针头缝合伤口。而选用可吸收还是不可吸收缝线，则取决于术者的个人习惯。如果是前庭沟切口，前庭沟黏膜瓣边缘应与该处骨膜边缘缝合。此时唇侧前庭沟创口裸露，需要一定时间愈合。可采用可吸收性缝线，特别是 4-0 的铬线，既可以吸收，又可以防止炎症。

4 颗或更多植体

当在下颌前牙区需要植入 4 颗或者更多种植体时，切口方式与植入 2 颗植体相同。翻瓣要充分暴露手术区域的唇舌侧皮质骨及双侧的颏孔。当然有了 CBCT 的帮助，在手术前通过分析下颌骨的形态，可以减小翻瓣范围。翻瓣后，术者要清楚地看到手术区域、下颌骨形态及颏孔位置。

颏孔是决定末端种植体植入位置的解剖标志。用卡尺测量颏孔前缘 > 5mm 的位置，通常是颏神经出颏孔前在牙槽骨内向前形成襻的前缘。在 CBCT 的水平截面上可以清晰地显示襻向前延伸的位置。通过 X 线片仔细检查确定襻在骨内延伸的前缘是非常关键的。临床经验丰富的医生可以使用小的神经探针探查颏孔。

使用小球钻在下颌骨一侧牙槽嵴上定点，同时在下颌骨另一侧颏孔前至少 5mm 的牙槽骨上做相应的定点标记，然后在这两个末端植体位置前用卡尺标记 7mm 或 8mm 处定点。如果要植入 5 颗种植体，那么第 5 颗种植体位置就定点于下颌中线处。使用卡尺定位植体间距，以保证有足够的空间进行修复和清洁护理（图 1-7）。如果选用直径为 4mm 种植体，种植体中心间隔 7mm，那么种植体外边缘相距 3mm。

确定植入位置后，用初始钻开始备洞。如果准备了手术导板，就可以在导板的指引下确定植体位置与牙的关系。颌骨Ⅲ类关系，植体可略偏舌侧倾斜植入；颌骨Ⅱ类关系，植体偏唇侧倾斜植入；颌骨Ⅰ类关系，植体沿着与下颌骨下缘垂直方向植入。不管种植体的植入角度如何，植体在牙槽嵴上的位置是一致的，即植体位于牙槽嵴中央，既不偏唇侧也不偏舌侧。

当先锋钻初期备洞完成后可使用平行杆观察，以确定植体的前后向、左右向角度。微小的方向错误可在下一级钻头备洞的时候加以调整。

临床常见情况

下前牙区拔牙后即刻种植是一种常见操作，也可以等待拔牙创愈合后再行种植。然而，患者往往希望戴过渡义齿的时间越短越好。

假如患者有溢脓或软组织增生和红斑，牙齿拔除后，应静待牙槽窝和牙龈愈合。在牙龈愈合后且没有感染的情况下，种植体最早可在拔牙后 2 周植入。如果在拔牙窝内植入移植骨，则需等待 3~4 个月后再种植。为杜绝或减少软组织疾病，

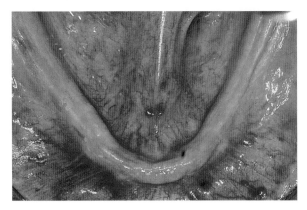

图 1-7 A. 设计为 5 颗植体的混合式义齿，使用手术导板指引种植体植入

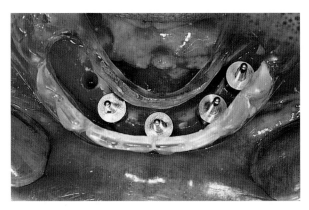

图 1-7 B. 在牙槽嵴顶切开角化牙龈带，预备种植窝。当备洞到 3mm 直径时放入平行杆检查

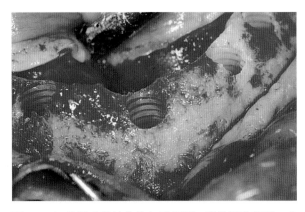

图 1-7 C. 为防止种植体植入时损坏，当骨质致密时，应预先用攻丝钻预备出骨螺纹

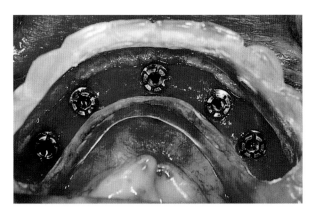

图 1-7 D. 卸下携带体，种植体就位。鉴于混合式义齿的特点，种植体可以放置在牙外展隙的位置。图中可见种植体放置于牙槽嵴略微偏舌侧处

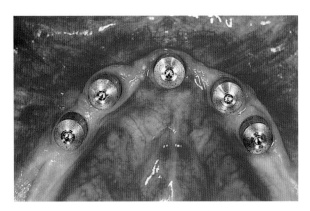

图 1-7 E. 术后 4 个月，切开角化龈并推向唇侧，暴露种植体。该图显示的是置入愈合基台 3 周后的情况

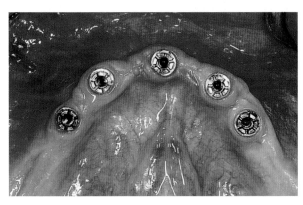

图 1-7 F. 植体周软组织愈合良好，可以进行终印模的制取和最终修复体的制作

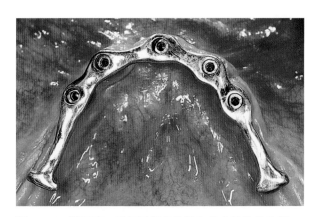

图1-7 G. 殆面观，跨牙弓杆起连接和稳定植体的作用

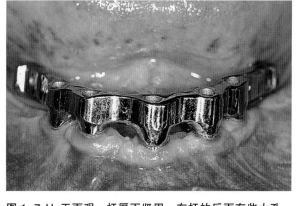

图1-7 H. 正面观，杆厚而坚固。在杆的后面有些小孔，这是一种栓式锁结结构

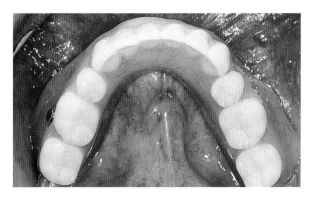

图1-7 I. 修复体的殆面观，注意修复体的自然外观

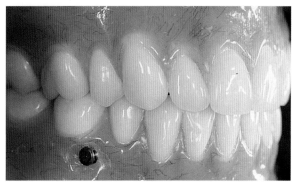

图1-7 J. 修复体侧面观，将 SwissLoc NG 插入杆内，这样就形成了既是固定的，又是可摘的，同时还是种植体支持的混合义齿（由 Sean McCarthy 医生和 Tom Salinas 医生完成修复）

患者拔牙前应进行口腔卫生干预。如果种植位点的牙周没有溢脓，可行即刻种植。如果种植体不即刻负重而戴用黏膜支持的过渡义齿，种植体植入时应略微埋入骨下，以避免患者即刻戴用过渡义齿时造成牙龈穿孔。理想的方案是患者缺牙后2周再戴义齿，但是出于美观考虑，患者会即刻戴用义齿，这样患者需要3~4周的时间来调整和适应所戴的即刻义齿。

拔牙后8周骨膜瓣的剥离较为困难，特别是有少量牙齿（如尖牙）存留的情况。此时软组织长入拔牙窝，需要小心翻瓣。牙槽嵴如果高低起伏应该先行平整，使得植体在牙槽嵴上露出的部分高低一致。有些尖牙的尺寸大于植体的直径，此时可以降低嵴顶的高度，植入直径更大的植体或者在植体与骨壁之间的间隙内填入骨移植材料。用咬骨钳平整牙槽嵴顶是处理此类问题的简单易行的方式。鉴于拔牙后牙槽骨会出现生理性改建吸收，种植体可以比常规情况深埋1~2mm（图1-8）。

另一种常见情况是，某一颗或几颗牙的牙周病引起牙槽骨过度吸收而形成了局部骨缺损，翻开黏骨膜瓣后就可以确定骨缺损情况。吸收变薄的牙槽嵴可以降低其高度直到有足够的骨宽度来进行种植，也可以在骨缺损区单独植入1颗小直径种植体而其他区域植入较粗的植体。详细记录种植情况，便于修复医生后续治疗时清楚该处植体的特殊性。当某处垂直骨缺损时，植体可平齐缺损区嵴顶植入，其他区域需要去除嵴顶骨量而平齐缺损区骨高度植入种植体。为了避免后续修复的麻烦，某一颗处植体的植入高度不能与其他植体相差太多。当高度相差2mm以内时，可以通过选择不同高度的基台来解决。

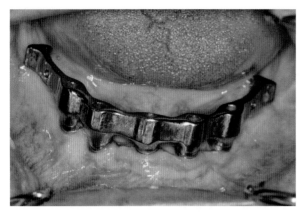

图 1-8 F. 精密铸造的杆。图中显示的是一个随访 15 年的患者口内由 5 颗种植体支持的精密杆

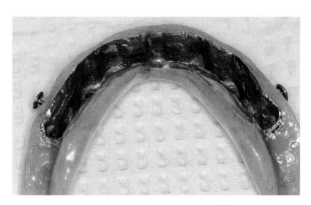

图 1-8 G. 固定可摘修复体组织面有一和精密杆匹配的金属支架，通过悬锁附着体固位

早期羟基磷灰石骨增量

前期行羟基磷灰石（hydroxyapatite，HA）植骨的患者也可以行种植手术。这类患者术前评估时应确定 HA 下自体骨的骨量有多少。当自体骨量 >10mm 时，可以去除未与骨结合的 HA。如果患者行 HA 嵴顶增高术 5 年以上，此时的 HA 很可能与骨相结合。如果患者是才行 HA 增高术，HA 颗粒大多只是被纤维组织包裹，因此很容易去除。

在牙槽嵴处翻瓣，暴露 HA 移植材料。注意避免损伤颏神经的分支，它们有可能存在于颏孔区或者略往前的移植材料里。必要时可以用咬骨钳去除 HA 颗粒，但当 HA 与骨融合时，植体就直接穿过 HA 层进入下颌自体骨内。在使用最终成形钻之前，都必须使用金刚砂钻来预备种植窝。植体植入后，愈合期应略长于常规时间。

严重萎缩下颌骨的骨增量

总体考虑

萎缩下颌骨行种植前骨增量时，首先要对患者的全身情况进行评估，同时还要准确测量下颌前牙区骨高度。体弱患者不能承受髂嵴取骨，故不推荐行下颌骨增量术。当患者体健且下颌前牙区骨高度为 8mm 时，就应行下颌前牙区骨增量术，而当骨高度 > 8mm 时可直接行种植体植入术。

当患者骨高度为 8~12mm，是否需行骨增量术取决于其他因素，如患者的年龄、对颌牙的情况等。对于有望健康长寿的患者，垂直骨高度增加到 15mm，有利于其修复体的长期使用，但这还未被前瞻性研究证实。有些临床医生认为对颌牙为天然牙的患者与对颌牙为义齿的患者相比，其下颌会受到更大的应力。因此，当对颌牙为天然牙时，医生多倾向于在萎缩下颌前牙区植骨，但这种操作的合理性也未能得到临床研究的证实。总的来说，如果医生能够植入 10mm 长的种植体，就没有必要进行下颌骨增量。那些创伤后或骨切除后的患者，进行下颌骨重建（如移植腓骨）时，可同期行牙槽嵴增量手术来增高牙槽嵴的垂直高度。

过去临床上常常取髂嵴皮质松质骨块来增加下颌前牙区骨高度。现在，髂骨移植仅仅在下颌骨极薄时采用。而帐篷技术、网状支架固定的移植物、钛加强型膜、重组骨形成蛋白（BMP）结合同种异体骨都可以发挥很好的作用。

做口内切口并植入自体骨块

口内切口既可以在牙槽嵴上，也可以在前庭沟区。牙槽嵴方式的切口位于移植骨块的上方，这种方式能更好地避免因血运不佳导致的伤口开裂。前庭沟方式的切口远离移植骨块，但切口末端的血供需要绕过嵴顶的致密纤维组织才能到达，因此容易出现血供不足而伤口裂开。这两种切口方式及随后的切口松解都会引起前庭沟变浅，故需要再次进行软组织瓣移植。当牙槽骨吸收后，颏孔位置上移，在牙槽嵴上可以清楚地看到颏孔的位置，下牙槽神经的分支由此出下颌骨。由于下颌骨增量口内切口并发症的高发生率，特别是进行髂骨自体骨移植时，建议使用口外切口。

做口外切口并植入自体骨块

口外切口的缺点包括形成瘢痕和在植骨同期植入植体较为困难。通过口外切口植骨后，种植体植入的方向往往偏唇侧。但这种方式也有其优点：①避免口内切口裂开；②避免口腔与移植骨块相通，从而避免了潜在性感染；③保持了前庭沟外形，无须再行前庭沟成形术；④显露下牙槽神经分支更容易、更安全（图1-9）。

全麻前让患者端坐，用记号笔记录颏下皮肤自然皱褶。下颌萎缩的患者往往颏下有数条皮纹折线供选择。患者全麻后，进行术区皮肤的准备，沿着皱褶切开，钝性分离和锐性分离相结合分离组织，暴露下颌骨下缘。在下缘处切开骨膜，沿着牙槽嵴和颏结节小心翻起骨膜，并向后剥离以暴露下颌骨后分的上端。翻瓣时应特别小心，避免造成口内穿孔。翻起骨膜瓣后，按照上述方法植入自体骨块。然后复位软组织，必要时可做松弛切口以减张，将软组织分层缝合，缝合皮肤时应顺着皮纹，注意美观。如果手术采用帐篷技术，切口相同，翻瓣应暴露舌侧，然后植入种植体，安置帐篷螺丝，其余过程和上述相同。

下颌骨植骨后植入种植体

通常髂嵴取骨移植4个月后植入种植体。髂嵴骨块易于存活，但是3~4个月后就开始吸收。因此，医生可以通过放射学检查判定骨块的结合改建情况，在植骨后3个月植入种植体。必要时

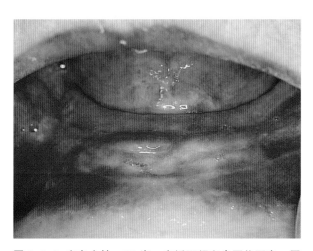

图1-9 A. 患者女性，50岁，主诉下颌义齿固位不良。因下颌骨低平，口底和舌的运动引起义齿移位，修复科医生要求外科医生为其行骨移植

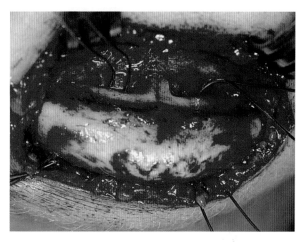

图1-9 B. 手术采用口外切口，在颏下皱襞处切开皮肤，暴露下颌骨下缘。小心翻开骨膜，避免与口内穿通。做口外切口，暴露下颌骨上表面及颏结节

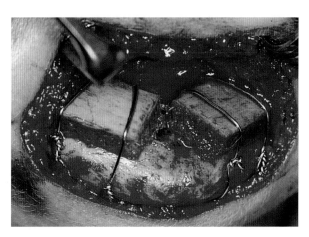

图1-9 C. 从髂嵴取得3块自体骨，根据下颌前牙区牙槽嵴上表面外形修整其中的2个骨块，并环绕下颌骨用钢丝将其固定

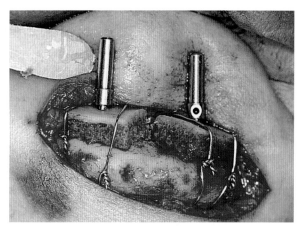

图1-9 D. 准备在骨块上植入2颗螺纹种植体。将口外切口适度牵拉，备洞，放置平行杆检测

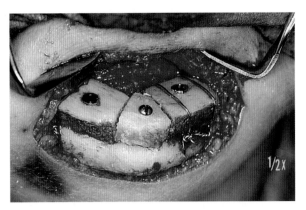

图 1-9 E. 用攻丝钻在骨块和下颌骨内攻丝，在左右 2 个骨块内分别植入 1 颗种植体，将第 3 个骨块置于前 2 个骨块的前方并用螺钉加以固定。只用 1 根钢丝固定左侧骨块

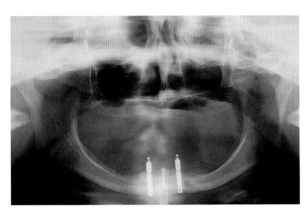

图 1-9 F. 术后全景片

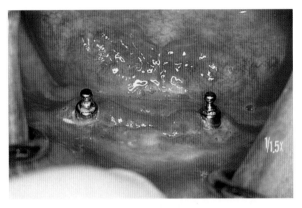

图 1-9 G. 术后 6 个月，露出种植体并行 "O" 形圈附着体固位修复

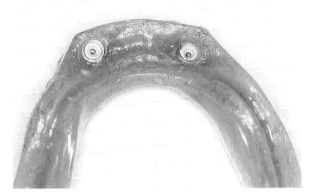

图 1-9 H. 义齿组织面观，可见 "O" 形圈附着体的阴性部件

将口内软组织分层切开，取腭部或皮肤的半厚瓣重塑前庭沟外形。在行前庭沟成形术时，取出骨块固位螺钉，植入种植体，其深度可到下颌骨下缘。当前庭沟成形术与种植体植入同期进行时，植体应植入略深，以防植体覆盖螺丝过于凸出牙槽嵴表面。当软组织小心缝合后可以不使用护板，如果需要使用，其组织面要软衬，防止移植骨块和种植体受到过大的压力。

萎缩下颌骨不植骨而直接植入种植体

当下颌骨高度为 5~6mm 但 <10mm，同时存在健康问题时，也可以不植骨而直接种植。对于此类患者可植入 4 颗种植体，植体下端 2mm 穿过下颌骨下缘，必要时植体上端 2mm 位于牙槽嵴上方。因此类患者下颌骨易骨折、血供差，操作中动作一定要轻柔，植入前种植窝要攻丝。植体植入方向应避免过度唇倾。目前有关这种植入方式的长期随访结果较为理想，甚至有个别病例发现植体远中新骨形成，这可能与下颌骨受到张应力和压应力有关（图 1-10）。

下颌前牙区骨牵张

牵张成骨可作为下颌前牙区垂直骨增量的方法。该操作的目的是增加牙槽骨高度至 10~12mm，使种植体可以植入理想的位置。这种方法常用于带血供移植骨来恢复下颌骨连续性的患者，比如采用带血供腓骨移植，由于腓骨通常沿下颌骨下缘固定而产生垂直缺损。采用这种方法要求同时要有后牙存在。通过此种方法恢复牙槽嵴的高度可以为患者制作更容易清洁的修复体。然而临床上很少采用这种方法，因为可以采

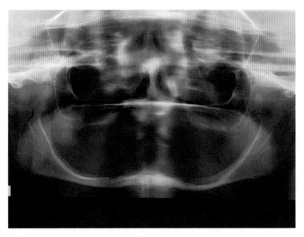

图 1-10 A. 患者女性，76 岁，下颌骨前牙区骨高度为 7mm，计划植入 4 颗种植体行覆盖义齿修复

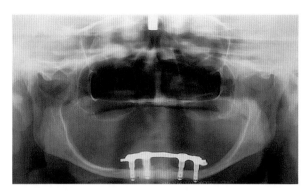

图 1-10 B. 植入 4 颗 HA 涂层的螺纹种植体（长 10mm，宽 3.25mm），下端超出下颌下缘 1~2mm，其中有 2 颗植体上端露出牙槽嵴顶 1mm

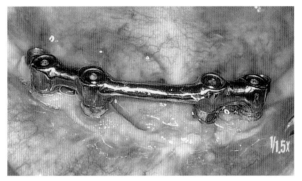

图 1-10C. 种植体骨整合后，其上制作杆卡固位组织支持式义齿（由 Larry McMillen 医生完成修复）

用其他方法（如短种植体或混合式义齿）来进行功能重建，避免牵张成骨带来的相关并发症。当然这种方法的效果也是肯定的，它采用骨块切开术的同时提升上方的骨块可以即刻增高垂直向骨高度。

暴露创口及二次软组织手术

下颌骨骨增量的患者有时还应再行前庭沟加深术或种植体周角化牙龈形成术。植骨后 3 个月，将软组织行半厚瓣切开，既可以将瓣牵拉缝合到新的位置，也可以通过环绕下颌固位缝合法将其固定。根据手术医生的个人偏好，可以从腭部或皮肤获得移植软组织。手术中应注意软组织瓣的切割深度，半厚瓣只包括牙槽嵴上的角化组织。切口过深会导致颏部软组织下垂，形成"巫婆式下巴"，将会影响美观。

下颌牙列缺失的即刻加载

通过种植可以完成下颌牙列缺失的修复，修复体既可以由患者或者医生自行取戴，也可以通过黏结的方式完全固定。目前种植手术的常规治疗过程是，先植入两段式种植体，经过无应力愈合期后再行二期手术暴露植体[1-3]。而在植入两段式种植体初期关闭牙龈软组织创口后，可以将义齿组织面重衬，并暂时使用长达 6 个月，然而术后几周患者会感觉不适，在整个骨整合期其功能受限。因此，为了减少患者的不适感，并改善义齿功能，现逐渐采用即刻修复的治疗方式。患者要求种植手术完成后立刻进行功能更佳的修复，于是即刻修复治疗应运而生。而且牙列缺失患者即刻修复总的成功率与常规的延期修复方式相似[4-7]。

临床证据显示即刻修复与常规延期修复的成功率是相似的，临床医生基于此决定是否对无牙颌患者或需即刻拔除所有牙齿的患者进行即刻修复。已有明确的临床证据表明，下颌牙列缺失患者在双侧颏孔前植入种植体并行即刻修复的方式是可行的[4-17]。

早期关于下颌牙列缺失种植并即刻加载的报道是在种植手术的同时植入额外的种植体，通过它们进行临时的固定修复[18]，结果发现即刻加载的种植体形成了骨整合。Schnitman 等[6] 对这种方法进行临床试验，结果显示 28 颗种植体中有 4 颗失败，且失败的植体都位于下颌后牙区，并且植体长度只有 7mm。Tarnow 等[5] 对 6 位下颌和 4 位上颌牙列缺失患者行即刻修复，其报道的成功率更高，69 颗植体中有 67 颗形成了骨整合。所有植体都横跨牙弓连接成一个整体，该方式将应力分散到每颗植体，从而降低了单颗植体的受力。

为了缩短治疗时间，在手术当天或者术后几天就可为患者戴上最终修复体。Branemark 等[7] 在下颌前牙区植入 3 颗种植体，采用螺丝固位的修复方式，结果显示成功率为 92%~98%。而 Castellon 等[19] 则在手术当天或术后 1 周内为患者戴入预成杆卡和最终修复体。

表 1-1 对下颌种植即刻加载的经典文献进行了总结，有充分的证据证实这种修复方式是可行的，而不只是经验之谈。14 位学者所观察的 240 个病例，共 1277 颗种植体，均采用了下颌种植

即刻修复的方法，成功率为 84.7%~100%，证实下颌牙列缺失种植后即刻加载修复是一种可行的治疗方式。Balshi 和 Wolfinger[4] 及 Schnitman 等[6] 得出的成功率略低，但他们对失败的原因有明确的解释。其他参考文献报道的下颌即刻修复成功率 >95%[5,7-17]。下颌牙列缺失种植即刻加载失败的原因包括在下颌后牙区植入了短种植体、有磨牙症、修复体适合性差、外科植入技术差及植体感染[18]。

对表 1-1 的参考文献仔细回顾后发现，即刻加载的成功往往需要满足以下条件：①下前牙区骨质致密，植体植入扭矩 >20N·cm，常常要求 >30N·cm；②通过金属杆或者树脂固定牙弓两侧的植体；③使用不短于 10mm 的螺纹种植体；④颌间距离充足，有制作支架和修复体的空间；⑤患者无行动障碍，能很好地遵照医嘱进行义齿

表 1-1 下颌种植体即刻加载文献回顾

作者（时间）	种植部位	植体数目	开始加载时间	修复类型	观察时间	成功率
Balshi 和 Wolfinger[4]（1997）	下颌	130	即刻（n=40）	临时固定修复	N/A	80%
Tarnow 等[5]（1997）	下颌（n=6）上颌（n=6）	107	即刻（n=69）	临时固定修复	1~5 年	97.1%
Schnitman 等[6]（1997）	下颌（n=10）	63	即刻（n=28）	临时固定修复	10 年	84.7%
Brånemark 等[7]（1999）	下颌（n=50）	150	即刻（n=150）	固定终修复	6 个月至 3 年	98%
Randow 等[8]（1999）	下颌（n=27）	118	20d 内（n=88）	固定终修复	18 个月	100%
Horiuchi 等[9]（2000）	下颌（n=12）上颌（n=5）	140	即刻（n=140）	临时固定修复	8~24 个月	97.2%
Jaffin 等[10]（1998）	下颌（n=23）上颌（n=4）	149	即刻或 72h 内（n=149）	临时固定修复	N/A	95%
Chow 等[11]（2001）	下颌（n=27）	123	即刻（n=123）	临时固定修复	3~30 个月	98.3%
Colomina[12]（2001）	下颌（n=13）	61	24h（n=N/A）10d（n=N/A）	临时固定修复	18 个月	100%96.7%
Ganeles 等[13]（2001）	下颌（n=27）	186	即刻（n=161）	临时固定修复	25 个月	99%
Grunder[14]（2001）	下颌（n=5）上颌（n=5）	91	24h 内（n=91）	临时固定修复	2 年	总体 92.3%下颌 97.2%上颌 87.5%
Cooper 等[15]（2002）	下颌（n=10）	54	即刻（n=48）	临时固定修复	6~18 个月	100%
Ibanez 和 Jalbout[16]（2002）	下颌（n=5）上颌（n=5）	87	即刻至 48h（n=87）	临时固定修复	1 年	N/A
Testori 等（2003）[17]	下颌（n=15）	103	即刻至 36h（n=103）	临时或最终固定修复	4 年	98.9%

N/A 表示数据缺失

清洁护理。

如果患者满足上述5个条件，并且种植体植入也准确无误，那么即刻加载成功的可能性将非常大。

因此，临床医生需要决定：是在植体植入时做暂时修复，待骨整合完成后再行最终修复，抑或是植体植入时就行最终修复。对牙列缺失患者，在种植体植入后即刻最终修复的成功率由于数字化导板存在固有误差而不同。表1-2比较了临时和最终两种即刻修复方式。

上述标准有利于医生为患者提供最适的治疗方案，是采用传统的两阶段治疗方式还是植入后即刻加载。假如拔牙时有牙周溢脓，种植须在感染消失后进行。接下来应选择做即刻或最终修复体。假如设计的是固定冠桥修复，种植体必须植入设计的牙齿的位置上而不是在牙齿相邻处，此时数字化导板非常有用。假如设计种植体支持的支架式义齿，比如混合式义齿，医生需要调整牙槽嵴的高度使牙槽嵴顶到牙切缘至少有15mm的间隙。这15mm是必需的，其中包含3mm牙龈厚度，修复体龈面2~3mm的空隙，7~8mm支架空间，剩余用于填充树脂以固定人工牙。如果不降低牙槽骨高度，修复空间的限制会使丙烯酸树脂的空间不够，妨碍修复体形成有利于清洁的外形，人工牙也容易脱落。

制作即刻终义齿的方法有好几种[19-22]。最初的"1h完成修复"是用手术前的旧义齿，精确地安装在工作模型上。数字化导板指导种植体植入预先设计的位置，终义齿在种植后即刻戴入。整个过程依赖精确的术前设计和精准的模型。然而所有应用数字化导板的病例均可能存在一些小的误差，因此这种方法现在很少采用。

假如在手术后第二天或几天后戴用修复体，就可以在种植时使用种植体导模技术。在手术时将印模杆放入种植体中，然后用牙线和树脂将印模杆连接起来，待树脂固化后，取下树脂送制作室进行加工。修复体加工可以在夜间完成，第二天即可戴用。

这些方法都需要有良好的技师和制作室配合，同时还需要完成一些术前准备工作，以方便转移种植体的位置关系和术后1~2d完成终义齿。Tames等[20]介绍了一种方法，即植体植入后采用预成的塑料熔模，经过铸造，在术后36h内完成最终混合式修复体。Testori和其他医生则先制作临时修复体，戴在患者口内观察，最后根据患者的意愿和要求制作终义齿[19]。

表1-2　不同下颌种植体即刻加载方式比较

方法	术前准备	优点	缺点
临时修复体			
种植体支持的固定冠桥	在模型上制作临时修复体 制作手术导板	椅旁戴牙简单（使用普通材料）	美观性较差 椅旁时间可能较长 口腔护理较难，除非外展隙做得较大
临时混合式修复	在义齿上添加自凝塑料；制作手术导板	义齿适合性较好（使用普通材料） 容易清洁	需要定期复诊做舌侧护理 需要监测咬合力过载 功能良好，患者甚至不愿做最终修复体
最终修复体			
使用预成的杆或精密附着体	转移模型 制作杆卡，指导植入手术 需要手术导板	指导简易 2周就可完成 调改较小	对技工要求较高 有时放置精密附着体困难 手术操作要求精细
依据CT数据生成的修复体	要求： 美观的终义齿 CT扫描 软件模拟手术 CT生成精密手术导板	植入后数分钟戴入最终修复体 椅旁时间最短 高科技造福市场	最终修复体也许跟延期最终修复体的效果一样；不是所有类型都可以采用混合式修复体 判断骨质困难 需要较大的咬合调整 早期种植失败难以处理

采用临时修复体进行即刻加载

全牙弓种植固定冠桥临时修复体

修复医生常为患者制作黏结固定的全牙弓即刻临时修复体。临时修复体是指暂时性义齿，与最终的、永久性修复体相区别。临时修复体也可以通过修改原义齿而获得。对于牙列缺失患者，临时义齿可以将牙齿排列在理想位置。对于局部缺牙患者，临时义齿可通过复制现有牙齿上的诊断蜡型或临时固定修复体来获得。临时义齿制作的第一步是确定牙齿的理想位置，然后据此准确设计种植体植入位点。

利用CT影像制订固定修复计划

制作修复体时必须要考虑相关美学因素。首先，术前制作修复蜡型，它有以下功能：
· 用于与患者讨论治疗方案
· 对义齿下颌骨情况进行评价
· 帮助判断是否需要骨移植
· 评估植体植入的确切位置
· 术前制作临时修复体，减少椅旁时间

在现有牙上制作放射导板：详细步骤

取模、上𬌗架。利用术前记录，包括息止颌位和微笑时牙齿的暴露量及切缘线在现有模型上制作诊断蜡型。然后将诊断蜡型放入口内，取模，灌模，然后用牙色材料复制诊断蜡型并在口内试戴。试戴时，患者可以提出意见，由医生进行修改，最终获得一致的美学治疗计划。试戴的材料可以是放射阻射的，也可以用透明塑料复制用于

CT放射模板。将试戴义齿放入口内，患者轻微开口行CT扫描。在开口状态下进行CT扫描是为了防止患者上颌伪影及上下颌牙齿交错部分的干扰。然后将CT扫描数据导入计算机，通过虚拟种植手术制订治疗方案。种植体不仅要位于骨内，还要根据修复体确定其理想的位置。切牙区的种植体应穿过舌隆突或切缘，前磨牙和磨牙区种植体应穿过中央窝。

试戴修复体可在制作室调改后作为模板，也可在模型上制作真空压塑模板。种植体植入后，可记录种植体位置，然后制作即刻修复体。另一种方法是制作空心的暂时固定修复体，然后在临时基台上重衬，既可螺丝固位也可黏结固位。模拟修复体让所有参加治疗的临床医生都清楚知道治疗的目标（图1-11）。虚拟的全景重建影像可以保证种植体精确地植入牙齿相对的颌骨上。

使用CT导板制作固定临时义齿

对于牙列缺失患者，新义齿的制作应充分考虑患者对于牙齿大小、形态、颜色和位置的要求，这就需要制作CT导板。先复制新义齿，在复制义齿的基托上安放6~8个用马来橡胶制作的直径为0.5mm的X线阻射标记，记录咬合以保证复制义齿在CT扫描时稳定不动。咬合记录可用于模型上𬌗架，也可在手术中使用。使用X线透射的咬合记录帮助患者将放射模板戴在准确的位置，进行CT扫描。模板的凹面必须紧贴黏膜没有间隙。假如扫描截面上显示模板和黏膜间有间隙，手术导板就不准确了，种植体植入位置也不准确。完全密合的放射导板可以减少误差。然

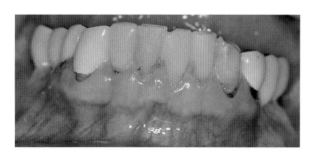

图1-11 A. 术前观，可见下前牙伴继发龋、牙槽骨吸收和牙齿松动。患者要求兼顾功能和美观的固定修复，她和牙医都倾向于采用种植体支持的修复体

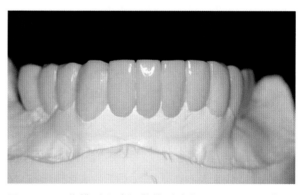

图1-11 B. 将模型上𬌗架做蜡型诊断分析，然后将蜡型转变成20%硫酸钡的A2色的塑料外罩，将其戴入患者口内试戴，调改到各方面满意为止

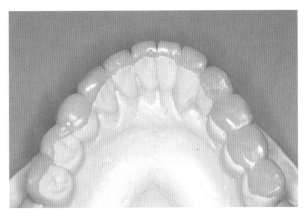

图 1-11 C. 舌侧观，外罩位于现有牙齿之上，注意现有牙齿的位置与新义齿的排列位置非常接近，外展隙的位置变动不大

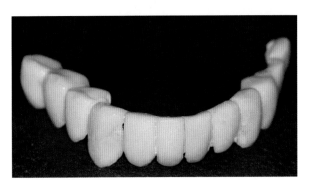

图 1-11 D. 在 CT 扫描前，将外罩从模型牙上取下

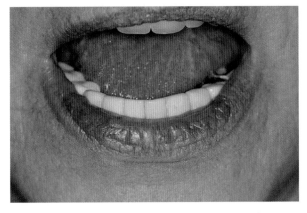

图 1-11 E. 在患者口内试戴外罩，检查其美观情况，患者对该治疗方案的效果非常满意

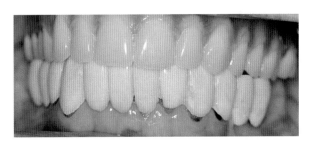

图 1-11 F. 戴着外罩咬合，检查垂直距离是否恰当

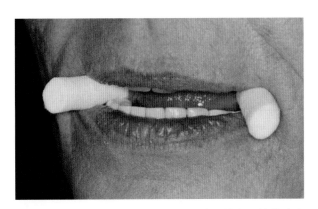

图 1-11 G. CT 扫描前，让患者双侧咬住棉卷，使其咬合打开数毫米。这样扫描结果就不会出现下颌牙和外罩的切缘被上颌牙覆盖的情况，下颌牙图像受干扰少， CT 分析设计软件使用起来也就更加方便

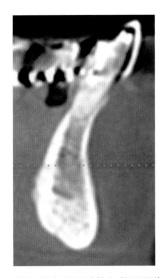

图 1-11H. 下颌双侧尖牙区域的矢状面图像，显示牙和外罩之间的关系，从图上可以清楚看到含硫酸钡的塑料外罩所形成的白线位于天然牙的切缘和唇面

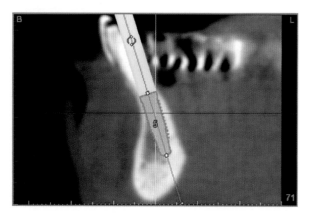

图 1-11 I. 图示为 Simplant CT 分析设计软件生成的图像（Materialise, Brussels, Belgium）。将 CT 扫描数据导入该软件就可以进行植体诊断性植入。通过软件将植体植入牙槽骨内，并可调整植入角度，使其位于外罩切缘的舌侧

后如果采用双扫描技术则将 CT 模板单独进行一次扫描。

将 CT 扫描数据输入双重扫描软件系统，即可进行模拟种植。在避免伤及神经血管束的前提下，种植体的轴向在切牙应略偏切嵴舌侧，在后牙应穿过中央窝。利用虚拟的基桩确定种植体的深度。设计完成后，就可以制作手术导板了（图1-12）。

手术时，医生需要有手术导板、合适的钻针套装、种植体、安放临时基桩的模型和全牙弓临时修复体。团队的所有人员集中在一起，以便可以在同一诊室完成种植和修复。另一种方法是修复医生记录种植体植入的位置，然后在几天内制作临时义齿。然而这种方法患者会有一段无牙期。多数患者，特别是从真牙换为种植牙的患者，要求牙齿拔除和种植在同一天，并在他们离开诊室时口内有固定的义齿。

全牙弓固定冠桥修复的制作过程

种植治疗的目标通过新的义齿体现出来。利用已有的义齿或复制的义齿灌注模型，并上𬌗架协调与上颌模型的关系。然后制作义齿的硅橡胶印模，方便临时牙在基桩上的定位。利用 CT 制作的手术导板将种植体代型植入工作模，种植体代型植入的深度和旋转位置应该能通过导板在手术中复制到患者口内。然后在代型上选择基桩，利用硅橡胶导板和与对颌模型的位置关系预备基桩（要保守一些），并将基桩表面打磨粗糙便于以后临时义齿的黏结固位。最后利用硅橡胶印模制作全牙弓临时修复体，并打磨抛光（图 1-12）。

全牙弓即刻临时修复病例的手术前准备

所有全牙弓即刻临时修复的病例手术前的计划都是相同的。

修复医生的任务是制作修复体，可以是一副托牙、中空的临时修复体或者全牙弓真空压塑保持器。新义齿必须引导种植体准确植入。对于牙列缺失患者，新义齿可以试戴并修改至患者满意。而对一些部分缺牙患者，则很难在手术前对义齿的美观性进行预先的了解。对于这类患者，医生应和制作室协调，在临时义齿上体现患者对美观和功能的要求。

新义齿用于制作手术模板，如果可以选择，也用于制作 CT 放射模板。如前所述，新义齿用透明丙烯酸树脂复制并打磨。如果采用双扫描技术，将不透射标记安装在复制义齿的基托上，并将复制义齿戴入患者口中，利用透射材料制作的咬合记录稳定义齿并使上下牙分开避免重影，进行 CT 扫描并单独扫描 CT 模板。

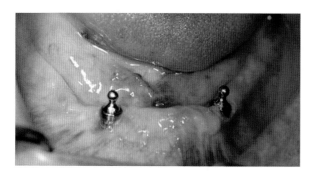

图 1-12 A. 患者口内为 2 颗种植体，覆盖义齿修复。但患者希望进行固定修复

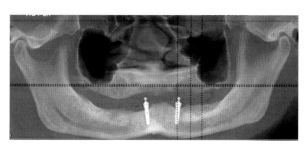

图 1-12 B. 由 CBCT 生成的全景片，显示现在的骨水平

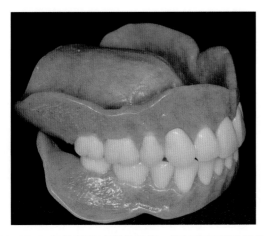

图 1-12 C. 制作新的诊断性义齿,通过它可以设计种植体植入位点,使种植体位置和最终义齿保持一致

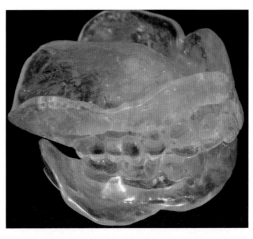

图 1-12 D. 在制作室用透明塑料复制义齿用于 CT 扫描

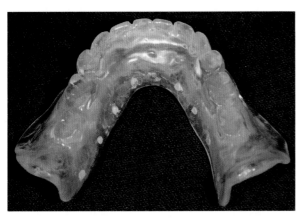

图 1-12 E. 图示下颌复制义齿的舌侧基托边缘标记了直径 0.5mm 的马来乳胶。此义齿可戴入患者口内扫描,通过它做双扫描和虚拟设计

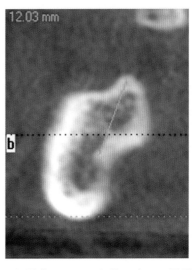

图 1-12 F. 扫描截面显示下颌第一磨牙区骨量充足,可以种植

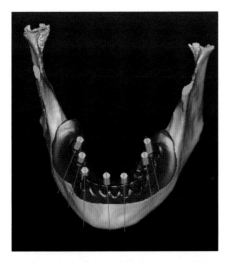

图 1-12 G. 图示下颌骨上放射导板和设计的种植体。注意种植体穿出的位置和固定修复牙齿的位置关系

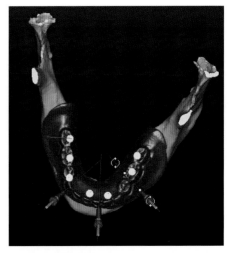

图 1-12 I. 在种植体的设计位置达成共识后,固位针的位置可以在虚拟设计中确定了。固位针用于在种植过程中将手术导板固定在下颌骨上

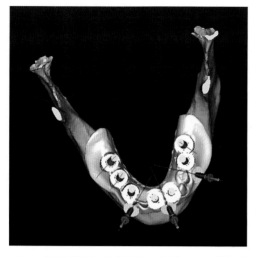

图 1-12 J. 图示虚拟的手术导板。通过 CT 设计软件可以将手术导板先模拟出来再制作。在模拟图上可见种植体设计位置上的套管和固位针

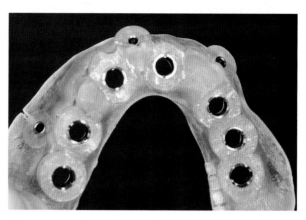

图 1-12 M. 手术导板制作完成，准备冷消毒（ Materialise，Brussels, Belgium ）

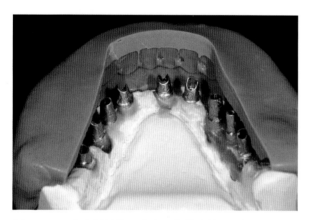

图 1-12 T. 将金属基桩固定在工作模中的种植体代型上，并根据设计空间需要调磨

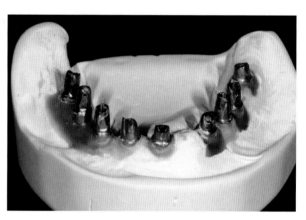

图 1-12 U. 根据硅橡胶导板调整基桩。这种方法可以保证塑料有足够的厚度，增强了临时义齿的强度

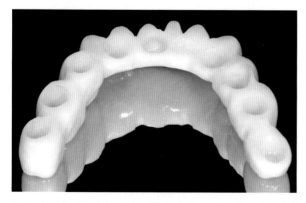

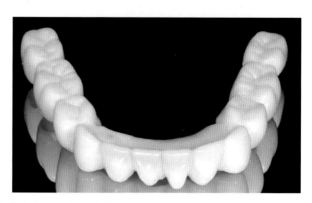

图 1-12 V、W. 全牙弓临时修复体的正反面观，此修复体由技师在工作模的基桩上完成。在手术当天，基桩被固定在种植体上后，临时义齿的组织面可以进行简单的衬垫（制作室过程由 Mr.Julio,Zahavia 完成 ）

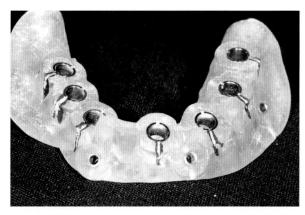

图 1-12 ZA. 种植套管就位于手术导板上，它和种植体携带体是相吻合的。沿套管在手术导板上做一小沟。由于套管和小沟在口内是很难识别的，为了手术时更好的视觉效果，用记号笔将套管和小沟标记出来

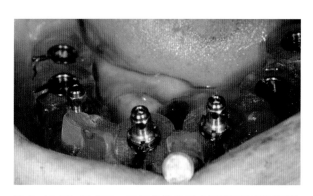

图 1-12 ZB. 手术时，用固位针将手术导板固定到下颌骨上，依次预备种植位点。种植体携带体可进一步稳定手术导板。所有种植体植入后，依次取下携带体、固位针和手术导板

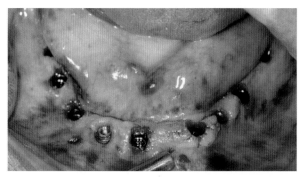

图 1-12 ZC. 手术导板去除后的口内观。注意使用这种形式的手术导板组织创伤最小

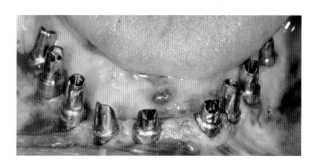

图 1-12 ZD. 基桩就位后的口内观

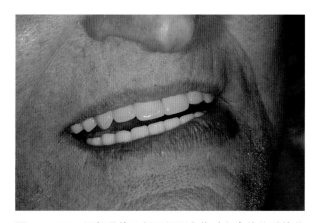

图 1-12 ZE. 面部照片示新下颌固定临时义齿就位后的美学效果

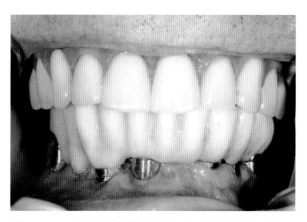

图 1-12 ZF. 就位后的固定临时义齿，可见重建了咬合，有足够的清洁空间（由 Hunter Charvet, Sr 医生完成修复）

　　整个诊疗过程包括咨询、手术前、手术和制作临时义齿、手术后的愈合期（在此过程中治疗小组必须紧密协作）。手术当天，建议修复医生到外科医生的诊所会诊。如果修复医生和外科医生在一个诊所，那么患者就非常方便。假如修复医生认为有必要，可以让技师到诊所进行义齿制作。修复医生需要椅旁协助。此外还需要准备相关的制作材料和各种各样的钻头、钻针。患者在来诊所至离开诊所时都需要陪伴。静脉镇静可使患者舒适，因此应配备麻醉人员。通常在手术阶

段需要镇静，但在修复阶段则没有必要。应该在手术前一天签署手术同意书，给患者讲解用药和手术后的注意事项，包括流质饮食。通常手术应安排在早上，这样让修复阶段可以在当天完成。

对患者的术前教育包括建议患者在戴用临时修复体时进软食和进行口腔卫生干预。术后第二天患者最好复诊，以便医生检查咬合。要提前建议患者安排好时间，在手术第二天和以后每周安排一次复诊。

准备手术导板

当计划行即刻混合式临时修复时，可以用透明塑料通过翻制患者旧义齿来制作1个手术导板，或者用透明塑料通过翻制诊断性蜡型或暂时义齿来获得手术导板。将手术导板双侧第一前磨牙之间下前牙舌侧位置钻1个小槽，在这个范围内植入4或5颗种植体，避免固定螺丝从义齿的唇面开孔，而是从下前牙切缘的舌侧或者前磨牙的中央窝开孔。

另一种方法是通过CT扫描制作手术导板。先用X线阻射物质复制一副义齿，根据牙排列位置确定种植体植入的准确位置。将种植体植入计划文件传送给手术导板制造商，最后加工导板。导板完成后可以不翻瓣进行手术，但是也增加了患者的治疗费用和术前准备时间。CT手术导板的优点包括利于医生在术前全面了解牙槽骨的形态，利于实行非翻瓣手术，缩短手术时间，减少术后疼痛肿胀。在制作室内按手术导板将种植体植入计划转换到工作模型上，可利用该模型加工制作义齿。

术前必须将临时义齿的颊、舌侧用塑料加厚，以防止在植体位置上钻孔时义齿发生折裂，同时也增加了修复体的强度。临时性修复体组织面可以做缓冲，但是基托的远中及边缘不需要缓冲，以维持正确的咬合关系。

第二种方法是先不把尖牙间的前牙列连接到临时义齿上，留出开放空间。在种植体位置关系转移过程中，将塑料帽黏附在义齿上，转移完成后再将前牙黏结到义齿上，这样可以避免在义齿上直接钻孔造成义齿折断。

对于牙列缺失患者，在手术前应试戴临时义齿，确定咬合关系，并通过在鼻和颏部做标记来确定合适的垂直距离。然后按照既定的方案应用

手术导板进行种植。

手术导板用透明塑料复制临时义齿制作。在复制义齿上牙的舌侧制作直径3~4mm的槽以适合手术基桩的放入。预先检查和确定基桩可以在手术时通过槽，保证最后修复体可以顺利完成。复制义齿必须足够厚，避免在钻槽时折断。

医生手术时需要一个参考点保证从义齿人工牙的切缘到牙槽骨的距离为15mm，所以应在复制义齿基托上距离人工牙的切缘15mm处做标记。然后将导板基托边缘修整到这个标记处。手术时，将导板置入并用无菌笔在骨上做一标记线，然后用球钻、骨锯、咬骨钳或超声骨刀将骨修整到合适的高度。

建议在手术前一天修整手术导板，确保槽沟及基托上15mm标记准确。

CT导板指导下颌无牙颌种植的手术步骤

手术时，外科医生和修复医生应同时在场，手术导板、安放有基桩的模型和临时修复体都应准备就绪。

采用局部浸润麻醉，并在手术切口关闭后注射长效麻醉药，以便药效可以持续整个修复阶段。

当使用数字化导板时，采用局部浸润麻醉应避免局部黏膜过度肿胀影响导板就位，通常应等麻药部分吸收后再准确就位导板。牙列缺失患者，应做小切口平分薄的角化龈并小翻瓣以避免角化龈的损失。为使角化龈包绕种植体，不推荐使用环形切口去除角化龈。小翻瓣让种植基桩的唇舌侧均有角化龈附着。

将手术导板放入口内。用咬合记录帮助导板就位，然后用针或螺丝将导板固定在下颌骨上，针的置入和拆卸均较为简单，作者比较喜欢这种方法。按照制造商推荐的顺序，合理选择套管和钻针，预备种植位点。假如牙槽嵴较窄，先使用先锋钻精确定位后移除导板再制备骨孔，直视下操作以便确认和修正种植位点。医生须了解，如果无牙颌使用黏膜支持的导板，牙槽嵴顶误差的范围大约为1.5mm。

对于宽的牙槽嵴，则无须在先锋钻定位后移除导板。但如果采用黏膜支持的导板，先锋钻定位后必须检查位点的准确性。预备一个种植位点，植入种植体，再预备对侧的位点并植入种植体，然后依次种植剩余位点。为避免局部骨创伤导致种植体失败，应采用低钻速，并轻柔操作。种植

体植入完成后，移除导板，同时置入基桩。基桩置入的位置要参考其在模型上的位置，力求准确。技师可在模型基桩上制作定位卡帮助基桩就位于正确的旋转方位。基桩就位时小的误差可通过临时修复体的调改和重衬处理。

基桩就位后，医生按要求紧固。基桩附件可通过螺丝固定到基桩上，基桩可能恰好固定到设计的位置，也可能需要小的调改。将中空的临时义齿进行重衬，然后检查咬合，调改咬合高点，分散𬌗力（图1-12）。

全牙弓混合临时修复的手术方法

许多牙列缺失患者的义齿不能获得足够的固位力和舒适性。下颌前牙区种植4颗或5颗种植体可以即刻加载。笔者推荐选择5颗种植体，这样即使1颗种植体脱落了，修复体也可继续使用而不必重做。即刻、固定全牙弓修复体是相对有效的修复方法（表1-3）。临时固定修复体的应用让患者和医生有足够时间考虑最终修复体的设计，如牙的形状、位置、修复体外形和卫生清洁（图1-13，1-14）。当患者咨询时，外科医生应向患者详细讲解手术过程，包括手术后须到修复医生诊室就诊，以便当天完成临时修复。如前所说，

患者需要陪伴以便送他去修复医生的诊所。

麻醉管理

在双侧颏孔间区域唇舌侧软组织内注射加入血管收缩剂的麻药。在切口缝合后注射长效麻醉药，以保证麻醉效果能够持续整个修复阶段。

切口和翻瓣

待麻药和血管收缩药起效后，做牙槽嵴顶切口，平分角化龈，保证基桩颊侧和舌侧均有角化龈附着。翻起黏骨膜瓣，暴露下颌前牙区唇舌侧皮质骨，以及颏孔、颏神经。手术中应保护角化龈，因为下颌的角化龈不像上颌，往往非常有限。在拔除下颌前牙时，也应做龈沟切口将角化龈保留在瓣上。在手术结束后，将黏膜瓣围绕种植体及基桩缝合。

拔除余留牙

小心拔除种植位点的余留牙，保留唇侧骨板，然后按导板的设计降低唇侧骨板高度。若粗暴拔牙，此位点可能因为唇侧骨板的缺失而不适合种植。用牙周膜刀或超声骨刀拔牙可有效保护唇侧骨板。牙拔除后，将尖锐的骨嵴修平并将骨屑收集起来。

表1-3　为患者提供此项服务的操作步骤

术前准备	制作新义齿 用透明塑料复制义齿 预定修复部件（基桩、临时修复柱、固位螺丝） 完成人员协调（外科医生、修复医生、椅旁助手、技师、患者和陪伴） 给患者术后药物处方（抗生素、洗必泰漱口水、止疼药） 镇静说明（禁食，陪伴） 签麻醉、手术、修复同意书。
手术过程	麻醉管理 切口与翻瓣 去骨以提供15mm间隙 按手术导板植入种植体（带槽的复制义齿、确定垂直距离） 基桩就位并按导板确定方向 拔牙位点植入钻孔时收集的骨屑 缝合
修复过程	1.用咬合记录材料将种植位点记录到义齿上 2.在义齿上种植体相应位置钻孔 3.试戴义齿确保被动就位，检查咬合 4.安放临时修复柱。调整义齿上孔洞确保义齿被动就位 5.每次调整安放一个临时修复柱，确保下一个临时修复柱能被动就位。若与对颌干扰，磨短临时修复柱 6.填塞固位螺丝孔洞 7.在患者咬合状态下（整个过程）将临时修复柱黏固到义齿上 8.从口内取下义齿 9.磨除义齿基托，磨光义齿组织面便于清洁 10.打磨光滑义齿 11.用螺丝固定义齿，必要时再次调整咬合

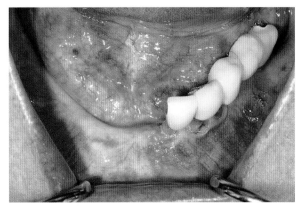

图 1-13 A.一个戴活动义齿患者的术前照，患者不愿再戴活动义齿，希望做固定修复

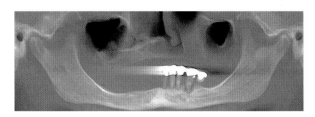

图 1-13 B.术前全景片示下颌前牙区骨量充足，可以种植

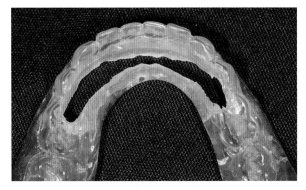

图 1-13 C.制作即刻义齿并用透明塑料复制。在复制义齿的舌侧制作槽沟引导种植体植入

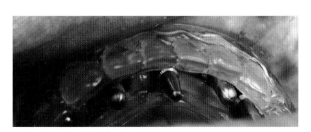

图 1-13 D.用先锋钻备洞，插入平行杆，保证种植窝正确的预备角度

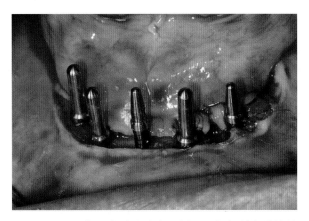

图 1-13 E.预备 5 个种植位点，插入平行杆判断种植位置和角度。在种植体就位的整个过程中维持平行是很关键的

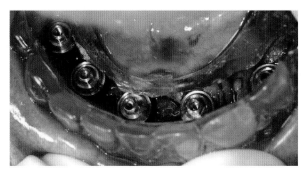

图 1-13 F.基桩就位，放上导板，确定基桩位置合适，方便临时义齿和终义齿制作

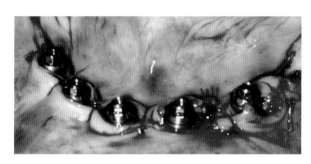

图 1-13 G. 用铬线关闭创口，注意保护角化龈

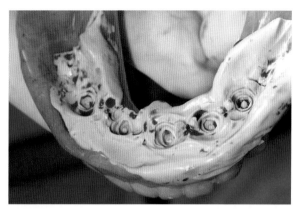

图 1-13 H. 在义齿上钻孔前，用咬合记录材料指示种植体的位置

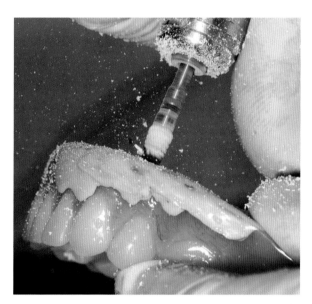

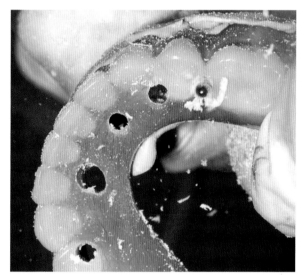

图 1-13 I、J. 按材料指示在义齿上逐级钻出 5 个孔，注意避免义齿折断

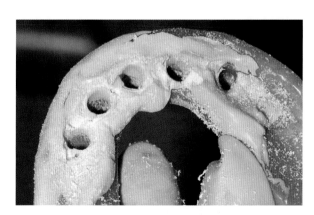

图 1-13 K. 可见孔位于材料指示的位置

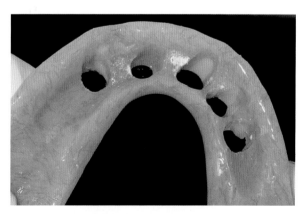

图 1-13 L. 去除指示材料，将孔扩大到直径 5~6mm

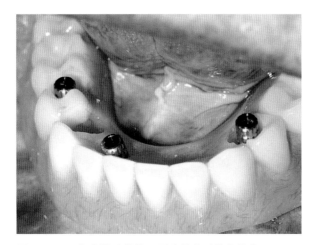

图 1-13 M. 义齿被动就位于固定的临时修复柱上

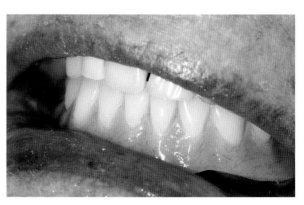

图 1-13 N. 在黏结临时修复柱的整个过程中，患者保持咬合状态

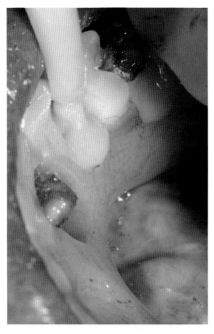

图 1-13 O. 用丙烯酸树脂黏结临时修复柱

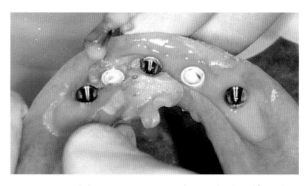

图 1-13 P. 树脂凝固后，取下义齿，用树脂充填间隙，打磨光滑

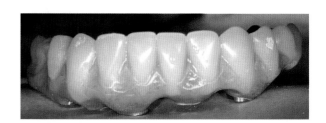

图 1-13 Q. 打磨义齿外形，利于口腔卫生清洁，留出组织肿胀的空间

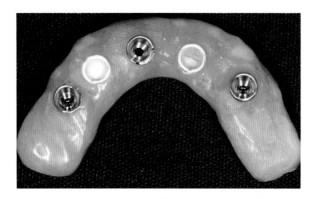

图 1-13 R、S. 抛光义齿表面，避免食物沉积，使患者感觉舒适

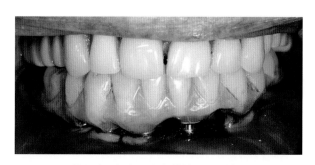

图 1-13 T. 将义齿用螺丝固定在基桩上，调整咬合和间隙

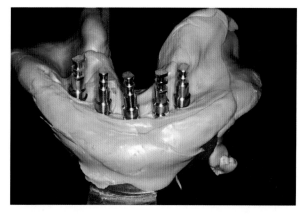

图 1-13 U. 种植体骨整合 4 个月后，取基桩水平印模。取模前应先安放闭口印模转移杆

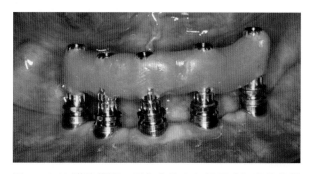

图 1-13 V. 灌注模型，制作定位支架用于验证种植体转移。将支架戴入口内基桩上，很容易发现变形。若需要，可将支架切断，然后再用材料连接，保证支架精确被动就位

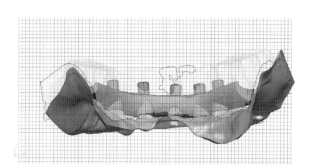

图 1-13 W. 在制作室，先设计虚拟的杆，保证人工牙位于设计的位置，再将设计输入切割机器，制作钛支架

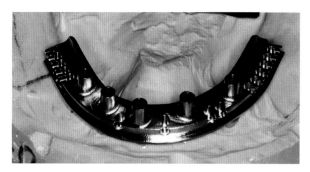

图 1-13 X. 就位于模型上的金属支架，用硅橡胶印模确认人工牙的空间

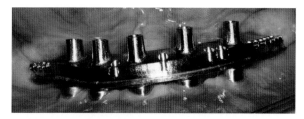

图 1-13 Y. 支架被动就位于口内

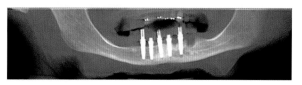

图 1-13 Z. 种植后全景片

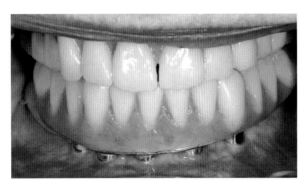

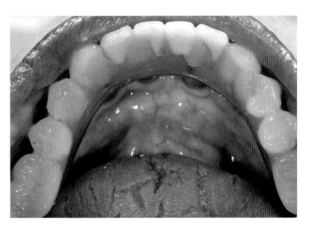

图 1-13 ZA、ZB. 终义齿的正面和骀面观（由 Israe Finger 医生提供）

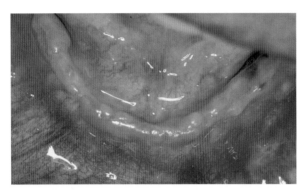

图 1-14 A. 植入前下颌无牙颌口内观。2 个月前拔牙并做牙槽嵴成形术以提供足够的修复空间

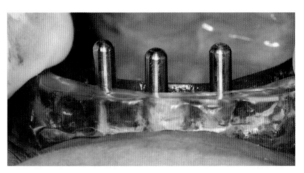

图 1-14 B. 在嵴顶对切开薄的角化牙龈，预备种植体窝。借助手术导板，使得种植体植入位置略偏最终修复体切缘的舌侧

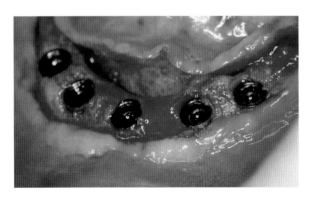

图 1-14 C. 种植体平齐骨面植入，每颗植体间隔 3mm，便于自洁

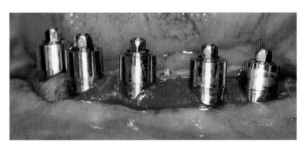

图 1-14 D. 使用 20N·cm 的扭矩拧紧基台，该病例中穿龈高度为 4mm。将种植体肩台置于龈上，有利于修复操作和清洁。基台无须类似于植体的抗旋转结构，因为它们最终会通过修复体连接起来

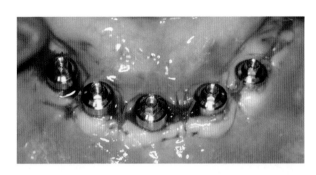

图1-14 E.把基台安放到种植体上,牙龈围绕在基台周围。通常,采用可吸收线(如4-0铬线)三角针缝合。将切口关闭后,注射长效麻醉剂,将患者送往修复科医生处,进行修复治疗

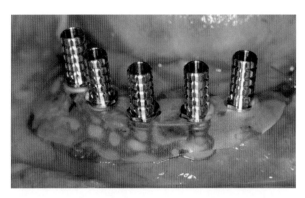

图1-14 F.基台上放置双层帽,并在基台周围安放橡皮障,将标记材料(如适合性检测蜡)置于义齿基托组织面,确定种植体的相应位置

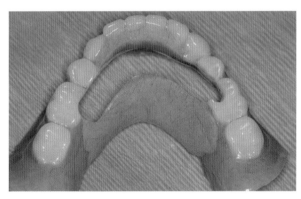

图1-14 G.许多病例都需要在患者义齿钻孔备槽前增加义齿塑料厚度。当在修复体上确定了种植体的相应位置后,就在该处备槽或者钻孔。图示义齿加厚后备槽的情况

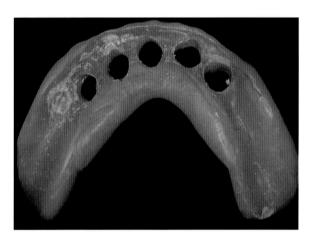

图1-14 H.展示修复体钻孔情况。在基托上,后方种植体的远中组织面进行缓冲,远中延伸大约10mm

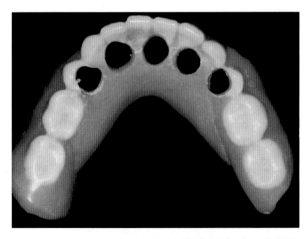

图1-14 I.𬌗面观,展示义齿舌侧新增塑料。如果不增补塑料,义齿很容易折断

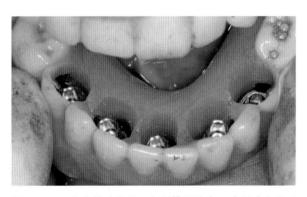

图1-14 J.义齿被动就位,与牙槽嵴贴合,确保咬合关系正确、可重复,义齿在口内不晃动

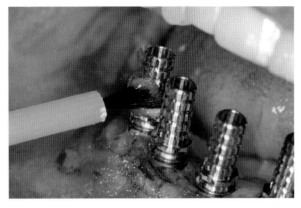

图 1-14 K. 远中延长部位加强杆位于远中种植体处，并用树脂与临时修复柱连接，该部分起预防暂时混合式修复体远中悬臂折断的作用

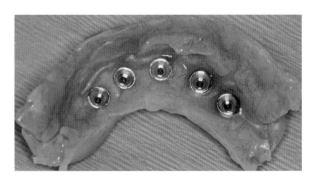

图 1-14 L. 将临时修复柱平齐义齿截短，再戴入基台上。用棉球填塞基台螺丝孔防止塑料进入临时修复柱。修复体就位后，用注射器将塑料注入修复柱与修复体之间的间隙。待塑料凝固后，松开殆面螺丝取下修复体。组织面观为修复柱与义齿最初结合情况，其间的间隙必须填满并且抛光

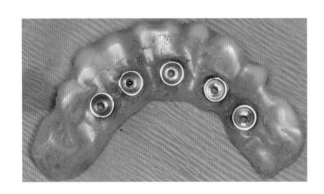

图 1-14 M. 去除修复体飞边并加以抛光。远中悬臂修整为距离末端种植体 14mm 长。将组织面抛光以防止食物嵌塞

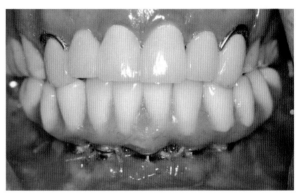

图 1-14 N. 在种植体上戴入临时修复体，用手拧紧。必要时检查咬合关系，调整咬合

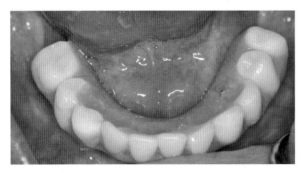

图 1-14 O. 将殆面螺丝孔用树脂封闭并抛光

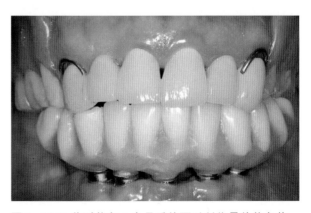

图 1-14 P. 临时修复 4 个月后就可以制作最终修复体。请注意，此时口腔卫生状况良好，种植体周角化牙龈健康

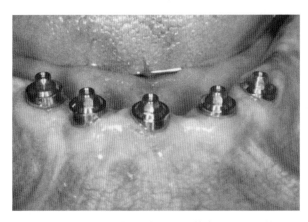

图 1-14 Q. 取下临时修复体，剩下基台位于种植体上，然后制取基台水平印模

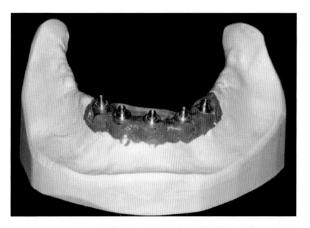

图 1-14 R. 利用该模型制作种植体支持的定位杆。当使用计算机辅助设计与制作（CAD/CAM）时，钛切削支架的制作对印模的精确性要求较高。因为常规印模存在误差，就需要定位杆来增加印模的准确性

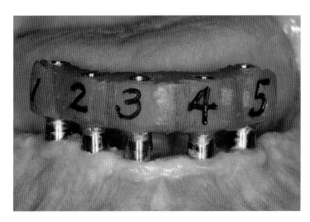

图 1-14 S. 定位杆口内观。种植体间区域空出并用高精度树脂连接。使用该定位杆来取模制作一段式切削钛支架

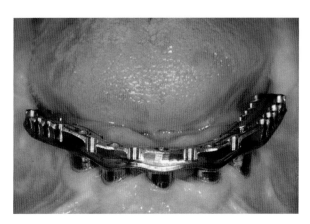

图 1-14 T. 在实验室使用 CAD/CAM 技术切削出钛支架。图示将支架在口内试戴以检查其适合性。通常试戴这步可以省略

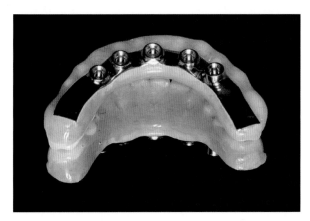

图 1-14 U. 终义齿组织面光滑低平。高度抛光的表面有利于食物的流通

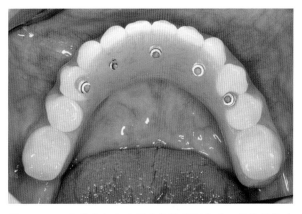

图 1-14 V. 在钛支架上为固位螺丝预留小孔。种植体的实际位置与术前手术导板预计的位置是一致的

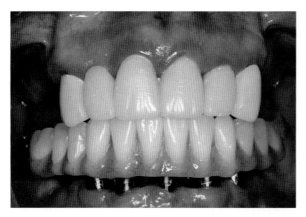

图1-14 W. 戴入最终修复体。龈端空开有利于清洁。该患者后来在上后牙植入了种植体并加以修复，恢复了磨牙的咬合关系（由 Israel Finger 医生和 Paulino Castellon 医生完成修复）

行骨切除术以提供 15mm 间隙

通过牙槽骨修整术形成平缓的牙槽嵴顶。对于采用即刻固定混合临时修复体的患者，颌间距离必须足够容纳支架和牙。从下颌牙槽嵴顶到人工牙的切缘需要 15mm 的空间。假如种植前需要拔牙或拔牙后即刻种植，应通过牙槽嵴成形术获得足够的空间以容纳基桩、杆、塑料（应有足够厚度固定人工牙）。在修复体上距离切缘 15mm 处做标记，在骨上用无菌铅笔做标记。按标记用咬骨钳、超声骨刀或骨锯切除多余的骨并修整平滑。若用球钻修骨，应小心对骨的过度创伤。

依照手术导板植入种植体

种植体应植于前牙的舌侧和前磨牙的牙冠范围内，避免过度唇倾。医生根据牙的位置植入种植体的唯一方法是复制设计的修复体作为手术导板。也可以使用 CT 生成的数字化手术导板。

复制义齿在手术前应调改并制备槽沟以引导种植体植入和基桩的放置。在修平骨面后，用球钻定种植位点，通常先确定 2 个远中位点，再确定中间的 3 个位点。假如植入直径 4mm 的种植体，用卡尺测量设定种植体间距 7mm 以保证种植体边缘相距 3mm。先在正中位点用先锋钻钻洞，并检查其方向以确保方向杆通过导板上的槽，然后再预备另外 2 个前牙位点和前磨牙位点。先锋钻预备是很关键的，假如种植体太偏唇侧，修复就会有很多问题。相反种植体太偏舌侧，则会使最终修复体唇舌距增厚，患者难以适应并保持清洁。因此，种植体应尽可能位于前牙的舌隆突。

接下来按照标准步骤制备骨孔，认真检查骨孔的角度，然后将种植体平骨面植入，固定基桩。龈袖高度应不超过 3mm，这样可以留出 12mm 颌间距离，包括义齿龈方空隙、支架、固定人工牙的塑料的空间。种植体也可深埋，但不能超过骨面下 1mm，因为基桩是被动就位的，有些种植系统会由于骨的干扰而影响基桩就位。当骨质致密时，可用攻丝钻预成骨螺纹，以防止种植体对局部周围骨产生过大的压力。以作者的经验，攻丝后不会影响下前牙区即刻加载的成功。

种植体植入骨内的稳固性是很重要的，植入扭力不低于 30N·cm，ISQ 推荐值 >70。假如骨质疏松，种植体缺乏初期稳定性，医生应使用覆盖螺丝延期负载。此时可重衬义齿以便在愈合期使用，在确认种植体稳定性达标之前义齿不用钻孔进行固定修复。这就是在种植体初期稳定性较差时考虑采用的"B计划"。

安放基桩并按手术导板确定基桩方向

当植体就位后，安放基台，按制造商推荐的扭矩拧紧螺丝。加力时勿用力过大，否则螺丝可能会滑丝，折断或者变形。基台放置后，界面高于牙龈水平 2mm。通常选用的基台穿龈高度为 2~3mm。一定要选用正确的基台就位工具，否则会划伤基台。放好基台后就可以缝合牙龈，选用 4-0 可吸收铬线做间断或者水平褥式缝合，使角化龈围绕基台生长。缝合后，给患者注射长效局麻药，便于患者术后 2~3h 进行修复治疗。

在拔牙位点植入骨孔预备过程中收集的自体骨

在做牙槽嵴成形术时，收集骨块并用咬骨钳夹碎。在预备种植窝时，收集种植位点钻下的骨放入无菌盘中备用。在种植体植入后，拔牙位点的缺损用患者自体骨填充可以改善骨愈合，获得没有缺损的规则的牙槽嵴。

缝合关闭创口

由于做固定修复，建议使用可吸收缝线，可做间断或连续缝合。关键是使角化龈紧紧围绕基桩且不存在过度张力。由于种植位点骨修整（特别是拔牙位点），局部常有过多的软组织。即使如此，医生应该避免切除角化龈，过多的软组织通常会在手术后几周吸收。下颌前牙区所有角化龈的保护和维持对修复体保持长期健康是非常重要的。

修复阶段

用咬合记录材料将种植位点标记在义齿上

在此阶段患者的基桩暴露于龈上，且定位于义齿范围内。新义齿的组织面应是中空的，易于与基桩适合。在一些病例牙龈可能部分覆盖基桩而影响临时修复柱的就位，可使用基桩保护帽压低软组织。

医生可根据自己习惯选用印记材料，以速凝型的咬合记录材料为例，将其注射进义齿组织面，戴入口内，在患者咬合下复位义齿，咬合记录材料准确覆盖在基桩表面，待其凝固后，取下义齿，检查所有种植体位点都被记录下来。

冲洗义齿表面血迹，常规喷消毒剂消毒。

在种植位点相应的义齿部位钻孔

先用小球钻在每个种植位点相应的义齿位置钻穿义齿，再进一步增加球钻直径，扩大洞型，生成直径 5~6mm 的孔洞，去除咬合印记材料。孔洞的大小应能容纳临时修复柱和黏结修复柱用的树脂。另外一种方法是将前牙从义齿上取下来，并有一定间隙，这样黏结临时修复柱时可以不用在前牙上钻孔。

临时修复柱就位

所有的种植系统都有一种圆柱状带横纹的部件，在这里将其命名为临时修复柱或临床基台。临时修复柱是用钛或金质螺丝固定在种植体基桩上的。基桩通过螺丝固位于种植体上并位于龈上。临时修复柱仅位于基桩的肩台上，而没有与基桩外六角对应的抗旋转结构，这样即使种植体不是绝对平行，也可使临时修复柱轻易就位而不产生取戴困难的问题。由于螺丝很小且需取戴多次来调整临时修复柱的高度，在整个过程中都应轻柔操作。

每个基桩上都置入一个临时修复柱，轻轻扭紧

将已钻孔的义齿安放于临时修复柱上，磨除干扰，使义齿被动就位。用记号笔标记出临时修复柱需磨除的高度。取下修复柱在口外磨好后再就位。修复柱的顶部应与临近的义齿塑料平齐，确保修复柱黏结后义齿表面光滑。

每次就位一个临时修复柱，并根据已就位的修复柱调整位置，依次就位所有修复柱，去除干扰，调整修复柱的高度。假如临时修复柱没被对颌干扰，也可以黏结后再磨短。

将临时修复柱黏结到义齿上

在黏结临时修复柱时，推荐使用橡皮障，避免材料渗入手术伤口中或者进入倒凹。

义齿被动就位于口内，患者咬合舒适。患者反复咬合，医生确认此时咬合与开始确定的咬合在同一位置。

使用易去除材料（如棉球），将临时修复柱上的螺丝孔填塞，防止自凝塑料进入固定螺丝孔。

在临时修复柱与义齿间必须有一小间隙。树脂是用于黏结修复柱的，可以在临时修复柱上先涂布一些树脂，再将树脂注射到义齿与临时修复柱之间。

上述过程必须在患者正确的咬合关系下进行。患者闭口咬合后确认垂直距离准确，还要通过咬合记录验证义齿的正确位置。在树脂凝固的过程中，患者应维持正中咬合。

在树脂固化之前，应清除临时修复柱螺丝洞口的材料，等树脂完全凝固后，松开螺丝，将义齿带着临时修复柱从口内取出。

将义齿送到制作室，在临时修复柱周围的间隙增添树脂，磨平、抛光义齿组织面以避免沉积食物残渣。磨除义齿唇舌侧基托，留出组织肿胀的空间和维持口腔卫生的通路。通常术后组织肿胀的空间需要 3mm，维持口腔清洁则间隙越大越好，因为患者自己不能取下义齿清洁。在种植手术后第一周必须考虑组织肿胀，在义齿组织面和缝合的牙龈间留出相对大的间隙。假如空间过小压迫组织，会导致创口裂开、骨吸收和种植失败。

义齿的下边缘应方便清洁，义齿表面磨平抛光，以避免菌斑形成和食物停留，临时修复柱上缘应与周围的塑料平齐。临时义齿在口内戴用 4 个月，直到种植体愈合后再取下制作终印模。

戴入临时义齿

在临时义齿打磨抛光后，通过螺丝将其固定到基桩上。检查间隙，如有必要可以增大。调整外形，检查咬合。然后按照制造商推荐力量扭紧螺丝。再次确认义齿在口内的咬合关系是否正确，是否有

足够间隙易于清洁，然后封闭固位螺丝孔洞。整个过程结束，患者回家。在医生确定种植骨整合完成后，可以开始制作终印模。

部分牙缺失患者采用CT指导下即刻临时修复

临床上许多患者都有余留牙，尽管其预后通常较差。大多患者希望牙拔除后行即刻固定修复而避免戴活动义齿。文献报道，横跨下颌的种植固定义齿可以进行即刻加载。当患者能接受治疗相关费用，并要求最终行种植体支持式义齿修复时，可以把该方式当作一种常规治疗选择。对于此类患者，可将其治疗流程概括为以下几个步骤。

第一步：确定兼具美观和功能的最终义齿排列

调整患者术前咬合关系（图1-15），以便于修复医生明确下颌牙齿的最终排列位置。对于全口咬合重建的病例，可通过给上颌牙制作新的临时修复体而重建上颌咬合平面。必要时可重新制作上颌义齿。上颌牙的位置正确恢复后，就可以确定下颌牙的排列位置。这样，根据下颌牙的理想位置可制作最终的手术导板。

第二步：排列下颌牙

当计划拔除全部或者大部分下颌余留牙时，可为患者制作一副即刻义齿，以使其离开诊所时形象不受影响。上颌牙的位置对确定下颌牙的排列极为重要（所以需要第一步）。需要时可采用

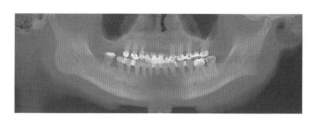

图1-15 B. 术前重建全景片示下颌牙槽骨严重吸收

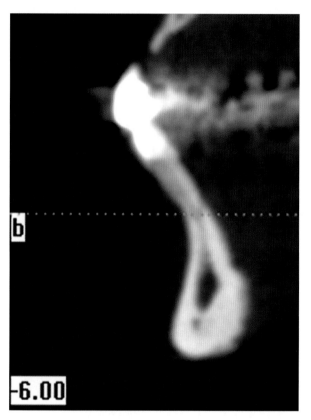

图1-15 C. 下颌尖牙横截面示菲薄的骨嵴，去除8mm的牙槽嵴后下分变宽。同时注意前牙前倾，在严重骨吸收病例中较常见

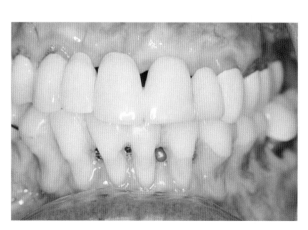

图1-15 A. 原始记录。在制作即刻负载下颌义齿前，必须完成上颌义齿以建立最终的殆平面

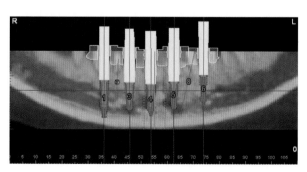

图1-15 D. 在重建的全景影像上用CT设计软件（Materialise, Belgium）模拟种植体植入。种植体被放置在下颌骨的较低位置，以保证种植体唇舌面各有1.5mm的骨质。种植体成角度排列以适应上颌牙列

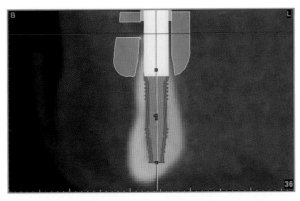

图 1–15 E. 横截面示种植体低位植入下颌的较宽部。种植体轴心外部显示的是实际设计的骨锚定外科手术导板

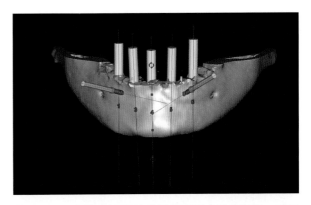

图 1–15 F. 屏蔽实际设计的骨锚定手术导板影像，显示种植体和导板固位螺钉。种植体被植入刃状牙槽骨下方较厚的下颌骨中

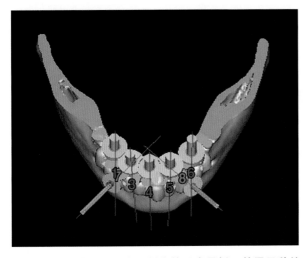

图 1–15 G. 𬌗面观：实际制作的手术导板，并展示种植体轴向

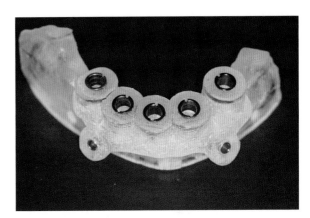

图 1–15 H. 在拔牙后且尚未行牙槽嵴成形术之前制作适合牙槽嵴的骨锚定手术导板。模板靠两枚固位钉固位，可以准确引导植入种植体，避让颏神经，提高手术效率

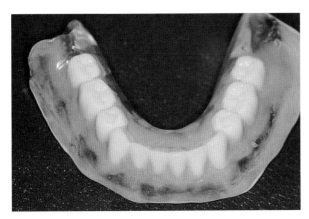

图 1–15 I. 即刻下颌义齿。透明边缘便于将临时修复柱埋入修复体时可见。同其他自凝塑料修复体一样，该修复体的舌侧也加厚

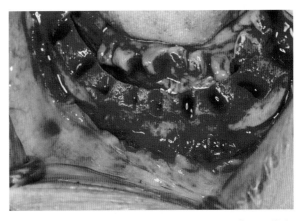

图 1–15 J. 注入局麻药（可同时使用浸润麻醉和阻滞麻醉）。沿着龈沟切开，翻全厚瓣，暴露骨质。当牙齿松动后，用牙钳拔除牙齿

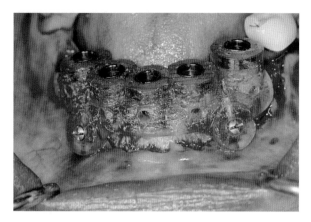

图 1-15 K. 手术导板就位良好，只有微小动度。植入 17mm 长的固位螺钉。广泛的骨暴露显示支架和骨的贴合紧密

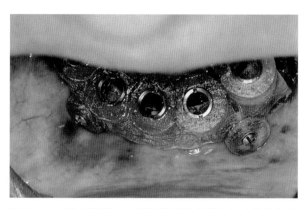

图 1-15 L. 咬合面观：中间两枚种植体的初始定位点位于牙槽嵴中分的舌侧。由于有 1mm 或更大的固有误差，手术导板未用于这两个区域。直视频舌侧骨皮质有助于防止备洞时造成颊、舌侧骨缺损

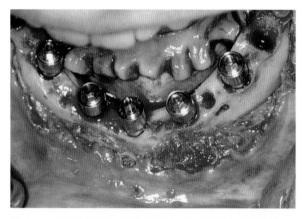

图 1-15 M. 当备洞达到计划深度时，用深度测量杆标记被钻头修矮的牙槽骨。种植体随后平行于颊舌侧骨面植入。将牙龈高度约 4mm 基台用 30N·cm 扭矩拧上种植体。缝合前放入 IOL 基台（Biomet 3i）

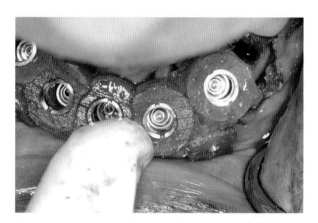

图 1-15 N. 植入后再戴上手术导板，可见种植体的位置如同所计划的一样

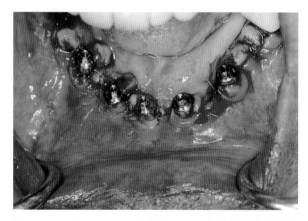

图 1-15 O. 切口用 4-0 铬线缝合。小心保存牙齿周围的角化牙龈。不用过度担心多余的软组织，在术后数周内它们就会收缩并重新黏附在基台周围

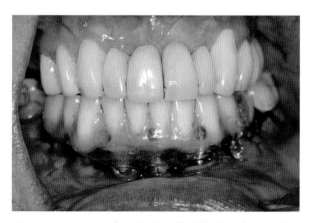

图 1-15 P. 下颌义齿现为种植体支持的混合式义齿。将基托边缘磨除便于患者口腔护理。调整咬合后，患者即可戴着义齿离开手术室（由 Marco Brindis 和 Jorge Palavicine 医生完成修复）

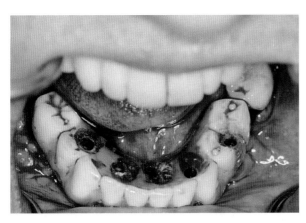

图1-15 Q.殆面观所示，种植体的轴向略微偏下前牙舌侧，接近义齿上的前磨牙中央窝。采用CT引导种植流程能实现各种重要决策，包括合适的种植深度、为获得牙槽嵴宽度所需的嵴顶骨移除量、种植体间隔距离及种植体略微舌倾的方向等等。如果没有模板，在去除如此多的牙槽嵴顶骨量的基础上实现准确定位种植将会非常困难

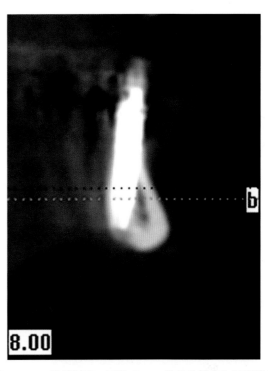

图1-15 R.横截面观，显示15mm种植体被植入下颌骨内

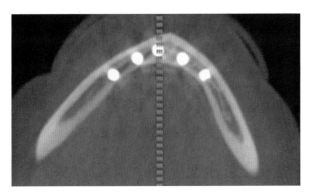

图1-15 S.CBCT扫描重建，轴面观显示种植体的对称、均匀分布

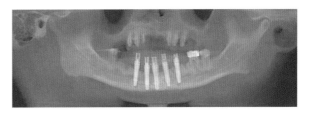

图1-15 T.术后CBCT重建全景片，显示种植体如所计划般靠近下颌骨下缘

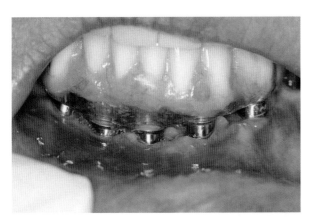

图1-15 U.术后3周，正面观显示牙龈愈合，并有足够的间隙让患者进行口腔卫生维护

预成的牙模，但是对大多数患者而言，即刻的义齿排列更能提供重要的信息。当患者上颌戴上新的临时修复体后，进行CBCT扫描（图1-15D~H）。新的上颌临时义齿为下颌牙的重新排列提供标记。与牙一起扫描后，再利用软件根据对颌牙情况确定植体位置。如果患者原有的下颌牙排列错乱，那么就有必要根据理想的牙齿排列位置来制订以后的治疗方案。

评测扫描结果

图中病例（图1-15）牙槽嵴上分较窄，但高度降低5~8mm后牙槽宽度充足。图中上颌牙

的位置可指导下颌牙正确的排列方向，这样可确保下颌种植体的精确植入。

第三步：借助 CT 制订手术方案

CT扫描为术者提供了辅助植入的手术导板，上面标示了种植体的植入角度及其最终位置。如果下颌牙扇形唇倾，那么上颌牙和即刻下颌义齿的位置提示下颌牙的位置应该竖直偏舌侧，在CT计划软件上种植体的位置就可以做相应调整。

CT扫描后利用软件确定植入方案。在软件制订计划过程中，应将种植体放置于牙槽骨内，嵴顶距离上颌牙切缘 12~14mm，便于选择不同的修复方式，既可以是固定的冠桥，也可以是采用电火花蚀刻制作的固定活动联合修复体。如果计划为固定活动联合修复体，那么要确保 15mm 的颌间间隙来放置杆、塑料基托及人工牙。

如果要拔牙后植入种植体，则需要选用颌骨固定的手术导板。翻瓣，修整牙槽骨高度，形成一定的牙槽嵴宽度和需要的颌间间隙。暴露牙槽骨，用固定螺丝将手术导板固定于颌骨上。

借助 CT 制订方案需要制作颌骨支持固定的手术导板、带有计划切除骨量标示的模型和包埋有种植替代体的模型（便于制作室手术前制作修复体）。

第四步：制作下颌即刻修复体

即刻义齿的舌侧相对加厚，防止为临时修复柱钻孔时义齿折断。正如本章所讨论的内容，当种植体植入后，就立即将临时修复柱置于种植体的基台上。

将临时修复柱嵌入具有良好咬合关系的临时修复体内，这一点尤为重要。如果后牙缺失，则后牙区义齿基托部可为连接过程提供足够的稳定性。如果后牙存在，则应去除义齿基托唇侧缘，便于当患者咬合时从侧方和下方填入塑料，将义齿和修复柱连接成一体。

第五步：安排手术日期，预定修复部件

患者需要签订手术同意书，了解手术的详细过程，须与种植治疗团队进行 3h 的术前谈话，而且要考虑相应的治疗费用。另外，种植医生或修复医生必须为即刻修复预定相应的部件。手术

当日，患者应该有人陪同，在最后一次会诊的时候应为其开具相应的处方。

根据 CT 设计软件的分析结果预定相应的种植体。通常情况下，通过 CT 分析软件就可以确定种植体的最终尺寸。

第六步：手术，制作临时修复体

患者平躺于手术椅上，用聚维酮碘（碘附）消毒后，牙槽嵴行局部浸润麻醉。当麻药起效后，沿着龈沟切开，需要时可做远中延长切口，翻起黏骨膜瓣，暴露牙槽骨唇、舌侧。拔除余留牙，搔刮拔牙窝。作者更倾向于选用无菌生理盐水来冲洗拔牙窝。

将手术导板置于牙槽骨上，再次确定其适合性。如果导板上存在正中止点，则患者闭口后呈咬合接触状态。如果缺乏正中止点，则应固定模板并安装固定螺丝。

首先在各个植入位点使用初始钻（通常直径为 1.5mm 或者 2.3mm）备洞。重要的是，术者应可直视牙槽骨上的最初植入位点，尤其是刃状牙槽嵴。如果牙槽骨较窄，则取出手术导板，必要时应调整种植部位，确保种植体周不会出现骨裂。

即使使用手术导板也会出现误差，因为 CT 扫描自身存在 0.5mm 的误差。在计算机上制订手术方案及制作手术导板时都必须把 0.5mm 的误差值计算在内。并且，牙槽嵴上种植体的确切植入位置也可能与计划植入位置存在 1mm 偏差。较窄的牙槽嵴对误差的容许程度较低，所以术者应在备洞完成前，仔细检查和确认植入位置的准确性。当种植窝预备完成时伴有骨开裂，种植体就不太可能植入。在该病例中，有 2 个种植部位使用先锋钻备洞后舌侧骨板厚度不到 1mm，如果再使用更大号尺寸的钻备洞，则舌侧骨板将会形成较大缺损，从而导致种植失败。因此，取出手术导板，这 2 颗种植体的种植部位应选择在牙槽嵴的中分。

在正确的位置上植入种植体，并且通过手术导板确定植入深度。植体就位后，可拧入覆盖螺丝以保护骨组织，并且行牙槽骨切除术。去除覆盖螺丝，以 20N·cm 扭矩将基台旋紧。

缝合牙龈，使基台周围被角化牙龈包裹。可选用可吸收线做间断或者褥式缝合。当牙拔除后

及牙槽骨高度降低后，会形成多余的软组织，但是不应该去除角化龈，因其经过 2~4 周的愈合后可以为种植体提供良好的保护。为了使患者在接下来 2h 的修复治疗中感觉舒适，应为其注射长效麻药。

将临时修复柱置于种植体基台上方，临时义齿就位，在相应位置钻孔，使其被动就位于基台上。磨除基托边缘，注入义齿塑料，将修复柱与义齿连接在一起。待塑料固化后，取下修复体送到制作室。完全磨除基托边缘，再填入自凝塑料，并将凹面和咬合面抛光。必要时可以磨短修复体远中延长部。用螺丝将即刻修复体固定于基台上方。最后调整咬合，建立双侧平衡接触。

术后应给予患者抗生素、抗菌漱口水和止痛片。对患者进行口腔卫生指导，并嘱其进流食。

术后复诊时，检查患者咬合关系，需要时进行调改。如果口腔卫生不佳，应予以冲洗，因患者在术后第一周往往不愿意使用邻间刷。

待种植体骨整合后再行最终修复。

最终修复体的即刻加载

20 世纪 70 年代末 80 年代初，Straumann 公司的"Swiss Screw"系统（Straumann Holding AG，Basel，Switzerland）是广受欢迎的种植修复类型。该系统使用 4 颗位于下颌前牙区的种植体，即刻取模并制作杆卡，然后行即刻加载修复。修复体是组织支持式的义齿，通过 3 个卡来进行固位。一段式种植体上有配套的黄金帽，手术中转移取模后，将黄金杆焊接到黄金帽上。这种即刻加载方式 7 年成功率超过 88%。

基于 CT 最终下颌修复体数据制作

术者在植入种植体时采用切口的主要目的是暴露牙槽骨和颏孔，并在需要时能调整软组织。而 CT 的精确性使手术团队能够模拟手术和修复，并据此建立 CT 模型，生成手术导板，制作过渡修复体和最终修复体。

该技术通常需要先进行模拟修复，并考虑美观和功能。将该模拟修复用 X 线阻射材料复制成放射模板，并放置金属标记物来区分重叠影像。然后对佩戴模板的患者口腔行 CT 扫描，通常还需要单独扫描该放射模板。该数据随后被转化为

DICOM 格式存放在 CD 上。种植团队便可以通过电脑演示植入种植体来模拟手术，并看到最终的修复效果。最终的方案通过电子数据传送到制造商处以制造手术导板和义齿。

修复体影像和骨影像结合技术的发展不仅方便了植入位点的设计，同时也方便了最终修复体的设计 [24-29]。这套软件和不翻瓣种植术被 Nobel Biocare（Goteborg，Sweden）改进推广，并命名为"一小时完成义齿修复" [29-31]。自初次在欧洲问世到现在，该技术已经得到广泛应用。相关临床报告已经由 Parel 和 Triplett[32] 进行总结。如今可通过带导管的外科导板把种植体代型翻制在模型中，并据此制作修复体。

数字化导板指导下下颌即刻加载的常规方式

术者和修复科医生必须确保 CT 扫描的精度足以保证不翻瓣种植术或牙龈微创翻瓣种植术的需求。同理，扫描精度也必须满足基于手术导板转移代型的需求，以实现无印模制作过渡和最终修复体。

所有 CT 生成种植导板都需要先用透明丙烯酸树脂制作所模拟修复体。对于牙列缺失患者，一副新的义齿能够保证唇外形的美学支持、适当的咬合关系及良好的语言功能，这些效果必须得到患者认同。然后在制作室用透明丙烯酸树脂复制这副新义齿。在通常情况下，首先对佩戴复制义齿的口内情况进行 CT 扫描并记录咬合关系，然后单独扫描复制义齿。在 CT 扫描之前，需要预先放置金属标记物以便计算机程序将复制义齿和骨及软组织的图像进行重叠匹配（图 1-16，1-17）。

CT 扫描标准

CT 扫描时应保证层厚最多为 1mm，常为 0.7mm，通常机架角为 0°。不同的 CT 软件有各自的扫描参数，因此必须遵照其各自的参数以保证扫描和由此制作的导板的精确性。

扫描过程中，术者或修复科医生应保证进行咬合记录时复制义齿被放置在正确的位置。大部分 CT 操作员未受过在口内正确放置模板的相关训练。单独扫描的复制义齿的放置方向必须与其在口内的方向一致。用透明非阻射胶带将复制义

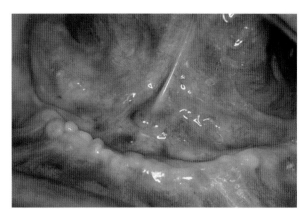

图 1-16 A. 这位女患者拔除了她的下颌牙齿，并采用牙槽成形术平整了部分牙槽嵴顶。大约 8 周后，她要求行下颌 CT 数字化导板手术并进行即刻修复

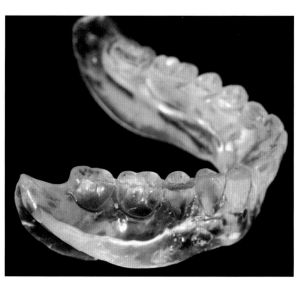

图 1-16 B. 制作新的义齿，提供良好的美学和咬合关系。随即，用透明丙烯酸翻制新义齿

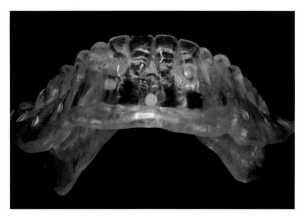

图 1-16 C. 用小圆磨石在复制义齿的基托上制备 9 个小孔。将牙胶填入孔中作为定位参考点

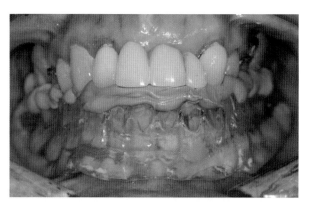

图 1-16 D. 记录咬合关系，确保复制义齿在 CT 扫描时正确就位

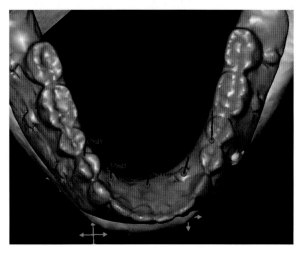

图 1-16 E. 电脑重建义齿，并就位在下颌骨影像上来确定种植体的位置和角度，直到呈现理想的效果

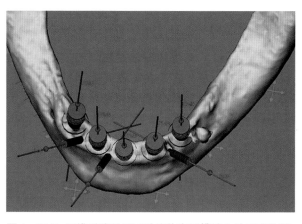

图 1-16 F. 三维重建显示了种植体在牙槽嵴上的正确位置

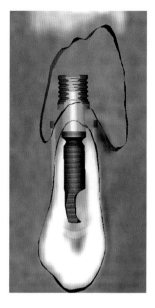

图 1-16 G. 横截面图，示下颌体、种植体、基桩及修复体的横截面。计算机软件能够实现所有部件的术前模拟加载

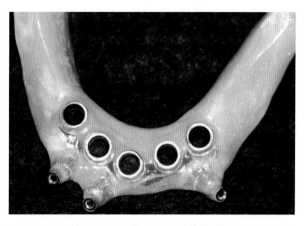

图 1-16 H. 模拟计划完成后，计划被传送到制造商以生成手术引导模板。用于辅助术者植入种植体的特制引导管被放置在其中

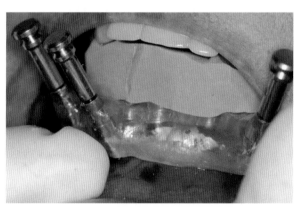

图 1-16 I. 种植区域局部麻醉给药后，将手术引导模板在咬合记录的引导下放置到位。在模板上植入骨针将其固定在下颌上

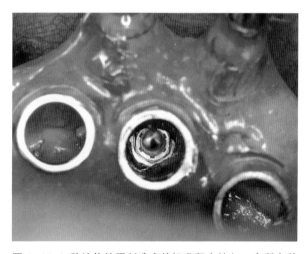

图 1-16 J. 种植体按照制造商的标准程序植入。在所有种植体就位后，移除携带体。图中展示的是在手术引导模板上引导管中的种植体

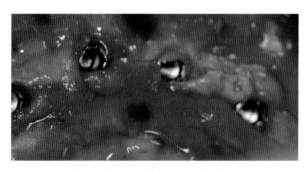

图 1-16 K. 移除手术引导模板后，显露术区。此时，如有必要，可移除多余的软组织，以使修复体能被动就位

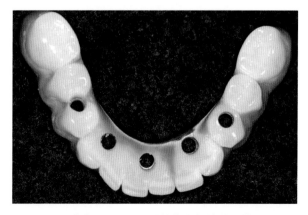

图 1-16 L. 咬合面观：显示种植体良好的对称性。这源于采用精心设计制作的数字化导板准确引导植入种植体

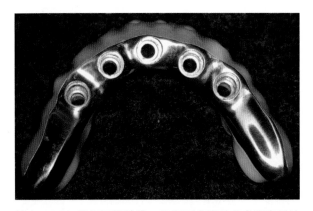

图 1-16 M. 组织面是铣钛。组织面光滑且患者能容易地清洗

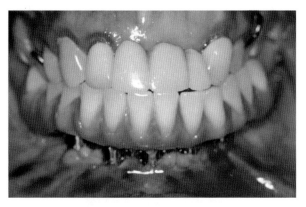

图 1-16 N. 利用螺钉固位修复体，必要时调节咬合关系。这张照片为种植术后 1 h 拍摄。修复体为混合型，全种植体负载式，因此患者在数小时内便能获得良好的功能恢复（修复由 Paulino Castellon 医生完成）

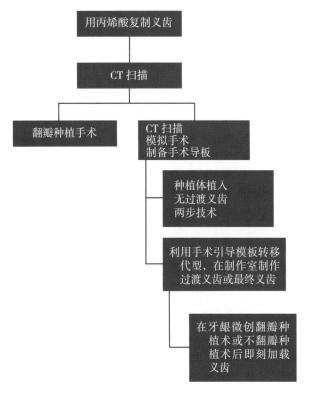

图 1-17 采用 CT 扫描时的选项

齿捆绑在泡沫聚苯乙烯或硬纸板上。扫描后患者离开，待手术导板和义齿完成后进行种植手术。

当扫描完成后，放射技术员将扫描数据转换成标准 DICOM 格式，以便模拟种植计划。由于临床医生所采用的软件不同，CT 数据可能需要重格式化以便被临床医生读取。

术前准备和手术技巧

治疗小组可处理扫描数据，随后模拟手术计划，再将数据提交给厂商制作手术导板。在这一步，治疗小组需要考虑几种选择：①利用 CT 数字化导板可以实现牙龈微创翻瓣种植术；②种植体可以先被覆盖，并在形成骨整合后暴露，进行最终修复；③手术导板可以用于灌模，其组织面模拟了患者的牙槽嵴，利用和种植同样的技术将种植体代型植入该模型，然后按照最终的治疗计划，根据需要预备基桩，并在模型上制备过渡义齿或最终义齿。

术中，在种植体植入位点行局部麻醉术。浸润麻醉即可，因为只需要翻微小的组织瓣，或者不翻瓣，麻醉范围局限于种植术区。用咬合记录协助手术导板准确就位。手术导板后部必须准确就位，否则，最终的修复可能导致前牙开𬌗，并需要调𬌗。

采用固位针固定手术导板以增加种植定位的准确性。放置 3 枚固定针，将手术导板固定在下颌。预备种植区并安放种植体。移除携带体，用特制固位体（a special mount）固定在手术导板上，增加手术导板对下颌的稳定性。完成后，按照特定序列逐级精确备洞。依照钻针序列并在导板的精确引导下植入种植体同样很重要。

当第一颗种植体被固定在手术导板后，植入第二颗种植体并用特制固位体将其固定在手术导板上。余者同前。

当最后一颗种植体植入后，修复科医生将基桩放在最终义齿上，并准备在移除手术导板后即刻替换上最终义齿。注意，要迅速地安装最终义

齿及基桩以防软组织塌陷。

术者松种植导板上的固定螺钉，移除种植导板。冲洗种植区域并去除软组织，以利于基桩就位。带有基桩的义齿就位后，用螺钉固定在种植体上，扭矩为20N·cm。拍片检查就位情况。检查咬合并调𬌗。

调𬌗在即刻加载中是一个重要的步骤。调𬌗必须是全方位的，并且没有单独的早接触点。

术后护理包括常规服用抗生素和进软食。由于没有翻瓣，患者不会发生过度水肿。由于患者的疼痛耐受度不同，故可有轻到中度的疼痛感。临床医生应强调保持植入位点卫生的重要性，并引导患者养成良好卫生习惯，且对其进行口腔卫生维护方法的教育。

讨 论

从表1-1的文献回顾可知，下颌牙列缺失患者种植体即刻负载显然已经不再是实验性的方法。因此，对于计划做种植体负载和种植体支持式义齿的患者，基本都采用即刻负载技术。以下情况通常不采用即刻负载：患者没有能力支付暂时修复的相关费用，垂直距离不足以制作义齿，医患双方缺乏有效的术前准备，缺乏制作室支持，以及术者缺少经验。

即刻加载对于患者的有利之处在于减少了从牙列缺失到恢复功能的间隔时间，避免了两步法方案中种植体植入后戴活动过渡义齿的不舒适期，加快了种植术后正常进食功能的自我恢复过程（图1-18）。

即刻加载也存在一些问题。然而，大部分是操作者尚不熟练，或者是术前准备和治疗计划不充分的结果。

制作室的支持可以很出色，但仍需要不断学习。技师必须了解如何无应力地进行低温焊接或激光焊接，同时也必须能够制作具有正确锥度和外形的杆。除此之外，在制作CT手术导板以指导手术和最终修复体生成方面，技师还需进行特殊培训。

种植体若未准确就位将导致严重问题。因此，需要根据患者的旧义齿或新义齿进行复制，以制作手术导板。如果没有导板，该技术不可能实现。复制义齿就像修复科医生和术者的沟通平台，如果没有它，种植体植入时可能过于偏唇侧，从而影响最终修复结果。

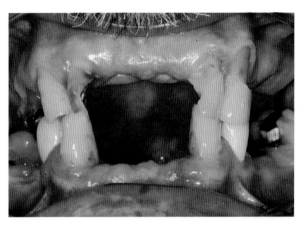

图1-18 A.患者术前观，即将拔除所有残留的牙齿。患者希望行下颌固定修复

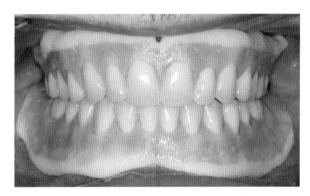

图1-18 B.拔牙后，戴上即刻义齿。即刻义齿用丙烯酸树脂衬垫后，可用于固定的临时义齿或放射模板

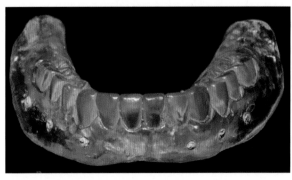

图1-18 C.用透明塑料复制义齿，在义齿基托上做阻射性标记，用于CT双扫描和导板制作

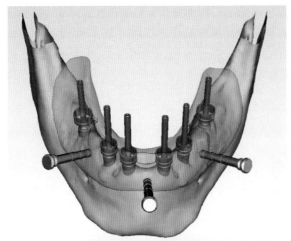

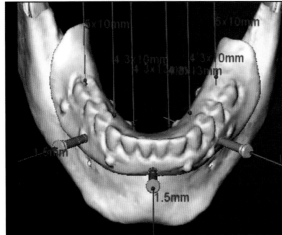

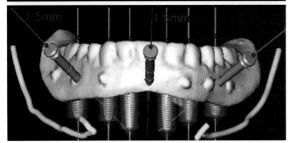

图 1-18 D~F. 图示用 CT 设计软件设计种植体植入

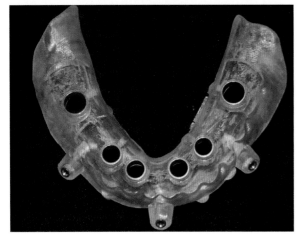

图 1-18 G. 基于虚拟软件设计制作的手术导板

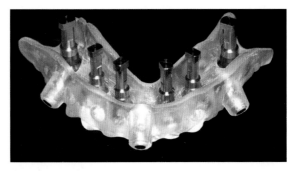

图 1-18 H. 使用该种植系统特殊的修复部件，将种植体代型就位固定于手术导板上

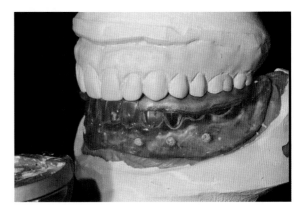

图 1-18 I. 用放射模板引导模型上𬌗架。由于手术导板通过复制放射模板而成，因此手术导板也能就位

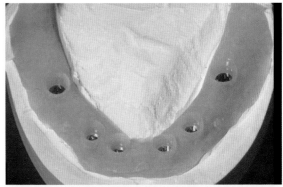

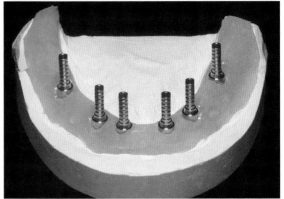

图 1-18 J、K. 修复部件固定于手术导板内的种植套管，并与种植体代型连接固定，这样种植体代型可以准确就位于工作模上

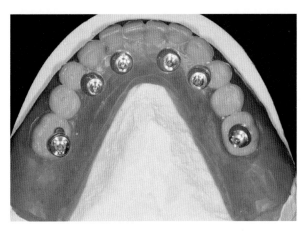

图 1-18 L. 种植体代型就位后，在义齿相应种植体的位置上钻孔。此步骤在手术前进行

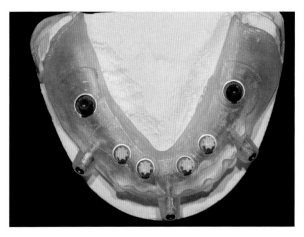

图 1-18 M. 手术导板就位于模型上，确认种植体代型准确定位

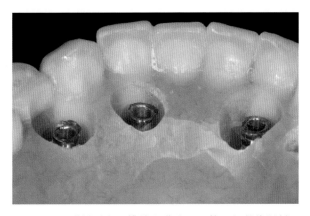

图 1-18 N. 灌模时在牙槽嵴上灌注一层软组织替代材料，方便设计时考虑修复空间，也便于义齿在模型上就位。修复柱按计划就位，打磨至理想的长度

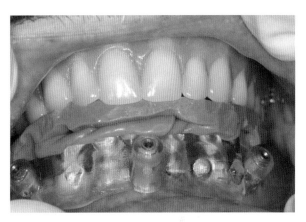

图 1-18 O. 手术时，用咬合记录引导手术导板准确固定于下颌骨上

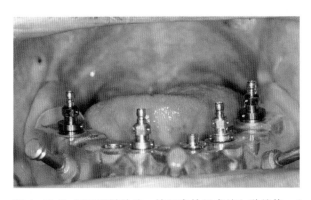

图 1-18 P. 行不翻瓣种植。按厂商的要求植入种植体。1 颗种植体就位后，用种植体携带体将种植体固定于手术导板上，然后同法依次种植余下种植体。图示手术导板去除前，种植体携带体与导板固定在一起

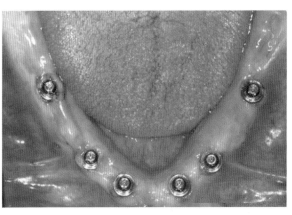

图 1-18 Q. 基桩按计划就位。注意使用 CT 生成的导板和不翻瓣手术，没有组织创伤

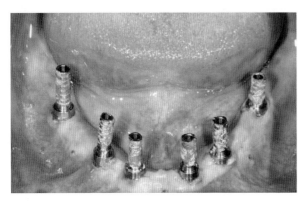

图 1-18 R. 临时修复柱在种植体上就位。手术前，已将它们在制作室打磨合适

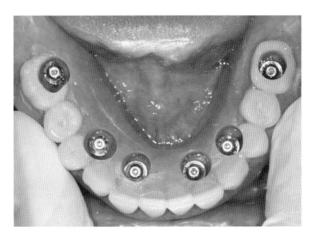

图 1-18 S. 试戴并确保义齿被动就位，必要时调改

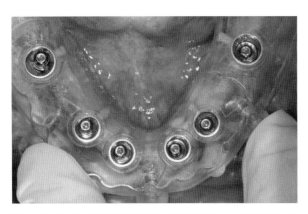

图 1-18 T. 手术导板能放于临时修复柱上，可见整个系统的准确性

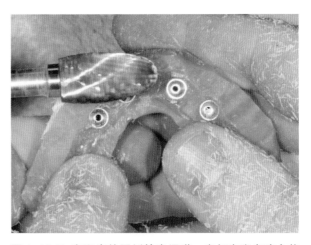

图 1-18 U. 在义齿的唇侧钻出通道，方便在患者咬合状态下通过通道注射丙烯酸树脂将修复柱黏结到义齿上，这样多余的树脂沉积在牙槽嵴的方向，避免进入螺丝孔。待树脂凝固后，松开固位螺丝，去除多余树脂并打磨光滑，也可增添树脂填补间隙。打磨光滑临时修复体避免食物沉积，修整外形利于清洁

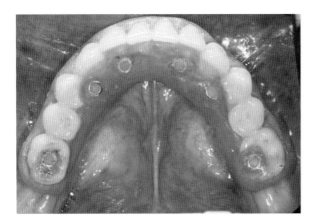

图 1-18 V. 临时修复体通过螺丝固定在内口。由于使用 CT 生成数字化导板和术前精确设计，整个修复过程大约 1h，很少需要制作室参与（由 Matt Milner 医生完成修复）

参考文献

[1] Brånemark PI, Adell R, Breine U, et al.Intraosseons anchorage of dental prostheses. Scand J Plast Reconstr Surg, 1969, 3:81-100.

[2] Eckert SE, Wollan PC.Retrospective review of 1170 endosseous implants placed in partially edentulous jaws. J Prosthet Dent, 1998, 79:415-421.

[3] Albrektsson T, Zarb G, Worthington P, et al. The long-term efficacy of currently used dental implants: a review and proposed criteria of success. Int J Oral Maxillofac Implants, 1986, 1:11-25.

[4] Balshi TJ, Wolfinger GJ. Immediate loading of Brånemark implants in edentulous mandibles: a preliminary report.

Implant Dent, 1997, 6:83-88.

[5] Tarnow DP, Emtiaz S, Classi A. Immediate loading of threaded implants at stage 1 surgery in edentulous arches: ten consecutive case reports with 1-5 year data. Int J Oral Maxillofac Implants, 1997, 12:319-324.

[6] Schnitman PA, Wöhrle PS, Rubenstein JE, et al.Ten year result for Brånemark implants immediately loaded with fixed prostheses at implant placement. Int J Oral Maxillofac Implants, 1997, 12:495-503.

[7] Brånemark PI, Engstrand P, Ohrnell LO, et al. Brånemark Novum: a new treatment concept for the rehabilitation of the edentulous mandible—preliminary results from a prospective clinical follow-up study. Clin Implant Dent Relat Res, 1999, 1:2-16.

[8] Randow K, Ericsson I, Nilner K, et al. Immediate functional loading of Brånemark dental implants: an 18-month clinical follow-up study. Clin Oral Implants Res, 1999, 10:8-15.

[9] Horiuchi K, Uchida H, Yamamoto K, et al. Immediate loading of Brånemark System Implants following placement in edentulous patients: a clinical report. Int J Oral Maxillofac Implants, 2000, 15:824-830.

[10] Jaffin RA, Kumar A, Berman CL. Immediate loading of implants in partially and fully edentulous jaws. Prosthet Dent, 1998, 79:415-421.

[11] Chow I, Hui E, Liu J, et al. The Hong Kong bridge protocol: immediate loading of mandibular Brånemark fixtures using a fixed provisional prosthesis: preliminary results. Clin Implant Dent Relat Res, 2001, 3:166-174.

[12] Colomina LE. Immediate loading of implant-fixed mandibular prosthesis: a prospective 18-month follow-up clinical study—preliminary report. Implant Dent, 2001, 10:23-27.

[13] Ganeles J, Rosenberg M, Holt RL, et al. Immediate loading of implants with a fixed restoration in the completely edentulous mandible: report of 27 patients from a private practice. Int J Oral Maxillofac Implants, 2001, 16: 418-426.

[14] Grunder U. Immediate functional loading of immediate implants in edentulous arches: two year results. Int J Periodontics Restorative Dent, 2001, 21:545-551.

[15] Cooper L, Rahman A, Moriarty J, et al. Immediate mandibular rehabilitation with endosseous implants: simultaneous extraction, implant placement, and loading. Int J Oral Maxillofac Implants, 2002, 17:517-525.

[16] Ibanez JC, Jalbout ZN. Immediate loading of Osseotite implants: two year results. Implant Dent, 2002, 11:128-136.

[17] Testori T, Del Fabbro M, Szmukler-Moncler S, et al. Immediate occlusal loading of Osseotite implants in the completely edentulous mandible. Int J Oral Maxillofac Implants, 2003, 18:544-551.

[18] Schnitman PA, Wohrle PS, Rubenstein JE. Immediate fixed interim prostheses supported by two-stage threaded implants: methodology and results. J Oral Implantol, 1990, 16:96-105.

[19] Francetti L, Agliardi E, Testori T, et al. Immediate rehabilitation of the mandible with fixed full prosthesis supported by axial and tilted implants: interim results of a single cohort prospective study. Clin Implant Dent Relat Res, 2008, 10(4):255-263.

[20] Tames R, McGlumphy E, E1-Gendy T, et al. The OSU frame: a novel approach to fabricating immediate load, fixed-detachable prostheses. J Oral Maxillofac Surg, 2004, 62(9 suppl 2):17-21.

[21] Henry PJ, van Steenberghe D, Blombäck U, et al. Prospective multicenter study on immediate rehabilitation of edentulous lower jaws according to the Brånemark Novum protocol. Clin Implant Dent Relat Res, 2003, 5:137-142.

[22] Engstrand P, Gröndahl K, Ohrnell LO, et al. Prospective follow up study of 95 patients with edentulous mandibles treated according to the Brånemark Novum concept. Clin Implant Dent Relat Res, 2003, 5:3-10.

[23] Van Steenberghe D, Naert I, Anderson M, et al. A custom template and definitive prosthesis allowing immediate implant loading in the maxilla: a clinical report. Int J Oral Maxillofac Implants, 2002, 17:663-670.

[24] Verstreken K, et al.An image guided planning system for oral implant surgery// Lemke HU, Vannier MW, Inamura K, et al. Computer assisted radiology: proceedings of the International Symposium on Computer and Communication Systems for Image Guided Diagnosis and Therapy. Amsterdam: Elsevier, 1996.

[25] Verstreken K, Van Cleynenbreugel J, Marchal G, et al. Computerassisted planning of oral implant surgery: a three-dimensional approach. Int J Oral Maxillofac Implants, 1996, 11:806-810.

[26] Verstreken K, Van Cleynenbreugel J, Marchal G, et al. Computerassisted planning of oral implant surgery: an approach using virtual reality. Stud Health Technol Inform, 1996, 29:423-434.

[27] Verstreken K, Van Cleynenbreugel J, Martens K, et al. An image-guided planning system for endosseous oral implants. IDEE Trans Med Imaging, 1998, 17:842-852.

[28] Verstreken K, et al. A double scanning procedure for visualisation of radiolucent objects in soft tissues: application to oral implant surgery planning//Wells WM, Colchester A, Delp S. Medical image computing and

computing-assisted intervention. MICCAI '98 Series: Lecture Notes in Computer Science, vol 1496. Berlin: Springer Verlag, 1998.

[29] Verstreken K, et al.An image-guided planning system for endosseous oral implants// Vander Sloten J.Computer technology in biomaterials science and engineering. England: Wiley & Sons, 2000.

[30] Van Steenberghe D, Naert I, Andersson M, et al. A custom template and definitive prosthesis allowing immediate implant loading in the maxilla: a clinical report. Int J Oral Maxillofac Implants, 2002, 17:663-670.

[31] Van Steenberghe D, Ericsson I, Van Cleynenbreugel J, et al. High precision planning for oral implants based on 3-D CT scanning: a new surgical technique for immediate and delayed loading. Appl Osseointegration Res, 2004, 4:27-31.

[32] Parel SM, Triplett RG. Interactive imaging for implant planning, placement, and prosthesis construction. J Oral Maxillofac Surg, 2004, 62(9 suppl 2): 41-47.

第 ② 章
下颌后牙区种植手术

本章概要

※ 本书少部分图片未获得授权，故不能引用。
　若读者需要参考上述图片，请登陆 blockdentalimplantsurgery.com 查询。

下颌后牙区种植体植入

总体考虑

　　详细询问患者全身和口腔病史。患者的全身健康状况可能影响伤口的愈合，通过询问口腔病史可以详细了解其缺失牙情况和原因，如是否有牙周病、口腔卫生状况不佳、夜磨牙习惯、病原体感染、慢性牙髓炎、牙周植骨和牙体缺损修复等。

　　口腔卫生状况不良可能影响种植体周围软硬组织，导致种植体周围感染。有慢性炎症的患者多缺乏良好的口腔卫生习惯，如果不加以改变则不宜行种植治疗。良好的口腔卫生状况是保证下颌后牙区种植长期成功率的重要因素之一。存在口腔咬合功能紊乱时亦可进行种植治疗，但应避免种植体过度受力。在磨牙区，修复体减径形成邻间隙，刷毛可从舌面通过并清洁邻间隙。修复体舌侧和邻面肩台可平龈缘，而颊侧肩台可在龈下0.5~1mm来保证美观。但是，更多的临床医生选择让肩台平龈缘或在龈上0.5mm。

　　术前应咨询修复医生，了解患者的意愿和治疗动机。修复医生通常与患者接触已经有几年时间，他们可以帮助外科医生更好地了解患者。抽烟和饮酒可影响种植修复，应建议患者戒烟和控制饮酒。另外需要确认患者凝血功能及肝功正常，无系统性疾病。如果进行种植治疗，需要提醒吸烟患者，其失败率和骨吸收风险均高于非吸烟患者。

　　第一磨牙多因折裂、骨丧失或龋病被拔除，是最常见的种植位点，其次是下颌后牙区。患者都希望固定修复，而非活动修复。戴用活动义齿的患者对义齿的抱怨较多。

诊断和治疗计划

　　通过了解患者的全身和口腔病史筛选适合种植手术的患者，进行进一步的治疗计划制订和诊断。

体格检查

　　CBCT的纵切面图像可以更清楚地显示牙槽嵴宽度和倾斜度、内斜嵴位置和下颌神经管走行（图2-1）。CBCT精确度在0.5mm之内，不存在全景片的放大效应。传统全景片和根尖片无法拍摄断面图像，也没有CBCT精确。完成影像学诊断后，再逐项检查和记录以下指标：①开口度；②咬肌松弛度；③余留和缺失牙位；④下颌和上颌的软组织病变；⑤颏孔位置；⑥下颌后牙缺牙区牙槽嵴形态；⑦缺牙区颌间距；⑧缺牙区角化牙龈宽度；⑨余留牙健康状况；⑩缺牙区触诊，包括了解颌骨唇侧外形、颌骨舌侧外形、下颌舌骨嵴位置、牙槽骨宽度，并估计牙槽嵴顶到下颌神经管的高度。

　　下颌后牙区种植推荐在术前拍摄CBCT，因其图像精确且能提供较多信息。纵切面图像可精确地显示下颌神经管的位置，包括牙槽嵴顶距神

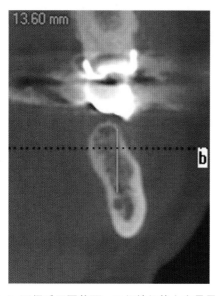

图2-1 A. 下颌后牙冠状面。下颌神经管上方骨量充足，下颌神经管位于下颌骨下部

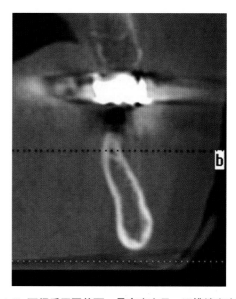

图2-1 B. 下颌后牙冠状面。骨高度充足，牙槽嵴宽度不足

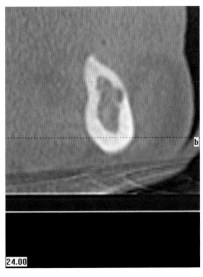

图 2-1 C. 下颌神经管上方骨高度不足，下颌神经管位于下颌骨内中部

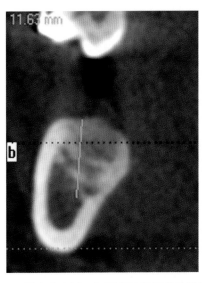

图 2-1 D. 骨宽度充足，但下颌神经管的位置导致骨高度不足

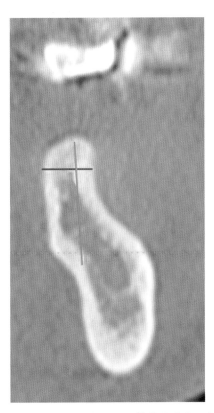

图 2-1 E. CBCT 冠状面图像显示牙槽嵴宽度和下颌神经管上方高度均充足。患者临床检查记录为窄牙槽嵴，需要侧方骨增量，由此可见临床检查常不准确

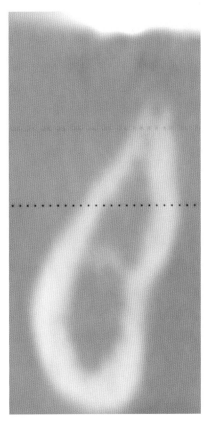

图 2-1 F. 下颌后牙牙槽嵴较窄，颊侧骨吸收，需要侧向骨增量

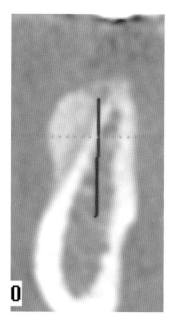

图 2-1 G. 种植体植入前的矢状面图像表明骨增量后有充足的新骨形成，适合种植。CT 图像提供的信息表明，骨宽度和高度充足，种植体植入不需要大翻瓣

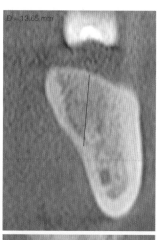

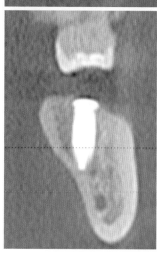

图 2-1 H、I. 第二磨牙位的矢状面图像表明神经管距离牙槽嵴 18mm；但是，有下颌舌骨嵴的限制，只能植入 13mm 种植体

经管的距离、神经管的颊舌向位置和神经管距下颌骨下界的距离，重建后可以显示牙槽嵴的形状。也可在纵切面图像上划线模拟种植体植入，使之与上颌牙腭尖相对。这些数据辅助医生判断种植体长度、直径、植入的方向和是否需要进行骨增量。颊舌侧骨壁的斜度影响种植体植入，也可为术中骨增量提供简单的参考。纵向滚动轴切面图像可显示下颌神经是否向前环绕，如何从颏孔穿出，并精确测量向前环绕的长度。这些数据均与种植计划相关。CT 的 DICOM 数据可被传入电脑，借助 CT 分析软件模拟所有手术步骤，进行虚拟种植体植入。通过这些技术，降低了损伤神经和穿通骨壁的风险，确定种植体植入方向以获得最佳的轴向负重。

在植入种植体前，必须明确骨与修复体的关系。理想状况下，种植体方向应与其受力方向一致（图 2-2）。对于下颌后牙，颊尖是功能尖，医生应明确功能尖与可用骨量间的关系，种植体植入的方向应与受力方向一致。下颌磨牙拔除后，通常会有唇侧骨的吸收。种植体过于偏向舌侧会造成咬合不良或者唇侧悬臂，导致基桩折断。这种情况可以唇侧植骨，使种植体方向正对颊尖或者中央窝。充足的唇侧骨量可以保证受力平衡。若唇侧骨量较充足，没有明确的指征需要骨移植，可以通过减小咬合面积来平衡咬合。诊断性蜡型可以帮助判断患者是否有足够的骨量，保证种植体植入位置的准确性。

模板制备

确定最终修复体上牙齿的位置对单颌植入多颗种植体具有重要意义，就像开车需要先确定目的地一样。最终修复体上牙齿的位置可用以下方法确定：使用患者当前活动义齿，排牙或者制作蜡型模拟修复，或用 CT 治疗分析软件来虚拟设计。应将种植体定位在最终修复体范围内，避免将种植体置于牙齿相邻的位置，避免种植体与邻牙间隙小于 1.5~2mm，以确保牙齿的形态正常，而且利于患者保持清洁。

通常情况下，患者使用活动义齿作为临时或者长期修复体。如果活动义齿的咬合关系和解剖位置正确，可以以其为母板，制作手术导板。在患者佩戴和不佩戴义齿时分别取模，然后以佩戴义齿时的模型为基础，制作真空吸塑导板，去掉

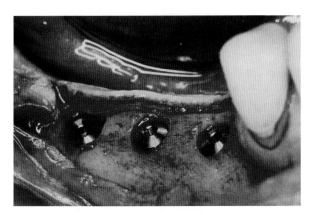

图 2-2 A. 65 岁男性患者，右侧后牙缺失，希望固定修复。如图所示，翻瓣，缺牙区植入 3 颗种植体。切口未涉及余留前磨牙区的附着龈。术中采用外科模板定位

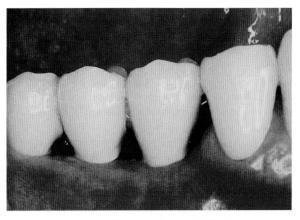

图 2-2 B. 最终修复效果。修复体采用前磨牙外形，可使 验力沿种植体传导。扩大的邻间隙方便患者清洁（由 Gerald Chiche 医生修复）

软组织部分塑料，只留下牙列部分，打磨试戴。种植体应位于缺失牙的位置，而不是在邻间隙处。为了使导板更加稳固，可在缺牙区吸塑模板内填充自凝树脂（图 2-3）。

将诊断模型上解剖 验架，制作蜡型，然后翻制树脂导板。确定种植体的位置后，用先锋钻打孔。该蜡型同样可以用于制作透明吸塑导板，明确牙齿的位置和方向。

如果使用 CT 治疗分析软件，牙列可指导虚拟种植体植入，决定种植角度，以避免骨损伤和避开下颌神经管。单次或双次扫描方法都能使用。单扫描法用不透射义齿，该义齿通过充填不透射材料至真空吸塑模板内侧的牙齿部分来制作完成，可以使用含有不透射材料（如硫酸钡）的透明树脂，如浸渍丙烯酸、复合树脂和杜仲胶。如果用 30% 或浓度更高的硫酸钡，阻射效果是白垩色；如果硫酸钡含量低于 20%，阻射效果将受影响。使用不透射修复材料简单且效果好。

双扫描法用丙烯酸模板，该模板保留软组织部分。将阻射标记放置到模板基托部分，口内和口外扫描丙烯酸模板。当口内扫描时，患者上下颌牙列需轻微分开，避免对颌在虚拟种植体植入和观察轴面时产生干扰。

CT 扫描后的横截面影像能够显示修复体与下颌骨的位置关系，同时还可以显示骨高度、骨量及其与中央窝和颊尖的关系。根据扫描的情况，还可以确定骨密度。可用设计软件来模拟植入种植体并制作手术导板。

另外一种方法是按照设计好的义齿位置，将种植体代型放入石膏模型。固定种植体代型，然后以此制作简易手术导板。这种方法需根据 CT 图像仔细观察骨解剖结构。

拔牙窝和牙槽嵴重建都要用到移植材料。不同的移植材料有不同的吸收和骨形成速度。CT 纵切面图像最适合用来准确评估移植后骨量变化、种植体周围骨密度和移植材料残留。可以先用 CT 设计软件辨别骨形态并测量骨密度，然后选择最佳的种植体长度和直径。

确定种植体数目和尺寸

种植手术前，必须明确需要植入的种植体数量、直径、长度和类型。种植体的类型，如圆柱状、螺纹、锥形或宽颈种植体等，由外科医生和修复医生共同讨论决定。下颌后牙区皮质骨和松质骨可决定种植体类型。种植体的直径需要综合考虑牙齿的位置、牙槽骨宽度及修复医生的意见。下颌单颗磨牙缺失，可根据缺牙间隙的大小选用单颗粗种植体或两颗细种植体。种植体间应有至少 3mm 间隙，种植体与天然牙之间应有至少 2mm 间隙。种植体根尖端与下颌神经管间应有至少 2mm 间隙。钻针的长度标记线通常不包含钻针的尖端，因此仅参考钻针长度标记线可能会导致过度钻孔、种植体距离神经管过近，增加损伤感觉神经和骨髓腔内出血的风险。

两颗前磨牙可以用两颗常规直径或者小直径的种植体修复，而两颗磨牙则采用两颗大直径的种植体修复。通常情况下，种植体的直径

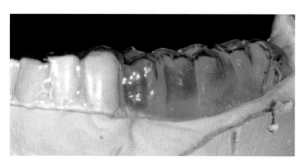

图 2-3 A. 在模型上制作诊断蜡型并复制在石膏模型上，制作真空吸塑模板，在缺牙区填充丙烯酸。备洞来引导种植体植入

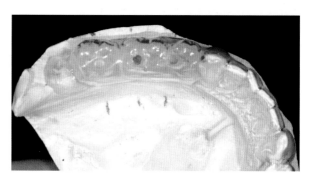

图 2-3 B. 咬合面观可见引导孔位于义齿中央窝

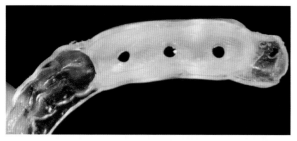

图 2-3 C. 取出导板，消毒。导板可套在多颗牙上来固位，并引导种植体植入

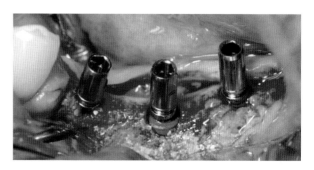

图 2-3 D. 根据导板植入种植体

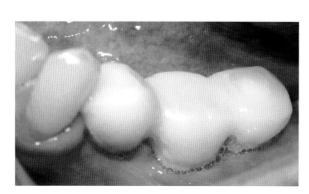

图 2-3 E. 即刻戴入临时修复体（由 Greg Guerra 医生完成修复）

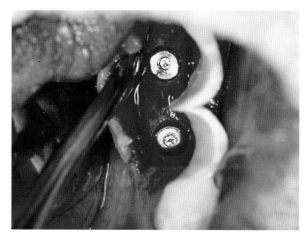

图 2-3 F. 咬合面观可看出外科导板如何帮助外科医生将种植体植入理想位置。外科医生将种植体植入义齿范围内，避免植入牙齿邻面

应等于或者略小于所修复牙的釉牙本质交界处直径。种植体数量不足可导致受力过大，造成种植体 – 骨结合界面破坏。种植体可以和天然牙联合修复，但是可能影响天然牙，甚至造成牙齿折断或天然牙下沉[1]，故应避免采用种植体天然牙联合修复。

　　手术计划制订完成，并经患者和修复医生确认后，方可进行手术，同时准备好手术导板，保证种植体植入位置和方向正确，即尽量正对中央窝和颊尖，避免种植体位于邻间隙（图 2-4）。

手术治疗

植入区骨量充足

　　推荐患者在术前 3 天开始使用漱口液，每天 2 次，减少口腔菌群。手术前晚开始使用抗生素。手术时，用含碘液消毒，除非患者对碘过敏。手术应采用局部浸润麻醉，而不是下牙槽神经阻滞麻醉。局部浸润麻醉并不麻醉下牙槽神经，而是麻醉骨膜周围组织，当钻针接近下牙槽神经时，患者会有疼痛感，可避免损伤下牙槽神经。浸润麻醉时，要同时麻醉牙槽骨的颊、舌侧和嵴顶。

　　麻药要注射到骨膜下，可减少出血，增强麻醉效果，便于翻瓣。

　　切口有多种设计方式。最常用的切口是从角化牙龈的中间切开，平分角化牙龈（图 2-5，2-6A~D）。因为下颌后牙区的切口在愈合期可能裂开，故应在中间切开，即使伤口裂开，种植体颊、舌侧仍然有角化牙龈附着。反之，如果做

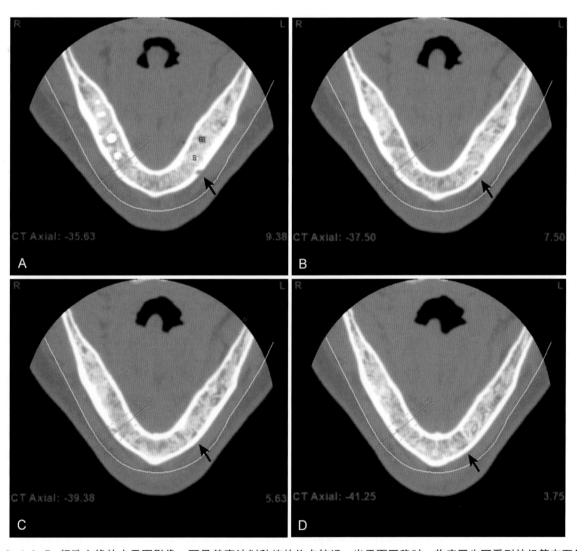

图 2-4 A~D. 颏孔上缘的水平面影像，可见其离计划种植的位点较近。当平面下移时，临床医生可看到神经管在下颌骨中的走向及其是否有回襻或是向后走行，这一点对在该位置附近进行种植时非常重要

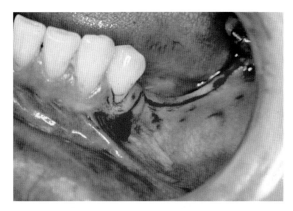

图 2-5 下颌后牙区的切口设计较简单。局部浸润麻醉后，切开牙槽嵴顶，近中和远中分别做垂直松弛切口。通常远中舌侧不需做垂直切口，损伤舌神经的概率也相应降低

唇侧或者舌侧切口，一旦伤口裂开，种植体的一侧将丧失角化牙龈。对于一段式穿龈种植体或者即刻修复的病例，无论连接愈合基台还是即刻戴入临时修复体，都应使用该切口。连接愈合基台后不需做二期手术，利于种植体周围牙龈愈合，减少手术次数，也抑制骨过度生长盖过种植体肩部。

嵴顶切口的远中和近中可做垂直松弛切口，近中松弛切口应离余留牙远中 1~1.5mm，以保护天然牙附着龈，减轻术后反应，降低牙龈退缩的可能性，同时更易缝合关闭伤口。

切开黏膜，翻开黏骨膜瓣。在 CBCT 出现前，必须向前下翻开黏骨膜瓣，暴露颏孔的位置，以明确嵴顶到下颌神经的距离。但是，随着术前 CBCT 的应用，医生可获得更多解剖数据，从而缩小翻瓣的范围。

利用外科导板可确定种植体对应的牙槽骨位置（图 2-7）。通常可以用球钻打孔来标记，然后取出导板，检查并确认位置。种植体的位置要保证其边缘离邻牙至少 2mm，同时须注意邻近天然牙牙根弯曲情况，避免伤及牙根。两颗种植体的间隙应大于 3mm，以保证修复体有良好的外形，种植体之间骨质稳定，种植体骨组织界面愈合良好。如果种植体间距离过小，可能影响修复时取模桩或基桩就位，或者使邻间隙清洁困难，甚至种植体间骨质吸收。

首先用球钻确定位置，然后使用先锋钻。绝大多数种植系统都配有逐级备孔钻针。用先锋钻备洞到设计的深度，确认患者没有明显不适和大量出血，保证备洞深度在下牙槽神经管以上。需要注意的是，钻针的方向应正对上颌牙或者下颌牙功能尖，保证种植体的方向正确。用先锋钻备洞后，再使用平行杆或者方向杆确认角度。嘱咐患者轻轻闭口，确认方向杆正对上颌腭尖。操作过程中勿让方向杆与上颌接触。如果方向确认无误，可逐级扩大种植窝。若需调整方向，可在下一级备洞时进行。该步骤虽然简单，但是至关重要，可以决定种植体的最终修复结果。

需要注意的是，下颌第二磨牙区备洞时，有可能会造成舌侧穿通。术前检查要明确下颌舌骨窝，选择适当长度的种植体，避免穿通。术前 CBCT 可帮助确定种植体长度。

逐级备洞结束后植入种植体。在不损伤下牙槽神经的前提下，应尽量采用较长的植体。根据骨质状况和医生习惯，种植体颈部光滑部分可以

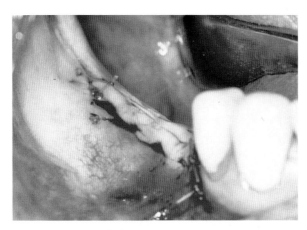

图 2-6 A. 水平褥式缝合伤口，术后瘢痕少。若黏膜边缘内卷，角化牙龈的宽度将减少

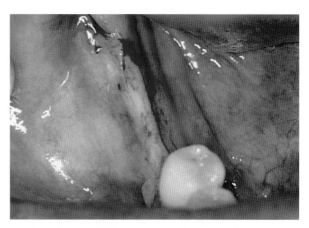

图 2-6 B. 种植二期手术时，切口平分角化龈。因为下颌后牙区角化牙龈较窄，通常不采用环形切刀，以免过度去除角化牙龈

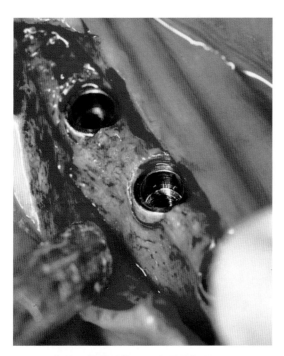

图 2-6 C. 翻瓣，暴露植体，取出覆盖螺丝

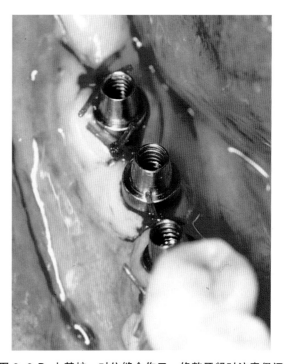

图 2-6 D. 上基桩，对位缝合伤口。修整牙龈时注意保证角化牙龈的宽度

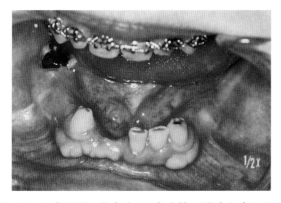

图 2-7 A. 𬌗面观，患者为 54 岁女性，活动义齿不适，希望种植固定修复。术前正畸排齐余留牙

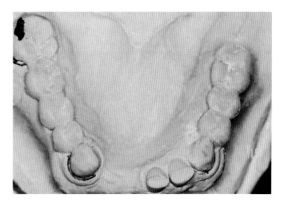

图 2-7 B. 术前取模做蜡型，模拟修复。制作外科模板，保证种植体植入准确

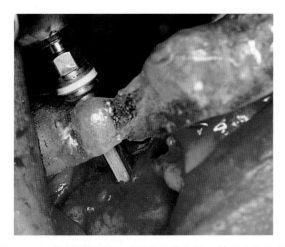

图 2-7 C. 模板引导下，采用先锋钻备洞。钻针在修复体唇侧外形线内

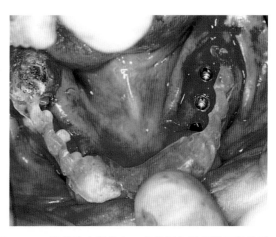

图 2-7 D. 种植体全部植入，其位置与导板指示的位置一致，正对修复体中央窝

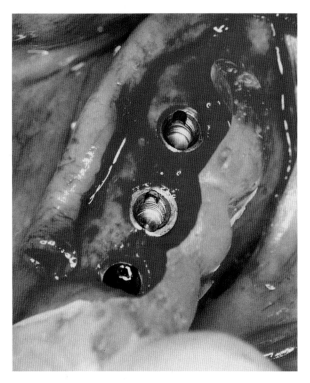

图 2-7 E. 放大图片显示种植体与模板的位置关系。种植体植入位置理想，既能降低修复难度，又能保证种植修复的长期成功率

图 2-7 F. 最终修复效果（由 Richard Gruner 医生完成修复）

位于牙槽嵴以上、平齐或者以下 1mm。种植体植入后，上愈合帽。对于两段式种植体，上覆盖螺丝，缝合切口。如果颈部高出 1mm 以上，伤口有可能裂开。对于这种情况，建议使用洗必泰漱口。根据文献和作者经验，即使伤口裂开，牙龈通常愈合良好。

伤口张力越大，越容易裂开。通常情况下，应松弛黏骨膜，做无张力缝合。常用的方法是切断骨膜，而保留肌层和黏膜，这样一般都能达到无张力缝合。

单颗牙缺失种植体植入

患牙常因慢性炎症、难以逆转的牙周疾病、无法修复的折裂或龋病被拔除，可按照以下的原则来决定治疗时机。三种常见情况见图 2-8。

如果根尖到下颌神经管的距离小于 3mm，推荐拔除患牙同期填入移植材料。4 个月后种植。这种模式在前磨牙常见。

如果患牙区存在广泛的骨缺损，拔除患牙时刮除肉芽组织，填入移植材料。应延期种植，通常需要 4 个月或更长时间恢复骨密度（用影像学

方法评估）。

如果患牙处于急性炎症期，或有脓性分泌，或牙龈状况差，但颊舌侧骨尚存，拔除患牙时不填入移植材料（表 2-1）。待拔牙位点无痛且无分泌物后可植入种植体，通常在拔除患牙后 4~8 周。这时，种植位点近似新鲜拔牙窝，但无感染。通常可不翻瓣植入种植体。

如果患牙没有明显疼痛和脓性分泌物，有相对健康的牙龈和充足的骨量，可在拔除患牙同期植入种植体。连接愈合基台，避免二期手术并利于牙龈袖口形成。不填骨粉者 4 个月后修复，填入骨粉者 8 个月后修复。

下颌磨牙区即刻种植

即刻种植可减少治疗时间和手术次数。之前关于前磨牙、尖牙和切牙区即刻种植的研究均显示成功率较高（92%~98%）[3]。Walker[4] 的研究证明磨牙区即刻种植也有很好的效果。他采用非翻瓣技术，同时测量扭矩来预测种植是否成功，当扭矩大于 30N·cm 时，种植成功率大于 95%。他没有填入骨粉，也没有关闭拔牙创。作者改良

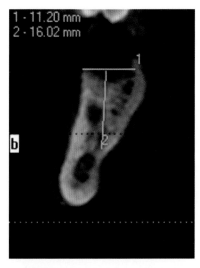

图 2-8 A. 患者因急性炎症疼痛拔除患牙，可用骨量较好，因为在骨吸收进展前拔除了患牙

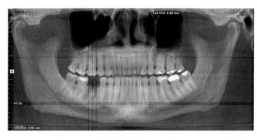

图 2-8 B.CBCT 重建的全景片显示拔牙 2 周后的拔牙位点。患者疼痛缓解

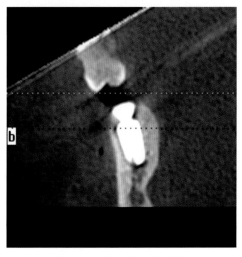

图 2-8 C. 不可修复的、急性炎症患牙拔除 4 周后植入种植体

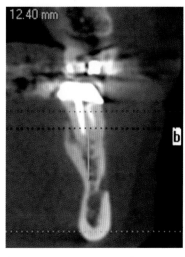

图 2-8 D.磨牙折裂，医生认定不可修复

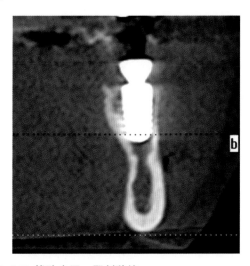

图 2-8 E. 拔除患牙，即刻种植

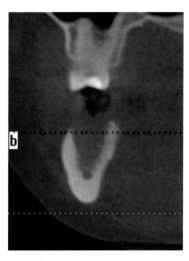

图 2-8 F. 患者拔除 1 颗坏死牙。放射片是拔牙后 2d 拍摄的。因为神经管位置和牙间骨吸收，可用骨量少，需要骨移植

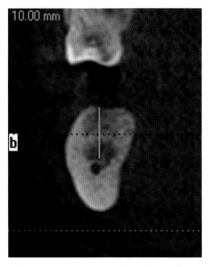

图 2-8 G. 骨移植后 5 个月，有充足的骨植入种植体

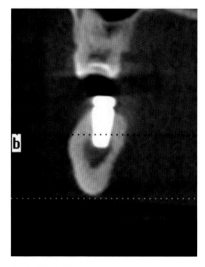

图 2-8 H. 植入种植体

表 2-1　依据临床症状决定拔牙位点的治疗

症状	仅存根尖少量骨	存在感染和急性炎症	颊侧骨吸收超过 3mm 或广泛的牙槽窝内骨吸收	微小骨吸收；无感染
治疗	移植；移植材料固结成骨后植入	拔除患牙；4~8 周后植入种植体	移植，直到移植材料固结成骨后植入	即刻种植

了 Walker 的方案，加入小范围翻瓣来辅助拔除患牙并保留骨壁，同时填入移植材料，用邻近牙龈组织部分关闭拔牙创[5]。

即刻种植的纳入标准包括无渗液或流脓、无活动性根尖病变、颊舌侧骨壁完整、龈缘健康和可用骨高度充分。术前评估包括 CBCT，以确定下颌神经管位置、可用骨宽度和高度、是否存在病变，还有牙根分散度，它影响备洞和初期稳定性。术前扫描可保证种植计划的精确性，确定种植位点为近中或远中牙槽窝、间隔骨内，或沿着间隔骨近中或远中斜面。总的来说，种植体应该植入缺牙区两侧邻牙中间，与对颌牙工作尖相对。

种植体选择

选择宽径种植体以获得根尖 1/3 的固位。选用根尖区直径大于 5mm 的种植体，直径 5.5mm 甚至更大的种植体则扭矩更大，直径小的种植体不能占满拔牙窝。拔除患牙前，用 CBCT 评估种植体长度以避开神经管，并注意颊舌侧骨高度。如果有效骨高度是 13.4mm，选择 11 或 11.5mm 种植体。如果有效骨高度是 11.9mm，选择 10mm 种植体。骨参考点对于控制备洞深度很有用，因此可用颊侧或舌侧骨水平作为参考点。

外科手术

患者术前 3 天开始用漱口水漱口，每天 2 次，以减少口腔菌群。局部浸润或阻滞麻醉，做龈沟切口结合垂直松弛切口。如果近远中均有邻牙，做两个垂直切口。如果只有近中有邻牙，做近中垂直切口，并避开牙龈乳头。翻瓣直视骨面，拔除患牙（图 2-9）。当拔除磨牙时，用不同的技术，需保留颊舌侧骨板和牙槽间隔。使用超声骨刀牙周膜切割刀头或小钻针分割患牙与颊侧骨板，尽量防止骨缺损。可以考虑进行分根，分根时要注意保存中隔骨，如果必要，可去除近中或远中的骨，这样也避免伤及颊舌侧骨板和中隔，这或许是该手术最困难的部分（图 2-9）。在拔除患牙后，刮除肉芽组织，仔细冲洗。如果拔牙窝发生上皮向下生长，则不要损伤上皮；可向冠方旋转上皮，注意保存基部，用于种植体植入后覆盖术区。用球钻定位，扩孔钻逐级备洞，收集钻针上的自体骨。

推荐使用直径大于 5.0mm 的种植体来保证初期稳定性。备洞过程中，用较细的钻针钻孔时通常只有尖部有少量的牙槽骨起固位作用。随着钻针直径的增加，提供固位力的骨量可达种植体长度的 1/2。最后一根钻后，手术医生根据皮质骨密度来决定是否使用颈部成形钻。扭矩设

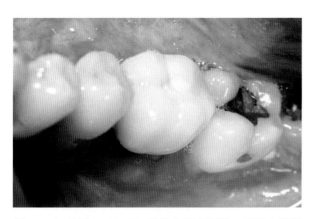

图 2-9 A. 见图 2-8D~E。拔除患牙前图像，下颌左侧第一磨牙折裂

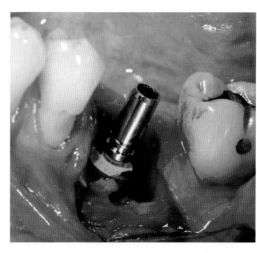

图 2-9 B. 第一磨牙颊侧避开牙乳头做垂直松弛切口和龈沟切口。翻全厚瓣，用超声牙周膜切割刀辅助拔除患牙

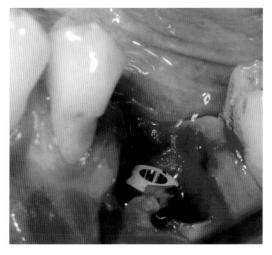

图 2-9 C. 植入种植体，平颊侧骨水平。骨水平作为垂直向参考以避免植入过深

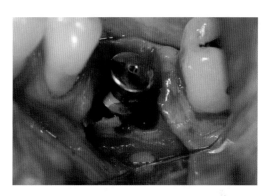

图 2-9 D. 连接愈合基台，其高度与舌侧牙龈水平（不隆起）

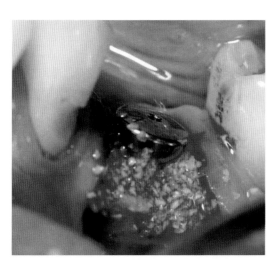

图 2-9 E. 在牙槽窝内填入同种异体移植材料，防止软组织内陷

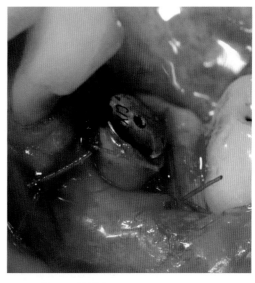

图 2-9 F. 用 4-0 线缝合

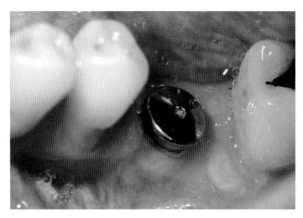

图 2-9 G. 种植体植入 4 个月后，形成牙龈袖口

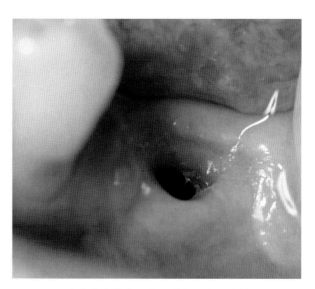

图 2-9 H. 移除愈合基台，暴露致密、成熟的软组织

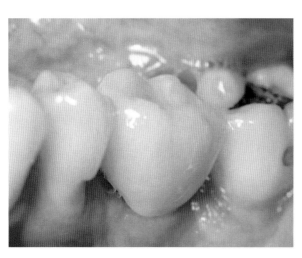

图 2-9 I. 最终修复体

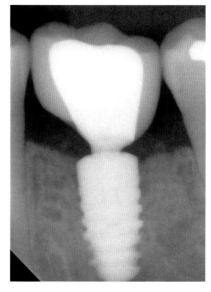

图 2-9 J. 修复 6 个月后最终根尖片

置为 50N·cm，在种植体能全就位前改用手动扳手辅助种植体完全就位。种植体位于颊舌侧骨壁边缘下不超过 1mm，植入过深会出现骨愈合后盖住覆盖螺丝，或者可能使种植体伤及下牙槽神经管且修复时出现冠根比例失调。种植体和拔牙窝之间的间隙填入同种异体移植材料。严密缝合牙龈组织以保存附着龈。

如果在愈合阶段戴用活动义齿，可连接覆盖螺丝。种植体就位后，用共振频率分析仪（Osstell，Göteborg，Sweden）确定和记录种植体稳定性。值大于 65 代表稳定性佳。几乎所有的病例都可以使用愈合基台（高度大于 1.5mm，

常为 3~4mm）。当连接覆盖螺丝时，骨愈合后常会包裹覆盖螺丝，二期手术时必须去掉这些骨。当即刻种植病例中连接覆盖螺丝时，75% 的下颌和 25% 的上颌覆盖螺丝被骨覆盖。

传统种植标准要求在已愈合的缺牙区植入种植体来获得最佳初始稳定性。随着种植体设计和表面处理技术的提高，单根牙的即刻种植有很好的结果。这归功于备洞时修整了拔牙窝，选择种植体直径时缩小了骨与种植体之间的间隙。前磨牙已被纳入常规即刻种植范畴，因其近远中距离小，可有较好的初期稳定性，且需充填间隙小[3]。磨牙区还没有纳入常规即刻种植范畴，因为拔牙

窝太大，无法确保获得初期稳定性。Walker[4] 提供的确切数据表明，如果种植体的扭矩较大，可提供足够的初期稳定性，骨愈合类似普通拔牙窝与种植体骨整合的重叠。Walker 和 Block[5] 的研究显示，即刻种植是一种可行的治疗方案。

如果下颌后牙存在感染，但有足够的骨量，拔除患牙后，轻柔地搔刮以去除慢性肉芽组织。拔牙窝愈合 4~8 周，且患者无痛感后，种植体可按照上述方法植入。

下颌磨牙区拔牙窝骨移植

对于下颌前磨牙和磨牙，做龈沟切口结合一个或两个垂直切口。做垂直切口时应保留邻牙健康的龈乳头，翻瓣确认牙与骨的交界。用医生偏好的工具分离牙与颊侧骨板，拔除患牙，完整保留颊侧骨。可以用超声骨刀牙周膜刀刀头分离牙与颊侧骨。如果必要，可用细裂钻分割患牙，钻针切割范围在牙体内，减小骨丧失。骨移除应该限制在牙根的近远中面，保留颊舌侧骨高度。

冲洗和轻柔搔刮拔牙窝后，填入移植材料。不需要放置药物或在骨壁上打孔，因为牙槽窝会以自然的程序愈合。移植的目的是维持空间，提供有助于骨形成的基质。可用的人皮质和松质骨颗粒直径为 250~1000 μm。骨材料移植的基本原理是骨传导基质可促进成骨，形成的骨可与种植体整合。为了保存牙槽嵴形态和防止颊侧薄骨壁吸收，可将异种骨材料覆盖在颊侧骨上，这种方法在美观区和骨严重萎缩的位点特别有效。有机牛骨经历了烧结，可使密集的高度结晶材料非常缓慢地吸收和转化。牛或其他烧结异种骨材料可用于牙槽窝移植，但愈合期常超过 4 个月。

拔除下颌后牙后，不推荐用膜覆盖骨移植材料，因为切口裂开和膜暴露的风险较大，可通过做骨膜松解术来减张，然后将颊侧 KG 冠方移位覆盖拔牙窝，初步关闭创口。如果必要，第 1 周可用胶原海绵覆盖创口。在用 CBCT 确定骨形成后，3 个月后植入种植体；当重建大范围溶骨性缺损时，6 个月后植入，而具体时间要考虑患者的骨形成过程，要形成有足够强度的骨组织以稳定种植体。植入种植体后，需要 4 个月的愈合期。在牙折和牙髓治疗失败后继发的局部骨吸收中，这种技术成功率很高。

拔牙位点的植骨见第 7 章。

植入区牙槽骨狭窄

慢性炎症或者牙周病引起的牙缺失，通常有颊侧骨板的吸收，需要进行植骨。否则，种植体植入位置过于偏向舌侧，造成修复体颊侧悬臂或者咬合不良。

种植体植入后，如果唇侧骨板过薄，在愈合期或者行使功能后，会引起骨吸收。种植手术过程中，黏骨膜瓣通常向唇侧翻开，减少了唇侧骨板血供。同时，在唇侧骨板内侧，由于种植备孔的原因，来自骨组织内部的血供也减少，因而唇侧骨板在愈合过程中容易吸收，形成缺损。

为了有效避免唇侧骨板穿通，在不植骨的情况下，可以考虑使用以下手术方法。术前拍摄 CBCT 评价颊侧骨丧失。通常牙槽嵴宽度足够植入种植体，但是牙槽嵴形态会使种植体过于偏舌侧。这样的病例有必要在种植术前行牙槽嵴骨增量。如果有充足的骨宽度，但是种植体植入将导致颊侧骨板变薄，那么这些病例应采用不吸收或吸收慢的材料进行 Onlay 植骨（图 2-10）。

细种植体植入窄牙槽嵴

CBCT 纵切面图像可辨别 5mm 宽牙槽嵴，这个宽度在植骨或不进行骨移植的情况下均可完成即刻种植。薄的牙槽嵴应充分暴露，以利于术者从多角度直视颊舌侧皮质骨轮廓和可能的倒凹，但不可过度翻瓣，防止发生骨吸收。球钻应准确定位在牙槽嵴中央。使用适当的牵拉器使先锋钻可三维直视，防止皮质骨穿孔。选择直径最小的种植体，即 3.25 或 3.4mm。下后牙区不适合用骨挤压器，因为致密皮质骨不具有上颌骨的延展性。如果使用骨挤压器，必须保存骨膜。用骨凿增宽下颌骨嵴的临床报告很少。

首先使用先锋钻，如果种植位置满意，开始扩孔。常规备洞过程中钻针会向阻力最小的方向偏移，因此可能会去除较多唇侧骨，使之比舌侧骨壁薄，进而导致颊侧骨缺损。此时，应稍向舌侧加力，以防止过度去除唇侧骨。最终钻完成后，攻丝或植入自攻丝种植体。颊舌侧皮质骨形成的螺纹可以使种植体顺利就位。

当种植体植入中度狭窄牙槽嵴中后，外科医生可能需要关注颊侧骨吸收及最终种植体暴露的可能。这时，推荐以下技术。

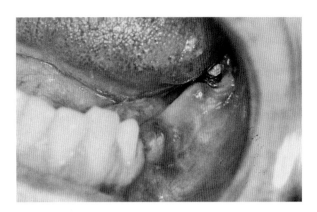

图 2-10 A. 此病例为较为典型的后牙缺失，需种植修复。缺失牙近期拔除，牙槽宽度 5mm

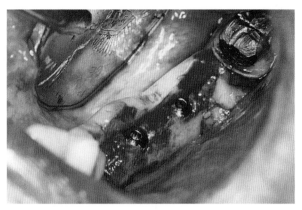

图 2-10 B. 先锋钻备孔完毕后，采用平行杆确认种植窝方向和位置

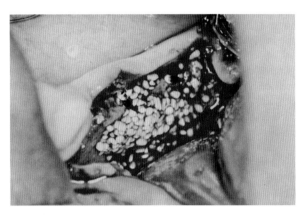

图 2-10 C. 用 HA 增宽牙槽骨。临床证明该方法效果良好

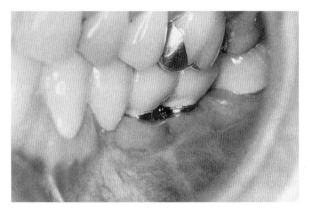

图 2-10 D. 最终修复效果，种植体周角化牙龈附着。扩大邻间隙以便于清洁（由 Patrick Wade North 医生完成修复）

因为必须无张力缝合切口和填入移植材料，可在填入移植材料之前行骨膜松解术。一般使用 0.5 mL 移植材料。移植颗粒直径为 350~500 μm，直径更小的颗粒会随血液流走。用注射器将致密、不可吸收或缓慢吸收移植材料放置在窄嵴上，覆盖并增加薄骨的厚度。将植骨材料放在理想的位置，然后用不可吸收线缝合。采用哪种缝线取决于医生的选择。缝合开始时可以采用 4-0 的可吸收缝线以减少局部张力。随访评估表明移植材料仍然存在，贴近骨面的 1~3mm 移植材料随着时间推移最终转变成骨。术后至少 10d 不戴活动义齿。必须磨除活动义齿部分基托或者采用软衬，防止对种植体的过度损伤。如果医生希望移植颗粒能黏在一起，可以在移植材料中加纤维蛋白胶。

下颌后牙区植骨，增加牙槽骨宽度和高度

下颌后牙缺失后，由于唇侧骨板的骨吸收速度较舌侧快，常常造成牙槽骨高度充足，但是宽度不够（4~5mm），影响种植体植入（图 2-11）。当磨牙需要更宽直径的种植体或直径大于 4mm 的种植体时，种植手术前需骨增量。随着材料科学的进步，未来将有可能出现用于磨牙区的直径更细的种植体。

长期佩戴可摘义齿的患者也经常出现牙槽骨宽度不够的情况。牙周病或者慢性根尖周炎导致的牙缺失，其牙槽骨高度和宽度常不足。牙槽嵴宽度 6mm 是种植体植入的临界宽度，但是可以通过种植同期植骨来实现种植治疗。但是，这些窄嵴术前必须拍 CBCT，以确定嵴宽度和颊侧的相对位置，否则外科医生手术时可能会措手不及。术前应用 CBCT 可帮助医生制订手术计划，以减少手术和技术的缺陷。

后牙缺失、牙槽骨狭窄的患者，其前部牙列可能尚足以支持活动义齿。对于这类患者，可以考虑下述修复方式：①可摘义齿修复以改善功能；②拔除余留前牙，采用 5 颗种植体修复；③双侧

缺牙区分别植入 2~3 颗种植体，固定修复。

对于牙槽骨骨量不足、需要植骨的病例，如果采用第 3 种修复方式，双侧共需 6 颗植体，修复费用高，而且远期效果并不一定优于第 2 种方式。但对于下颌前牙完好、仅需单侧后牙修复的患者，建议采用植骨修复的方式。植骨病例的治疗计划与上述病例一致，术前制作诊断蜡型，并与修复医生讨论共同完成手术设计。诊断蜡型可确定牙齿的准确位置，外科医生可以精确地在种植位点进行植骨。如果骨增量会引起种植体角度不佳，那么修复医生需要在制订计划时尽早认识到这个问题。

对于部分病例，医生可参考患者的可摘义齿预计需要植骨的量。术前完成导板制备，可以让术者清楚了解功能尖和中央窝的位置，拟修复牙齿的龈缘位置，以保证种植体植入的位置、方向和深度正确。下文将讲述 Onlay 植骨和隧道技术。隧道技术不需要从下颌取骨块，故可减轻患者痛苦。

下颌升支取骨进行 Onlay 植骨

如果所需植骨量小于 4mm，可以考虑从下颌外斜线或者颏部取骨。颏部取骨的同时可以获得较多的松质骨，可以做较厚的骨移植。另外还可以从髂骨或者颅骨取骨。

切口设计

对于下颌后牙区植骨的病例，可以做牙槽嵴顶切口或前庭沟切口。前庭沟切口的优点是切口远离植骨区，而不是位于植骨区之上。但是需要做垂直切开，并向舌侧翻瓣，只能由舌侧提供血供。通常情况下，舌侧黏膜较薄，手术过程中易损伤，可能因为血供不佳造成伤口裂开，进而植骨失败。

切开牙槽嵴顶时，唇、舌侧均可提供血供，近中松弛切口应位于近中邻牙的近中，远中切口要延伸到植骨区远中。另外，颊侧黏骨膜瓣可做骨膜切开，松弛黏膜，减少缝合张力。因而作者推荐使用该方法。

静脉镇静，漱口消毒，局部浸润麻醉，确认麻醉成功后，切开牙槽嵴顶，平分角化牙龈。在膜龈联合处做近中垂直切口。为了更好地保护植骨区，近中切口可在近中邻牙的近中侧。远中切口从第三磨牙处沿下颌支斜向上延伸。切开全层黏骨膜瓣后翻瓣，暴露下颌骨侧壁和外斜线，以便取骨。

仔细检查植骨区外形和条件，彻底去除残留的软组织和异物。使用手术导板确认植骨量，可以用骨蜡来准确测量植骨的量和形状。

外斜线区取骨

如果需要植骨的厚度小于 4mm，可以从该处取骨（图 2-11）。磨牙后垫区需要行局部麻醉，切口从第二磨牙远中颊侧一直斜向延伸到下颌升支。翻起全厚黏骨膜瓣，暴露外斜嵴和下颌升支外侧。使用细裂钻或者微型锯确定取骨外形，球钻或者其他工具水平切开骨皮质，然后使用骨凿小心分离骨块。在下颌支侧面下水平面进行切割时常需用到反角机头。操作过程需注意勿伤及下牙槽神经。某些特殊情况下，下牙槽神经可能位于很表浅的位置。

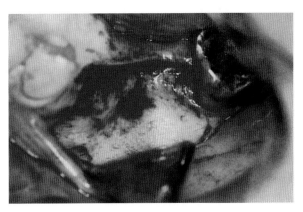

图 2-11 A. 患者为 40 岁女性，后牙缺失，检查显示骨量较为充足，但是远中牙槽嵴狭窄。设计采用外斜嵴取骨做牙槽骨增宽，然后植入种植体

图 2-11 B. 在牙槽嵴顶切开，并做垂直松弛切口暴露牙槽嵴

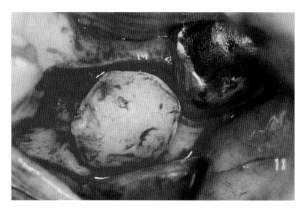

图 2-11 C. 将骨蜡置于植骨区表面并塑形，以作为取骨模板

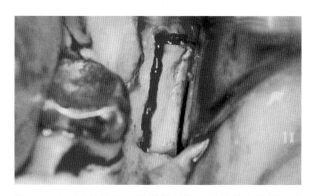

图 2-11 D. 延长切口，暴露外斜嵴。以骨蜡为模板，截取适当骨块

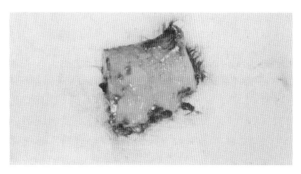

图 2-11 E. 游离骨块置于生理盐水湿润纱布上，修整外形和边缘

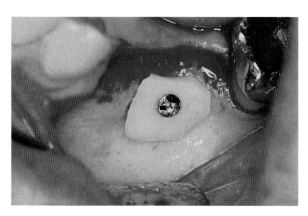

图 2-11 F. 将骨块修整完毕后，用螺钉固定

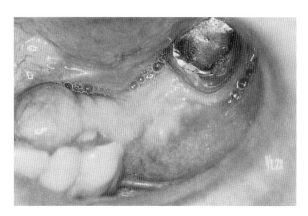

图 2-11 G. 植骨后 4 个月

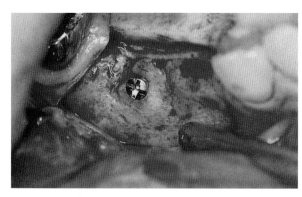

图 2-11 H. 做嵴顶切口，翻全厚黏骨膜瓣，暴露植骨区，取出固定螺丝

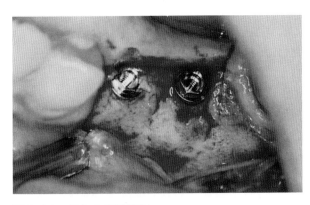

图 2-11 I. 植入 2 颗种植体

颏部取骨

如果植骨厚度超过 3~4mm，可以从颏部取骨。术前可以拍头颅侧位片，明确皮质骨和松质骨厚度、根尖位置和下颌联合处厚度等。

局部麻醉（包括下颌舌骨肌）后，做前庭沟或者龈沟内切口，翻瓣到下颌联合处。术中注意避免损伤颏孔和颏神经分支。使用细裂钻确定取骨范围。因为颏部没有神经，所以皮质骨切取的深度较下颌外斜线深。使用骨凿取出骨块，注意避免过度创伤。冲洗创面，止血，如果需要更多骨量，可以考虑再从内侧取骨。取骨区可以填入可吸收明胶海绵、骨替代材料，覆盖生物膜或者直接缝合。术后使用颏部绷带，保护术区软硬组织。

移植骨块准备和植入

取骨后，修整骨块以使其适合移植区外形，并保证骨面外形光滑，并与受区表面紧密贴合。

这一点至关重要，是保证植骨成功的关键。如果受区表面为致密骨皮质，需要先用小球钻打孔。术中操作轻柔，注意保证骨块湿润。根据术前设计修整骨块，修整过程中应注意冲洗降温、减少损伤。尽量保留骨块上的松质骨，修整完成后用模板确定植骨位置和尺寸，并用直径 1.5mm 的螺钉固定。

固定骨块后，检查其边缘是否圆滑，松弛骨膜，做无张力缝合。采用无创圆针和不可吸收缝线缝合，术后 10~14d 拆线。术后给予抗生素和止痛药，并建议给予抗炎药，还需使用抗菌漱口液 2 周。旧义齿需等到伤口愈合、水肿消失后方能使用，使用前还应进行调整和软衬，减小植骨区压力。

植骨失败或者骨块松动在术后 3 周内不会引起感染。如果患者在术后 3 周左右出现术区肿胀疼痛，提示移植骨坏死。革兰氏染色不一定提示细菌感染。出现该情况时，应立即翻开全厚黏骨膜瓣，去除坏死骨组织。如果是种植体植入后出现该情况，只需去除坏死骨组织，保留其他部分移植骨，但若感染累及种植体骨界面，则须去除整个移植骨块。

髂骨取骨

髂骨是另外一个重要的供区（图 2-12）。髂骨处能取得较多的皮质骨和松质骨，骨量大于下颌外斜线和颏部。由于髂骨处有较多的松质骨，与外斜线和颏部的皮质骨相比，移植后血管再生快，愈合迅速。

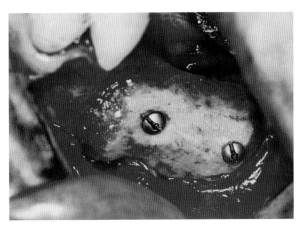

图 2-12 A. 患者为 62 岁女性，要求种植修复。双侧后牙牙槽嵴狭窄需要植骨。由于患者颌骨小，外斜线薄，而且植骨区需增宽 5mm，因而决定从髂骨取骨

图 2-12 B. 髂骨骨块移植。髂骨的松质部分对应下颌骨骨面，皮质部分向外侧。植骨前在皮质骨上打孔，增强血供

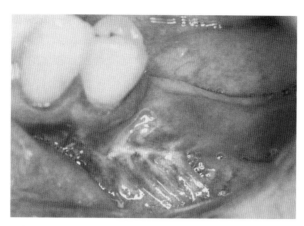

图 2-12 C. 植骨后 4 个月。术后 3 周，移植骨块远中小部分暴露坏死，但很快愈合

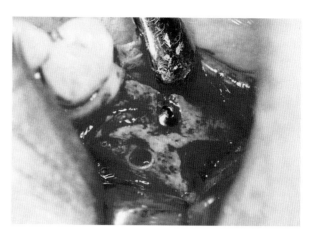

图 2-12 D. 植骨后 4 个月，嵴顶切开，暴露牙槽骨

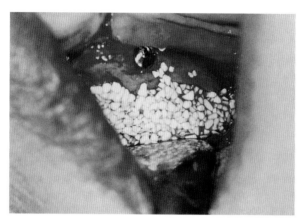

图 2-12 E. 植入植体，骨缺损处植入 HA 骨粉

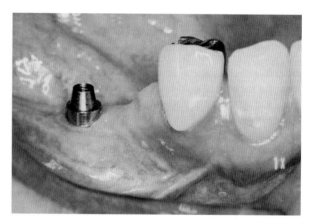

图 2-12 F. 种植体植入后 4 个月行二期手术，图中显示种植体基桩

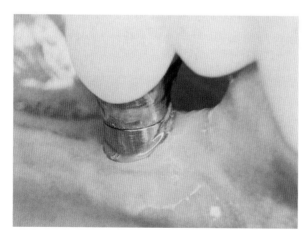

图 2-12 G. 最终修复效果。基桩周围牙龈健康。修复采用卫生桥设计（随访 5 年）（由 Israel Finger, Arturo Mendez, J. Hochstedler 医生完成修复）

相对而言，下颌取骨可以获得致密皮质骨，而且容易获得初期稳定性，保证早期愈合，但是远期效果还不确定。移植的皮质骨由于血供有限，种植体植入后，极少数病例可能出现血供不佳，造成移植骨坏死。

髂骨骨块愈合快，同时骨吸收也较快。6 个月后可能大部分已经吸收，因而术后 3~4 个月即可植入种植体。即便如此，也可能出现大量吸收，种植手术时需要再次植骨。研究表明，对于髂骨来源的骨块，种植体受载能有助于保持移植骨块的外形和体积，但对于下颌外斜线和颏部来源的移植骨，目前还无长期观察结果。髂骨来源的移植骨血管化迅速，即使出现伤口局部裂开，大部分骨块仍能愈合良好。如果出现该情况，应使用漱口液保持口腔清洁，避免感染。如果伤口大部分裂开，则可能出现大部分骨吸收。

髂骨取骨时，骨块的上面和近中面为皮质骨，植骨时，骨块的上面对应牙槽骨牙冠方向，骨块

近中面向外,骨块的髓腔侧紧贴下颌受区表面。受区若为皮质骨,需要用球钻打孔,增强血供。采用直径为 1.5mm 的螺钉固定骨块,修整边缘,保证其与受区表面平滑过渡。

植骨后愈合和种植体植入时间

关于植骨后最佳的种植时间尚有争议。种植体植入前,移植骨必须愈合良好,与受区表面紧密结合。下颌外斜线和颏部来源的移植骨,由于为致密骨皮质,故骨改建较慢,即使到种植手术时,外侧的骨皮质仍和最初移植时类似,没有大的改变。骨改建会持续到种植体植入后较长的一段时间。

通常情况下,种植体植入时间需要考虑移植骨块的来源和大小。较大的骨块需要 6 个月甚至更长的时间。小的骨块 4 个月即可。髂骨来源者由于吸收严重,所以需要较早种植,作者通常在 3.5~4 个月内行种植手术。

植骨区种植体植入

种植术前准备与常规手术类似,但是医生需要触诊移植区,确认移植骨稳定无移动,确认固定螺丝的位置,并评价是否需要再次植骨。

种植手术时,常规麻醉。由于第一次手术形成了瘢痕,注射麻药时,患者的疼痛感可能会较第一次明显。麻醉后做牙槽嵴顶切口,并做垂直松弛切口,翻瓣暴露固定螺钉。螺钉周围若存在软组织,应仔细去除。

常规备孔,植入种植体,严密缝合伤口。需要注意的是,植骨区植入种植体时,勿采用骨挤压技术。然后待骨整合完成,进行种植体暴露和修复。

利用骨粉增宽下颌牙槽嵴

微创外科技术原理

牙槽骨狭窄影响种植体植入,可以采用自体骨、异体骨、异种骨、人工骨材料移植,或者联合使用两种骨材料[6-23]。自体骨移植需要第二术区,创伤较大,并可能伤及下牙槽神经,造成下唇麻木。最理想的植骨方式是操作简单,创伤小,患者手术后次日即能正常活动。

采用成品人工颗粒骨材料(如 HA)配合膜的使用,可以增加牙槽骨的高度和宽度,同时避免了第二术区,减小了手术创伤。研究表明,当牙槽骨萎缩、活动义齿固位不佳时,可以采用种植体固位覆盖义齿[21-22, 24]。使用 HA 植骨,骨组织愈合后可以进行种植手术。当骨膜下采用骨传导材料占据间隙时,骨会长入植骨材料之间。当然植骨材料不能吸收太快,需要维持足够的时间,以保证骨组织长入。骨缺损的形态(如残留 2 个或者 3 个骨壁)也会影响植骨的效果。如果植骨材料吸收慢,如烧结的异种移植材料,牙槽嵴形态将得以长期保持。但骨只在骨增量界面形成,速度非常慢,而外周则出现纤维组织包绕。薄嵴侧面进行骨增量最终会导致移植材料内部界面形成 2~3mm 的新骨,新骨可与种植体整合。

隧道技术是一种简单的植骨方法,而且使用历史悠久。但是开放式手术也很实用,该方法能够在直视下操作,可以联合使用不同的植骨材料,同时联合使用生物膜,用于修复较大的骨缺损。

采用开放式手术时,需要采用一定的方法将颗粒材料固定在恰当的位置,如使用生物膜加钛钉,或者采用生物凝胶将颗粒固定。有文献报道采用牛冻干骨,加下颌支骨皮质碎屑和纤维凝胶增宽牙槽骨[25]。植骨材料固定后,无张力严密缝合伤口。长期观察效果良好,可在植骨区植入种植体。该方法已被作者应用于多个病例,效果肯定。

大量文献报道证明颗粒骨移植可以有效增宽牙槽骨。对于种植体,最佳的植骨结果是植骨区骨质致密,而且植骨后骨改建过程中没有大量的骨丧失。用于种植体区的骨替代材料的要求包括:①保持形状,为骨组织长入提供空间,同时成骨迅速,骨质密度高;②在骨组织愈合和种植体整合期内保持稳定,通常需 6~8 个月;③种植修复后,骨质稳定,没有明显骨吸收;④植骨材料具有骨传导性;⑤植骨材料逐步改建整合,成为自体骨[26];⑥操作简单方便,创伤小;⑦效果可靠,成骨率高。

人体矿化骨满足以上标准,可以用于水平增宽牙槽骨。手术方法与采用 HA 时相似[21-22]。由于采用 HA 进行牙槽嵴骨增量时观察到局部新骨长入,HA 具有骨传导活性,对于牙槽宽度不够的患者,采用 HA 和隧道植入技术,在不使用生物膜的情况下,可以获得良好的植骨效果[27]。当然也可以采用开放式植骨技术[25]。

预期结果

各种植骨方式的愈合过程相似。植入人工颗粒骨材料后，需要新生血管长入，骨细胞聚集，新骨生成、改建，颗粒材料吸收。自体皮质骨块移植，如下颌支和颏部来源骨块，移植骨和受区界面的再血管化速度慢。所有骨移植材料都会有一定程度吸收。颗粒骨材料移植后，新生骨的体积小于植骨体积。将同种异体骨填入骨膜下隧道，不用膜覆盖，宽度吸收高达50%。

根据作者经验，颗粒骨移植效果稳定，创伤小，适用于下颌后牙牙槽骨增宽，单颗牙牙槽骨缺损，以及前牙区骨缺损。所有的Onlay植骨，因其植骨的量有限，不同患者的成骨情况也有差异，因而临床需要考虑25%~50%的骨吸收量。比如患者牙槽嵴宽度仅2mm，植骨后达到8mm，最终骨宽度可能仅剩5mm，可以植入种植体。植骨后骨吸收量通常难以预计，因而患者在术后2年需要随访监测。

采用异种骨移植并延期植入种植体的牙槽嵴侧向骨增量的成功率接近96%[28-31]。Ohayon[32]采用脱蛋白牛骨和可吸收性膜进行开放性牙槽嵴侧向骨增量，术后6~18个月评估骨密度，显示结果良好。骨量保存结果与Buser（使用自体骨）和Block（使用同种异体骨）的研究结果差别很大，后者发现移植材料吸收高达50%[6-8, 29]。

当隧道技术中不在移植材料和软组织之间放膜时，软组织内陷入移植材料可能会造成骨量丧失。隧道技术侵入性小，避免了开放性手术中可能发生的切口裂开。推荐使用烧结性异种骨和长效胶原膜。使用膜能更好地保持移植材料的位置，抑制软组织长入移植材料。使用烧结的异体骨代替同种异体骨可放缓材料吸收的速度。

患者选择标准

下颌后牙牙槽骨增宽术适用于牙槽高度足够、宽度低于4mm、不能常规植入种植体的患者。手术前应制订明确的修复计划，确定需要植骨的位置和体积。

牙槽嵴的外形是植骨成功的重要影响因素。若牙槽嵴上部狭窄，基底部宽，呈两壁缺损，植骨时骨块易固定，成功率高。若牙槽骨底部亦狭窄，成功率相对较低（图2-13）。

磨牙和前磨牙同时缺失的患者，牙槽骨一般较窄。这类患者可以采用下颌支取骨做Onlay植骨，或者用颗粒骨材料做骨膜下隧道植骨。隧道植骨创伤小，风险低，操作简单。

手术方法

常规局部浸润麻醉，麻醉区域不要超过外斜嵴和磨牙后垫，避免麻醉周围的肌肉。通常需等10min，待术区充分麻醉后开始手术。植骨的范围通过控制局麻及后期的解剖范围来界定，过度扩大麻醉范围会导致后期植骨材料移位。

切口的设计应考虑到利于充分暴露，便于缝合，而且即使术后裂开，植骨材料流失也较少等因素。本书在上一版中提到，做隧道植骨时，切口靠近缺牙区近中，该方法暴露良好，便于缝合，但是一旦伤口裂开，植骨材料易流失，影响后期种植体植入。因而，更佳的切口位置是在近中最靠近邻牙的前方，膜龈联合处。因为切口的位置在植骨区前1个牙位，即使伤口裂开，骨丢失的可能性也相对较低。

垂直切口位于邻间隙处牙龈，由此分离黏骨膜进入后方的薄牙槽嵴（图2-14）。注意垂直切口勿跨过牙槽嵴到舌侧黏膜，否则缝合困难，

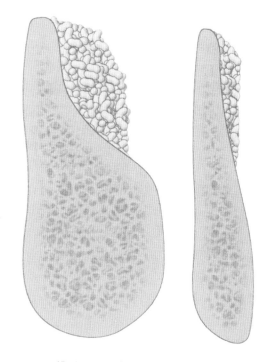

图2-13 牙槽骨外形影响Onlay植骨效果。下颌骨基部较宽时，可以更好地稳固植骨材料，植骨效果好，反之，植骨效果难以预料

而且容易裂开。

　　使用小骨膜分离器小心分离骨膜，保证隧道整齐完好。做隧道时，注意不要延伸到外斜线和磨牙后垫，勿伤及周围肌肉附着。

　　骨膜分离时，稍微越过牙槽嵴顶，分离嵴顶处舌侧骨膜。同时松弛切口近中黏骨膜，保证无张力缝合。

　　植入胶原膜和异种骨材料。骨膜分离完成后，

植入颗粒骨替代材料。2 颗牙缺失通常需要植入0.5~1mL 骨材料。磨牙和前磨牙同时缺失可能需要 1.5mL。

结合烧结异种骨和胶原膜的技术（图2-14）

　　翻瓣后，将缝线的箔包装袋剪成隧道和软组织袋的大小作为模板。用上述模板修整可吸收胶原膜。沿长轴折叠可吸收胶原膜，将其放入软

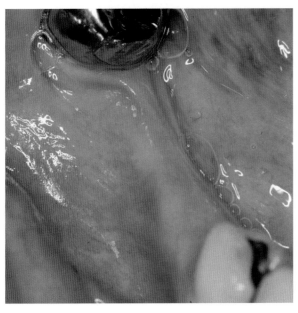

图 2-14 A. 下颌后牙牙槽嵴狭窄，外斜线处较宽。植骨区局部浸润麻醉

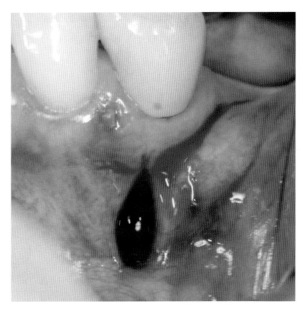

图 2-14 B. 切口位于远中最后一颗牙远中。因为切口裂开和移植材料丢失，推荐切口位于更近中的位置，距离移植位一颗牙

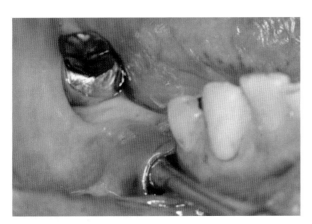

图 2-14 C. 切口位于骨增量区近中第一颗牙，使骨增量区软组织完整。缺牙区靠近余留牙处做垂直切口，小心勿伤及舌侧黏骨膜。分离骨膜，建立隧道，远中勿伤及下颌外斜嵴肌肉附着

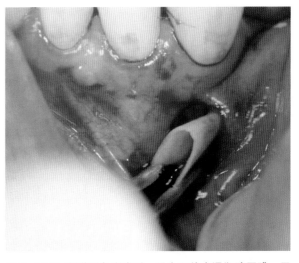

图 2-14 D. 隧道制备完成后，用生理盐水浸润胶原膜，用棉钳轻柔地将膜放入隧道，位于骨膜下，覆盖整个骨增量区

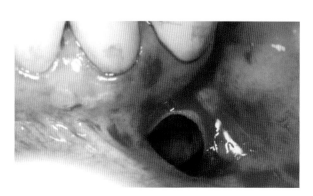

图 2-14 E. 膜有足够的强度向上向外支撑。充分撑起膜，将移植材料直接放在骨面上

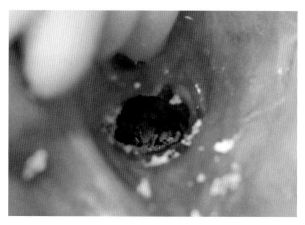

图 2-14 F. 浸湿移植材料，将移植材料手动塞入膜和皮质骨之间的隧道并充分充填，至邻牙的远中，以达到预计的增量

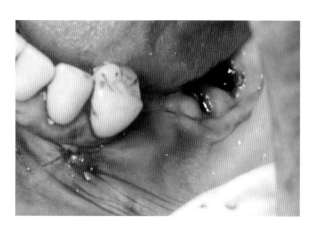

图 2-14 G. 用 4-0 线缝合切口。如果必要，使用手指整塑植骨区外形

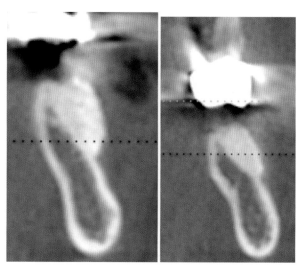

图 2-14 H.CBCT 纵切面图像显示牙槽嵴侧方骨增量效果很好，提供的骨量可以植入种植体。图 2-12I 显示植骨后 4 个月愈合完全

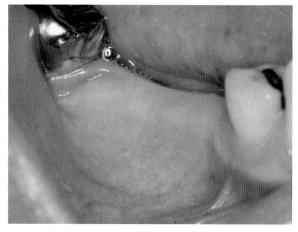

图 2-14 I. 植骨后 4 个月愈合完全

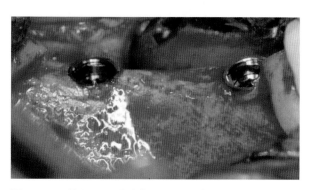

图 2-14 J. 植入 2 颗种植体，新生骨清晰可见

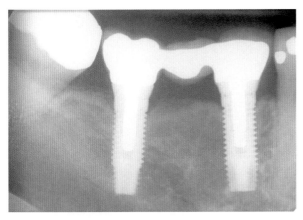

图 2-14 L. 修复后随访 2 年(Israel Finger 医生完成修复)

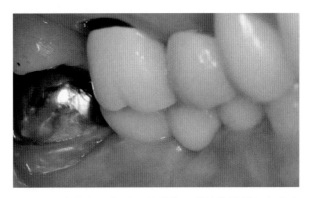

图 2-14 K. 修复 2 年后 X 线影像，种植体周骨组织愈合良好

组织隧道，用棉钳将其放置在理想深度上。撑开胶原膜，将牛骨填入隧道，确保移植材料填入胶原膜和骨面之间。对大多数牙槽嵴来说，需要 1.0~1.5mL 的移植材料。必须过量充填，直到观察到组织充填明显、牙槽嵴形状理想，且局部组织坚实。冲掉切口处所有的移植材料，用可吸收线间断缝合切口。

使用手指整塑植骨区外形。使用无创针和可吸收线缝合伤口，减少创伤。

术后给予抗生素和止痛药，4 个月内禁戴义齿。术后软食，勿用植骨区咀嚼。临床观察表明，该手术通常可以增宽牙槽嵴 5~8mm， 愈合 4 个月后吸收量少于 25%。采用烧结的异种移植材料和胶原膜，作者发现宽度改变小于 25%。种植前要有 9 个月愈合期。

病例展示

术前检查发现该女性患者牙槽嵴过窄。CT 显示唇侧骨板吸收，影响种植体植入（图 2-14，2-15 ）

在缺牙区牙槽嵴行局部浸润麻醉，注射区域向后到外斜线前方。注意减少骨膜水肿，以便于植骨。麻药可采用 2% 利多卡因（含 1 : 100 000 肾上腺素 ）。注射后等 10min，让术区充分麻醉，血管收缩。在近中邻牙的近中非附着龈处做垂直切口。颏神经在切口前下，故操作应谨慎，勿伤及颏神经。使用小骨膜分离器分离骨膜，建立隧道。注意分离部分舌侧黏骨膜，以使嵴顶具有足量的植骨空间。术中要小心，不可撕裂嵴顶软组织。隧道向后分离到远中余留牙，应不超过外斜线处的肌肉附着。将颗粒状的矿化骨材料植入隧道后直接覆盖在嵴顶皮质骨上。术中未使用血小板血浆和纤维凝胶。采用注射器输送颗粒骨材料，与骨面紧密贴合。植骨完成后，用无创针严密缝合伤口，手指可帮助植骨区塑形。

术后避免术区受压，常规给予抗生素。4 个月后 CT 检查，确认植骨成功，植入种植体（图 2-14，2-15 ）。

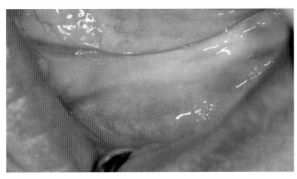

图 2-15 A. 术前检查患者牙槽嵴宽度仅为 2mm，采用隧道技术增宽

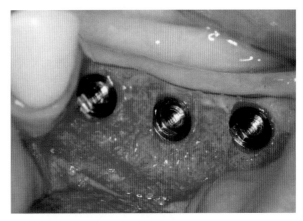

图 2-15 B. 植骨后可见虽然牙槽嵴顶处仅 2mm，但是下颌宽度足够植入种植体，植入 3 颗种植体

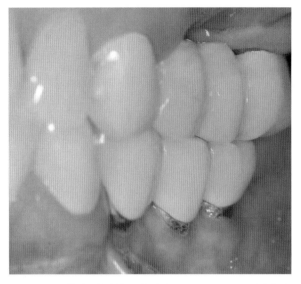

图 2-15 C. 修复后随访 2 年（由 Mary BeiLman 医生完成修复）

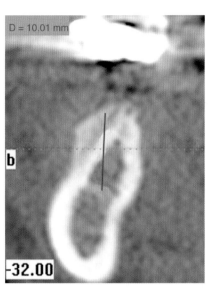

图 2-15 D. 术前 CT 显示牙槽嵴颊舌向形态，下方宽度足够，约 7mm。种植体的理想位置位于牙槽嵴顶颊侧

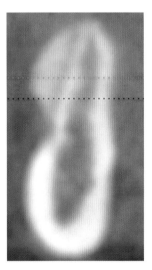

图 2-15 E. 根据前面介绍的方法，采用隧道技术，植入矿化骨粉，图中显示 4 个月后 CT 影像，骨增量效果好，避开了神经管

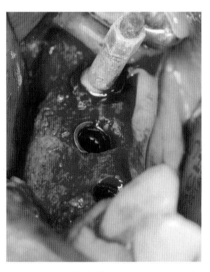

图 2-15 F. 植入 3 颗种植体，采用 Osstell（Goteborg Sweden）测量种植动度值（ISQ）为 75~78，注意牙槽嵴侧方新生的骨组织

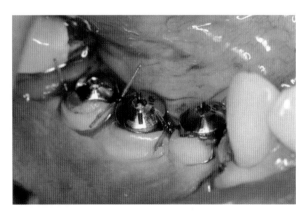

图 2-15 G. 因为 ISQ 高于 70，因而直接上愈合帽，避免二期手术。患者愈合期内未戴过渡义齿，并避免用该侧咀嚼

拔除前方牙同期后牙区牙槽嵴骨增量

该患者曾经为固定长桥修复，基牙折断，需要拔除（图 2-16A~F）。这种情况缺牙区牙槽嵴通常较窄。

在拔牙区近中处做垂直切口，切口一直向𬌗面延伸至龈沟。翻开拔牙区唇侧黏骨膜瓣后，向拔牙区远中做隧道分离骨膜，一直到磨牙后垫（游离缺失）或者到余留牙。如需拔除远中余留牙，通常只需做龈沟内切口，而不必垂直切开。隧道内植骨完成后，在拔牙窝内填充骨粉。

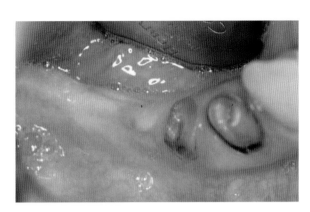

图 2-16 A. 患者 2 颗前磨牙折断。之前该患者以两颗前磨牙为基牙，悬臂修复第一磨牙。治疗计划为拔除断根，并做牙槽骨增宽术

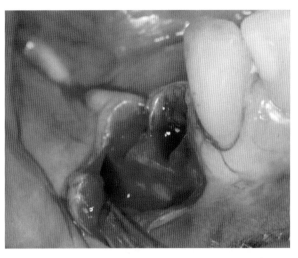

图 2-16 B. 第一前磨牙近中做垂直切口，分离骨膜，向远中建立隧道，一直到下颌第二磨牙。由于垂直切口在植骨区前方，而且松弛了拔牙区软组织，为植骨提供了更多空间

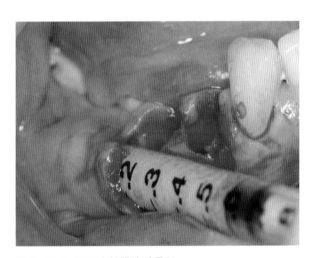

图 2-16 C. 采用注射器输送骨粉

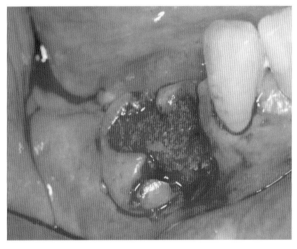

图 2-16 D. 在后牙牙槽嵴和拔牙窝植入骨粉

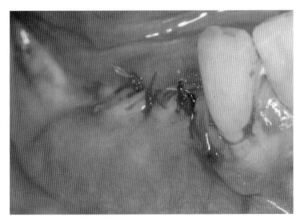

图 2-16 E. 用可吸收缝线严密缝合伤口

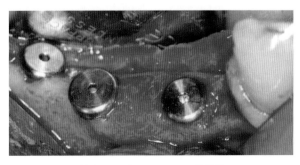

图 2-16 F. 植骨术后 4 个月植入 3 颗种植体

需要增加骨高度和宽度的患者

图 2-17 所展示的病例使用烧结的异种骨与吸收较慢的胶原膜通过隧道技术仔细植入缺牙区。患者有严重的骨质疏松症，但对口服药治疗反应不佳，但又希望进行固定修复。先利用支抗钉压低上颌伸长牙，直立右下第二磨牙。然后用隧道技术进行骨增量。小心增厚舌侧牙槽嵴，注意保持肌肉对外斜嵴的附着。小心放置胶原膜，仔细并坚实地填入骨粉。左侧放入 1.0 mL 烧结异体骨。患者移植后没有戴义齿。

移植后 4 个月拍摄 CT。再制取模型，然后进行 CT 扫描。在 CT 分析软件中设计虚拟义齿，确定种植体的位置，上传数据制作导板。

种植体植入后要与天然骨有最大接触，且在移植材料内 3mm；向近中倾斜，避开颏神经。术中切口注意保存 KG。因为填入了移植材料，连接覆盖螺丝以促进种植体整合。种植手术 5 个月后暴露种植体，向颊侧转移 KG。取模，制作个性化基桩，完成最终修复体。

单颗牙缺失牙槽骨缺损

单颗牙缺失时，常出现牙槽骨凹形缺损（图 2-18），造成骨量宽度不够，但高度充足。这种情况可以采用较小的块状骨移植，或者采用隧道或开放切口植入人工骨粉。人工骨粉创伤小，应首选，若效果不好，可以考虑从下颌支或者颏部取骨移植。

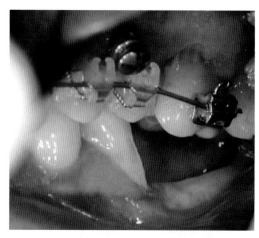

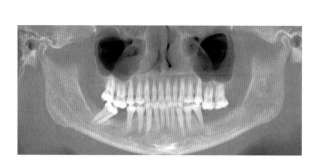

图 2-17 A. 患者右下第一磨牙缺失，第二磨牙近中倾斜，对颌牙伸长。左下第二前磨牙大量骨丧失，左下下颌磨牙缺失，对颌磨牙伸长

图 2-17 B. 左下颌第二前磨牙和缺失磨牙骨丧失。利用支抗钉压低伸长的上颌磨牙

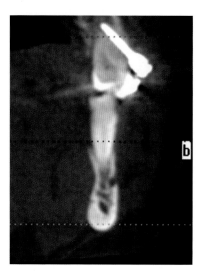

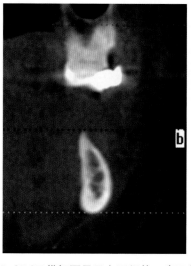

图 2-17 C.CBCT 纵切面显示 #20 牙位骨缺失，颏孔冠方骨少

图 2-17 D.CBCT 纵切面显示左下颌第一磨牙骨宽度和高度不足

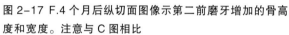

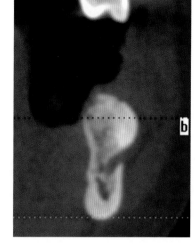

图 2-17 E. 采用隧道技术（使用烧结的异体骨和长效胶原膜）增加 #30 牙位和左下后牙区骨宽度。全景片是骨增量 4 个月后拍摄，可见残留的移植材料

图 2-17 F. 4 个月后纵切面图像示第二前磨牙增加的骨高度和宽度。注意与 C 图相比

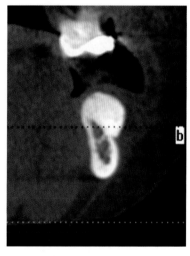

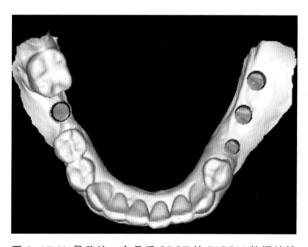

图 2-17 G. 4 个月后纵切面图像示左下第一磨牙新增的骨高度和宽度

图 2-17 H. 骨移植 4 个月后 CBCT 的 DICOM 数据被输入 CT 分析设计软件 (Anatomage, Los Angeles, CA)，虚拟植入种植体

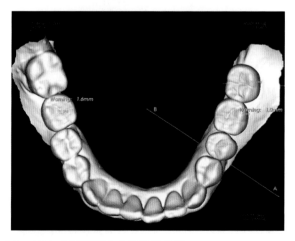

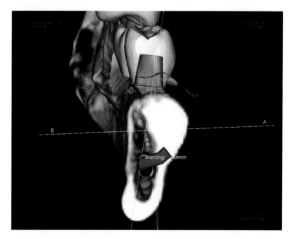

图 2-17 I. 在牙槽嵴上虚拟设计义齿

图 2-17 J. 用设计软件在纵切面图像上调整种植体位置，避开神经束

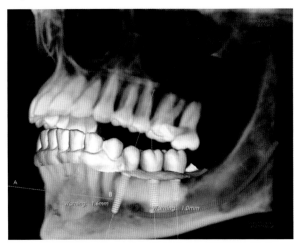

图 2-17 K. 透明模型显示缺牙区虚拟植入的种植体避开了神经，提示修复医生需要 CAD/CAM 基台来纠正种植体的倾斜

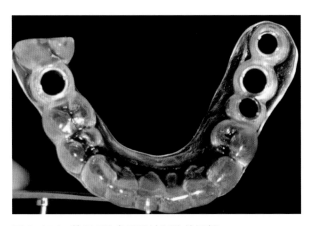

图 2-17 L. 基于 CT 虚拟设计制作的导板

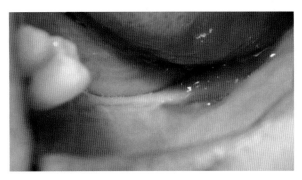

图 2-17 M. 骨移植后 9 个月后的牙槽嵴。切口平分角化牙龈

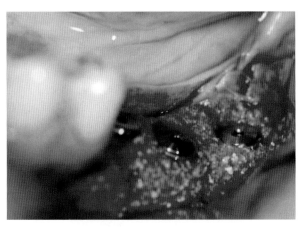

图 2-17 N. 做嵴顶切口，翻瓣。移植后 9 个月，移植材料已成骨，植入种植体。3 颗种植体从前到后初期稳定性分别是 75、76、74，初期稳定性好

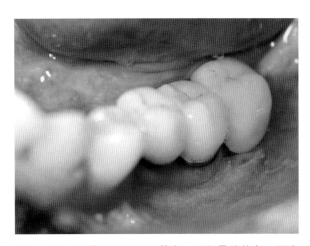

图 2-17 O. 制造 CAD/CAM 基台，进行最终修复。图中所示是骨增量 2 年后的情况

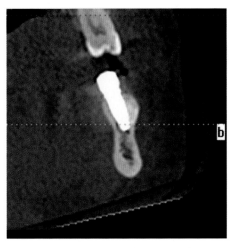

图 2-17 P. 暴露 #19 牙位种植体行 Ⅱ 期手术

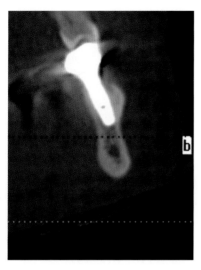

图 2-17 Q. 骨移植 2 年后，#19 牙位种植体，保持了牙槽嵴宽度

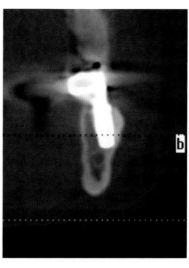

图 2-17 R. 第二磨牙种植体最终冠修复，注意牙槽嵴宽度很好

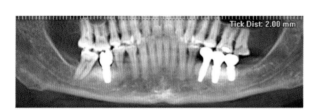

图 2-17 S. 2 年后的全景片示骨水平没有明显变化

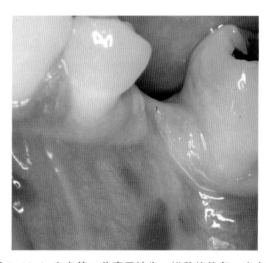

图 2-18 A. 患者第二前磨牙缺失，拟种植修复。患者经正畸治疗扩大缺牙间隙，但牙槽骨宽度仅 2mm。该图为注射麻药后拍摄

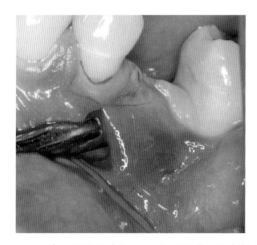

图 2-18 B. 缺牙间隙近中切口，建立隧道。分离部分嵴顶黏骨膜。注意不要分离舌侧黏骨膜

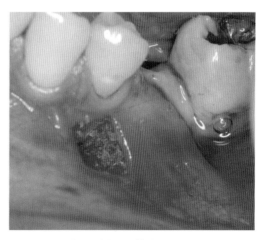

图 2-18 C. 植入骨粉，增宽牙槽嵴

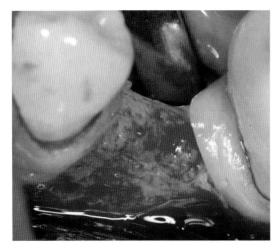

图 2-18 D. 植骨术后 4 个月，植骨愈合良好，骨量充足

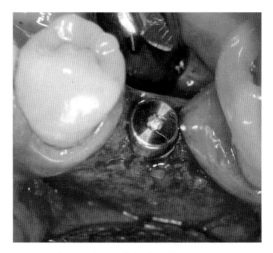

图 2-18 E. 缺牙区植入小直径种植体

较为典型的情况是前磨牙区牙缺失，如正畸需要拔除，或者是先天缺牙患者通过正畸关闭余留牙间隙后余留的空隙需要种植修复。这种情况只需要进行简单的人工骨粉植骨。术前检查要明确下颌骨基部的宽度，宽的下颌骨基部通常便于放置颗粒状植骨材料，同时还要明确邻牙牙槽骨宽度，植骨后达到的宽度通常要和邻牙宽度一致。

手术方法

术区浸润麻醉，10min 后开始手术，切开全层黏骨膜，切口可以位于缺牙区近中或者远中，注意勿伤及颏神经。分离骨膜，建立隧道，骨膜分离略跨过舌侧，以减小植骨区黏膜张力。植骨材料植入后塑形，与周围骨组织平滑过渡，用可吸收缝线严密缝合伤口。

利用纤维凝胶增宽牙槽骨

纤维凝胶（fibrin glue）广泛应用于神经外科和普外科，帮助止血和固定组织，而在种植手术中可用于固定骨粉。与血液凝固的原理相似，使用纤维凝胶时将纤维蛋白原和纤维蛋白混合，形成黏性材料，以帮助固定植入材料（如美国 Baxter 公司的 Tisseel）。纤维凝胶用于上颌窦侧壁开窗提升可以取到良好的效果[25, 34]。Hallman[34] 等将牛骨来源骨替代材料和自体骨按照 80：20 的比例混合，用于上颌窦提升，同时采用纤维凝胶固定植骨材料。Hellem 等[25] 采用异种骨替代材料和自体骨按照相同的比例混合，并联合纤维凝胶行牙槽骨增宽，在没有采用生物膜的情况下，6~9 个月后植骨区成骨良好，新生

骨稳定，能保证种植体植入。根据上述报道，作者采用类似方法进行植骨，取到了良好的效果。

使用纤维凝胶的正确方法是：首先将含有凝血因子 XIII 的纤维蛋白原和植骨材料充分混合，然后加入凝血酶和氯化钙。因子 XIII 使纤维蛋白交联，形成胶体。为了保证植骨材料外形，纤维凝胶不能吸收太快，因而加入蛋白酶抑制剂，减少纤维蛋白溶解。通过调整蛋白酶抑制剂的浓度，可改变凝胶的吸收时间。对于纤维蛋白溶解慢的患者，可以减小浓度。纤维凝胶试剂盒包括了需要的所有试剂，应按照说明储存和使用。

使用开放式切口植骨时，成功的关键是保证植骨材料稳定不移位。增宽牙槽骨侧壁时，采用生物膜和骨块移植通常可以取到良好的效果，但若伤口裂开，很难保证植骨材料能成骨。使用纤维凝胶可以在一定程度上避免上述问题，取得良好的植骨效果。

手术方法

磨牙或者前磨牙缺失时（图 2-19），做牙槽嵴顶切口，全层切开黏骨膜，并延伸到近中和远中邻牙龈沟内，翻瓣暴露骨缺损。通常不需要做垂直松弛切口，近、远中龈沟内切口能够松弛黏骨膜，易于无张力关闭伤口，而且可避免切口直接位于植骨材料上。将骨粉（同种异体骨或者牛骨）置于小杯内，将温热的纤维凝胶与之混合。因为蛋白酶抑制剂可抑制血管长入植骨材料，所以应尽量减少用量。将纤维蛋白原与骨粉混合后，加入凝血酶和氯化钙，很快就能反应形成凝胶。将凝胶塑形，植入骨缺损区，局部牙槽嵴变得丰满，

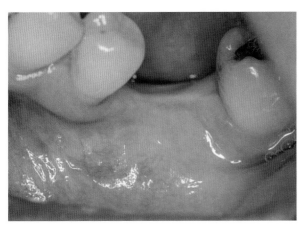

图 2-19 A. 术前检查牙槽嵴狭窄，种植体理想位置位于牙槽嵴唇侧

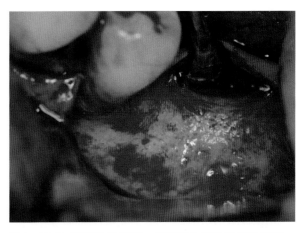

图 2-19 B. 切开牙槽嵴顶，邻牙近中做垂直松弛切口，暴露牙槽骨

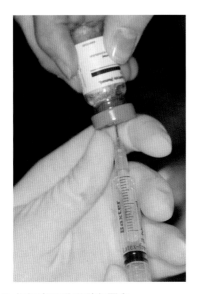

图 2-19 C. 根据产品说明稀释蛋白

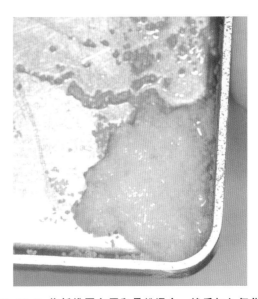

图 2-19 D. 将纤维蛋白原和骨粉混合，然后加入氯化钙和凝血酶，形成凝胶

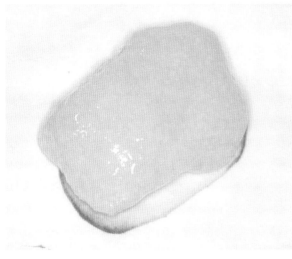

图 2-19 E. 凝胶植入前塑形，减少术区操作时间

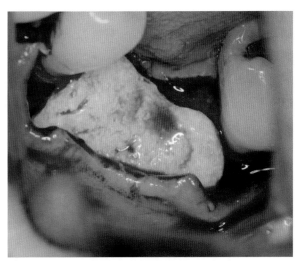

图 2-19 F. 植入材料，建议材料外形略大于植骨区

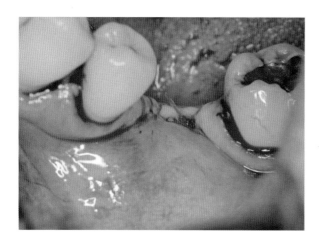

图 2-19 G. 一期无张力缝合，关闭伤口

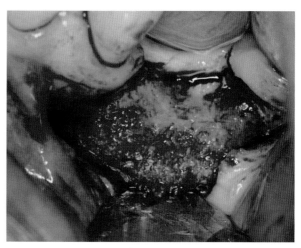

图 2-19 H. 植骨术后 4 个月，牙槽丰满，可以在理想的位置植入种植体

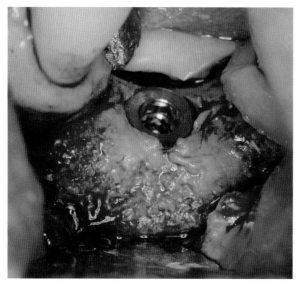

图 2-19 I. 植入种植体

使用圆针、可吸收线严密缝合伤口。必要时延伸切口，保证无张力缝合。医生可选择是否使用生物膜。

术后冷敷，服用抗生素 7~10d，术区避免受力。4 个月后植入种植体。

愈合和观察

80% 的患者伤口愈合良好，或者仅有轻微裂开，切口边缘少量骨粉丢失。创口完全裂开的病例，植骨材料通常难以愈合。切口过于偏向舌侧有时候也会导致伤口裂开。

2 周后，植骨区触感较硬，3 个月后和骨类似。术后 3 个月拍 X 线片，制作外科导板。如果用同种异体骨，4 个月后植入种植体；如果用异种骨，6~9 个月后植入种植体。

术前手术医生应仔细检查，决定需要植入种植体的直径。如果牙槽嵴宽度仅为 4.5mm，应考虑植入细种植体。如果因为吸收造成宽度不够，可以考虑植入远中牙位，悬臂修复或再次植骨。

利用 CT 数字化导板即刻种植与修复

对于后牙缺失、要求临时修复的患者，有两种治疗方法。一种是利用模型模拟手术，制作完成临时修复体，该方法在后面的章节会详细介绍；另一种方法是利用 CT 数字化导板制作临时修复体，本章将做详细的介绍。

手术时，尽量减少翻瓣，临时修复体也尽可能少做调整，不仅可以节省手术和修复时间，而且可减少术后水肿，使患者更加满意。

采用 CT 数字化导板引导种植体植入和进行即刻临时修复时，必须充分考虑其优缺点。种植体需植于牙槽骨内，与邻牙距离适中、方向平行。种植体之间的距离也要足够，以便进行修复体制作。种植体表面离邻牙 2~3mm。前磨牙宽度约 7mm，手术中常犯的错误是植入位置过于远中，位于邻间隙处。磨牙的近远中径通常为 9~11mm，前磨牙到磨牙中心的距离应该为 5~6mm。应根据需要修复牙的大小设计种植体的位置，并尽量使用一些辅助技术，保证植入位置精确无误。大多数医生都能在术中调整种植的角度，使其与对颌功能尖一致，最易犯的错误是种植体与邻近天然牙的位置关系不协调。医生需要综合考虑邻牙牙冠角度、牙根方向和弯曲度，以及牙的大小等。比如第二前磨牙区种植体离第一前磨牙过远，或磨牙种植体向近中倾斜，会造成修复困难，对患者不利。

术前行 CT 扫描，并使用计算机辅助制作的精确外科导板可以避免上述问题，但是也会增加种植费用，以及设计和制作模板的时间。是否需要制作 CT 数字化导板和即刻临时修复要因人而异，应由外科、修复医生和患者共同讨论决定。

病例展示

该患者为左侧下颌第二前磨牙和第一磨牙缺失（图 2-20）。患者要求尽可能即刻修复。为了缩短治疗时间，患者同意支付额外的 CT 扫描费用和临时修复体费用。

术前检查认为 CT 扫描时不需要 X 线阻射导板，因为可以进行虚拟设计。CT 显示缺牙区牙槽骨宽度充足，和对颌关系协调。根据最终修复设计，在中央窝处标记种植体植入位点，用软件模拟植入，确认前磨牙采用 4mm 直径的种植体，磨牙采用 5mm 直径的种植体。

操作步骤

扫描时，患者上、下颌略分开，避免影像重叠。将 DICOM 数据刻录成 CD，通过 CD 导入装有重建软件的计算机，转换数据格式。导入下颌扫描数据，上颌数据可以不导入，以减小计算机负荷。选取切面影像中骨组织，重建全景图。

选取下颌影像建立全景图时，应略低于下颌牙槽嵴水平，使用铅笔工具选取下颌骨。如果需

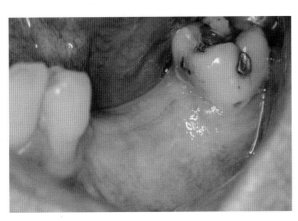

图 2-20 A. 患者左侧第二前磨牙和第一磨牙缺失。拔牙术后 4 个月，拔牙同期植入骨粉

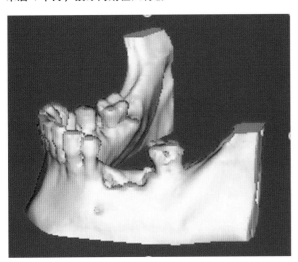

图 2-20 B. CT 扫描，三维重建（materialise, Brusells, Belgium）显示唇侧骨量充足

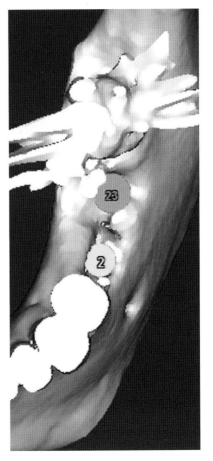

图 2-20 C. 利用软件，模拟植入 2 颗种植体。该图中，三维重建时没有去除散射影像，虽然不影响模拟手术，但是边界难以辨认。建议重建前去除散射影像，尤其是对于较为复杂的病例

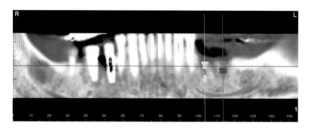

图 2-20 D. 重建影像清晰显示下颌神经管，并可用颜色标记，便于医生选择合适长度的种植体

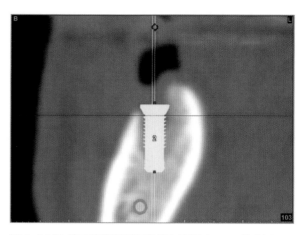

图 2-20 E. 第二前磨牙区设计植入直径 4mm、长 11.5mm 植体。为了保护下颌神经，种植体应离下颌神经管 2mm

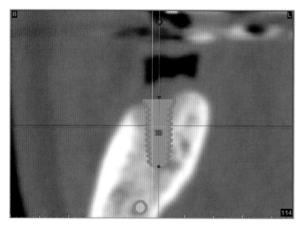

图 2-20 F. 第一磨牙区设计植入直径 5mm、长 11.5mm 植体。植骨区域骨质密度较邻近骨皮质低。设计完成后，将数据送到技工中心加工模板

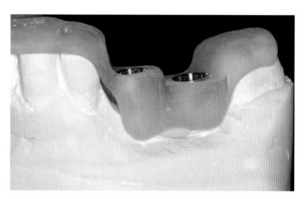

图 2-20 G. 模板制作完成，修整，在模型上试戴。模板应稳固不移位。若模板在模型上不贴合，须在患者口内试戴，并可能需要重新扫描制作。侧面观显示导板上金属导向管。下一步是将种植体代型放入模型，模拟种植体位置

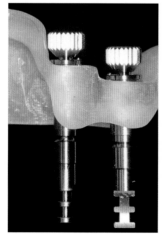

图 2-20 H. 种植体代型固定在模板金属管内

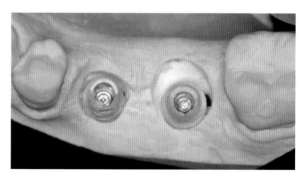

图 2-20 I. 标记模型，在种植体植入位置打孔。根据模板确定的种植位置，将种植体代型置于孔内，用石膏或者自凝树脂固定

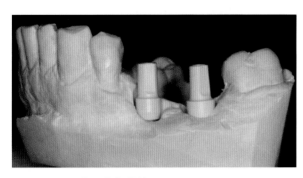

图 2-20 J. 上临时修复基桩

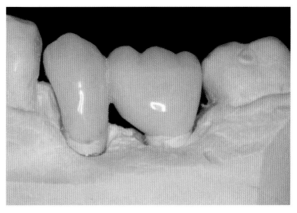

图 2-20 K. 预备基桩，调整颌间距离和共同就位道。制作临时修复体。抛光边缘，保证牙龈健康。同时避免咬合接触，避免种植体受载

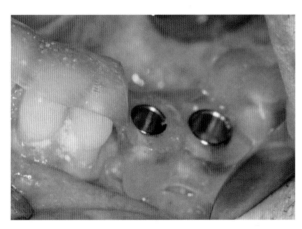

图 2-20 L. 局部浸润麻醉，戴入引导模板，确认就位，稳定。后牙区角化牙龈较窄，切口注意保护角化龈。使用环切刀可能过度去除角化组织，可能造成修复后牙龈问题

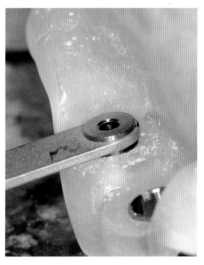

图 2-20 M. 采用引导模板，利用各个钻针配套的套管，逐级扩大种植窝。注意钻针和套筒之间的精确配合可阻止备洞过深。使用慢速钻（如小于 300r/min）很重要

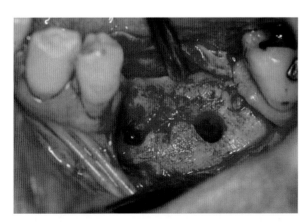

图 2-20 N. 备洞完成，取出导板。种植窝位置准确，周围骨无损伤

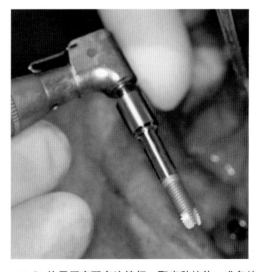

图 2-20 O. 使用厂家配套连接杆，取出种植体，准备植入

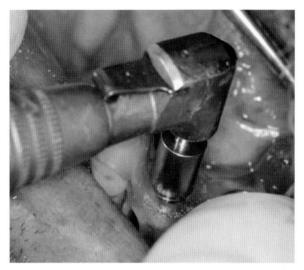

图 2-20 P. 利用导板引导，机动慢速植入种植体

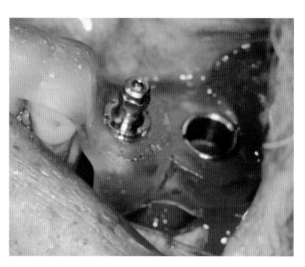

图 2-20 Q. 种植体植入方向正确，内六角的方向和模型上种植体代型方向一致

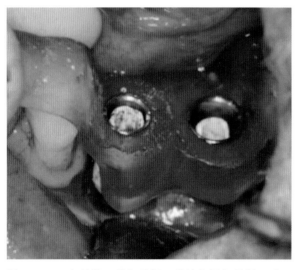

图 2-20 R. 上基桩，戴入导板，基桩位置与导板一致，说明该系统精度良好

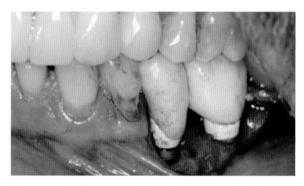

图 2-20 S. 拧紧中央螺钉，戴入临时修复体。确认修复体位置正确，无咬合接触

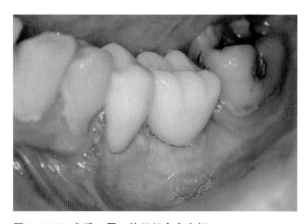

图 2-20 T. 术后1周，软组织愈合良好

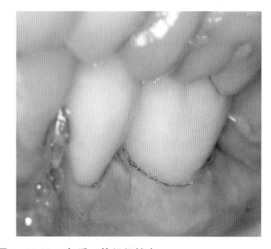

图 2-20 U. 4年后，软组织健康

要，可以标记下牙槽神经的位置，通过影像重建确定前磨牙中央窝的位置，设计植入长为 11.5、直径为 4mm 的植体，磨牙区植入直径为 5mm 的植体，长度同样为 11.5mm。外科医生和修复医生讨论确定治疗计划后，将数据传送给厂商制作导板。若 CT 导板是牙支持式的，技工中心还需要一副患者的模型，如果是双次扫描技术则不需要。在这个病例中，患者下颌模型被同时邮寄出以制作导板。

利用外科导板制作临时修复体

该方法的概念是利用导板和模型精确模拟手术植入种植体。外科导板中的金属管引导钻针的位置和方向。该金属管叫主导管，管上面有槽口，能够与配套的种植体代型连接，然后复制种植体的植入位置和方向。该患者采用的是 Materialise 系统（Brussels，Belgium）重建。手术导航采用 Navigator 系统（Biomet 3i，Palm Beach Garderns，Florida）。导板不仅可以帮助确定种植体的轴向，还可以确定种植体的旋转角度，在本病例中即为内六角连接结构的旋转角度。

厂商需要提供种植体修复和种植体代型的信息。将引导模板放于模型上，确定种植体的位置，然后根据导板在模型上打孔。将种植体代型用石膏或者自凝塑料固定在模型上。石膏凝固后，拧松连接螺丝，取下导板，此时种植体代型位于石膏模型内的虚拟植入位置。

临时修复多设计为黏结固位，若需采用螺钉固位，则选择相应的基桩。调整咬合，避免受载。

将临时基桩与种植体代型连接，根据对颌情况进行调整，要保证有足够的固位力，若需要可以采用螺钉固位。预备临时基桩要注意共同就位道，无倒凹，表面粗糙便于黏结固位。

常规制作临时修复体，可以采用成品临时牙冠、填充自凝树脂的方法，也可以采用诊断用的模拟修复体上的义齿，并根据临床要求选择黏结固位或者螺钉固位。

该病例采用的是塑料临时基桩，便于修整，可以用黏结固位。基桩的调磨通常在制作室完成。临时修复体边缘与龈缘平齐，通常不置于龈下，这样更方便清除黏结材料，便于清洁。

手术步骤

手术时，准备好临时冠、基桩和固定螺丝。

因为是多颗牙，为了避免混淆，需要标记基桩。常规麻醉，麻醉可起到分离黏骨膜的作用。后牙区牙槽嵴通常角化黏膜较窄，切开时要保证颊、舌侧都有角化牙龈覆盖，再翻小瓣。采用 CT 数字化导板时，术中不用再确定颊孔位置。若牙槽嵴平整，可用麻花钻直接备孔。如果嵴顶不平整，可以用肩台钻先钻开骨皮质，以避免钻针在骨面打滑，进而出现备孔偏差。

导板就位，根据设计选择适当的钻针，并将对应的套筒置于主导管内，备孔到设计深度，然后换下一级钻针和对应套筒，逐级扩大种植窝。术中注意降低转速，因为使用导板和套筒时，外冷却很难得到好的效果。钻针在两个位置备孔到位，然后选择下一根钻针和与之匹配的套管。备孔完成后，根据导板使用说明选择合适的种植体携带体，携带体可以帮助确定种植体的植入深度。

种植体植入前，打开包装盒，将种植体携带体连接种植体，注意一定要完全就位，然后取出植体，穿过导板导管，缓慢植入种植窝。然后换手动扳手，将种植体完全植入到位，保证种植体植入的方向及内六角的方向与设计一致，然后安装基桩。

手术中，导板导管上的方向槽通常不容易看清，术前可以在导板塑料对应的位置刻一条线，并可进一步用记号笔标记（图 2-20）。

种植体完全就位后，卸下种植体携带体，取出引导模板。再次检查种植体的位置，个别情况需要做进一步调整。然后上基桩，拧紧中央螺丝（扭矩 >20N·cm），临时修复体就位。必要时调整冠内侧，保证被动就位。检查咬合，避免任何咬合接触。

采用 4-0 铬线严密缝合伤口，术后给予抗生素和漱口液。1 周后复诊，常规检查种植体愈合情况和患者口腔卫生状况，再次确认临时修复体没有咬合接触。

备选方案

种植体植入后，若不即刻修复，可以安装覆盖螺丝或者愈合帽。作者认为在初期愈合 8 周内，不应做任何修复。如果患者在愈合期内佩戴可摘义齿，最好使用覆盖螺丝，减少种植体受力的可能性。如果种植体前后邻牙要做固定修复，可以使用短愈合帽，同时缓冲临时固定桥，避免种植体受力。

CT 引导下斜向植入种植体，避开下牙槽神经

下颌后牙区，下牙槽神经可能靠近下颌下缘，也可能在下颌骨骨松质中分。CT 横断面可以清晰显示神经管的位置。由于唇侧骨壁吸收，种植体可以斜向植入，使种植体根尖部跨过下颌舌骨嵴，位于下牙槽神经的舌侧。外科医生可以根据牙槽嵴上解剖标记或者通过数字化导板来进行该操作。这样可以保证种植体植入的长度，而不是放弃种植治疗（图 2-21）。

避开下牙槽神经

绝大多数情况，CT 影像能够清晰显示下牙槽神经的位置，并可以测量牙槽嵴顶到下牙槽神经的距离，并根据该距离预计种植体长度。即使影像不清楚，也可以通过其他方法帮助判断。

一种方法是首先在横断面上确定颏孔的位置，然后向后观察每张横断影像，追踪神经走向。轴向切面也可以帮助判断下牙槽神经的垂直向位

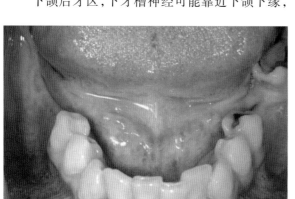
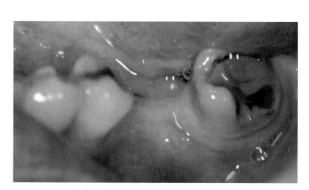

图 2-21 A、B. 患者下颌磨牙缺失，希望固定修复

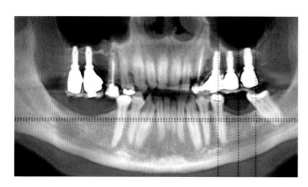

图 2-21 C. 术前 CBCT 重建的全景片示成功的上颌窦植骨、上颌最终修复体和下颌磨牙缺失

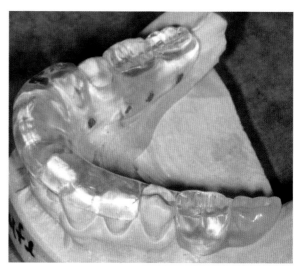

图 2-21 D. 制作诊断蜡型和透明聚丙烯酸模板，用于双扫描

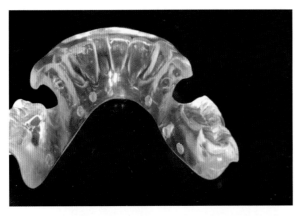

图 2-21 E. 在模板舌侧放置阻射标记。扫描透明丙烯酸模板

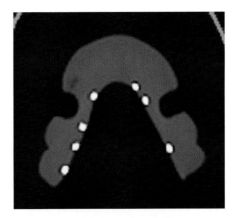

图 2-21 F. 扫描的导板与空气对比明显

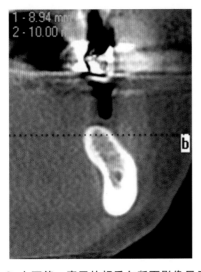

图 2-21 G. 左下第一磨牙的颊舌向断面影像显示倾斜的牙槽嵴，有效高度 10mm

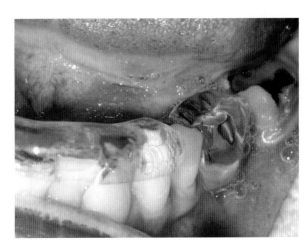

图 2-21 H. 剪除透明丙烯酸导板的第二磨牙部分，戴入患者口内

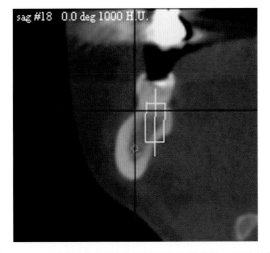

图 2-21 I.CT 断面图示设计的种植体和修复体。因为扫描模板时有第二磨牙，戴入患者口内没有第二磨牙。导板上的蓝色色块有利于导板精确就位和避免最终修复体的反𬌗

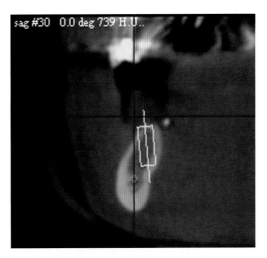

图 2-21 J. 第一磨牙 CT 断面影像

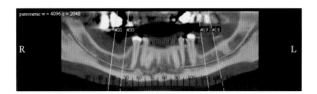

图 2-21 K.CT 导出的全景图示神经位置

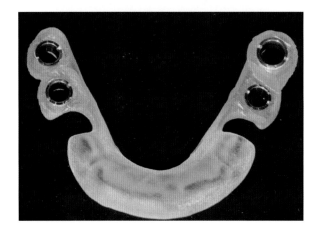

图 2-21 L. 导板

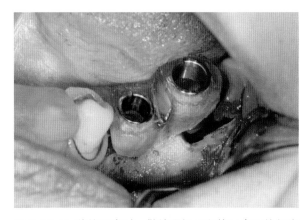

图 2-21 M. 种植手术时，做嵴顶切口和第二磨牙的龈沟切口。翻开牙龈，拔除第二磨牙，植入种植体。钻完每根钻针，移除导板来确认舌侧骨壁完整性

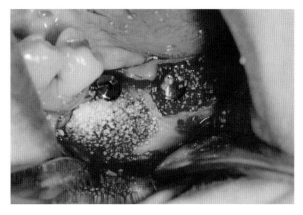

图 2-21 N. 植入种植体后，在第二磨牙拔牙窝填入同种异体骨

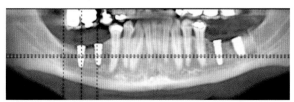

图 2-21 O. 手术后全景片。种植体植入略偏舌侧，以避开神经管

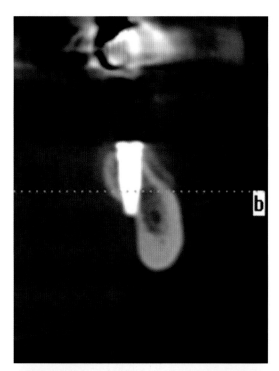

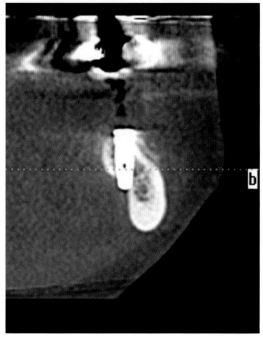

图 2-21 P、Q. 术后 CT 断面影像示种植体没有伤到神经管

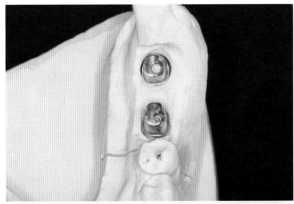

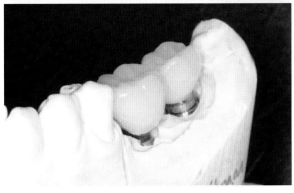

图 2-21 R、S. 定制 CAD/CAM 基台，黏结最终修复体

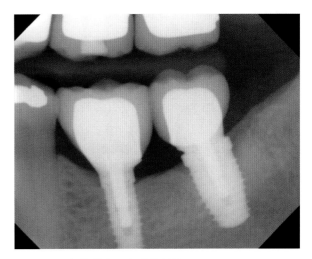

图 2-21T 最终修复 2 年后放射片

置。另外，通过改变灰度，可以使影像更明显。如有必要，也可以将 DICOM 文件导入三维重建软件，然后追踪神经位置。CT 影像分辨率高，虽然有时候重建全景图像不能清晰显示下牙槽神经管，但是横切面上可以清楚显示（图 2-21）。

下颌后牙区牙槽骨增高术

Michael S. Block and Christopher Haggerty

后牙缺失（颏孔以后）患者要求固定修复，影响该区种植体植入的主要因素是骨缺损和下牙槽神经位置。

拔除牙齿以后，牙槽骨不断吸收，而且这个过程会因为佩戴活动义齿而加剧[35]，最初 12 个月内尤为明显[36-37]。牙槽骨的不断吸收导致骨量不足，影响种植体植入。牙槽骨增高术需要提供充足骨量，保证种植体植入，以及后期的固定修复成功完成。本章节将要介绍的方法都需要考虑患者因素，包括疼痛、水肿、感觉神经分布、植骨失败概率、骨吸收和长期功能恢复等。

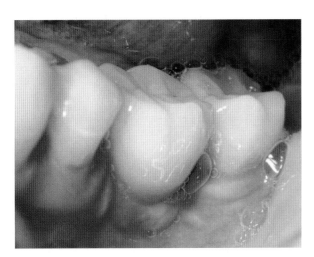

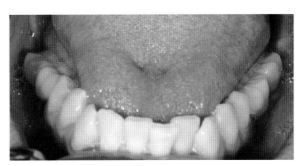

图 2-21 U、V. 最终修复后 2 年

常用技术：进展和优缺点

下牙槽神经移位术

神经移位术是指从外侧壁暴露神经，从下牙槽神经管分离，并移位到外侧。这样可以将种植体穿过神经管，一直到下颌下缘，而不伤及下牙槽神经。该手术的缺点为患者感觉异常和修复体冠根比失调。上述并发症出现概率高，因而限制了该手术方式的使用[38-45]。对于下颌后牙区骨高度不足的患者，还可以采用短种植体和植骨等方法（表2-2）。

应用短种植体

若骨高度为7~8mm，该如何选择种植体？研究表明，采用螺纹状、光滑表面种植体时，短种植体的失败率高[46-47]。短种植体修复时，冠根比例失调，修复效果不够理想，这还与颌间距离和修复体的种类有关[48]。前面提到的解剖情况常常导致采用短植体和倾斜植体。根据目前已有的文献报道，下颌后牙种植体的理想长度为10mm[48]。但是，随着种植体设计尤其是螺纹设计和表面处理技术的进步，长期临床观察发现，6mm甚至更短的种植体均能取得良好的效果。

市面上的短种植体通常指6mm的种植体。生物力学研究表明，采用拉出实验时，固位力与种植体长度成反比[42, 47]。目前尽管种植的表面处理技术日新月异，临床仍然建议将植入的短种植体连接在一起才能形成稳定修复体。当然目前还没有关于此方面的超过4年的长期临床观察结果，只有成功的个案报道。但是，因为许多患者选择这种侵入性较小的方法，所以随访少于10年的数据也有一定参考性。

本书引用的相关文献和作者随访3年的研究都显示，对于骨量较少的患者，短种植体是一种可行的治疗方案。下颌管嵴距达8mm的患者可以连接多个6mm种植体来获得良好的修复效果（图2-22，2-23）。

患者常因牙齿缺失和肿瘤切除造成骨丧失。图2-23所示患者由于肿瘤进行了牙槽骨切除。患者剩余牙槽嵴有效高度8mm。缺牙位点已经历两次手术，牙槽嵴低平，黏膜有瘢痕且缺乏KG。术前取模型排牙，制作导板，辅助术者将种植体植入正确位置。

手术时，行局部麻醉。做嵴顶切口，平分2mm宽的KG，结合近远中垂直松弛切口。翻瓣，暴露嵴顶，备洞。术者需留意钻针的6mm标记线。推荐使用锋利的一次性钻针，因其锋利，不需要多大压力即可完成骨孔制备。备洞后，植入种植体，连接覆盖螺丝，缝合切口。如果骨嵴薄，可收集钻针上的自体骨放置在牙槽嵴上。

植入种植体后4个月，平分切开KG翻瓣。由于颊侧牙龈较厚，使用高愈合基台。因为牙槽嵴萎缩，很难恢复KG宽度。最终修复体边缘要远离牙槽嵴以利于清洁。

Onlay植骨

移植骨位于余留牙槽骨上方，植骨材料包括髂骨、颅骨、下颌颏部和下颌升支或者其他同种和异种骨替代材料。植骨可以为块状骨、颗粒骨加生物膜，或者联合使用。

表2-2　各种手术方法比较

方法	增加高度	优点	缺点
下颌神经移位术	N/A	可以使用较长种植体，因其可植入下颌下缘，骨质稳定	感觉异常，冠根比例不协调
Onlay植骨	7~10mm	操作简单，便于固定，可从下颌、髂骨和颅骨取骨	切口裂开导致植骨失败，植骨吸收较明显
骨粉联合生物膜	5~8mm	创伤小，不需或仅需少量取骨	技术要求高；医生经验不足时，伤口裂开概率高；骨粉与种植体整合可能需要9个月
骨牵张	5~10mm	软组织和骨再生，效果好	疗程长，可能需要再次植骨；牵张装置导致患者不适
嵌入式植骨	4~8mm	不需二期手术，可以采用骨替代材料，无供区并发症	操作技术复杂；受软组织限制，增高高度有限

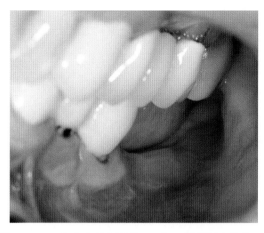

图 2-22 A. 患者左后牙缺失 15 年，希望固定修复。第一前磨牙为种植修复体，第二前磨牙严重骨丧失。患者之前有一次骨移植失败的经历，她不希望再进行骨移植

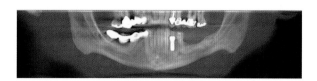

图 2-22 B. 全景片示下颌后牙骨高度不足

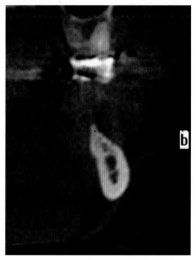

图 2-22 C、D. 纵切面图像示有效骨高度为 7mm

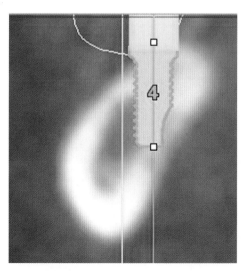

图 2-22 E. 用 CT 设计软件虚拟植入种植体。倾斜植入种植体以避开神经

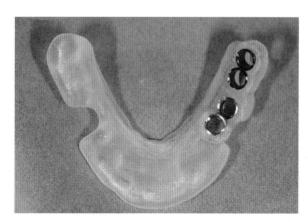

图 2-22 F. 制作 CT 数字化导板，引导植入种植体。选择 4 颗 6mm 种植体制作连冠

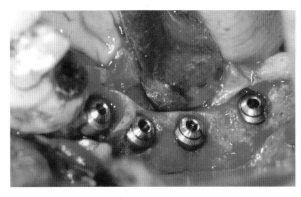

图 2-22 G. 用 CT 导板于直视下植入种植体。初期稳定性好

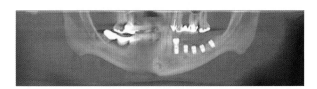

图 2-22 H. 术后全景片示种植体植入位置良好

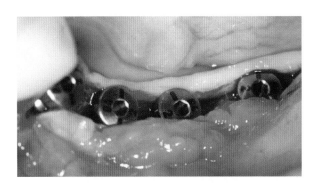

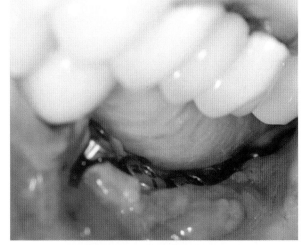

图 2-22 I、J.4 个月后，暴露种植体，连接愈合基台。因为有效骨高度不足，周围软组织量少

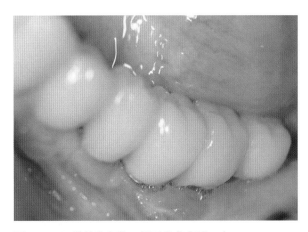

图 2-22 K. 最终修复体。图示为修复后 2 年

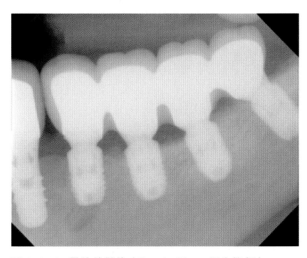

图 2-22 L. 最终放射片（Sue LeBlanc 医生修复）

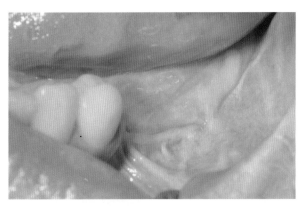

图 2-23 A. 术前口内照示患者左下后牙区下颌骨因鳞状细胞癌进行了两侧消融切除术。患者无全身性疾病，要求固定修复

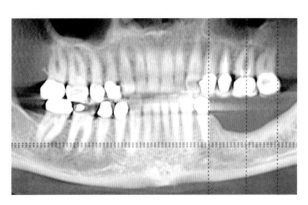

图 2-23 B. 术前全景片示左下后牙垂直缺损

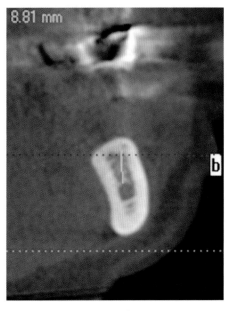

图 2-23 C. 纵切面图示有效骨高度为 8mm

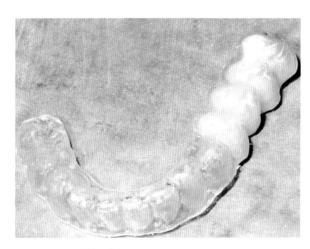

图 2-23 D. 制作导板

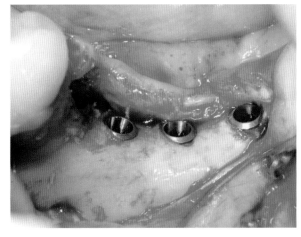

图 2-23 E. 植 入 4 颗 6mm 种 植 体 (Astra, Dentsply Implant, Boston, MA)，连接覆盖螺丝

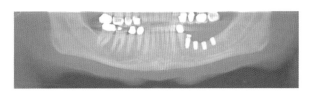

图 2-23 F. 术后全景片示植入的短种植体

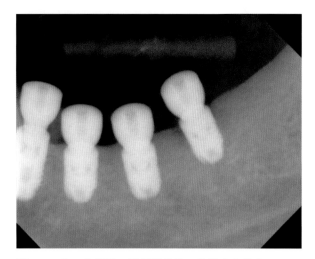

图 2-23 G.4 个月后，暴露种植体，连接愈合基台

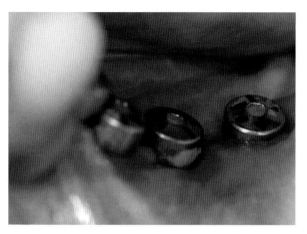

图 2-23 H.有效骨高度不足患者共有的症状。角化牙龈少，因为毗邻肌肉组织的自然动度，不利于移植成功

Onlay 植骨的优点包括：不影响下牙槽神经，移植骨植入容易，可以即刻增高牙槽骨。然而伤口裂开会影响植骨效果，尤其是皮质骨为主时 [35, 51-54]。髂骨来源的移植骨吸收快，因而须在术后 3~4 个月内植入种植体。

Onlay 植骨最常见的并发症为伤口裂开，植骨材料暴露。如果植骨材料是颏部或者下颌升支骨块，一旦暴露，整个植骨失败。如果是髂骨或者骨粉，还可以有部分骨存活。如果联合使用了屏障膜，根据局部移植材料血管化情况，可能需要取出屏障膜，这样膜下部分植骨能得以保留。

Cordaro 等 [52-53] 采用下颌支或者颏部骨块对 15 例患者的 18 个位点进行下颌 Onlay 植骨，骨块采用螺钉固定，手术平均增高牙槽骨 2.4mm。术后 6 个月植入种植体，去除螺钉，余留植骨仅 1.4mm，术后前 6 个月平均吸收 41.5%。

Bell 等 [35] 采用髂骨来源骨块增高下颌牙槽骨，包括前牙区和后牙区。术中未分离舌侧骨膜，以保证血供，移植骨块位于下颌骨上方和侧面，增高牙槽骨 5~8mm。术后愈合 4~6 个月，后牙区平均骨吸收 3mm（23%），并因为高度不足未能植入种植体。下颌前牙区种植体植入后，骨吸收减缓。由于后牙区未植入种植体，吸收速度较快，每年约吸收 11%。

Proussaefs 等 [53-54] 采用自体口内取骨移植增高下颌牙槽嵴，术后 1 个月增高为 5.75mm，4~6 个月后为 4.75mm，骨吸收量为 17.4%。

Pikos[55] 的研究结果显示，采用口内取骨增

高下颌后牙牙槽骨，可以增高约 6mm。术后 5 个月后植入种植体，平均吸收 0~20%，未见伤口裂开。

Chiapasco 等 [51] 对 17 例患者采用骨牵张，或者下颌支块状骨 Onlay 植骨进行牙槽骨增高术。骨牵张组平均增高 5.3mm，Onlay 植骨组增高 4.6mm。该研究表明牵张成骨效果与 Onlay 植骨类似，种植体植入后，骨的吸收未见明显差异。Perry 等 [56] 利用犬为模型，对牵张成骨和 Onlay 植骨进行了比较，观察结果与 Chiapasco 等一致。

Onlay 植骨时，创口裂开常常会造成部分移植骨丢失。若创口裂开发生较晚，植骨已经重新血管化和改建，则吸收较少，尤其是有较多骨松质的骨块，血管化快，即使暴露也吸收较少 [54]。下颌支和颏部来源骨块主要以皮质骨为主，骨改建和血管再生慢，一旦伤口裂开，骨吸收较严重。骨松质较多时，虽然改建快，但是愈合期内吸收的骨量较皮质骨多。松质骨块主要来源于髂骨，手术需住院行全身麻醉，并且创伤大，患者难以接受。

膜引导骨再生

骨粉联合应用生物膜（膜引导骨再生）可以应用于牙槽骨增宽和增高。生物膜屏蔽结缔组织长入，保证骨组织生成，为种植体植入提供充足骨量。研究表明，采用该方法，可以增高牙槽骨 3~6mm[46-47]。通过改良该技术，种植体颈部高出牙槽嵴顶，起到支撑生物膜的作用，然后在种植体周围植骨，可以取得较好的效果 [46]。该方法最好使

用钛支架加强屏障膜，操作技术要求较高。

引导骨再生术（guided bone regeneration, GBR）最主要的一点是局部的生物膜可以防止植骨材料吸收，一旦生物膜取出，下方的植骨材料将发生吸收[48-50]。因此，许多作者提议将膜保留至术后 9 个月[46-47, 51]或者 12 个月[52]。

使用膜最主要的缺点是黏膜裂开，膜暴露，继而植骨材料发生感染，抑制骨组织形成[38-39,52]。植骨愈合前发生膜暴露的概率为 0~37.5%（Rasmusson, 0%[48]；Tinti 13.6%[52]；Artzi 20%[47]；Chiapasco 37.5%[38]）。

牙槽骨增高时，有人建议使用金属网来固定骨粉。Boyne 等[53]使用该方法增高上颌牙槽骨，如果术后早期未出现创口裂开，则成骨效果良好。但一旦暴露，就需要取出金属网。创口裂开越早，效果越差。如果使用网眼较小或者弹性较好的金属网来增高下颌后牙区牙槽骨，亦可以取得良好的效果，但是创口裂开也是重要的影响因素[54]。随着新的循证医学证据的不断出现，将来联合使用其他植骨材料，如异体骨、异种骨、合成材料和生长因子（如骨形成蛋白和血小板生长因子等），也能显著促进牙槽骨增高。用金属网保持垂直 Onlay 植骨是成功的。相关病例见图 2-24。

Inlay 植骨：嵌入式植骨

该方法为水平截断牙槽骨，然后抬高，在间隙内植骨。该方法很早便应用于临床。使用该方法增高下颌牙槽骨时，骨块稳定性好，成功率高，但是有软组织限制，提升高度有限。牵张成骨可以同时增加软硬组织，没有该限制。但是牵张成骨周期长，而且种植体植入前可能需要二次植骨，

限制了其应用。所有上述的方法都有其适应证和禁忌证，前面的章节已经进行了讨论。

Inlay 植骨的发展史

过去的 60 多年，口腔医学领域出现了各种技术来增高重建下颌后牙区牙槽嵴，每种技术均有其优点和局限。Clementschitsch[66]在 1948 年首先开展口腔内植骨，他采用肋骨移植增高下颌牙槽骨。

在进行垂直骨增量研究的早期，学者们提倡采用自体肋骨增高牙槽骨[67-70]。Davis 等报道骨吸收量超过 50%。为了减少骨吸收，学者们发明了嵌入式植骨。

嵌入式植骨或者三明治植骨的理论是移植位点的上、下骨块均有骨膜提供血供，在中间夹入松质骨，能够加快骨愈合[71-72]。1966 年，Barros Saint Pasteur 提出了嵌入式植骨方法[73]。该方法为两期法，即首先在磨牙后垫区下牙槽神经以下水平截骨，愈合 3 周后，提升骨块，然后植入骨粉[73-75]。

Schettler 和 Egbert[75-77]分别提出和进一步探讨了三明治植骨技术。该技术包括水平截骨、保留舌侧骨膜覆盖、提升骨块、植入自体骨材料。自体骨较其他骨替代材料吸收少。随访 30 个月发现，植入的自体骨无吸收，提升的下颌骨吸收约 1mm。Schettler 和 Holtermann 以兔子为模型，再次验证了手术效果。植入骨 6 周即血管化，与原来的骨在组织形态上无明显差异。其他研究同样观察到类似的结果[71-72, 79]。

Harle 介绍了经典的截骨方法[80-81]，Stoelinga 又进一步进行了改良[82-83]。Harle 从下

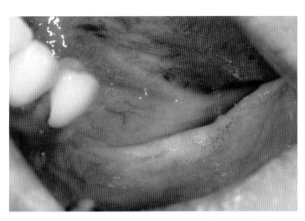

图 2-24 A. 术前照片示下颌后牙垂直缺损，患者希望固定修复

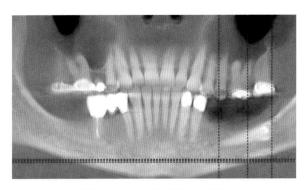

图 2-24 B. 全景片示缺牙区前磨牙的水平阻生

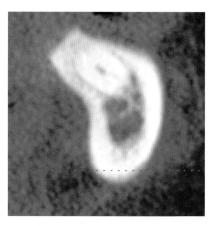

图 2-24 C. 纵切面图示阻生的前磨牙毗邻神经管，有效骨高度为 4mm

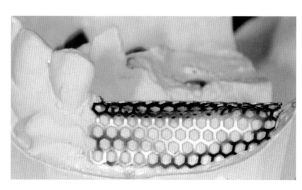

图 2-24 D. 灌注下颌模型。做蜡型模仿骨增量。然后再用藻酸盐取模，灌模型，模型包含骨增量。在模型上形成所需要的钛网，手术前高压蒸汽处理

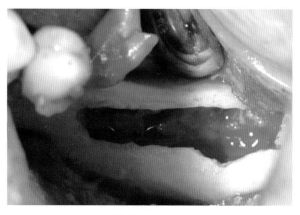

图 2-24 E. 在缺损牙槽嵴近中 1 颗牙处做前庭沟切口结合垂直松弛切口。翻开黏膜瓣，暴露牙槽嵴。在嵴顶切开骨膜，侧向翻开。在舌侧翻小瓣松解一部分舌侧骨膜。用骨刀直接在阻生牙表面密致骨上做切口。将骨筛附着在吸唾管上收集骨碎片。然后拿出骨筛，用细裂钻分割牙齿。拔除患牙。收集骨筛内骨碎片

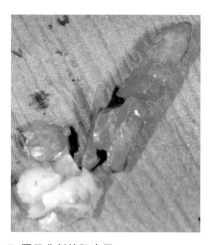

图 2-24 F. 图示分割的阻生牙

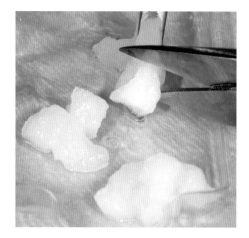

图 2-24 G. 额外的小份骨形成蛋白（BMP）被加到小份胶原海绵中，15min 后，BMP 结合到胶原中，将胶原剪切成碎片

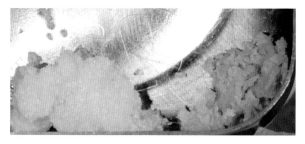

图 2-24 H. 将剪碎的胶原混合到 0.5 mL 同种异体移植材料中，将其与筛网中收集的自体骨一起放置在钛杯中

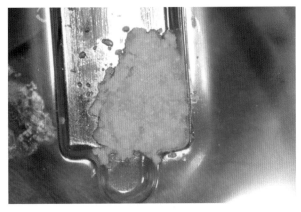

图 2-24 I. 混合 BMP、同种异体移植材料和自体骨

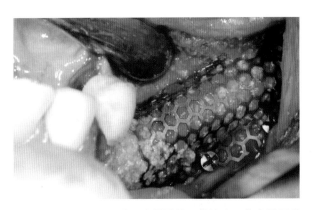

图 2-24 J. 将金属网放置在暴露的牙槽嵴上，将金属网边缘处理光滑。在颊翼打入两颗 1.2mm×4mm 螺丝固定金属网，在移植前旋入螺丝，避免移植材料灌入螺丝孔。在金属网内填满移植材料，取下螺钉，固定钛网。近中额外放置移植材料

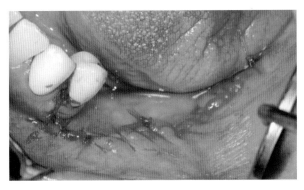

图 2-24 K. 用 4-0 线缝合切口

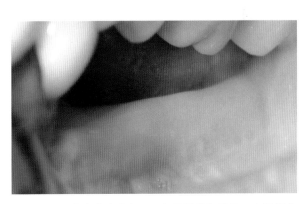

图 2-24 L. 患者愈合良好。6 个月后准备种植。未暴露金属网

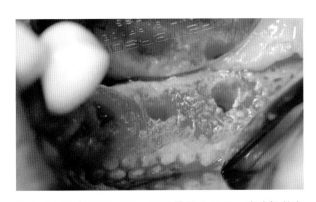

图 2-24 M. 做嵴顶切口，翻瓣暴露金属网。移除螺丝和金属网。移除金属网下 1mm 厚的纤维软组织，暴露新生骨。备洞，种植体长 6mm

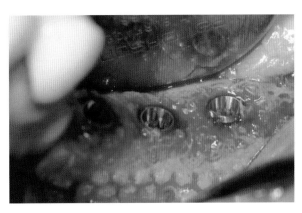

图 2-24 N. 图示 6mm 的种植体，然后置入覆盖螺丝，缝合切口

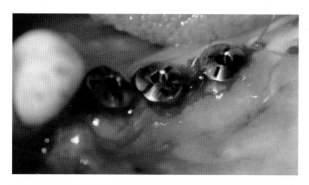

图 2-24 O. 4 个月后，平分角化牙龈暴露种植体，连接愈合基台

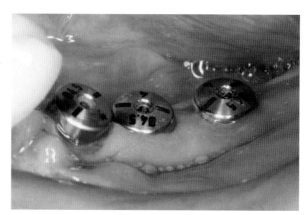

图 2-24 P. 移植腭侧瓣增加角化牙龈

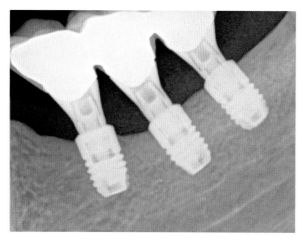

图 2-24 Q. 最终放射片示骨增量区种植体周围骨量保持良好

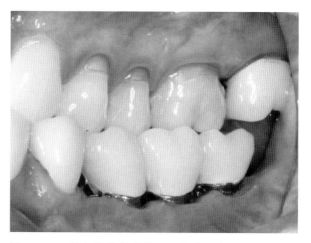

图 2-24 R. 修复体黏结就位，局部成反𬌗，原因是下颌长期缺牙，上颌牙舌侧移位

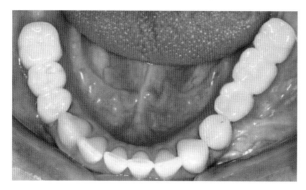

图 2-24 S. 修复后𬌗面观

颌体部一侧做矢状截骨到另一侧，提高舌侧骨板并保留舌骨黏骨膜瓣附着。3 年后，高度降低约 36%，下颌前牙区共提升 7.8mm[81]。

随后，学者对该方法进行改良，增加了前牙区水平截骨，并采用自体骨填充间隙。1 年后，约有 20% 骨吸收[82-83]。

Frost 等[84]报道将下牙槽神经游离，从磨牙后垫一直水平截骨到对侧，然后植入自体骨，用钢丝固定。术后 12~16 周做前庭沟成形术，随访 8.8 个月，植骨吸收约 26%。所有患者均有一定程度感觉异常。

嵌入式植骨愈合快[71]。12 周后，植入的骨基本整合，和周围骨难以区分。术后 4 周，纤维和血管长入，移植骨骨陷窝空虚，截骨骨块均成活良好，前 12 周内骨吸收很少或者无吸收。根据该观察结果，移植骨的骨细胞并未成活，移植骨周围新骨迅速形成，移植骨通过新生骨与周围骨组织连接。提升的骨块因有舌侧黏骨膜瓣相连，血供良好。

由于上述方法容易造成神经损伤，且移植后骨块无法固定，目前已经不再使用[75, 85-86]。在这些早期骨移植方法中较高的骨吸收率与多种因素有关：多数患者进行前庭沟加深术，进一步影响植骨区域黏骨膜，造成吸收[75]。Moloney[86]发现，采用 Stoelinga 三段式截骨时，如果后期不进行前庭沟加深，骨吸收量较少。另一个原因是翻瓣和骨块移动范围大（10~20mm），可能影响血供。

早期的植骨技术采用钢丝或者缝线固定骨块和移植骨，植骨区的微动会影响血管长入和改建。研究表明，骨块固定稳固、不移动时，14 周后可保留 56% 移植骨，若固定不牢，仅余留 46%[87]。骨块的移动对早期愈合影响尤其大，因而一定要保证早期愈合阶段骨块的稳固。

采用嵌入式植骨时，医生需要选取合适的材料填充间隙。松质骨和骨粉较皮质骨血管化快，成骨迅速[88-91]。Burchardt[88] 研究表明，松质骨植入愈合完全，皮质骨则有部分坏死。Canzona 等[79] 用犬做动物实验，发现 Inlay 植骨比 Onlay 植骨效果更好。Schettler 和 Holtermann[78] 认为 Inlay 植骨吸收量更少，因为植骨材料周围有骨或者骨膜包绕，血供更佳，成骨快。

种植体对移植骨吸收的影响

种植体植入后，植骨区的吸收明显减慢[35, 92]。Bell 等[35] 采用口外切口，利用髂骨增高牙槽骨。6 个月后前牙区植入种植体，而后牙区未植入。后牙区因为没有植入种植体，骨吸收速度明显比前牙区快。Breine 和 Brånemark[92] 采用犬做动物实验发现，植骨并同期植入种植体时，骨吸收明显较慢。植骨材料稳定后，种植体周每年的骨吸收量小于 0.1mm。

对于长骨，如果不进行功能受载，骨的改建明显降低[93]。骨质密度降低，导致骨质疏松。同理，牙齿拔除后，需要一定的机械刺激来阻止骨吸收。

2006 年，Jensen[94] 的报道表明，采用三明治植骨时，下颌后牙区可以增高 8mm。术前下牙槽神经管上的骨质高度为 3~7mm，神经管上 2mm 进行水平截骨，然后提升 4~8mm。用微型骨板固定，在下颌支取骨，联合骨粉填充空隙。4 个月后，取出微型固定夹板，植入种植体（8~11mm），3~4 个月后修复。根据该报道，牙槽骨平均增高 6mm，随访 1~4 年骨吸收 0~1mm。Marchetti 等[95] 研究的结果与其类似。

嵌入式植骨的局限性包括：仅能增加高度，不能增宽牙槽骨；增加的高度受解剖结构限制，主要是受舌侧黏骨膜牵拉，通常可以提升 5~8mm；过度牵拉舌侧黏骨膜造成血流不畅，伤口裂开，植骨失败或者严重吸收。

总而言之，采用嵌入式植骨，只要操作适当，牙槽骨可以增高 5~8mm。嵌入式植骨是一种安全的、效果肯定的植骨技术。手术应注意以下几点：①明确软组织对植骨的限制；②避免过度翻瓣；③骨块固定稳固；④植骨稳定后，尽量早期植入种植体；⑤种植体功能受载；⑥适当使用颗粒骨移植。

病例展示

该患者双侧下颌后牙缺失，前牙健康（图 2-25）。患者佩戴活动义齿不适，要求固定修复。患者上颌后牙咬合正常，无伸长，缺牙间隙颌间

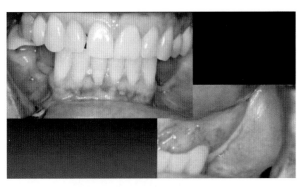

图 2-25 A. 术前照片，患者双侧后牙缺失，余留前牙健康，患者要求种植固定修复

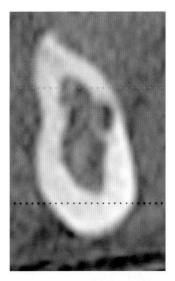

图 2-25 B. CT 横断面显示下颌神经管位置较高，上方骨高度 5.5mm

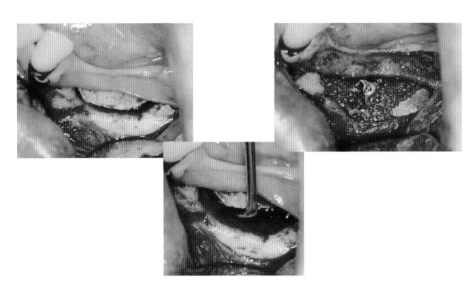

图 2-25 C. 局部浸润麻醉后，做前庭切口，切口向近中一直延伸到缺牙区邻牙近中。分离黏膜层（仅为黏膜，不包括骨膜），暴露颏孔和颏神经。颏孔上方切开骨膜，向下分离骨膜，保留上方骨膜不分离。采用超声骨刀，在下颌神经管上方做水平截骨。做垂直切口时，也要注意保留骨面的骨膜覆盖，仅做少量分离。仔细检查，保证水平和垂直切口贯通，完全截断骨块。小心分离和提升截断的骨块 5~7mm，采用微型骨板固定（固定螺钉直径 1.2mm）。固定过程中，首先将微型骨板和骨块固定，然后升高骨块，调整位置，注意舌侧边缘平整无突起，然后用螺钉固定下方下颌骨。间隙采用冻干骨粉（直径 350~500μm）填充，然后严密缝合伤口

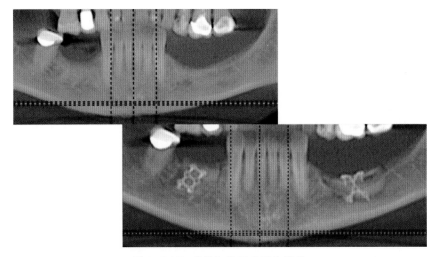

图 2-25 D. 术前和植骨术后全景片

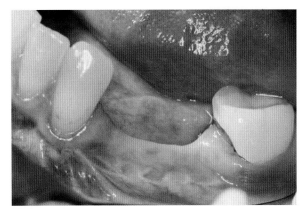

图 2-25 E. 植骨术后 5 个月（左侧）

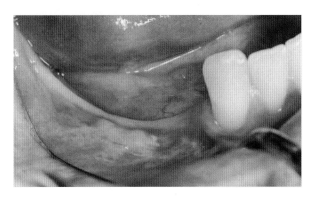

图 2-25 F. 植骨术后 5 个月（右侧）

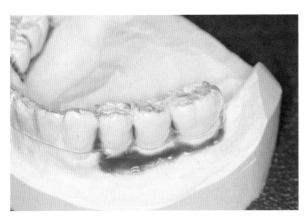

图 2-25 G. 利用诊断模型制作手术导板（Michael Shannon 医生制作）

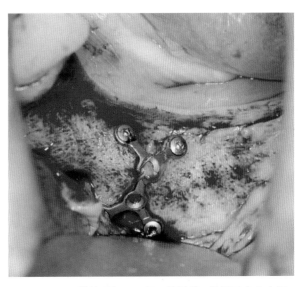

图 2-25 H. 牙槽嵴顶切开，翻开黏骨膜，植骨区愈合良好，去除固定金属板

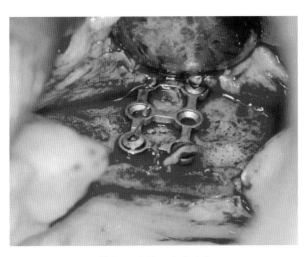

图 2-25 I. 右侧牙槽骨，植骨区愈合良好

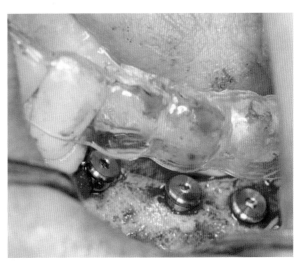

图 2-25 J. 左侧植入 3 颗种植体

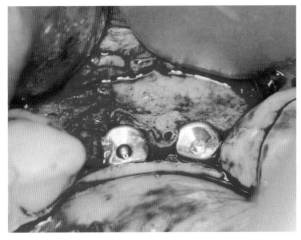

图 2-25 K. 右侧下颌植入 2 颗种植体

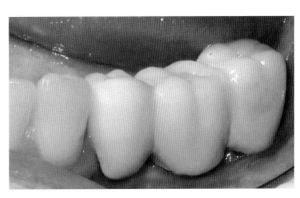

图 2-25 L. 最终修复体

距充足。CT 显示双侧骨高度 5mm。修复方案包括活动义齿修复；拔除下颌所有余留牙，颏孔间植入 5 颗种植体，行固定桥或者固定可摘联合义齿修复；或者做嵌入式植骨，增高牙槽骨。

根据 CT 横断面影像设计手术方案。术前告知患者可能的风险，包括神经损伤、植骨或种植失败等，患者知情同意并签署手术同意书。

给予镇静剂，局部行浸润麻醉，麻醉充分后做前庭沟切口，切口的位置离膜龈联合至少 10mm。切口前方一直延伸到缺牙区邻牙近中。锐性分离黏膜层，结合钝性分离，暴露颏孔和颏神经。在颏孔上方切开骨膜，向下分离骨膜，保留上方骨膜。注意不要分离舌侧黏骨膜。

采用超声骨刀，在下颌神经管上方做水平截骨。做垂直切口时，也要注意保留骨面的骨膜覆盖，仅做少量分离。仔细检查，保证水平和垂直切口贯通，完全截断骨块。术中不使用骨凿，以免造成舌侧断面不整齐。术中用手指感觉超声骨刀切开舌侧骨壁，但不损失舌侧黏骨膜。小心分离和提升截断的骨块（如果患者口底位置接近萎缩的牙槽骨，骨块提升高度较多，反之则提升高度较小）。骨块升高后，用微型骨板固定（固定螺钉直径通常 1.2mm 或者 1.5mm）。固定过程中，首先将微型骨板和骨块固定，然后升高骨块，调整位置，注意舌侧边缘平整无突起，然后用螺钉固定下方下颌骨。采用冻干骨填充间隙，然后严密缝合伤口。

术后患者进流食，给予抗生素。手术后 3d 开始使用含抗生素漱口液。3 个月后复诊，CT 扫描确认移植骨愈合完全，然后常规植入种植体。

参考文献

[1] Block MS, Lirette D, Gardiner D, et al. Prospective evaluation of implants connected to teeth. Int J Oral Maxillofac Implants, 2002, 17:473-487.

[2] Kosutic D, Uglesic V, Perkovic D, et al. Preoperative antiseptics in clean/contaminated maxillofacial and oral surgery: prospective randomized study. Int I Oral Maxillofac Surg, 2009, 38:160.

[3] Block MS, Mercante DE, Lirette D, et al. Prospective evaluation of immediate and delayed provisional single tooth restorations. J Oral Maxillofac Surg, 2009, 67(suppl 11):89.

[4] Walker L. The emergency implant—Placement of implants into mandibular molar sites. AAOMS Dental Implant Conference. Chicago, IL, 2008.

[5] Block MS. Placement of implants into fresh molar sites. J Oral Maxillofac Surg, 2010, 69(1):170-174.

[6] Buser D, Dula K, Hirt HP, et al. Lateral ridge augmentation using autografts and barrier membranes. J Oral Maxillofac Surg, 1996, 54:420-432.

[7] Buser D, Dula K, Belser UC, et al. Localized ridge augmentation using guided bone regeneration: II. Surgical procedure in the mandible. Int J Periodont Rest Dent, 1995, 15:11-29.

[8] Buser D, Dula K, Hess D, et al. Localized ridge augmentation with autografts and barrier membranes. Periodonto1, 2000, 1999, 19:151-163.

[9] Misch CM. Comparison of intraoral donor sites for onlay grafting prior to implant placement. Int I Oral Maxillofac Implants, 1997, 12:767-776.

[10] Rasmusson L, Meredith N, Kahnberg KE, et al. Effects of barrier membranes on bone resorption and implant stability in onlay bone grafts: an experimental study. Clin Oral Implants Res, 1999, 10:267-277.

[11] Proussaefs R Lozada J, Rohrer MD. A clinical and histologic evaluation of a block onlay graft in conjunction with autogenous particulate and inorganic bovine material: a case report. Int J Periodontol Rest Dent, 2002, 22:567-573.

[12] Misch CM, Misch CE. The repair of localized severe ridge defects for implant placement using mandibular bone grafts. Implant Dent, 1995, 4:261-267.

[13] Keller EE, Tolman DE, Eckert S. Surgical-prosthodontic reconstruction of advanced maxillary bone compromise with autogenous onlay block bone grafts and osseointegrated endosseous implants: a 12 year study of 32 consecutive patients. Int J Oral Maxillofac Implants, 1999, 14:197-209.

[14] Marx RE, Shellenberger T, Wimsatt J, et al. Severely resorbed mandible: predictable reconstruction with soft tissue matrix expansion (tent pole) grafts. J Oral Maxillofac Surg, 2002, 60:878-888.

[15] Thor A. Reconstruction of the anterior maxilla with platelet gel, autogenous bone and titanium mesh: a case report. Clin Implant Dent Relat Res, 2002, 4:150-155.

[16] Simion M, Jovanovic SA, Tinti C,et al. Long-term evaluation of osseointegrated implants inserted at the same time or after vertical ridge augmentatton: a retrospective study on 123 implants with 1-5 years follow-up. Clin Oral Implants Res, 2001, 12:35-45.

[17] Friedmann A, Strietzel FP, Maretzki B, et al.Histological assessment of augmented jaw bone utilizing a new collagen barrier membrane compared to a standard barrier membrane to protect granular bone substitute material: a randomized clinical trial. Clin Oral Implants Res, 2002, 13:587-594.

[18] Doblin JM, Salkin LM, Mellado JR, et al. A histologic evaluation of localized ridge augmentation utilizing DFDBA in combination with e-PTFE membranes and stainless steel bone pins in humans. Int J Periodontol Rest Dent, 1996, 16:121-129.

[19] Fugazzotto PA. Report of 302 consecutive ridge augmentation procedures: technical considerations and clinical results. Int J Oral Maxillofac Implants, 1998, 13:358-368.

[20] Araújo MG, Sonohara M, Hayacibara R, et al. Lateral ridge augmentation by the use of grafts comprised of autologous bone or a biomateriah: an experiment in the dog. J Clin Periodontol, 2002, 29:1122-1131.

[21] Kent IN, Quinn JH, Zide MF, et al. Correction of alveolar ridge deficiencies with nonresorbable hydroxylapatite. J Am Dent Assoc, 1982, 105:993-1001.

[22] Kent JN, Quinn JH, Zide MF, et al. Alveolar ridge augmentation using nonresorbable hydroxylapatite with or without autogenous cancellous bone. J Oral Maxillofac Surg, 1983, 41:629-642.

[23] Mentag PJ, Kosinski T. Hydroxyapatite-augmented sites as receptors for replacement implants. J Oral Implantol, 1989, 15:114-123.

[24] Block MS, Finger I, Lytle Pc. Human mineralized bone in extraction sites before implant placement: preliminary results. J Am Dent Assoc, 2002, 133:1631-163.

[25] Hellem S, Astrand R Stenström B, et al. Implant treatment in combination with lateral augmentation of the alveolar process: a 3-year prospective study. Clin Implant Dent Relat Res, 2003, 5:233-240.

[26] Moss ML. Functional analysis of human mandibular growth. J Prosthet Dent, 1968, 10:1149-1160.

[27] Block MS, Degen M. Horizontal ridge augmentation using human mineralized particulate bone: preliminary results. J Oral Maxillofac Surg, 2004, 62(9 suppl 2):67-72.

[28] Block MS. Surgery of the anterior mandible// Block MS, editor. Color atlas of dental implant surgery. Philadelphia: Saunders, 2001: 21-23.

[29] Moss ML. The role of the functional matrix in mandibular growth. Angle Orthod, 1968, 38:95-103.

[30] Fugazzotto PA. Report of 302 consecutive ridge augmentation procedures: technical considerations and clinical results. Int J Oral Maxillofac Implants, 1998, 13: 358-368.

[31] Araújo MG, Sonohara M, Hayacibara R, et al. Lateral ridge augmentation by the use of grafts comprised of autologous bone or a biomaterial. An experiment in the dog. J Clin Periodontol, 2002, 29:1122-1131.

[32] Ohayon L. Ridge enlargement using deproteinized bovine bone and a bioresorbable collagen membrane: a tomodensitometric, histologic, and histomorphometric analysis. Int J Periodontics Restorative Dent, 2011, 31:237-245.

[33] Block MS, Kelley B.Horizontal posterior ridge augmentation: the use of a collagen membrane over a bovine particulate graft: technique note. J Oral Maxillofac Surg, 2013, 71(9): 1513-1519.

[34] Hallman M, HIedin M, Sennerby L, et al. A prospective 1-year clinical and radiographic study of implants placed after maxillary sinus floor augmentation with bovine hydroxyapatite and autogenous bone. J Oral Maxillofac Surg, 2002, 60:277-284.

[35] Bell RB, Blakey GH, White RP, et al. Staged reconstruction of the severely atrophic mandible with autogenous bone graft and endosteal implants. J Oral Maxillofac Surg, 2002, 60:1135-1141.

[36] Moloney F, Tideman H, Stoelinga PJ, et al. Interpositional bone-grafting of the atrophic edentulous mandible: a review. Aust Dent J, 1985, 30:211-219.

[37] Tallgren A. The continued reduction of the residual alveolar ridges in complete denture wearers: a mixed longitudinal study covering 25 years: 1972. J Prosthet Dent, 2003, 89:427-435.

[38] Davis H, Rydevik B, Lundborg G, et al. Mobilization of the inferior alveolar nerve to allow placement of osseointegrated fixtures// Worthington R Branemark PI. Advanced osseointegration surgery: applications in the maxillofacial region. Chicago: Quintessence, 1992: 129-144.

[39] Proussaefs P. Vertical alveolar ridge augmentation prior to inferior alveolar nerve repositioning: a patient report. Int J Oral Maxillofac Implants, 2005, 20:296-301.

[40] Friberg B, Ivanoff CJ, Lekholm U. Inferior alveolar nerve transposition in combination with Branemark implant treatment. Int J Periodontics Restorative Dent, 1992, 12:440-449.

[41] Haers PE, Sailer HF. Neurosensory function after lateralization of the inferior alveolar nerve and simultaneous insertion of implants. Oral Maxillofac Surg Clin North Am, 1994, 7:707-716.

[42] Kan JY, Lozada JL, Goodacre CJ, et al. Endosseous implant placement in conjunction with inferior alveolar nerve transposition: an evaluation of neurosensory disturbance. Int J Oral Maxillofac Implants, 1997, 12:463-471.

[43] Kan JY, Lozada JL, Boyne PJ, et al. Mandibular fracture after endosseous implant placement in conjunction with inferior alveolar nerve transposition: a patient treatment report. Int J Oral Maxillofac Implants, 1997, 12: 655-659.

[44] Bovi M. Mobilization of the inferior alveolar nerve with simultaneous implant insertion: a new technique—case report. Int J Periodontics Restorative Dent, 2005, 25:375-383.

[45] Jensen O, Nock D. Inferior alveolar nerve repositioning in

conjunction with placement of osseointegrated implants: a case report. Oral Surg Oral Med Oral Pathol, 1987, 163: 263-268.

[46] Block MS, Delgado A, Fontenot MG. The effect of diameter and length of hydroxylapatite-coated dental implants on ultimate pullout force in dog alveolar bone. J Oral Maxillofac Surg, 1990, 48:174-178.

[47] Block MS, Kent JN.Cylindrical HA-coated implants: eight year observations. Compend Contin Educ Dent Suppl, 1993, 15:526-532.

[48] Jaffin RA, Berman CL. The excessive loss of Branemark fixtures in type IV bone: a 5 year analysis. J Periodonto, 1991, 162:2-4.

[49] Chiapasco M, Romeo E, Casentini P, et al. Alveolar distraction osteogenesis vs vertical guided bone regeneration for the correction of vertically deficient edentulous ridges: a 1-3 year prospective study on humans. Clin Oral Implants Res, 2004, 15:82-95.

[50] Simion M, Baldoni M, Rossi P, et al. A comparative study of the effectiveness of e-PTFE membranes with and without early exposure during the healing period. Int J Periodontics Restorative Dent, 1994, 14:166-180.

[51] Chiapasco M, Zaniboni M, Rimondini L. Autogenous onlay bone grafts vs alveolar distraction osteogenesis for the correction of vertically deficient edentulous ridges: a 2-4 year prospective study on humans. Clin Oral Implants Res, 2007, 18:432-440.

[52] Cordaro L, Amade DS, Cordaro M. Clinical results of alveolar ridge augmentation with mandibular block bone grafts in partially edentulous patients prior to implant placement. Clin Oral Implants Res, 2002, 13:103-111.

[53] Proussaefs P, Lozada J, Kleinman A,et al. The use of ramus autogenous block grafts for vertical alveolar ridge augmentation and implant placement: a pilot study. Int I Oral Maxillofac Implants, 2002, 17: 238-248.

[54] Proussaefs P, Lozada J. The use of intraorally harvested autogenous block grafts for vertical alveolar ridge augmentation: a human study. Int J Periodontics Restorative Dent, 2005, 25:351-363.

[55] Pikos MA. Mandibular block autografts for alveolar ridge augmentation. Atlas Oral Maxillofac Surg Clin North Am, 2005, 13:91-107.

[56] Perry M, Hodges N, Hallmon DW, et al.Distraction osteogenesis versus autogenous onlay grafting. Part I: outcome of implant integration. Int J Oral Maxillofac Implants, 2005, 20:695-702.

[57] Simion M, Trisi P, Piattelli A. Vertical ridge augmentation using a membrane technique associated with osseointegrated implants. Int J Periodontics Restorative Dent, 1994, 14:496-511.

[58] Artzi Z, Dayan D, Alpern Y,et al. Vertical ridge augmentation using xenogenic material supported by a configuring titanium mesh: clinicohistopathologic and histochemical study. Int J Oral Maxillofac Implants, 2003, 18:440-446.

[59] Rasmusson L, Meredith N, Kahnberg KE, et al.Effects of barrier membranes on bone resorption and implant stability in onlay bone grafts. Clin Oral Implants Res, 1999, 10:267-277.

[60] Jensen OT, Greer RO Jr, Johnson L, et al. Vertical guided bone-graft augmentation in a new canine mandibular model. Int J Oral Maxillofac Implants, 1995, 10:335-344.

[61] Gordh M, Alberius P, Johnell O, et al. Osteopromotive membranes enhance onlay integration and maintenance in the adult rat skull. Int J Oral Maxillofac Surg, 1998, 27:67-73.

[62] Buser D, Dahlin C, Schenk R. Guided bone regeneration in implant dentistry. Chicago: Quintessence, 1994.

[63] Tinti C, Parma-Benfenati S. Vertical ridge augmentation: surgical protocol and retrospective evaluation of 48 consecutively inserted implants. Int J Periodontics Restorative Dent, 1998, 18:434-443.

[64] Boyne PJ, Cole MD, Stringer D, et al. A technique for osseous restoration of deficient edentulous maxillary ridges. J Oral Maxillofac Surg, 1985, 43:87-91.

[65] Louis PJ, Gutta R, Said-A1-Naief N, et al. Reconstruction of the maxilla and mandible with particulate bone graft and titanium mesh for implant placement. J Oral Maxillofac Surg, 2008, 66:235-245.

[66] Clementschitsch F. Simultaneous placement of endosteal implants and mandibular onlay// Pichler H, Trauner R. Mund und Kieferchirurgie. Berlin: Urban and Schwarzenberg, 1948.

[67] Clementschitsch F. Uber die Wiederherstellung der Prothesenfahigkeit des Oherkiefers. Osterr Z Stomato, 1953, 150:11-21.

[68] Gerry RG. Alveolar ridge reconstruction with osseous autograft: report of case. J Oral Surg (Chic) , 1956, 14:74-78.

[69] Schmid E. Die aufbauende Kieferkammplastik. Osterr Z Stomatol, 1954, 5: 582-588.

[70] Davis WH, Delo RI, Ward WB, et al.Long term ridge augmentation with rib grafts. J Maxillofac Surg, 1975, 3:103-106.

[71] Frame JW, Brady CL, Browne RM. Augmentation of the edentulous mandible using bone graft and hydroxyapatite: a comparative study in dogs. Int J Oral Surg, 1981, 10(suppl 1):88-92.

[72] Frame JW, Browne RM, Brady CL. Biologic basis for interpositional autogenous bone grafts to the mandible. J Oral Maxillofac Surg, 1982, 40: 407-411.

[73] Barros Saint Pasteur J. Plastic restoration of the alveolar crest of the mandible. Acta Odontol Venez, 1966, 4:3-21.

[74] Barros Saint Pasteur J. Plastic reconstruction of the alveolar crest: clinicosurgical investigation. Acta Odontol Venez, 1970, 8:168-182.

[75] Egbert M, Stoelinga PJ, Blijdorp PA, et al.The "three-piece" osteotomy and interpositional bone graft for augmentation of the atrophic mandible. J Oral Maxillofac Surg, 1986, 44:680-687.

[76] Schettler D. Sandwich-technique with cartilage transplant for raising the alveolar process in the lower jaw. Fortschr Kiefer Gesichtschir, 1976, 20:61-63.

[77] Schettler D. Spatergebnisse der absoluten Kieferkammerhohung im atrophischen Unterkiefer durch die "Sandwichplastik". Dtsch Zahnarztl Z, 1982, 37:132-135.

[78] Schettler D, Holtermann W. Clinical and experimental results of a sandwich-technique for mandibular alveolar ridge augmentation. J Maxillofac Surg, 1977, 5:199-202.

[79] Canzona JE, Grand NG, Waterhouse JP, et al. Autogenous bone grafts in augmentation of the edentulous canine mandible. J Oral Surg, 1976, 34:879-886.

[80] Härle F. Visor osteotomy to increase the absolute height of the atrophied mandible: a preliminary report. J Maxillofac Surg, 1975, 3:257-260.

[81] Härle F.Follow-up investigation of surgical correction of the atrophic alveolar ridge by visor-osteotomy. J Maxillofac Surg, 1979, 7:283-293.

[82] Stoelinga PJ, Tideman H, Berger JS, et al. Interpositional bone graft augmentation of the atrophic mandible: a preliminary report. J Oral Surg, 1978, 36:30-32.

[83] Stoelinga PJ, de Koomen HA, Tideman H, et al.A reappraisal of the interposed bone graft augmentation of the atrophic mandible. J Maxillofac Surg, 1983, 11:107-112.

[84] Frost DE, Gregg JM, Terry BC, et al. Mandibular interpositional and onlay bone grafting for the treatment of mandibular bony deficiency in the edentulous patient. J Oral Maxillofac Surg, 1982, 40:353-360.

[85] Sugar A, Hopkins R. A sandwich mandibular osteotomy: a progress report. Br J Oral Surg, 1982, 20:168-174.

[86] Moloney F, Stoelinga PI, Tideman H, et al. Recent developments in interpositional bone-grafting of the atrophic mandible. J Maxillofac Surg, 1985, 13:14-23.

[87] Lin KY, Bartlett SP, Yaremchuk MJ, et al. The effect of rigid fixation on the survival of onlay bone grafts: an experimental study. Plastic Reconstr Surg, 1990, 86:449-456.

[88] Burchardt H. The biology of bone graft repair. Clin Orthop Relat Res, 1983, 174:28-42.

[89] Marciani RD, Gonty AA, Synhorst JB 3rd, et al.Cancellous bone marrow grafts in irradiated dog and monkey mandibles. Oral Surg Oral Med Oral Pathol, 1979, 147:17-24.

[90] Hammack BL, Enneking WF. Comparative vascularization of autogenous and homogenous-bone transplants. J Bone Joint Surg Am, 1960, 42: 811-817.

[91] Enneking WF, Eady IL, Burchardt H. Autogenous cortical bone grafts in the reconstruction of segmental skeletal defects. J Bone Joint Surg Am, 1980, 62:1039-4058.

[92] Breine U, Branemark PI. Reconstruction of the alveolar jaw bone: an experimental and clinical study of immediate and preformed autologous bone grafts in combination with osseointegrated implants. Scand J Plast Reconstr Surg, 1980, 14:23-48.

[93] Rubin CT, Lanyon LE. Regulation of bone formation by applied dynamic loads. J Bone Joint Surg Am, 1984, 66:397-402.

[94] Jensen OT. Alveolar segmental "sandwich" osteotomies for posterior edentulous mandibular sites for dental implants. J Oral Maxillofac Surg, 2006, 64:471-475.

[95] Marchetti C, Trasarti S, Corinaldesi G, et al. Interpositional bone grafts in the posterior mandibular region: a report on six patients. Int J Periodontics Restorative Dent, 2007, 27:547-555.

第 3 章
上颌牙列缺失的种植治疗

本章概要

- 术前计划与检查

- 上颌前牙区植入 4 颗种植体

- 上颌牙列缺失种植的 Ⅱ 期手术

- 不植骨的前牙区和后牙区种植体植入

- 对上颌窄牙槽嵴进行骨增量

- 全身疾病导致牙列缺失患者的全牙弓种植修复

  治疗计划
    第1阶段
    第2阶段：手术治疗
    第3阶段

- 数字化导板引导的上颌无牙颌手术

    第4阶段
    第5阶段
    第6阶段
    第7阶段

- 全身性疾病导致患者植入种植体后感染的概率提高

    序列治疗
    在最终修复前模拟其美观效果
    种植体防止骨丧失并维持骨量

- 上颌窦提升与同期水平向牙槽嵴骨增量手术

    手术技巧

- 上颌前牙区重度骨缺损患者通过后牙区种植进行修复

- 上颌窦提升植骨后植入 8 颗种植体

- 用倾斜种植体避免上颌窦提升升

    倾斜种植体的文献回顾
    使用倾斜种植体的优点
    使用倾斜种植体的缺点

- 上颌全牙弓即刻修复

    技术总结
    初诊和咨询
    术前评估
    修复部分
    工作流程与分配
    术前访问
    外科技术
    修复程序

- CT 引导的外科手术：与扫描、设计、外科手术、修复相关的错误

    计划制订阶段的错误：临时修复体的制作
    问题：由于使用了不理想的修复模型导致计划错误
    问题：种植体垂直方向的位置偏差
    问题：义齿复制过程中树脂的收缩
    患者 CT 扫描的问题
    问题：复制义齿和软组织不贴合
    问题：缺乏咬合支持导致导板在口腔内定位不准确——需要精确的咬合记录

术前计划与检查

上颌牙列缺失患者进行种植义齿修复时，其治疗方案的选择取决于以下几个要素。

1.患者身体状况。体弱患者愈合情况较体健者差。糖尿病患者（血糖高于 120mg/dL）种植体周围成骨较差[1-5]。50 岁以上的女性患者和年龄更大的男性患者可能骨密度较低，术前必须进行全面颌骨骨密度评估。

2.患者的期望，例如想去除修复体的腭板；通过种植体增强咀嚼时义齿的稳定性，或者希望固定义齿修复。仔细询问患者的治疗预期，以指导医生进行诊疗工作。患者可能希望采用固定义齿修复，因其不需要取戴；或者希望上颌活动义齿在咀嚼时更加稳固；可能希望修复后功能外观和缺牙前一样。患者的心理预期对于制订治疗计划非常重要。

3.患者是否需要修复软组织形态以达到美观效果。患者休息状态下显露的牙齿形态应与年龄相匹配。年轻人休息状态下中切牙可见 2~3mm，80 岁患者在休息状态下应看不到中切牙。许多患者笑线接近龈缘，中切牙长度为 10.5~11.0mm，应考虑应用牙龈瓷或者丙烯酸粉色材料修复牙龈水平向和垂直向缺损。大多患者有足够的唇部丰满度，但少部分患者可能需要应用额外的修复材料增加唇部丰满度。

4.上颌前牙区及后牙区的牙槽骨可用骨量。种植体必须放置于骨内。种植体支持式义齿应在相应种植区域有充足的骨量。手术前应考虑患者骨高度和宽度，并拟订相应的手术策略。CBCT是评价骨量和骨质的重要手段。

5.患者经济情况。随着技术的发展，许多可摘、半可摘、固定义齿修复费用相近。金属塑胶混合修复体价格要高于切削杆－卡修复体。全瓷冠桥修复则更贵。告诉患者所有的选择，从而决定最终的修复方案。不同制作中心收费可能有所不同，制作时间也会有所差异。手术费用由种植体数目决定。

6.患者被告知并同意在缺损处进行骨移植，包括被告知取骨部位可能出现并发症。术前确保患者清楚了解每种治疗措施的相关并发症及其发生率。骨移植技术应该以最小的创伤取得最理想的结果。

治疗方案通常由修复科医生主导，且必须考虑患者对于种植治疗最终结果的期望。一旦患者确认了该治疗计划，就需要与外科医生协商，并由后者进行牙槽骨的检查。

传统全景片并不精确，无法反映每个截面上牙槽骨的宽度和高度，并且很难发现和诊断上颌窦病变。CBCT是准确评估上颌骨量的必要手段，通过采用 10cm×0.4 像素的分辨率设定进行扫描。辐射量约为全景片的 2.4 倍。新型 CBCT 辐射量降低，对患者伤害更小。CBCT 可以让医生获得以下信息：①判断髁突形态，排除髁突破坏或垂直距离不佳的患者；②可通过下颌平面角判断患者的垂直距离，是否存在因后牙咬合缺失或骨量流失导致的深覆𬌗；③上颌牙槽嵴相对于下颌牙槽嵴和牙列的位置关系；④上颌窦状况，包括筛窦、额窦、蝶窦、上颌骨的状态，是否有鼻窦内息肉，或发现其他病理状态，从而制订相应治疗计划；⑤上颌所有区域牙槽骨的厚度和骨质，梨状孔边缘是否存在骨；⑥准确判断切牙孔位置；⑦ CBCT 结合电脑软件可以进行手术前设计，可通过电脑模拟判断骨去除量、植体长度和直径、基台型号，可制作手术导板或临时修复体。

上颌前牙区由鼻侧壁和上颌窦前壁之前的区域组成，而上颌后区则是第二前磨牙和磨牙的区域。一般有以下 4 种情况：①上颌前区与后区垂直牙槽骨高度均 >10mm；②上颌前区垂直牙槽骨高度 >10mm，但后区 <10mm；③上颌前区垂直牙槽骨高度 <10mm，但后区 >10mm；④上颌前区与后区垂直牙槽骨高度均 <10mm。

在修复科医生的协助下，测量完牙槽骨量后，制订修复治疗方案。Parel 上颌牙列缺失分类能够帮助拟订治疗方案（框表 3-1）。

框表 3-1　Parel 上颌牙列缺失分类

Ⅰ类：仅上颌牙缺失，牙槽骨高度维持原先水平

Ⅱ类：上颌牙缺失，牙槽骨部分丧失

Ⅲ类：上颌牙缺失，牙槽骨严重吸收到基骨水平

Ⅰ类上颌牙列缺失适合行种植体支持的固定修复体，因为患者仅仅缺失牙齿，且拥有足够的牙槽骨来支撑软组织。通常上颌前区与后区垂直牙槽骨高度均大于 10mm。对于固定牙冠及冠桥的修复，种植体应当植入修复的牙齿范围内。同

时，种植体应当避免过度倾斜以保证整个种植体支持的修复体能够以整体取出，即共同就位道。种植体还应当避免因植于相邻牙之间而导致的美观及清洁问题。最后，种植体应植于龈下 3mm 以确保上方牙冠拥有一个自然的外形。采用固定种植义齿冠桥修复需要一个精确的手术导板，导板应覆盖整个上腭并且稳定在翼上颌切迹（上颌后区），这样导板便能够重复、稳定、精确地置于相同位置，医生便能够在患者口内找到预先确定的位置。

如果Ⅰ类上颌牙列缺失患者由于经济原因需要一副由 4 颗种植体组成的软组织支持覆盖义齿，覆盖义齿的杆卡不应过高，因为患者仅缺失牙齿，颌间距离有限。

Ⅱ类牙列缺失可通过固定冠桥修复取得比较美观的效果，然而这类患者需要少量的粉红色材料来作为唇侧翼缘以支撑鼻唇部软组织，防止患者大笑时暴露修复体和龈缘之间的间隙。通常需要添加粉色牙龈修复材料保证患者笑容时美观。

有一种方法能够帮助医生决定是否需要用丙烯酸树脂来支撑软组织：复制患者的上颌活动义齿，去除唇侧的翼缘，仅留牙齿部分。让患者带上修改过的义齿后检查其软组织轮廓，这个方法能够让医生与患者共同决定治疗方案。同时，牙槽骨缺损需要种植体植入更深，从而导致牙冠更长，牙齿需要连接粉红色丙烯酸树脂，需要使用可拆卸的唇部支撑物，或者一种在修复体和种植体之间存在空隙的复合型修复。

对于Ⅱ类牙列缺失患者，固定冠桥修复体、固定 - 可摘联合修复体（例如电火花蚀刻或者研磨的）、可摘覆盖义齿均可选择。固定冠桥修复体与固定 - 可摘联合修复体均需要 6~8 颗骨内种植体的支撑，并且建议全牙弓联合修复，颧骨种植例外（第 5 章）。这些传统的固定或者半固定修复体需要足够的后区垂直牙槽骨高度以供种植体在第一磨牙区域植入，或者有足够的骨量倾斜植入最远中一颗种植体，使基台能位于第一磨牙区。上颌不推荐悬臂设计。可摘覆盖义齿则以植入前牙区的 4 颗种植体制作"杆"，杆卡式附着体能够分散垂直压力。通常全颌无牙修复体都有跨中线的连接体连接左右种植体，这样对修复体起到稳定作用。采用 4 颗独立的种植体支撑上部附件花费较低，但尚未有长期的循证医学证据支

持该治疗模式。

吸烟、大量饮酒或者未控制的糖尿病或其他系统疾病的患者应当避免骨移植，外科医生唯有利用现有的骨量进行种植体的植入。与修复科医生商讨后，种植体植入位置与数量便能够确定了。

上颌前牙区植入 4 颗种植体

对于上颌前牙区垂直牙槽骨高度足够的患者，如要接受种植体支持的覆盖义齿，可以植入 4 颗种植体。上颌种植体支持的覆盖义齿需要至少 4 颗种植体，因为少于 4 颗可能难以承受附加在义齿和种植体上的咀嚼力（图 3-1）。切勿用 2 颗种植体支持上颌覆盖义齿。

术前影像与临床检查能够确定牙槽嵴的高度与宽度。通常上颌前牙区 4 颗种植体可以进行杆卡修复，种植体的远中可以结合应用垂直向应力中断附着体。上颌前牙区种植体应当位于义齿边缘范围内，而不应该比牙齿更靠唇侧。种植体植入时应该不影响覆盖义齿的牙齿排列及杆卡的制作，还要留意下颌切牙的切嵴位置，避免下颌牙占据上颌覆盖义齿腭部及杆卡的空间。

手术中，医生应当了解患者的修复治疗方案，并且找到植入种植体的理想位置。种植体可以略偏腭侧，这样能够得到更多上颌骨的支撑而保证更厚的唇侧骨板（图 3-1）。首先在上颌前牙区唇侧及腭侧进行局部浸润麻醉。上颌前牙区种植体植入时的切口通常位于牙槽嵴顶或者略偏腭侧，而不做前庭沟切口，因为这种切口会缩短前庭高度，增加患者术后不适。

沿着牙槽嵴做切口，并在切牙乳头处向唇侧略微偏移以避免直接损伤切牙乳头，切口深度必须触及骨膜。小心翻起全厚黏骨膜瓣，避免损伤。如有必要，可以在种植体远中进行垂直切口以暴露上颌骨颊侧部分。切勿在前牙区中线处做切口，否则会由于术后唇肌运动的干扰增加并发症。

然后进行腭侧翻瓣，避免触及切牙管内的组织。腭侧翻瓣应当暴露腭侧骨板，这样医生便能看清腭侧骨板的坡度，确定种植体植入方向而不伤及唇侧或者腭侧的皮质骨板，使种植体完全埋于骨中。应用 CBCT 可提前评估骨轮廓，手术中可减少唇、腭侧翻瓣范围，减少患者创伤。翻瓣范围以能满足医生定位、扩孔、放置种植体的要

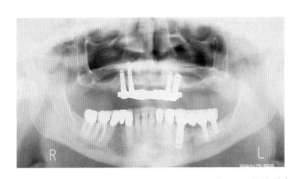

图 3-1　A.杆的远中处连有 ASC52 附着体。跨中线的杆能够固定上颌种植体并辅助该患者（56 岁）咀嚼力的分散（由 Larry McMillen 医生完成修复）

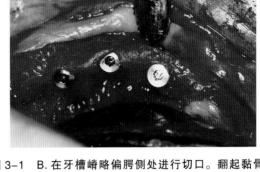

图 3-1　B.在牙槽嵴略偏腭侧处进行切口。翻起黏骨膜后植入种植体。种植体植于略偏腭侧使唇侧骨得以保存，从而防止种植位点开裂

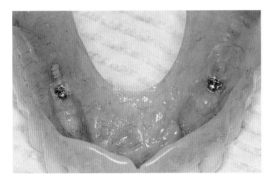

图 3-1　C.远中 ASC52 垂直应力中断附着体固定在义齿内以提供垂直向稳定

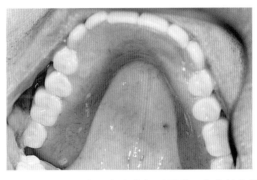

图 3-1　D.上颌义齿。应患者舒适要求，义齿的上腭部分被磨除

求即可。应用角度基台，医生可以更好地将种植体放置于颊腭侧骨板之间，使种植体具有更好的初期稳定性。这样避免了常见的为了保证种植体平行，导致唇侧骨壁穿孔的情况。通过角度基台调整角度，可以保证杆卡固位时相互之间平行。

　　翻开唇侧和腭侧的组织后，医生应该能够看清牙槽骨的厚度及腭侧和颊侧皮质骨的轮廓。必要时，切口可向上延伸至梨状孔，尤其是上颌萎缩患者。确认牙槽骨厚度后放入手术导板，并且检查即将植入种植体的位点。

　　通常上颌牙槽骨宽度较窄，仅有几毫米。某些区域可能比较宽，从牙槽骨量考虑，这些区域更适合植入种植体。如果种植体植入点与手术导板的位置略有不同，医生应该确保这不会影响原本的修复方案。

　　由于上颌牙槽嵴常有尖锐的边缘和坡度，所以首先在牙槽嵴上制备 1 个凹陷以便骨钻能够准确钻入。使用咬骨钳或者球钻在种植位点做标记，用球钻在牙槽嵴上理想的种植体植入位置制备骨孔（常位于牙槽嵴正中）。准确的球钻定位非常

重要，因为之后的骨孔制备会由这个入口开始，而一旦钻下再试图改变位置就比较困难了。如果初次制备的骨孔位置需要调整（如太近唇侧或腭侧），在确保骨量充足和位置正确的基础上，再用球钻在略偏腭侧、唇侧、远中或近中的位置重新定位。医生应随时检查种植位点，种植体必须精确植入指定位置以保证之后修复治疗的成功。

　　随后，使用逐级扩孔钻制备骨孔到最终的直径。如果牙槽嵴太过狭长，可以用圆头或平头骨挤压器扩大牙槽嵴，或者术前应当进行牙槽骨骨移植。牙槽嵴应该有足够的宽度植入种植体。如果牙槽嵴很窄且难以加宽，在宽度小于 3mm 的牙槽骨上使用骨挤压器或者牙槽骨劈开术，其长期效果不可预知。此时应行 Onlay 骨移植术，同时应该与患者一同讨论治疗方案（详见第 4 章在上颌前牙区用颏部骨块进行 Onlay 骨移植术的病例）。

　　为了防止种植体颊侧骨裂开或过薄，覆盖义齿的种植体常植于略偏腭侧的牙槽嵴。种植体不应植入切牙管的位置，并应避免种植位点开裂，

进而使种植体脱落在切牙管内。基于骨量的考虑，覆盖义齿的种植体一般都会植于尖牙和前磨牙区域，如有必要侧切牙区也可以植入种植体，不过中切牙区植入的种植体会使修复治疗复杂化，因为邻近中线的基牙和杆卡会使义齿腭侧部分过分庞大，使患者对修复效果不满意。

如果由于牙槽嵴凹陷导致牙槽骨在种植体中分开裂，那么可以用颗粒状的、致密的牛异种骨粉移植，此类骨粉吸收缓慢，可用于填补牙槽骨凹陷。医生亦可选择是否需用屏障膜。细小的裂口一般不需要使用生物膜。

种植体就位及其覆盖螺钉旋入种植体后，切口就可以缝合了。有时候，需要进行骨膜松解以实现无张力缝合。如果没有进行骨移植，那么缝合线的选择取决于医生的个人偏好。

患者在术后 7 ~ 10d 内不能佩戴义齿。如果患者不能接受因此带来的美观问题，外科医生或者修复医生应该将义齿唇侧翼缘移除至牙龈位置，并且缓冲牙槽嵴位置的义齿基托，调改后的义齿可以用义齿黏结剂固定在上腭，但要避免在切口位置黏结。修改后的义齿可以改善美观情况，但患者必须进流质食物 2 周。

上颌牙列缺失种植的 II 期手术

在适当的愈合期后，患者需进行种植体的暴露并放置愈合基台（图 3-2）。局麻下做切口平分角化龈，将角化龈推挤到基台唇侧。翻起包括骨膜的全厚瓣，便能直视种植体。去除覆盖螺丝，轻柔清除种植体上部软组织，冲洗种植体内部，放置愈合帽。当牙龈组织过厚时，应进行牙龈修整。应用手术刀切除近牙槽骨侧龈组织，修薄龈瓣。切口围绕愈合帽进行缝合。进行义齿缓冲或者重衬，以便在义齿戴入时将口腔黏膜与牙槽嵴压紧（图 3-2）。

不植骨的前牙区和后牙区种植体植入

如果患者希望他的义齿没有腭顶部分，以便在进食中体验食物的质感，那么患者需要植入足够数量（取决于支持组织）的种植体来承担咀嚼力。患者从前牙到后牙区应有足够的骨量支撑每颗种植体。这些患者可能需要上颌窦提升来增加垂直骨量，可能需要进行牙槽窝植骨保存骨量。

针对全口具有足够骨量的患者，推荐使用 6~8 颗种植体来支持固定或者活动义齿，并且在后牙区需要足够数目的种植体承担磨牙的咀嚼。

I 类上颌牙列缺失患者仅需用种植修复体修复缺失的前牙（图 3-3）。大多数 I 类上颌牙列缺失患者仅有少量牙槽骨萎缩，但其唇侧骨的轮

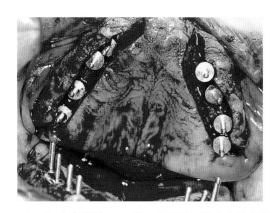

图 3-2 A.患者男性，62 岁，上颌牙因龋病在种植手术 6 个月之前全部被拔除。临床检查显示牙槽骨维持在原有高度并有足够骨量进行上颌种植体支持的固定义齿修复治疗。手术中植入了 8 颗种植体，并采用一个复制的义齿作为手术导板。切口的设计避开了上颌前区及切牙管，而 8 颗种植体相互平行使得后期 8 颗种植体的修复体能够作为一个整体取出

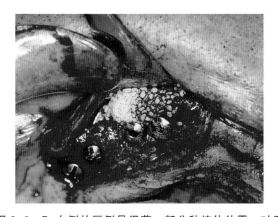

图 3-2 B.右侧的唇侧骨很薄，部分种植体外露。对于固定修复体，种植体的位置取决于术前方案，而种植体不能过于靠近腭侧。种植体应当直接植于修复体上牙对应的位置。对于需要杆卡固位的义齿，杆需要占据额外的空间，因此种植体要植于更靠腭侧的位置

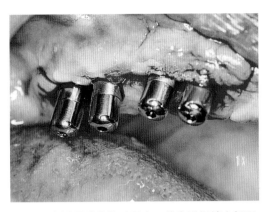

图 3-2　C. 在暴露种植体过程中，首先进行嵴上切口，然后进行翻瓣。用手术刀切薄瓣内组织，使基桩的牙周袋深度不超过 3mm。2 周后，基桩周围的牙龈愈合，可以取模

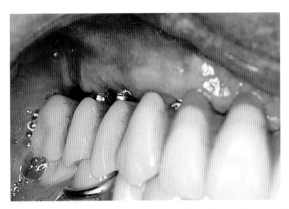

图 3-2　D. 最终的修复体置入。局部预留的牙间隙空间可令口腔局部容易清洁

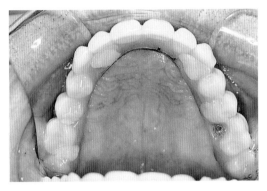

图 3-2　E. 由咬合面观察，种植体的位置局限在其上牙齿的轮廓内

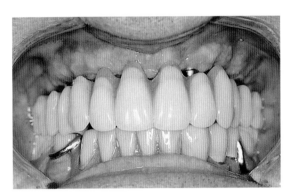

图 3-2　F. 修复后口内正面观（由 Troy Patterson 医生完成修复）

廓并不规则。这些患者，尤其是有高笑线关系的患者，可以通过唇侧骨增量使轮廓变得圆润，从而加强最终修复体的稳定性。

　　Ⅱ类上颌牙列缺失患者的部分牙槽骨吸收，需要进行如前所述的美学评估。预先确定是否需要唇部支撑非常重要，这些患者可能需要采用粉色修复材料支撑鼻唇软组织，也可能需要粉色的活动唇侧翼缘来支撑鼻唇组织。相反他们也可能需要在固定修复体上添加材料来提供美观的面部外形。无论是哪种方式都需要在种植体植入前进行评估计划。上颌塑胶混合修复体则很少再需要额外材料支持，因为固定修复体唇侧已有大量材料。通过应用上颌混合修复体和粉色修复材料，更多患者可以选择固定修复，减少了半固定修复的应用。这种固定修复材料的价格需要考虑，但是并不会影响太多患者（图 3-4）。

　　Ⅲ类上颌牙列缺失患者的牙槽骨严重吸收至基骨位置，可进行固定 - 活动联合修复，主要取

决于局部骨量（图 3-4）。还可以将种植体成角度植入以增加其长度和机械稳定性，从而让更多患者可以选择固定修复方式。在修复时，可以使用角度基台使彼此达到平行。

　　如进行固定修复，在种植体植入之前，虚拟的手术设计可以保证种植体选择的准确性，将种植体植入最理想的位置。临床上有两种途径可以进行虚拟设计。一种是根据 CBCT 数据设计确定牙齿和种植体位置。通常在没有新的义齿，并且患者希望避免更多辐射时可以采用这种方法。第二种选择是翻制或制作一幅新义齿，唇腭侧边缘放置阻射标记，采用两次扫描来制订治疗计划。不含阻射材料的丙烯酸修复体可以用于在电脑上模拟设计。软件环境下修复体也可以被移除，可视状态下在骨内虚拟放置种植体，并设计其位置。在此基础制作数字化手术导板，导板可以用来指导种植体定位，如无必要也可以不使用。计算机辅助设计的导板可以减少手术翻瓣，减少患者术

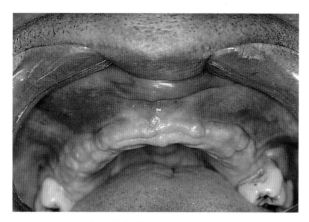

图 3-3 A.49 岁男性患者欲行上颌固定义齿修复。术前牙槽骨分析显示垂直向牙槽骨高度丧失 2mm。他期望的修复治疗可以通过种植体加上颌全口烤瓷熔附金属修复体实现。唇侧骨的不规则轮廓可以通过手术中的骨移植来改善。术前全景片显示非常理想的牙槽骨高度

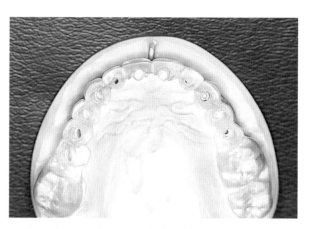

图 3-3 B.术前准备包括进行模拟修复，并在患者口内试戴观察其效果，在得到患者同意后进行种植手术。将蜡制模拟修复体转换成丙烯酸树脂材料用作手术导板。由于两侧第二磨牙都在，所以没有必要覆盖整个上颌。利用手术导板能够准确植入种植体，导板上的孔洞直径为 3mm，这是与所选的种植系统中的中型钻的尺寸一致

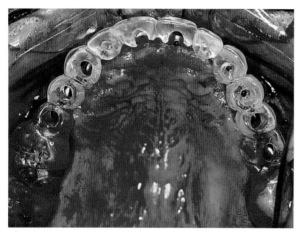

图 3-3 C.口内照片显示手术导板安放到位，并能够透过导板看到种植位点的孔。引导板的翼缘亦可引导钻孔深度，并能准确显示既定修复体牙龈边缘的位置

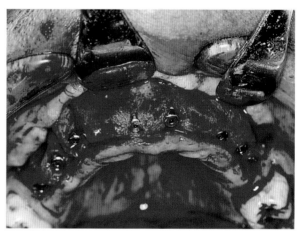

图 3-3 D.种植体就位。牙槽骨有小范围的不规则。骨移植之前，松解骨膜，这样可以帮助之后无张力缝合

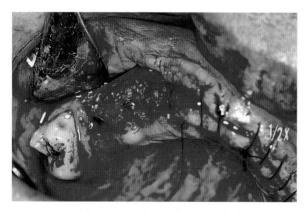

图 3-3 E.致密的 HA 覆盖在不规则牙槽嵴表面，在 HA 表面再铺上一层胶原蛋白膜以固定 HA。骨移植完成，切口无张力缝合

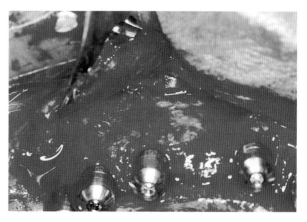

图 3-3 F.5 个月后，暴露种植体。做嵴上切口，将角化牙龈移至基牙的唇侧部位。牙槽骨轮廓光滑。经过 3 周的愈合，患者即可取模

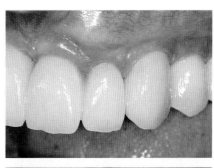

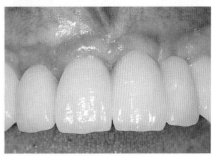

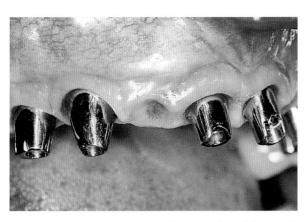

图 3-3　G. 种植体水平的印模转移及调磨好的基桩勾勒出近似真牙的龈下轮廓。图示具有天然基牙形态的基桩就位

图 3-3　H、I. 最终修复体拥有美观的牙龈形态与牙间乳头（由 Steven Locasia 医生完成修复）

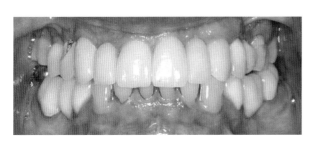

图 3-3　J.15 年后随访，患者牙龈形态佳，美观效果好

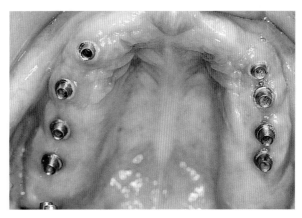

图 3-4　A. 患者女性，45 岁，需要上颌固定修复治疗。术前评估显示无牙上颌牙槽骨高度及水平体积有所减少。8 颗种植体植在尖牙至磨牙区，从而避免了前区 4 颗切牙的植入

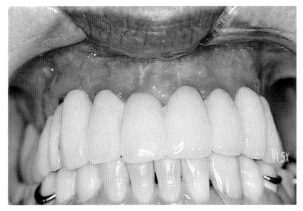

图 3-4　B. 最终的种植体支持烤瓷熔附修复体。嵴覆盖的前牙桥体能够辅助语言功能

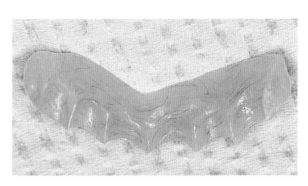

图 3-4　C. 患者抱怨义齿令其显得过于老态。在唇部加上丙烯酸树脂能够提供上唇及鼻侧的支撑

121

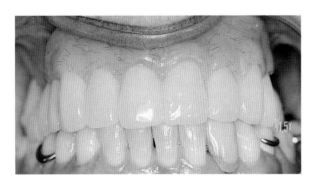

图 3-4　D.义齿唇部附加的丙烯酸树脂上唇支撑体

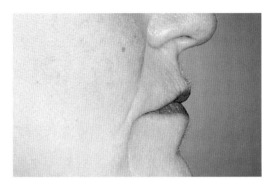

图 3-4　E.无上唇支撑体的侧面照片显示患者唇鼻部位缺乏支撑

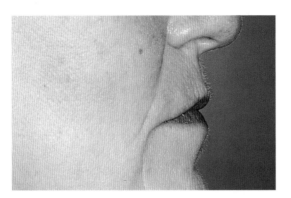

图 3-4　F.有上唇支撑体的侧面照片示患者外观轮廓略微提升，故非常满意（由 Larry McMillen 医生完成修复）

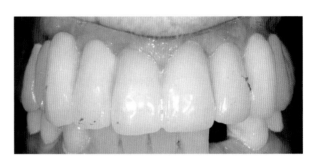

图 3-4　G.22 年后的口内像。患者上颌修复良好，不需要修整。种植体周围只有 1mm 的骨改建吸收。对于该患者，前牙盖嵴式修复取得了成功

后并发症。术前可按导板指示的种植位置将植体代型放入石膏模型，来准备基台和制作临时修复体。这可能会增加额外的花费，但是相较于多颗种植体和固定修复的费用，CBCT 和导板的费用只占全部治疗费用的一小部分，多数情况可以被患者接受。

复制的透明丙烯酸义齿可以用来标记垂直骨位置，这对混合式义齿非常重要；也可以用来指导种植体植入位置。对于冠桥固定修复而言，种植体应放置于牙齿下方，而不能放在邻间位置。根据虚拟状态中种植体相对于修复体的位置关系选择基台。复制的义齿价格便宜，并且可以为最终的修复提供很好的美学参考。复制义齿应有腭顶覆盖，以保证其使用时的稳定性。

如果不使用手术导板，可能会出现一些失误。术者应认识到准备不足可能导致种植体植入位置不良，故必须在术前根据修复方案，制订合理的种植手术计划。

当患者前牙和后牙区骨量充足时，可以计划采用固定修复。种植体植入位点有两种选择。一种方法是种植体放置于双侧前磨牙和磨牙区，行 3 单位固定桥修复。其他植体放置于双侧尖牙和中切牙区，制作 4 颗种植体支撑的 6 单位固定桥。该设计修复体无跨牙弓稳定性，这也可能导致不良的机械应力[6]。

第二种方式是在两侧尖牙、前磨牙、磨牙区各植入 4 颗种植体，前牙区无种植体，总共 8 颗种植体，制作全牙弓修复体。该方案为患者提供跨牙弓的修复体，长期稳定性好。正如在 Skalak 模型中描述的一样，咬合的侧向力可以被全牙列分担，减少对种植体的拉力和压力[6]。如果采用 3 单位固定桥分段修复全牙弓，则可能无法有效抵抗侧向力。必要时，全牙弓修复体可以选择螺丝固位，或者利用暂时黏结剂固位，以便于后期维护。

如果计划采用杆卡结构修复，则总共采用 6 颗种植体，最后一颗种植体位于第一磨牙，而在侧切牙和第一前磨牙之间的区域放置其余的种植体。6 颗种植体通过支架或杆连接为一体，可以采用螺丝固位的塑胶修复体或者固定 - 活动修复

体，后者容易维护和清洁。上颌骨较软，不宜采用过长的悬臂。

如果采用杆卡附着体，则种植体应放置于修复体范围内，而不能放置于唇侧或牙范围外。种植体放置的位置应避免干扰牙齿的排列，并且给杆的制作预留足够空间。制订完整的修复方案后，制作一个手术导板，对种植体进行准确定位。下颌切牙的切面需要特别留意，因其可能与上颌覆盖义齿的上腭部分及其下的杆存在空间上的冲突。

许多种植体支持式义齿的病例，种植体都会植入尖牙区或者更后面，而很少会植入切牙区域。这样的植入方式使得修复体前牙部分的设计更为简单。然而，如果患者上颌后区的牙槽骨高度较短（如 10mm），就有必要在前牙区植入更长的种植体，以保证义齿有足够的强度承受咀嚼力。

对于上颌全牙弓种植体，切口通常选在牙槽嵴腭侧。在最后一颗种植体后面，即第一或第二磨牙区域进行垂直松解切口，而在前牙区、中线区通常要避免做垂直切口，因为这样会增加术后不适。然而在特定患者中也可选用这种切口。最好能够提前计划好切口裂开的处理措施，在牙槽嵴上做切口能够保证在种植体的唇侧保留角化牙龈。如果在前庭或者在附着及非附着龈交界处做切口，那么一旦术后切口裂开，就可能导致种植体旁的牙龈软组织缺损（图 3-5）。

患者如需进行固定牙冠及冠桥修复，那么制作手术导板是必须的，它可以用来确定种植体植入的准确位置。手术导板应当覆盖整个上腭，并且与剩余的牙齿贴合。对于固定 – 活动联合修复的患者（例如电火花蚀刻，精密杆卡固定的覆盖义齿），种植体的位置就比较灵活。为了给修复

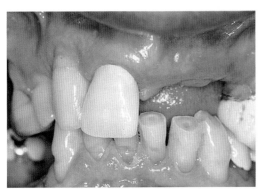

图 3-5　A. 患者为 60 岁单簧管演奏手，主诉为需要更加稳固的上下颌修复体。他的牙齿有牙周炎、松动、探诊有渗出。全景片显示由一侧的第一磨牙到另一侧的第一磨牙的牙槽骨高度非常好。治疗方案包括拔除上颌牙齿，戴上即刻义齿，8 周后在第一磨牙至对侧第一磨牙间植入 8 颗种植体，这些种植体将支撑电火花蚀刻制作的半固定式修复体

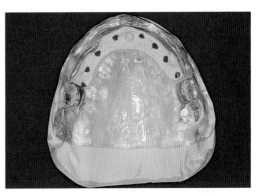

图 3-5　B. 术前修复准备包括在石膏模型上设计并排牙以达到美观效果，根据这个修复设计制造一个手术导板。在需要植入种植体的义齿位置预留空隙，为种植体的植入创造通道。导板需要覆盖整个上腭及后牙以保证术中的稳定性

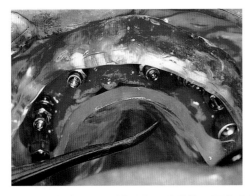

图 3-5　C. 向唇侧进行翻瓣后植入种植体，图中为带携带体的种植体排列。所有种植体都在外科导板指示的区域

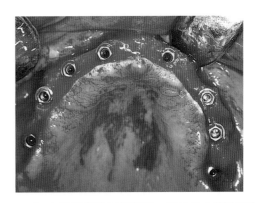

图 3-5　D. 去除携带体后的情况。对于电火花蚀刻的修复体，种植体不用植入太深（不像牙冠和牙桥修复体）

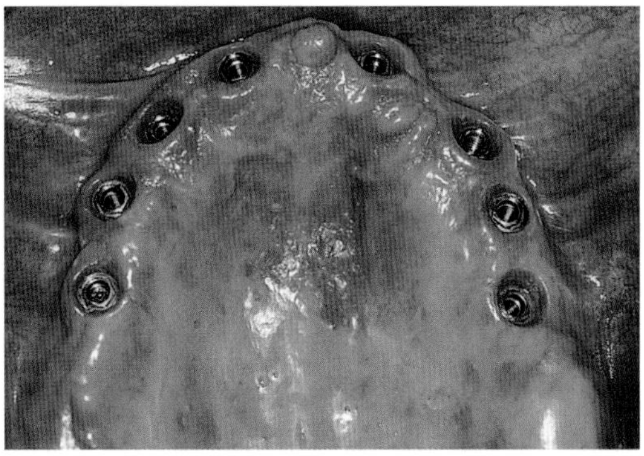

图 3-5　E.5 个月后暴露种植体，并放置愈合基台。将角化牙龈推向愈合基台的唇侧以保存角化牙龈。待牙龈愈合，这些愈合基台便可移去。图片显示成熟、愈合后的牙龈

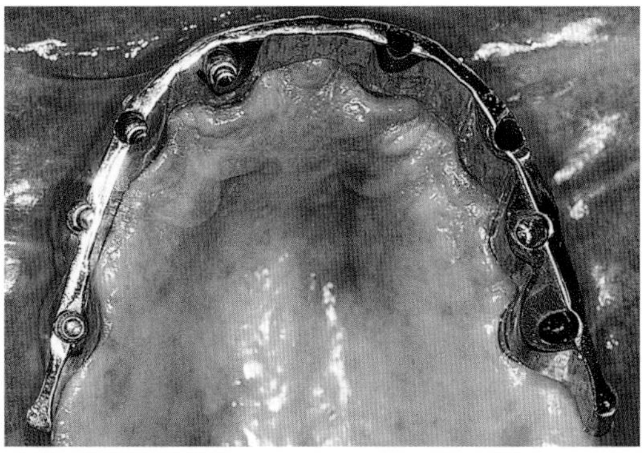

图 3-5　F. 电火花蚀刻的杆位于适当的位置。杆 5~6mm 高，2mm 厚，斜率约为 7°，保证修复体的机械稳定性

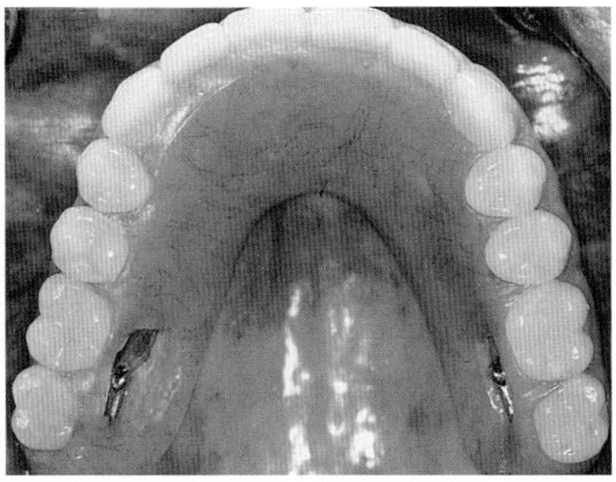

图 3-5　G. 上颌修复体在适当的位置，注意在腭侧的固位夹（由 Sean McCarthy 与 Israel Finger 医生完成修复）

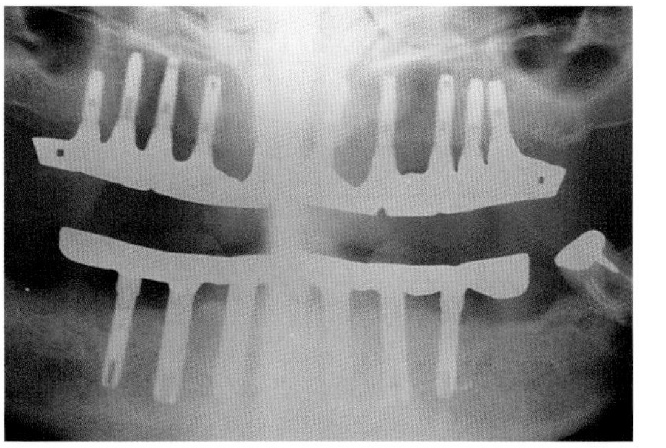

图 3-5　H. 后续全景片显示最终电火花蚀刻制作的杆位于合适的位置

体的牙体提供足够空间而不影响到义齿支架，种植体应当植入略偏腭侧的位置。然而，如果种植体位置过于腭侧，杆与义齿会在腭侧显得过于庞大，进而影响语言、咀嚼功能，以及舌头的位置。手术导板能够帮助医生找到合适的种植位点。此时，可以去除部分骨质，预留约 15mm 的修复空间。

首先局部浸润麻醉上颌唇侧与腭侧区域。做嵴顶切口，切口从唇侧绕过切牙乳头以免切断其内的组织。切口深入骨膜直至牙槽骨表面。翻起整个黏骨膜，切勿损伤或者弄穿组织瓣。翻起全厚瓣后可看清腭侧骨轮廓。

翻起唇侧及腭侧组织后，医生便能看到牙槽骨的厚度及腭侧与颊侧皮质骨的轮廓。一旦牙槽骨宽度确定，置入外科导板，确定种植位点，用球钻标记。

首先用引导钻，再逐个用平行杆令每颗种植体最后都能相互平行；除非故意植入倾斜种植体，之后再用角度基台修复。尽可能使用手术导板以保证种植位置的准确。在大多数骨量充足的病例中，植入的种植体应当保证一定的平行度，后期的修复体具有共同就位道，能够以一个整体取出。但如果牙槽骨存在角度，种植体也可能倾斜放置。角度基台或者个性化基台可以很容易地校正方向上的差异。平行的基台可以通过螺丝、黏结固位连为一个整体。有时候某种种植体系统配备有特定角度的基台，可根据所需的基台选择特定的种植体系统。备孔时随着钻的直径递增，要小心避免骨开裂。为了使种植体植入尽可能厚的牙槽骨内，医生可能需要沿着牙槽嵴向着近中、远中、颊侧或腭侧移动种植体。如果有手术导板的辅助，以上的变动不会影响到最终的修复。然而，若是采用螺丝固定或者黏结固定的种植冠桥修复，则种植体的变动余地便十分有限，通常要尽量准确植入，不做任何位置改变。覆盖义齿或者固定－活动联合修复义齿（例如电火花蚀刻技术）能给予医生更大的植入自由度。

种植体植入前和确认种植体初期稳定性之后，医生决定放置覆盖螺丝、愈合基台或直接置入修复基台。旋入后缝合切口。有时需要进行骨膜松解来促成无张力缝合。如果没有进行骨移植，缝线的选择取决于医生的个人偏好。

如果不进行即刻修复，强烈建议患者在术后 7 ~ 10d 内不佩戴上颌义齿。如果患者难以接受，那么义齿在佩戴前需要修整。磨除唇侧基托至牙龈边缘，义齿组织面也要缓冲。患者仅佩戴义齿参加社交活动，而在每天的大部分时间内不戴义齿。患者仅能在上腭部分使用义齿黏合剂，避免触及手术位。当患者被告知创口受干扰对牙槽嵴的影响及有种植体脱落的可能，他们往往都会配合的。如果采用即刻临时修复体，则修复体要避免接触牙龈。而且此时种植体的初期稳定性要足以固定临时修复体。

对上颌窄牙槽嵴进行骨增量

许多原因可导致患者的上颌牙槽嵴变得薄且窄，这类牙槽嵴需要在种植前进行骨增量。对广泛型牙周炎患者进行全牙列种植修复往往需要进行全牙弓骨增量。治疗过程中通常需要拔除患牙。如果采用固定在天然牙上的临时修复体，并进行骨增量，牙齿的存在往往会增加切口裂开的风险。如果进行了骨增量术，但伤口裂开，移植材料会丧失，并影响到最终的种植体植入。此时建议拔除牙齿再进行牙槽嵴骨增量，以避免切口裂开。患者可能需要戴用一段时间的义齿来等待植骨材料愈合，这个过程要防止植骨体积丧失。与患者进行良好的沟通和教育，告知其可摘式义齿只是暂时的，患者会很好地配合。下面对此类病例进行详细讨论。

全身疾病导致牙列缺失患者的全牙弓种植修复

Michael S. Block, Celeste Block

有系统性疾病的患者可能会有严重的口腔问题，并存在严重的骨缺失，牙齿移位或美观问题。牙齿问题常导致功能和美观问题，患者需要进行功能、舒适度和美观方面的改善。

周期性中性粒细胞减少是一种罕见的血液疾病，是遗传或后天性的常染色体显性遗传性疾病，由中性粒细胞弹性蛋白酶基因（*ELA-2* 或 *ELANE*）紊乱引起。中性粒细胞弹性蛋白酶通常在合成初级颗粒过程中合成中性粒细胞的前体[7]。当发生错义或缺失突变时，嗜中性弹性蛋白酶的前体细胞凋亡会自发地被加速，从而导致嗜中性粒细胞产生减少[8]。这种细胞凋亡可能是由异常促凋亡因子（*Bcl-2*）介导[9-10]。*ELA-2* 的突变导致骨髓间充质干细胞产生和存活率降低，原始 CD34+ 祖细胞的增殖增加[8,11-13]。

儿童和年轻患者的临床特征是反复发热、皮肤和咽喉炎症，包括溃疡、牙龈炎、呼吸道感染、鼻窦炎。在中性粒细胞减少间歇期，患者通常表现为健康[8,14-15]。

中性粒细胞绝对计数（ANC）正常值为大于每微升 1500 个细胞（1.5 K /μL）。当 ANC 小于 0.5K /μL 可定义为中性粒细胞减少，显著增加感染风险。ANC 减少的原因可能是白细胞减少，常由癌症化疗引起[16]。

周期性中性粒细胞减少症通常每 21d 发生 1 次，每次持续 3~5d，在发病期间中性粒细胞最低可减少至 0.2K/μL[10]。随着中性粒细胞的减少，单核细胞和嗜酸性粒细胞水平增加[11]。当中性粒细胞计数极低时可能会发生危及生命的感染。周期性中性粒细胞减少可发生于任何年龄，但有很大比例在儿童时期发生。中性粒细胞水平继续循环变化，但 20 岁后严重程度有所减轻[11]。

这名患者有慢性骨质流失，从而出现类似慢性牙周病的情况。慢性牙周病患者如何成功种植呢？

在种植体植入前 5 年，牙周病患者和非牙周病患者牙周有着相似的结果。5 年后，牙周患者显示出了更多的问题，比如由于维护不当导致更多边缘骨质流失。牙周炎患者必须进行严格的口腔卫生维护，定期进行口腔卫生教育，保证组织健康[17-18]。也有研究表明，牙周病患者和非牙周病患者种植预后有差异，但差异无统计学意义[19-21]。随访 10 年的研究发现，种植前后治疗患者的牙周病损可有助于种植治疗的成功。制订患者定期复诊时间表，可有助于取得更好的成效。这项研究表明牙周病患者种植体周围骨质丧失更为严重[19]。

对 10 例牙周病患者进行即刻种植的研究发现，患者有良好的骨结合。作者认为种植体骨结合成功和手术时间短、不翻瓣技术的应用有关。不翻瓣技术可以保留原有血供。他们也进行了牙周基础治疗，减少微生物定植，防止炎症发生[22]。

龈下微生物菌群（需氧菌和厌氧菌）在拔牙前和种植体植入后均有所减少。种植位点旁厌氧菌轻微增加。种植位点周围福赛斯坦纳菌和中间普氏菌随着时间逐渐减少，但伴放线菌放线杆菌没有明显变化[23]。

这名 59 岁的女性患者有多种困扰，包括牙齿松动移位，牙齿慢性疼痛，咀嚼无力，同时她非常关注面容（图 3-6）。

她 2 岁时被诊断为周期性中性粒细胞减少症，同时患有慢性肺部疾病、鼻窦炎、牙龈炎，直到 16 岁，月经初潮为 14 岁。她的肺部、泌尿系统和皮肤问题在年满 16 岁后明显改善。在过去的 30 年里，她一直患有慢性鼻窦问题，每年四五次患轻度呼吸道感染。自从她进入青春期，她的白细胞（WBC）计数一直偏低，为 3.5~4.7 K/μL，

嗜中性粒细胞为 0.4~0.9K / μL，淋巴细胞、单核细胞、嗜酸性粒细胞和嗜碱性粒细胞都高于正常，分段中性粒细胞为 8% ~21%（正常值为 36% ~ 66%）。她的中性粒细胞计数仍周期性变化，口腔骨质慢性流失，已进行保守性牙周治疗。患者 30 岁时曾行牙周夹板松牙固定，其牙齿唇侧移位症状 20 岁时开始，松牙固定后有所好转。患者治疗意愿强烈。CBCT 显示：①鼻唇角为锐角；②上颌和下颌牙唇侧移位；③牙乳头缺如；④面下 1/3 高度不足；⑤面中部垂直高度充足；⑥颏部位置适当。

她的问题包括：①牙齿唇侧移位；②严重的骨质缺失；③上颌骨和下颌骨牙槽嵴薄；④垂直距离不足。

治疗计划

在与患者的内科和血液科医生协商后，分阶段进行治疗，控制感染尤为关键，其目前的白细胞计数为 4.3 L。

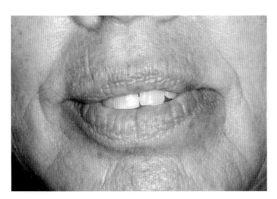

图 3-6　A.术前患者放松状态下，牙齿显露过多

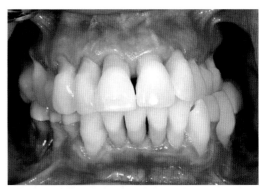

图 3-6　B.口内观示患者牙齿外突，牙龈萎缩，左侧反𬌗。慢性骨丧失、牙齿前突导致牙齿错𬌗畸形

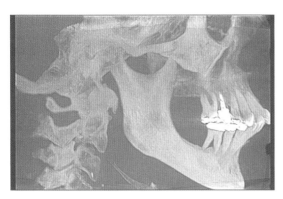

图 3-6　C.侧位片显示双颌牙列前突

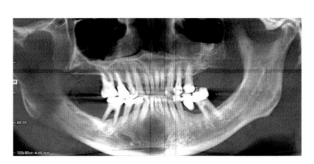

图 3-6　D.全景片示慢性骨丧失

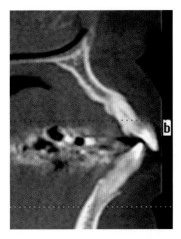

图 3-6　E.上前牙横截面图展示极薄的牙槽嵴

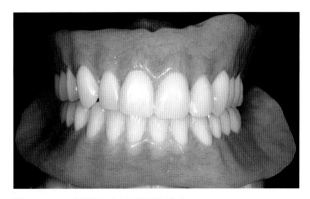

图 3-6　F.即刻义齿校正双颌前突

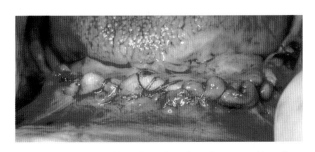

图 3-6　G.上下颌第一次手术同期进行。下颌第一次手术包括拔除牙齿，修整牙槽骨

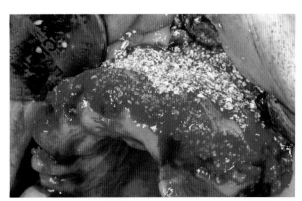

图 3-6　H.上颌手术，拔除上颌牙齿，进行牙槽窝和牙槽嵴骨增量。做龈沟内切口，翻起全厚瓣，暴露至梨状孔。微创拔牙，牙槽窝内充填同种异体骨。水平牙槽嵴骨增量则采用异种小牛骨。松弛骨膜然后进行无张力缝合伤口

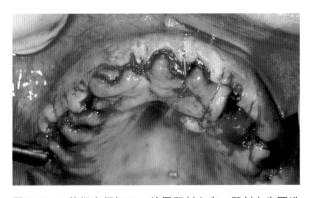

图 3-6　I.关闭上颌切口，放置即刻义齿，即刻义齿要进行组织面缓冲。上颌义齿修整，防止颊侧骨增量区域过度受压

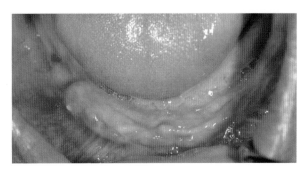

图 3-6　J.下颌牙拔除 2 个月后，恢复良好。患者准备接受下颌种植体植入术

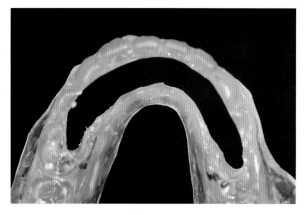

图 3-6 K.复制下颌义齿，以制作手术导板。下颌舌侧部分磨空，帮助种植体定位，修整颊侧翼板，指示从切牙边缘到计划的骨水平 15mm 的距离

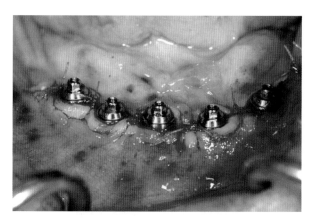

图 3-6 L.在下颌手术时，进行少量骨修整。植入 5 颗种植体，放置基台

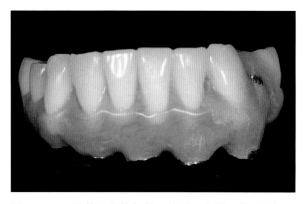

图 3-6 M.修整下颌修复体，放置固位帽，并且要便于清洁、提高美观性

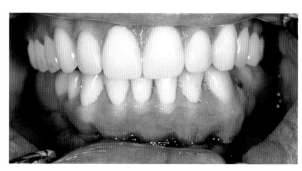

图 3-6 N.下颌修复体通过螺丝固位。患者戴用修改后的下颌全牙弓修复体和上颌活动义齿

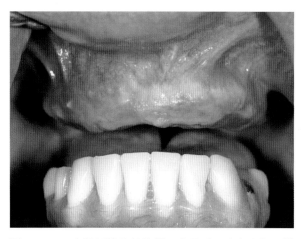

图 3-6 O.上颌牙拔除并植骨 6 个月后，患者上颌牙槽嵴丰满度理想

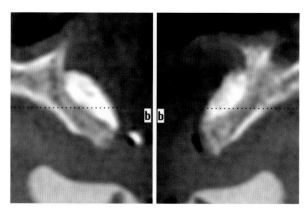

图 3-6 P、Q.上颌侧切牙位点 CBCT 影像，牙槽骨轮廓增宽

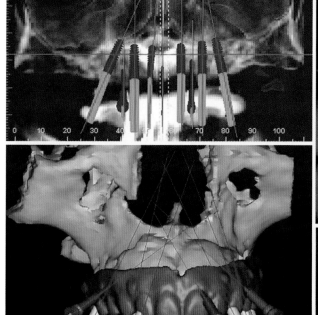
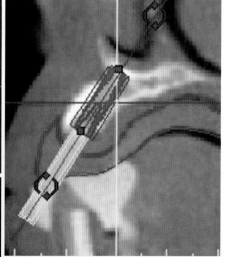
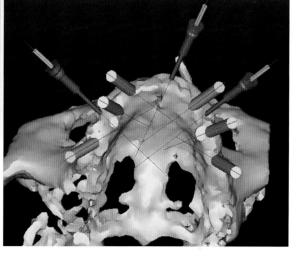

图 3-6 R~U. 复制义齿，患者戴入有阻射标记的复制义齿进行双扫描。CT 分析软件（Materialise, Boston, MA）用以模拟上颌种植体植入，避免植入上颌窦，预留足够的修复空间。3D 可视化种植体的图像，种植体的轴向显露部分为黄色

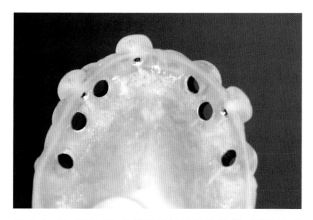

图 3-6 V. 根据 CT 分析设计结果制作导板。引导孔直径适合 Ankylos 种植体

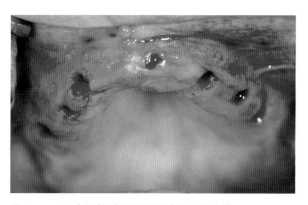

图 3-6 W. 在导板引导下不翻瓣植入种植体

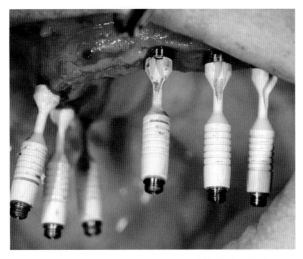

图 3-6 X.放置角度基台，根据就位道确定合适的方向。在确定方向后以 15N·cm 的扭矩扭紧

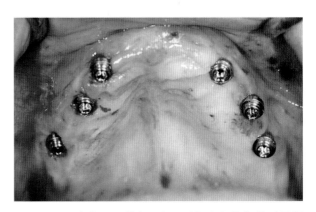

图 3-6 Y.咬合面示基台平行，以便上颌修复体采用螺丝固位，修复体拆卸及安装没有问题

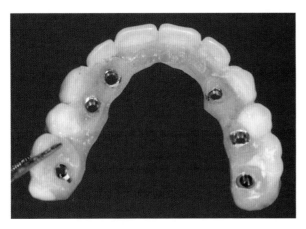

图 3-6 Z.将上颌临时修复体与前述基台上的固位帽黏结，去除腭部和大部分颊侧翼板，方便卫生维护

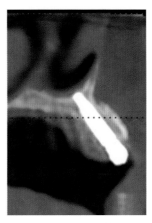

图 3-6 ZA.横截面展示种植体位置理想

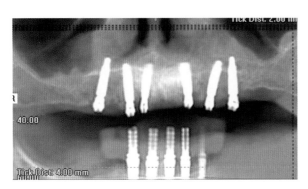

图 3-6 ZB.全景片显示上颌种植体按计划植入

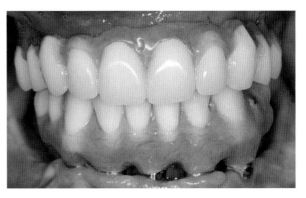

图 3-6 ZC.患者恢复过程中上颌和下颌修复体没有不良反应

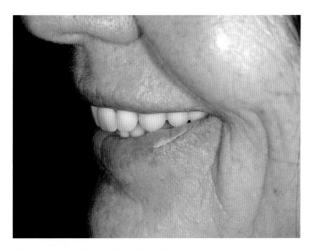

图3-6　ZD.修复后面型和功能

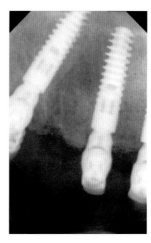

图3-6　ZE.术后6个月患者牙槽骨水平佳

第1阶段

初始治疗：模拟修复效果。制作诊断模型，按以下标准排牙：

1. 由于患者切牙极度唇倾，需要纠正其位置。根据切牙乳头到上颌切牙切缘唇侧的解剖平均距离来颊舌向定位中切牙。解剖平均距离为12.5mm，标准差为3.8mm[24]。此患者目前的中切牙的距离为16mm。在诊断模型上切牙向舌侧移动4mm。

2. 中切牙垂直位置根据上颌切牙切端到龈沟的解剖平均距离进行设定。平均距离为22mm[24]，可以此确定中切牙植入的垂直向位置。

患者的咬合面要与拔牙前尽量一致，但垂直距离要缩短3mm。患者切牙切缘的位置参照上述方法确定。

3. 根据中切牙切1/3和上颌后牙殆平面之间的夹角确定中切牙的颊舌侧倾斜度。该患者角度为锐角，中切牙切1/3突出，应该恢复到正常的90°[25]。

第2阶段：手术治疗

首先通过静脉给予镇定剂，然后行口腔局部麻醉。计划拔除上下颌牙，对上颌进行牙槽窝位点保存和Onlay植骨。修整下颌牙槽嵴，以便种植体植入时牙槽嵴嵴顶宽度足够。

上　颌

做龈沟内切口，翻起全厚瓣，暴露上颌骨外侧面直到梨状孔边缘。骨膜充分剥离减张，以保

证之后可以无张力缝合创口。微创拔除上颌牙，修整尖锐骨嵴。拔牙窝内放置骨粉（人类矿化皮质骨，350~500μm）。黏膜瓣下放置降解较慢的胶原膜（（Osseoguard, Biomet 3i）。牛异种骨粉放置于薄的牙槽骨唇侧，胶原膜下方。牙槽骨宽度增加约4mm。牙龈用4-0铬线连续缝合。在牙槽嵴部位补充间断缝合，辅助关闭创口。戴入即刻义齿，发现较为贴合，无须衬垫。

下　颌

做龈沟内切口，翻起全厚瓣。拔除下颌牙。去除约5mm高的薄牙槽骨，拔牙窝未植骨，因为在去骨之后，残留的牙槽窝尺寸并不大。关闭切口。牙龈愈合后进行即刻全牙弓固定修复。

第3阶段

手术后，患者恢复良好，无炎症感染。由于前牙唇舌向位置变化，患者对义齿外形不是很满意。

拔牙4周后，进行牙槽窝和牙槽嵴骨增量，放置即刻义齿，取模型。试戴蜡型，达到良好的唇部支撑效果，中线、切牙位置角度良好。试戴满意后进行义齿加工。这个过程确立了最终的牙齿位置，决定理想的下颌种植位点。

数字化导板引导的上颌无牙颌手术

上颌无牙颌可以使用数字化导板辅助植入种

植体，其原因如下。

1. 种植体可以按照术前计划实现精确的植入。种植体的实际位置非常接近预先确定的理想种植位置。首先也是由修复医生确定确切的牙位。修复医生通常会为患者制作一副兼具功能和美观的新义齿帮助确定牙位，然后将新义齿复制用作扫描。复制义齿用于指导种植体的位置和考虑最终选择的修复类型，例如最终的修复体是适合冠修复还是桥修复。种植体放置必须避开修复时牙齿的邻接面，并且植入深度应在计划的龈缘下3mm的位置。如果最终修复体是杆卡支持式，种植体的放置必须要求有足够的空间满足杆和义齿的要求，包括金属组织面和研磨杆的交叉部分。如果设计螺丝固位的为混合式的覆盖义齿，植体的放置就要考虑固定修复体卫生清洁的空间，这种修复体患者不能取下，但是医生可以取下。

2. 不翻瓣种植手术。如果在手术中不用将组织翻起直视观察骨和周围邻接的关系，患者术后就很少出现肿胀、瘀伤和疼痛。如果手术时不用翻瓣观察骨的情况，就不会损害骨组织的血供，由此造成的牙槽嵴骨吸收也会减少。对于采用颗粒状骨材料进行牙槽嵴水平向骨增量的患者，翻瓣可能导致植骨材料移位或者直接翻开移植骨表面1~3mm的骨材料。通常来讲，移植骨材料靠骨面侧1~3mm有自体骨长入，植骨材料表面为纤维组织所包裹。通过数字化导板进行不翻瓣种植体植入手术可以避免破坏局部新生骨组织。

3. 临时义齿可以在种植结束后即刻完成。CT设计软件能够使种植外科和修复医生在电脑上虚拟放置符合种植修复计划的种植体。外科导板可以用来灌模，灌制的模型可以用于制作修复体或在椅旁调改预成修复体使之适合口内的种植体。CT数字化软件还可以用来制作带或不带黏膜厚度的骨的模型，用来放置种植替代体。

对于这个患者而言，CT可以用来指导手术准确放置种植体，可以避免翻瓣和移动原来的植骨材料，还可以运用预先确定的角度基台即刻修改义齿。

第4阶段

第二个下颌即刻义齿用透明丙烯酸复制，也可以用作手术模板。去骨6周后，患者进行第2次手术。在轻度镇静下，做牙槽嵴顶正中切口，对切3mm的角化牙龈，翻起全厚瓣，放置5颗种植体（4 mm×15 mm，锥形，Biomet 3i）。放置直基台，20N·cm扭矩扳手扭紧，4-0铬线缝合切口。在即刻下颌修复体上制作相应的5个孔，放置固位帽，在确认被动就位后，应用速凝材料黏结。去除多余材料。在确认上下颌咬合关系合适后，15N·cm扭矩扭紧即刻全牙弓修复体。手术后一天再次检查确认咬合关系。

术后抗生素包括头孢氨苄，500mg，每6h服用1次，服用7d。第一个晚上布洛芬之后服用二氢可待因。该患者愈合很好。嘱患者进软食。

第5阶段

上颌拔牙植骨5个月后，行CBCT检查。上颌义齿进行放射标记，然后扫描。单独扫描义齿，规划种植体植入位置。将义齿放置于患者口内，再次扫描，显示义齿在患者口内和腭黏膜之间没有空气，表明扫描质量好。

第6阶段

运用CT治疗分析软件（Materialise, Boston, MA）进行手术设计，下载患者扫描资料。种植体成角度放置，避开上颌窦腔。将6颗种植体放置在后牙到中切牙间，给中切牙修复留更大的自由度。由于牙槽嵴前突，种植体都成角度放置，需要17°或者30°的角度基台。植骨有效地增加了上颌左右第二前磨牙间的牙槽嵴宽度，为5~7mm。种植体计划放置在天然骨量充足区域，进入骨增量区不超过2mm。制作数字化手术导板。

第7阶段

上颌手术计划进行静脉镇静，然后即刻全牙弓修复。患者白细胞为3.6L，中性粒细胞为0.3K/μL。没有感染症状，之前的治疗过程也未发现患者伤口愈合不佳。

术前进行咬合记录，以准确放置手术导板。在切除每个种植区域的牙龈后，固位手术导板。将种植位点逐级备洞，植入计划的深度。种植体植入后移除固位钉和手术导板。

选择穿龈高度2mm的角度基台，以15N·cm

的扭矩放置。在最终连接放置后扭矩为 20N·cm。用咬合记录材料标记基台位置。修复阶段患者可不进行镇静。

义齿上的孔洞应预备合适，临时修复体与上颌种植体基台之间能实现完全被动就位。放置固位帽，用树脂将其连接到临时修复体上。取下修复体，黏结缺损处适当添加树脂材料。按计划去除部分腭侧及唇侧基托，抛光义齿表面。磨除唇侧翼板以便于义齿的清洁。用螺丝将修复体固定于种植体上，调整咬合。

术后患者服用头孢氨苄，并采用布洛芬止痛。嘱患者行软食 2 周。术后 1d 再次检查咬合，术后 6 个月再行最终修复体制作。

全身性疾病导致患者植入种植体后感染的概率提高

患者的全身性疾病可能会影响免疫系统和骨愈合。比如糖尿病患者，血糖大于 120mg/dL，可能使种植体表面骨形成不足[26]。尚缺乏临床试验界定种植治疗中白细胞或者其他免疫系统疾病的临界水平。慢性牙周炎患者种植体周围骨丧失的可能性更大，但是具体机制和后续如何治疗并不清楚。

该患者中性粒细胞水平低，患牙周病，种植体位点由于血供缺乏、病理性细菌定植或者牙龈组织状况不佳等原因，骨量受损。患者拔牙后进行观察，由于她伤口恢复平稳，序列治疗按计划进行。

序列治疗

患者的全身疾病可能导致其在术后更容易感染，但因尚无文献指出如何治疗周期性中性粒细胞减少症患者，所以对其进行了保守的序列治疗。拔除牙齿，去骨，后续种植体可以在最少的骨暴露情况下进行植入。拔牙后观察，决定下次手术的计划和步骤。患者愈合良好。

上颌牙槽嵴在拔牙时进行骨增量，增加牙槽嵴宽度。用同种异体骨行牙槽窝植骨，小牛异种骨粉增加牙槽骨宽度。同种异体骨可以在 4 个月内在牙槽窝内成骨[27]。小牛异种骨粉吸收较慢，用来 Onlay 植骨[28]。

另一种修复方式为拔除上颌牙，同时进行固定临时修复，该方法不适用于该患者。这种方式使用龈沟内切口，可能导致细菌入侵，切口愈合不良。龈沟内切口是骨增量时的必要措施，但是龈沟附着并不牢固，可能因此切口愈合不良，出现骨丧失。在与患者讨论优缺点之后，患者理解了在伤口恢复过程中戴用 6~9 个月活动义齿的必要性，并同样理解，如果植骨失败，她还需要戴用更长时间的上颌活动义齿。

在最终修复前模拟其美观效果

很多患者在骨丧失和牙齿松动后出现明显的牙齿唇倾，导致鼻唇角过小，牙齿暴露过多，法令纹明显，嘴唇突起。在系统检查之后，确定患者的中切牙理想位置，切嵴内收并上抬。患者要求调整牙齿位置，从而改善面型。患者拔牙后戴用第一副义齿时已完成这些工作。第二副义齿进一步修正了牙齿位置，并确定了最终修复体的形态和位置。该义齿得到患者肯定，并以此确定种植体的位置。如果在拔牙同时植入下颌种植体，植入位置难以确定，患者的美观效果可能会受到影响。通过这样一个"完美的、美观的"临时修复体，种植体可以更好地被精确定位。

种植体防止骨丧失并维持骨量

根据骨高度、宽度、保存牙槽骨的能力选择种植体（Ankylos A14, Dentsply Implants, Boston, MA）。该患者选用的是直径 3.4mm，长 14mm 的种植体。更大的种植体可能导致唇侧骨量不足或穿孔。该种植体具有平台转移设计，修复基台边缘止于种植体顶部平台边缘的内侧 0.3mm。之后影像学显示骨量没有明显丧失。

该周期性白细胞减少症患者成功地进行了上下颌骨全口固定 – 活动修复。序列治疗可以防止常规治疗可能带来的副反应，并确保修复后的美观效果。

上颌窦提升与同期水平向牙槽嵴骨增量手术

患者上颌前部余留牙预后较差，却戴有固定修复体（e图3-1）。这位患者希望在治疗过程中佩戴固定修复体。患者需要在种植体植入前进行上颌窦提升植骨及水平牙槽骨增量手术。治疗顺序的安排需要考虑到患者强烈拒绝在治疗过程中佩戴临时可摘义齿。

首先去除患者现有的固定修复体，接着固定现有牙齿，并制作一副新的、可在手术过程中摘下的诊断性修复体。治疗第一步是进行上颌窦提升与同期水平向牙槽嵴骨增量手术。经过6个月的牙槽骨改建强化，摘下临时固定修复体，植入种植体，继续佩戴修复体。待种植体与牙槽骨结合，在种植体上制作一副新的临时固定修复体，拔除剩余的牙齿，植入种植体。待第二批种植体与骨结合后，可制作最终的修复体。

手术技巧

在进行骨移植手术时，首先移除患者的上颌临时全口固定修复体。手术位置用聚维酮碘消毒。上颌局部浸润麻醉，用15c手术刀在缺牙区域做嵴顶切口，并延伸到邻牙龈沟。翻开全厚黏膜翻瓣，避免撕扯，并保证翻瓣在骨膜下进行。有必要进行后方垂直切口以进行上颌窦侧壁开窗。双侧上颌窦开窗，该过程所产生的骨屑收集在吸引器的筛网中。小心分离上颌窦黏膜。右侧没有明显穿孔，但是左侧位于窗口前上方有一处小穿孔，小心分离提升周围的黏膜以控制穿孔。使用一小块胶原蛋白膜（Osseoguard, Biomet 3i）来覆盖穿孔处。

翻开鼻窦黏膜后，将筛网中的骨屑同6mL牛骨粉（Endobon, Biomet 3i）混合。然后加入0.5mL纤维蛋白胶（Tisseel, Baxter）形成胶状的移植物。在鼻窦黏膜下方放入移植物，以使上颌后区有13mm的垂直牙槽骨高度。待两侧移植物放置好后，松解骨膜以便在骨增量手术后进行无张力缝合。

骨膜松解技术比较简单，但其不仅关系到本病例中植骨手术的成败，对于Onlay等骨移植手术的成功也至关重要。使用小外科镊来夹持组织瓣，暴露骨膜下的组织。用剪刀或手术刀仅仅切割骨膜，如果切到肌肉组织就会有额外出血，患者术后会有更明显的肿胀和淤血，此外肌肉功能可能会受到影响。松解骨膜后，用尽可能小的力量牵拉组织瓣。如果创口有出血，那么可以灼烧或者结扎出血的血管。对于大面积渗血，可用纱布按压数分钟。止血的步骤应当在骨移植之前进行，以防混入移植物，并且因流动使移植材料移位。

修整胶原膜使其与局部大小匹配。作者一般不会将生物膜塞在腭侧骨膜下，而会置于牙槽嵴颊侧到嵴顶，以支撑及减少移植物的移动。将移植混合物直接放在骨表面，胶原膜之下。如果在放置生物膜之前先行放入移植物，那么想要精确地将生物膜置于移植物之上、骨膜之下就存在较大困难。移植物必须压至既定的根尖位置，即之后种植体植入的位置（在这个病例中是13mm长的种植体）。放置并压好移植材料后，用纱布清除血块。随后再加上移植材料，直到完成既定的骨增量。

一侧的骨移植完成后，缝合切口以固定移植材料，并且防止移植材料移动。然后再在左侧将移植材料放置在胶原膜之下。侧方骨增量是通过直接放置移植物在骨上并覆盖骨膜完成的。使用圆针缝合切口。调整临时义齿，以避免对牙槽嵴施压，随后重新黏结。

植骨愈合后，翻制义齿进行术前计划。放置种植体，进行固定修复。在手术过程中，小心拔除牙齿，放置手术导板，植入6颗种植体，放置覆盖螺丝。6个月后，更换愈合帽，并制作螺丝固位的终修复体。修复体组织面采用盖嵴式，防止过多食物滞留。在3年后随访，患者使用良好，骨吸收少。

上颌前牙区重度骨缺损患者通过后牙区种植进行修复

图3-7患者上颌骨前份骨质缺损，后牙尚存。患者通过髂骨Onlay植骨和植入种植体，以恢复垂直向骨丧失。植骨区恢复良好，但由于种植体周围骨严重丧失，导致种植体无法留存。最终计划拔除患者上颌牙，双侧植入种植体，以进行精

密杆卡固位的活动义齿。可拆卸式设计可以让患者进行很好的口腔清洁。修复 11 年后，患者功能良好，骨、软组织无不良反应。这说明在相关病例的修复过程中要综合考虑活动式义齿和固定义齿两种选择。患者必须可以进行良好的口腔卫生维护。

上颌窦提升植骨后植入 8 颗种植体

如果患者上颌尖牙之后的牙槽骨垂直高度不足，且考虑种植修复，那么其治疗方案可能包括上颌窦提升。上颌窦提升可以采用单次手术，术后 6~12 个月再植入种植体，或者同期上颌窦提升与种植体植入。如果需要进行上颌窦提升后二期植入种植体，那么医生应该通过 CT 扫描移植区域来确定骨质已经在局部形成。

上颌窦提升同期种植体植入需要有充足的骨量，以保证种植体的初期稳定性。髂骨或胫骨来源的自体骨移植从 1983 年就有报道，有最长的随访记录。由于骨形态发生蛋白和其他类似材料的出现，将这些方法结合在一起是一种新的选择。随着时间的推移，这些方法还会进一步发展。

进行手术操作的医生应对修复方案有准确的理解，并应使用手术导板。考虑到治疗方案的步骤及患者的忍受程度，医生可选择用全身麻醉加上鼻腔气管插管，静脉注射镇定治疗，或者仅用局部麻醉进行操作。含血管收缩剂的局部麻醉药浸润唇侧和腭侧组织，另外还可以用来进行局部定点注射分离黏膜。麻醉药生效后，进行上颌窦侧壁开窗及黏膜剥离、提升（第 6 章）。用手术导板辅助完成整个种植位点的备孔。随后，将收集好的移植物放在鼻窦的近中部分，植入种植体，移植物位于种植体的颊侧，使用不可吸收缝线进行无张力缝合。

用倾斜种植体避免上颌窦提升

上颌无牙颌除了选择骨移植技术进行种植修复外，还可以选择颧种植体和倾斜种植体。倾斜种植体可以用于一些不愿意接受骨移植手术的患者。颧种植体对外科技术要求更高，但是倾斜种植技术相对于传统种植技术仅需要一点特殊的培训即可掌握。倾斜种植是指种植体的植入角度比传统的垂直或轴向植入至少大 30°。

倾斜种植的成功可能与以下因素有关[29]：①使用长种植体能够增加更多的种植体骨结合面积；②单层或多层皮质骨固定可提高倾斜种植体的稳定度提高；③修复体可以尽量向磨牙区延伸，使负载更平均地分布于整个牙弓。

使用倾斜种植体消除了骨移植位点潜在的并

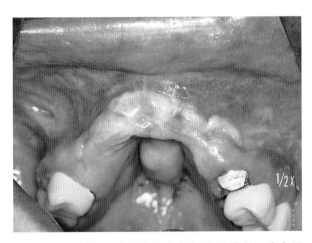

图 3-7　A. 这位 39 岁的女性患者在她 15 岁的一次车祸中失去了 8 颗上颌前牙。在她 19 岁时，他植入了 5 颗骨内种植体。由于牙槽骨吸收，在她 39 岁时这些种植体被全部移除。她要求更稳固的上颌修复体。临床检查发现上颌骨高度和宽度减少，正常上颌形态结构缺失

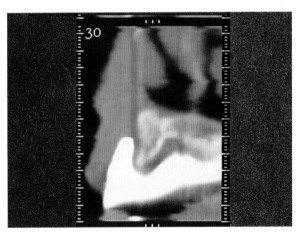

图 3-7　B. 首先将患者可摘义齿采用含 30% 硫酸钡的自凝胶进行复制。然后进行 CT 扫描。CT 剖面图可以显示所需移植的骨量

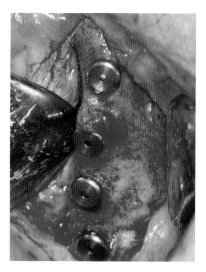

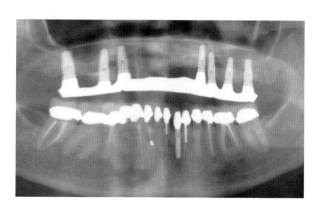

图 3-7　C. 拔除上颌余留牙，进行骨增量。在植骨愈合后，右侧植入 3 颗种植体，左侧植入 4 颗，支持杆支持式固定 – 活动义齿

图 3-7　D. 全景片显示杆卡就位

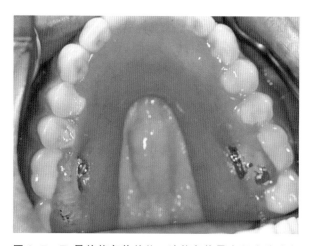

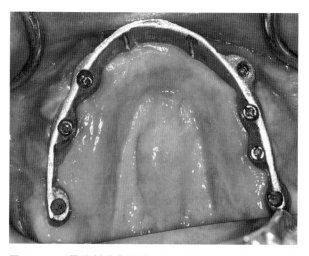

图 3-7　E. 最终修复体就位。该修复体最大程度地减少了腭顶覆盖面积。图中还可见锁卡结构

图 3-7　F. 最终精密杆修复咬合面观，上颌前牙区无种植体，可以使前牙修复位置更灵活

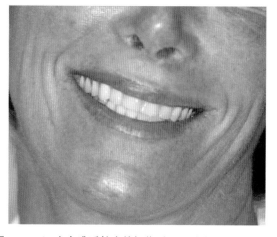

图 3-7　G. 患者遭受较大的损伤后，经过治疗恢复了面部形态和美观的牙齿形态。修复体腭顶覆盖较小（由 Roger Vitter 医生完成修复）

发症和直接进行上颌窦手术的并发症。在表 3-1 中对使用倾斜种植体进行上颌修复的研究进行了重要的回顾和总结 [30-37]。表格列出了患者的数量、种植体的数量、负载的时间、种植体失败的数目、失败的原因、倾斜种植体和轴向种植体的存留率比较、修复成功率、随访时间等。

倾斜种植体的文献回顾

　　过去认为种植体非轴向负载会阻碍其骨结合。Ten Bruggenkate 等详细叙述了上颌部分无牙颌后牙区倾斜种植体和软组织混合支持的覆盖义齿 [38] 和固定义齿 [39]。Celletti 等 [40] 证实非轴向负载的种植体也能够达到骨结合，并且成功负重 1 年，软组织和硬组织均无任何不良反应。

1999 年 Mattsson 等[35] 报道了在严重吸收的上颌牙列缺失患者，不用骨移植和上颌窦提升的外科技术而进行固定修复的一种方法。这篇报告包含了 15 例病例，每一个病例都接受了 4~6 颗种植体，所有种植体都是倾斜种植，共 86 颗种植体。这种技术首先要翻起黏骨膜瓣，暴露上颌窦的前壁和侧壁及梨状孔。在上颌窦的前壁开窗确定鼻腔侧壁的位置，双侧上颌后牙区种植体倾斜植入并和上颌窦前壁平行放置。另外的轴向种植体垂直放置在上颌前牙区。将 1~2 颗种植体以一定的角度放置在偏近中鼻嵴或鼻腔的皮质骨。嘱患者 2 周内避免戴活动义齿，种植体愈合 6 个月后再二期暴露，所有患者均用固定修复。追踪观察了患者 36~54 个月，其中 1 颗种植体在二期

手术时由于没有骨结合脱落，种植体的存留率为 98.8%，修复体的成功率为 100%。通过这篇初步研究，作者认为倾斜种植和传统骨移植技术修复上颌无牙颌相比是一种经济有效的选择。

Krekmanov[36] 回顾了倾斜种植在上颌和下颌的应用。但是在文献中只纳入上颌倾斜种植体。研究目的是改进传统后牙区的种植方法，同时又能为修复体提供远中端支持，从而避免悬臂梁或骨移植。研究纳入 22 个患者，植入 138 颗种植体，其中 40 颗为倾斜种植体。这篇文献在种植时采用上颌窦开窗技术确定上颌窦的前壁和后壁。最后一颗种植体沿上颌窦前壁或后壁以 30~35° 的角度进行倾斜种植。作者使用的是两段式种植方法，种植体植入 6 个月后二期暴露，安放好基台后 1~21d 负载。负载时间跨度为 1~5 年，复诊时测量种植体的骨水平。种植体保持稳定，负载后

表 3-1 角度种植体文献总结

参考文献	患者数	种植体总数	倾斜种植体数	负载时间	种植体丢失数	吸烟人数	种植体失败原因	总的种植体生存率	修复成功率	随访时间
Maló et al [30]	44	166	82	即刻 临时 最终：12 个月	角度：2 直：0	16	夜磨牙	角度：97.5% 直：100%	100%	1 年
Maló et al [31]	32	128	64	即刻 临时 最终：6~12 个月	角度：3 直：0	N/A	夜磨牙：2 活动：1	角度：95.3% 直：100%	100%	1 年
Calandriello, Tomatis[32]	18	60	27	临时义齿修复：3d 内	角度：1 直：1	N/A	临时义齿折断造成微动	角度：96.3% 直：97%	100%	1~4 年
Aparicio et al.[33]	25	101	42	6~8 个月	角度：0 直：2	6	动度	角度：100% 直：95%	100%	21~87 个月
Testori et al[34]	41	246	82	临时义齿修复：2d 内	角度：2 直：3	N/A	动度：4 动度和痛：1	角度：97.1% 直：97.9%	100%	1~5 年
Mattsson et al[35]	15	86	86	6 个月	角度：1	N/A	动度	角度：98.8% 直：100%	100%	36~54 个月
Krekmanov et al[36]	22	75	42	2 个患者：2 周 20 个患者：4~6 个月	角度：3 负载前 角度：1 负载 1 年后直：0	N/A	负载前：动度 负载后：修复体不适合	角度：92.8% 直：100%	100%	1~10 年
Krekmanov et al[36]	22	138	40	6 个月	角度：1 直：6	N/A	N/A	角度：97.5% 直：93.8%	100%	1~5 年
Rosén, Gynther[37]	19	103	103	6 个月	角度：3	6	负载前：动度	角度：97%	100%	8~12 年

N/A 代表数据缺失

引自 Block MS, Haggerty CJ, Fisher GR. Nongrafting implant options for restoration of the edentulous maxilla. J Oral Maxillofac Surg, 2009, 67: 872-881

骨吸收 <2mm 定义为成功；种植体稳定，但是骨吸收 >2mm 定义为存留。观察期间 1 颗倾斜种植体、6 颗轴向种植体脱落，所有种植体都是负载后失败的。倾斜种植体的成功率为 95.7%，存留率为 97.5%；轴向种植体的成功率为 92.5%，存留率为 93.8%。所有修复体的成功率为 100%。存在的问题主要包括早期伤口裂开，暴露和修复倾斜种植体的操作难度较大。作者认为使用倾斜种植体治疗上颌牙列缺失的修复方式避免了更进一步的外科操作，与其他技术相比是一种不错的选择。

倾斜种植已经在梨状孔和上颌后牙区使用。Krekmanov[36] 报道了 22 个患者，75 颗种植体，其中 42 颗种植体为倾斜种植。2 个患者在 2 周内负重，其余患者是在 4~6 个月进行二期手术后负重，其中 3 颗倾斜种植体在负重前脱落，1 颗倾斜种植体负重后脱落。轴向种植体均未脱落。观察时间为 1~10 年。倾斜种植体总的存留率为 92.8%，轴向种植体总存留率为 100%。修复体的成功率为 100%。Krekmanov 推测倾斜种植体获得成功的主要原因是种植体直接和皮质骨接触。

Aparicio 等 [33] 对上颌部分后牙缺失的患者结合使用轴向和倾斜种植体避免上颌窦提升手术。他们观察了 25 名患者（6 名患者有吸烟史），101 颗种植体，其中 42 颗种植体为倾斜种植。倾斜种植体种植在上颌结节 / 翼板区、腭板、近中上颌窦壁和鼻部梨状孔区。植入种植体后等待 6~8 个月的骨结合期，二期暴露种植体后固定修复。观察时间为 21~87 个月。种植体的评估主要通过临床检查、放射观察及 Periotest 动度仪检测。成功率和存留率参照 Albrektsson 等 [41] 的标准。研究结果显示 2 颗轴向种植体在负重前脱落，倾斜种植体均未失败。3 颗轴向种植体和 2 颗倾斜种植体存留。轴向种植体的成功率为 95%，倾斜种植体的成功率为 95.2%。根据这篇研究，作者认为部分上颌后牙缺失患者可以使用轴向和倾斜种植体联合修复，因倾斜种植体的使用可以避免上颌窦提升手术。

关于倾斜种植体和轴向种植体联合即刻负重研究也有报道。Calandriello[32] 报道了 18 例接受种植的患者，共植入 60 颗种植体，其中 27 颗是倾斜种植体。所有患者在种植后 1~3d 进行螺丝固位的即刻负重修复，其中倾斜种植体和轴向种植体各有 1 颗失败，轴向种植体的存留率为 97%，倾斜种植体的存留率为 96.3%。个别种植体的失败是由于临时义齿折断，从而引起种植体的微动导致骨结合受阻。种植体总的存留率为 96.7%，修复体的成功率为 100%。

2005 年，Malo 等 [31] 评估了 4 颗种植体支持的上颌牙列缺失固定修复即刻重建。研究共纳入 32 个患者，植入 128 颗种植体。每位患者都接受 2 颗倾斜种植体和 2 颗轴向种植体，即轴向种植体 64 颗，倾斜种植体 64 颗。所有患者均采用开放式外科技术。上颌后部的种植体沿上颌窦前壁的切线放置，角度为 30~35°。前部轴向种植体放置在倾斜种植体的近中。种植体的扭矩达到 40N·cm。种植完成后 3h 将临时树脂固定修复体戴入患者口腔。最初的 22 个患者放置了备用种植体，以备失败后使用，但是这些种植体都没有即刻负重，只是在最后永久修复时才将其设计进去。没有使用备用修复体的患者 6 个月后接受永久修复。使用备用修复体的患者则在种植后 12 个月接受永久修复。种植后复查间隔第 1 次为 6 个月，第 2 次为 1 年，复查内容为临床和放射学检查。种植体的生存评估按照常规种植的评估方法。3 颗倾斜种植体失败，轴向种植体均未失败。失败的倾斜种植体中有 2 颗是重度磨牙症导致，1 颗是微动和不良的骨结合导致。轴向种植体的存留率为 100%，倾斜种植体的存留率为 95.3%。总的存留率为 97.6%。修复体的成功率为 100%。边缘骨丧失平均为 0.9mm，轴向种植体和倾斜种植体没有统计学差异。作者认为使用 2 颗倾斜种植体和 2 颗轴向种植体即刻修复上颌牙列缺失是一种可行的可以避免上颌窦提升手术的方法。

2006 年，Malo 等 [30] 又肯定了他们早期的结果。在这篇文章中，44 位患者中有 16 位为吸烟的患者，大多数修复体都是 4 颗种植体支撑的固定修复；166 颗种植体中有 82 颗使用上颌窦开窗技术沿上颌窦前壁倾斜放置。这些种植体都是在手术当天用丙烯酸树脂义齿即刻负重。种植后 12 个月再制作永久修复体。患者观察随访 1 年，其中 2 颗种植体失败，均为倾斜种植体。失败后重新进行了种植均获得成功，都包括在永久修复体中。轴向种植体的存留率为 100%，倾斜种植体的存留率为 97.5%，总的存留率为 98.7%，修复体的成功率为 100%。观察期内轴向种植体和倾斜种植体的边缘骨丧失没有统计学差异。

　　根据 Mattsson 等[35] 的修复原则，Rosen 和 Gynther[37] 对吸烟患者也得出较满意的结果。该研究中，6 例为吸烟患者，患者复诊时间为 8~12 年，复诊时均进行临床和放射学检查。在随访期间 3 颗种植体脱落，总的存留率为 97%。其他患者均为固定修复，修复体总的成功率为 90%。并发症主要是上颌窦黏膜炎、发音障碍及修复体的美学问题。本研究的长期观察证实在严重萎缩的上颌后牙区应用倾斜种植体是一种可行的有科学证据的替代上颌窦提升植骨的方法。

　　Tiaiano 等[42] 评估了使用倾斜种植体和轴向种植体即刻修复全牙列缺失的效果，并且和部分缺失牙患者使用轴向种植体和倾斜种植体的成功率进行了比较。患者分别在 1 个月、3 个月、6 个月、1 年进行观察，然后每年复查 1 次，共追踪 5 年。164 颗轴向种植体中有 3 颗失败，存留率为 97.9%；82 颗倾斜种植体中有 2 颗失败，存留率为 97.1%。修复体成功率为 100%。种植后 1 年复查显示边缘骨丧失没有统计学差异。

　　以上的临床数据显示，倾斜种植体总的成功率为 96.5%，轴向种植体的成功率为 97%。文献显示联合使用倾斜种植体和轴向（直的）种植体修复缺失牙是可行的。

使用倾斜种植体的优点

　　越来越多的文献证实，使用倾斜种植体联合或不联合轴向种植体修复严重萎缩的上颌牙列缺失或部分牙齿缺失，相对于传统的上颌窦提升手术是一种非常好的治疗选择。过去的观点认为由于种植体和骨受到非理想的力学作用，非轴向负载的种植体必然会失败。然而 Celletti 等[40] 的研究和其他学者的研究证实这种理论是错误的，特别是使用多颗种植体承担咬合负载时。

　　倾斜种植体的成功应当归因于多种因素。使用较长的种植体能够增大骨结合的表面积，同时倾斜的长种植体会穿过一层以上皮质骨，使其具有极佳的初期稳定性。倾斜种植体为后牙区提供了更多的支持，有效地避免了远中悬臂梁，使牙弓能够更广泛地承担咬合，分散咀嚼压力。同时倾斜种植体还避免了上颌窦提升植骨，以及从其

他区域取骨和由取骨引起的各种并发症和风险。尽管所有的文献都是使用上颌窦开窗技术帮助倾斜植体植入，但是如果使用数字化导板引导的种植技术就有可能完全避免上颌窦开放式倾斜种植体植入术。另外，尽管传统的植骨技术是一种极佳的治疗选择，但使用倾斜种植体对于那些骨量有限和不愿接受上颌窦提升手术的患者无疑是一种更佳的治疗选择。

　　倾斜种植手术可以在门诊进行，患者的风险极小（图 3-8，3-9）。使用 CT 引导的外科手术可以不用切开或翻瓣便可植入种植体，和植骨相比更减少了患者的风险。

使用倾斜种植体的缺点

　　在上颌前牙区植入 2 颗轴向种植体且在后牙区放置倾斜种植体需要较长的种植体和正确的修复配套。临床资料显示由 4 颗种植体提供的支持力和跨牙弓的稳定性修复能够发挥足够的咀嚼功能，但是随访时间和颧种植体相比较短，只有连续观察 5~10 年才能肯定这些早期报道的疗效。

上颌全牙弓即刻修复

技术总结

　　在进行全牙弓即刻种植修复之前，医疗团队必须清楚知道最终的修复体排牙位置。这个步骤可以通过电脑模拟实现，也可以通过复制模拟修复蜡型判断，或者修复医生再为患者制作一副美观性好的新的义齿。运用透明丙烯酸复制义齿制作手术导板，指导去骨和种植体植入。

　　在手术中拔除患者牙齿，修整牙槽骨以确保足够的修复空间，以容纳修复体和其他部件，植入种植体，放置基台。视患者口内情况，如果需要可以进行适当去骨。种植体可以通过暴露骨面直接植入或者通过 CT 数字化导板指导植入。放置基台，修整戴入即刻义齿。新义齿黏结固位帽，临时种植体支持式义齿可以螺丝固位。整个过程在几个小时内可以完成。

初诊和咨询

　　缺牙患者通过电话咨询手术或修复医生，希

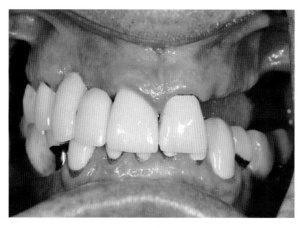

图 3-8 A.患者上颌多颗牙齿缺失。患者希望采用固定义齿修复

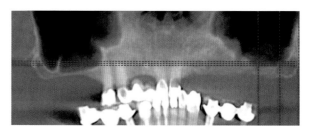

图 3-8 B.CBCT 扫描显示，右侧前磨牙、尖牙、中切牙位点垂直方向骨量充足

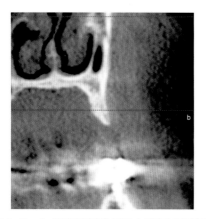

图 3-8 C.横断面图像显示左侧切牙颌骨窄

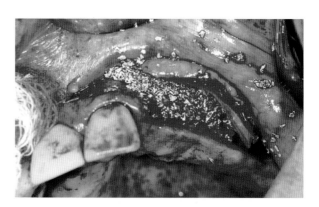

图 3-8 D.做牙槽嵴切口，在附着龈和游离龈交界处做辅助切口。翻开全厚皮瓣至梨状孔边缘。瓣下放置一张吸收较慢的胶原膜。胶原膜下方骨缺损位置植入异种骨粉

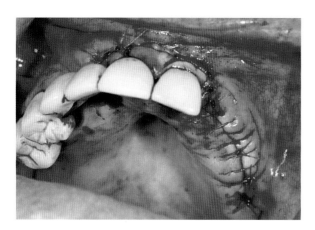

图 3-8 E.骨膜松解后无张力缝合切口

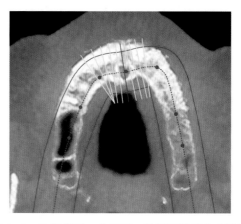

图 3-8 F.骨增量 4 个月后，显示牙槽嵴宽度增加

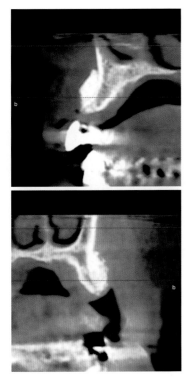

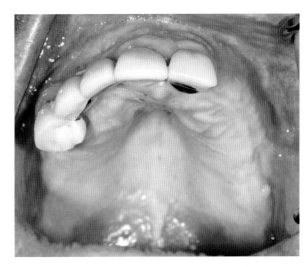

图 3-8　G、H.右侧中切牙和左侧侧切牙位点牙槽嵴宽度增加

图 3-8　I.患者骨增量 6 个月后牙槽嵴宽度情况

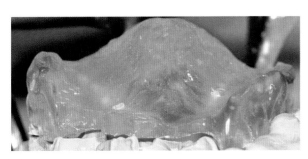

图 3-8　J.用透明的丙烯酸复制患者局部义齿。腭部和唇侧翼板进行标记。进行咬合记录，CT 扫描时可以辅助稳定放射导板

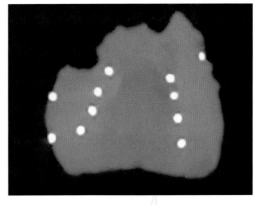

图 3-8　K.对带 X 线阻射标记的放射导板进行扫描，然后将此与患者戴入放射导板的扫描图像进行匹配

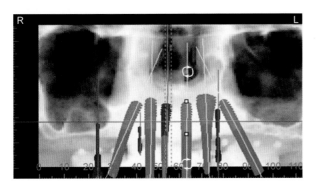

图 3-8　L.电脑模拟种植体植入

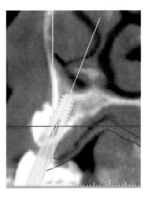

图 3-8　M.剖面图显示左侧切牙模拟种植体植入

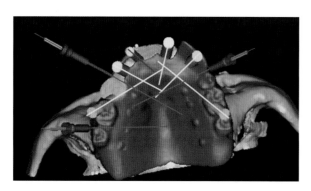

图 3-8　N. 三维模拟图像显示导板就位，种植体的植入位置和轴向

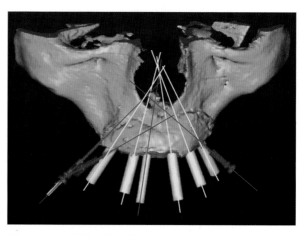

图 3-8　O. 软件环境下去除虚拟的牙齿和放射导板后可见种植体植入位置和轴向

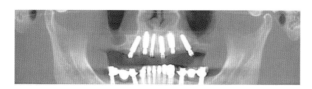

图 3-8　P. 术后通过 CBCT 进行重建的全景片

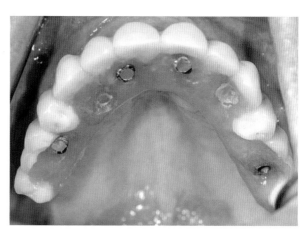

图 3-8　Q. 放置 SmartFix 基台，上颌修复体修改后黏结在基台上

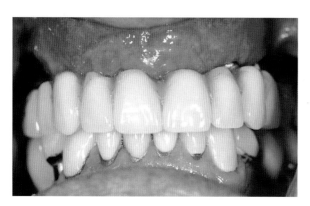

图 3-8　R. 上颌全牙弓修复体就位后正面观

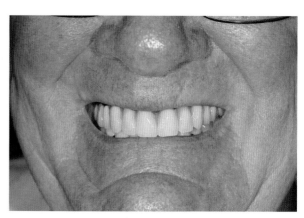

图 3-8　S. 患者对治疗效果满意

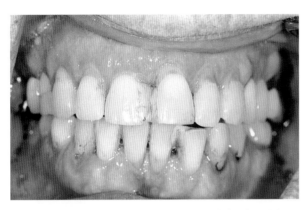

图 3-9　A.62 岁女性患者，因牙列广泛龋坏希望进行上下颌重建

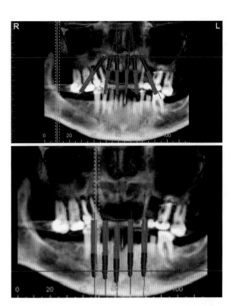

图 3-9　B、C.CT 扫描后在 CT 治疗分析软件环境下模拟上下颌种植体植入位置

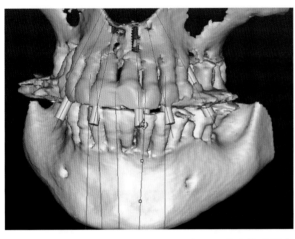

图 3-9　D.治疗设计的三维重建影像显示种植体放置在现有牙列的腭侧和舌侧

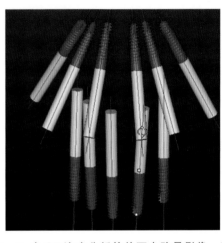

图 3-9　E.在 CT 治疗分析软件下去除骨影像，确认种植体的方向和位置

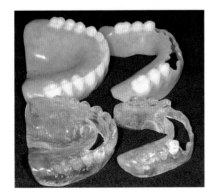

图 3-9　F.制作上颌和下颌即刻义齿，翻制透明模型用于手术导板

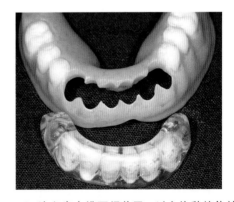

图 3-9　G.该义齿未排下颌前牙，以允许种植体被放置在接近实际牙齿的位置。在放置固位帽后，再将牙齿黏结在义齿上，然后预留小孔用螺丝固位。这样可以尽量不伤及人工牙

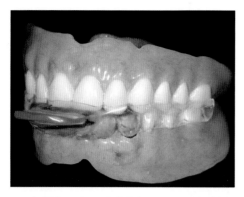

图 3-9 H.制作口内透明咬合板,以保证治疗过程中容易确定咬合位置

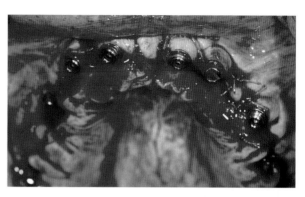

图 3-9 I.上颌骨做切口翻瓣,拔除牙齿,修整牙槽嵴,种植体按预计位置放入。基台按合适角度放入。修整多余牙龈组织,4-0铬线关闭创口

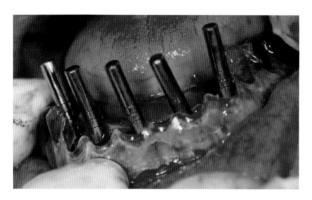

图 3-9 J.在下颌骨做龈沟切口,以保留患者角化龈,翻瓣,拔牙,咬骨钳修整牙槽骨。透明的丙烯酸导板引导植入种植体。在直视下去除部分牙槽骨

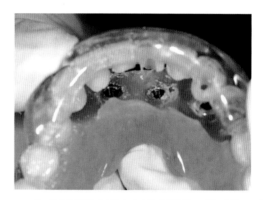

图 3-9 K.将下颌修复体与固位帽黏结,然后按照计划用树脂黏结下颌人工牙

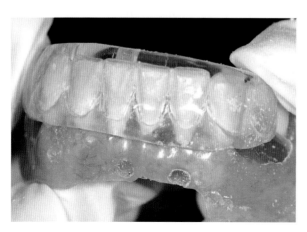

图 3-9 L.下颌切牙按计划黏结在粉色的基托上

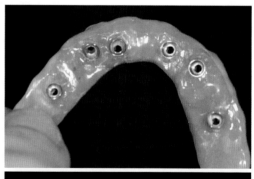

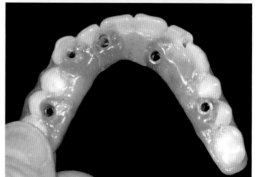

图 3-9 M、N.上颌临时义齿的组织面和咬合面

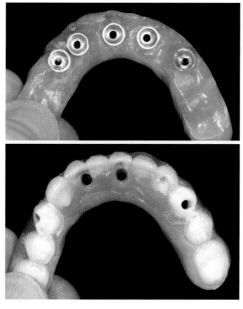

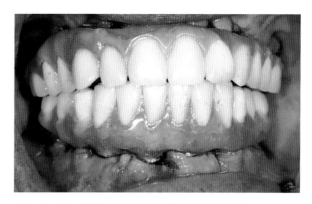

图 3-9 O、P. 下颌临时义齿的组织面和咬合面。切牙舌侧周围有小螺丝孔

图 3-9 Q. 术后当日戴入上下颌全牙弓修复体

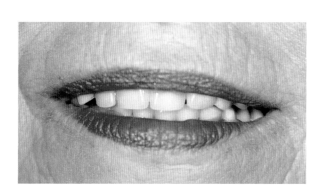

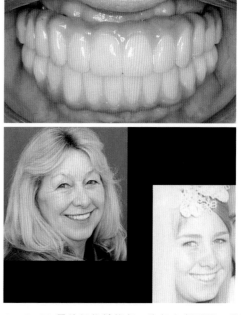

图 3-9 R. 术后两周正面观

图 3-9 S、T. 最终氧化锆修复，恢复患者面型，其笑容类似于患者结婚时的照片

望制作固定义齿。工作人员会告诉患者他需要前来就诊，看是否需要进行拍片等相关检查，并讨论制订治疗计划，通常还会涉及治疗的费用问题和支付方式。

术前评估

了解患者全身健康情况。以下患者不适合全牙弓即刻修复：体弱患者可能骨质疏松或者愈合不良；身体健康不良的吸烟患者；骨质疏松症患者，其骨质不能保证种植体放置的初期稳定性；后牙咬合关系不良的患者，会导致义齿或者修复体前牙部分承受过大的力，在重建平衡咬合前也不适合进行即刻修复。

全牙弓即刻修复的理想条件应该是咬合平衡，全牙弓受力均衡；有平坦或者轻度弯曲的 Spee 曲线；上下颌骨关系良好。

下颌磨牙缺失的患者，推荐在下颌磨牙位点植入种植体，建立磨牙咬合，保证上颌修复体的稳定。

为何要先进行下颌治疗？平衡下颌的咬合可以避免新的上颌临时固定修复体承受过大的力。当下颌先被治疗后，下颌牙齿可以确定上颌暂时及永久修复体中牙齿的预期位置。在建立下颌咬合之后，上颌或者上下牙弓均需要同时治疗。这两种方法都遵循了建立平衡的咬合关系，以获得更好的生物力学结果的治疗理念。

和患者确定手术计划，交代手术和修复费用，签署同意书，订购治疗所需相关配件。

修复部分

应选择长种植体，理想的种植体长度应大于 13mm。如果种植体只有 10mm，还需要植入额外的种植体分担咬合力。角度种植体和角度基台的联合使用，可以使种植体更加稳固，并且可以将螺丝放置在合适的位置。强烈建议，上颌后牙区避免使用 10mm 的种植体。将种植体斜行放置，通常可以选择更长的种植体。一些医生害怕种植体受到非轴向力，此时将全牙弓种植体连接在一起可以增加稳定性。

上颌前牙种植体通常使用 17° 的角度基台，后牙倾斜种植体因要避开上颌窦而常使用 30° 的角度基台。

将固位帽通过树脂黏结到义齿上，这些固位帽是与种植体和基台特异匹配的。钛或者金质螺钉可以通过固位帽将义齿固定在基台上。这些固位帽和螺钉必须术前准备好。

工作流程与分配

在患者同意治疗计划后，患者应到修复医生处制作一副新的义齿，新义齿可确定垂直距离和最终的美观效果。患者还应会见手术医生，签订治疗同意书，获得药品处方，确定麻醉程序，明确完整的治疗计划。

新义齿在制作中心复制为透明的丙烯酸材料。这个透明的复制义齿在手术前几日被送给手术医生。手术医生会调磨垂直位置，确定离牙切缘 15mm 的距离，被用来辅助去骨，再在人工牙舌侧磨出中空道，指导种植体位置。

工作人员协调手术当天的活动，修复医生需要预留足够的时间来完成种植体植入当天的修复工作。

术前访问

此次就诊时，手术医生给患者开抗生素、止痛药、洗必泰漱口水（术前 3d，每日 2 次）。同时确认患者在来往诊所的路上均有人陪同。如果需要，可联系种植系统代表，提供手术和修复相关帮助。

医生应营造一个轻松有效的环境，单牙弓手术耗时 1~1.5h，而根据医生经验和病例复杂程度，修复过程耗时 2~4h。

外科技术

患者在手术前 3d 使用洗必泰漱口，在手术时，可以通过静脉或者口服镇静剂，采用聚维酮碘进行消毒。在前庭沟和腭侧行局部浸润麻醉，前庭沟麻醉范围可至梨状孔。麻醉起效需要一定时间。同时浸润麻醉牙齿周围牙龈和牙槽嵴，来减少出血，当然也可以促进局部组织分离，有助于后续翻瓣。在上颌，沿附着龈做切口，而不做龈沟内切口，因为大部分这样的患者都有足够的角化龈。角化龈薄的患者应尽量保存角化龈。翻瓣暴露上颌骨外侧面和腭部牙槽骨，避免伤及切牙管。

微创拔牙，轻柔搔刮牙槽窝，去除肉芽组织。放置手术导板，划定预期垂直骨高度。用无菌铅笔在骨上做相应标记，采用超声骨刀结合咬骨钳移除骨组织，也可大量水冲洗下使用来复锯去骨。修整牙槽嵴锐利的边缘使之圆滑，开始植入种植体。

首先植入远中的种植体，作者利用光纤灯指向上腭部，透照上颌窦，可以很容易地看到上颌窦侧壁，并用无菌铅笔标记，还可通过牙槽窝位置来定位上颌窦侧壁。种植体角度可以画在骨面上，也可以通过开窗进入上颌窦的传统方法确定窦腔前壁。另外鼻腔侧壁，也是上颌窦的内侧面，也可以被确定。确认这些解剖结构后用铅笔在上颌侧壁上画线，来定位成角度的种植体。

放置手术导板。在第一磨牙的近中窝钻第一个孔，有些病例甚至可以从第二前磨牙位置进入。

运用上颌骨侧壁的参考线，定位第一根钻针，防止进入上颌窦。在用完第一根钻针后，可以在种植位点插入一个牙周探针，确认没有穿通上颌窦腔。如果穿通上颌窦腔，应适当向前调整植入位点，控制方向，避免再次出现上颌窦穿孔。在预备种植窝后，放置种植体。在对侧进行同样的过程。完成后，放置最终的 2~4 颗种植体。通常不在中切牙区植入种植体，种植体经常被定位在侧切牙、尖牙、第一前磨牙区域，但每个患者的位置根据上颌骨尺寸、种植体角度和修复计划有所不同。

通过导板沟槽放置角度基台。沟槽宽度必须足够放置基台。用手拧紧基台，确定基台方向。必要时，可以松开螺丝旋转基台，调整至合适的位置。在它们位置合适后，以 15N·cm 或者按照厂商推荐的扭矩紧固螺丝。

此时，可将上颌义齿放入口内基台上，通过快速固化咬合记录材料记录基台位置。上颌义齿的组织面需要打孔，留出基台的位置。通过多次在口内试戴，用咬合记录材料记录基台情况。将材料填进义齿组织面，放在口内让患者咬合，待固化后取出。

然后将模型尽快送到修复医生处。在制作中心修整义齿，预留足够空间以容纳固位帽。外科医生则开始进行创口复位和缝合。

将种植体预备过程中收集的自体骨屑，放置在骨缺损处。间断或者连续缝合牙龈。放置保护帽，帮助压紧组织。采用牙龈切除术去除多余组织，保证基台周围保留有 2~3mm 附着龈。因为临时修复体是固定的，并且拆线可能比较困难，所以采用可吸收缝线（比如 4-0 的铬线）缝合。可以应用长效的局部浸润麻醉，防止患者在术后疼痛。

修复程序

修复医生或者技师在义齿上钻孔，从小到大逐步扩大孔径，防止义齿折裂。预备的孔要足够大，允许固位帽在基桩上被动就位。

所有固位帽在义齿就位时都必须被动就位。推荐的程序是，先放置一个固位帽，让义齿在咬合状态被动就位，去除干扰。然后放置第二个覆盖帽，义齿在两个固位帽上被动就位。依次放置其他的固位帽。在所有的固位帽都放好后，再次检查咬合。在上颌，通常可能需要调节固位帽的高度。在标记固位帽之后，将它们从基台上取下，在制作中心截短。

固位帽与基台的外六角无关，只与基台的肩台有关。这样可以使取戴更容易，并且消除种植体不完全平行带来的问题。

在大多数固位帽底部都有一个沟槽以放置橡皮障，这样可以防止丙烯酸材料进入手术伤口中，也可以防止丙烯酸材料流至牙龈下基台倒凹处。

固位帽顶部应被磨光，与周围材料平齐，以确保义齿和树脂黏结后界面光滑。

放置小棉球或特氟龙胶带封闭螺丝孔，防止树脂进入螺孔。应用树脂填上固位帽和义齿之间的空隙。在树脂材料硬固后，去除小棉球或特氟龙胶带和螺丝，后续修复程序可以在口外进行。

在义齿上添加丙烯酸材料，填满义齿和固位帽之间的间隙。丙烯酸材料硬固后，进行磨光。组织面应打磨抛光，防止食物堆积，以更好地清洁，也可以预留术后软组织肿胀的空间。

修复体外形必须能够容易清洁。临时修复体在种植体骨结合好后，才会被移除。因此，由于不能够在种植体恢复过程中去除修复体，需要预留清洁的入路。缝合好的牙龈和义齿之间的较大距离可以适应术后一周的局部肿胀，如果空间受限或者组织受压，切口可能会裂开，导致骨丧失或者种植失败。

试戴修改过的没有腭板、去除颊侧基托的义齿。注意种植体对应位置的孔洞要足够。小心扭紧螺丝，确认咬合关系。去除螺丝，可进行必要的调改，抛光、扭紧螺丝。患者回家时义齿有足够的清洁入路，可以方便清洁。

图 3-9 的患者是上下颌牙弓同时修复的典型例子，她有明显的继发龋和严重不协调的咬合关系，通过在一天内完成所有重建，可以防止咬合不平衡导致的咬合创伤。

对于所有患者，都需要预先制作新义齿，并

且用透明丙烯酸树脂复制一副，用作手术导板。在人工牙位置制备沟槽，在切牙切缘 15mm 处去除颊侧基托。

许多患者由于卫生习惯不佳，出现了一些口腔问题。如果下颌种植体植入位点偏向舌侧，最终修复体会很难清洁，因为舌侧修复部件占有较大的体积。考虑到最终修复体，这位患者的种植体植入位点更靠近舌隆突。然而，在制作临时义齿过程中，应在下颌修复体上制备孔洞。因此，直到固位帽被黏附在下颌义齿上时，下颌前牙区才开始安装人工牙。前牙可用树脂简单地黏结在下颌修复体上。

CT 引导的外科手术：与扫描、设计、外科手术、修复相关的错误

不论是否有放射模板，CT 扫描都可以用于临床制订种植修复计划，利用软件可以将 DICOM 格式三维数据导入电脑，并利用专用软件模拟种植体植入和修复，然后快速生成外科导板，在种植手术前就能够通过导板制作最终或临时修复体。这项技术已经得到越来越广泛的应用，针对不同的情况可以选择部分或全部使用该技术。影响 CT 诊疗计划的精确性和基于 CT 的外科导板精确性的因素包括诊断性因素、放射模板的制作、扫描错误、计划错误，以及种植外科和种植修复等（表 3-2）。下面具体罗列了每一阶段可能会发生的问题，临床医生在种植手术前必须考虑到从开始到外科手术中每一个过程产生的累积误差。

计划制订阶段的错误：临时修复体的制作

问题：由于使用了不理想的修复模型导致计划错误

如果放射模板是利用现存的修复体制作的，而现存修复体的牙位不理想，那么据此制作的种植导板必然不精确。使用不理想的导板会影响种植体的位置，种植体的长轴可能会产生偏斜，在

唇、颊侧超出牙冠的唇、颊面，或种植体的位置过度偏向舌、腭侧且与理想的修复位置成特定角度。解决的办法是制作 1 个临时修复体，例如活动义齿或理想的模拟修复体。模拟修复体可以用透明的或阻射性的树脂制作，这样临床医生就能够理解种植修复所需要的位置、空间的大小及种植体的数量，并最终确定修复计划。理想的模拟修复模型可以用来制订和展示全面的修复计划，并且可以用于和患者沟通。

问题：种植体垂直方向的位置偏差

将种植体放置在理想的垂直位置是非常重要的。CT 可以用于确定前牙种植体的位置，通常种植体的颈缘应放置在计划的牙龈边缘下 3mm 的位置。因此，用于制作放射模板的诊断性蜡型必须包括理想的种植体龈缘位置。如果放射模板的龈缘位置过度偏向根尖部，那么虚拟的种植体垂直位置就会过深。如果放射模板的龈缘位置过度偏向牙冠部，也会出现对应的误差。如果设计时种植的不良垂直位置被转移到导板上并最终转化到患者口内，就很难达到自然的牙冠牙龈关系。

问题：义齿复制过程中树脂的收缩

对于大多数患者，新义齿主要是重建患者的功能和美学要求，然后才用作 CT 扫描和制作导板。这副义齿常用来指导最终修复体的制作[44,45]。只有精密的加工工艺才能够确保义齿复制的精确性，并且完全适合患者的口腔。复制的义齿是用来保证种植体位置的精确性的，复制过程中轻微的树脂收缩都会增加误差，收缩后的复制义齿会产生 0.3mm 的误差[46]。如果复制的义齿的组织面和患者的口腔软组织不贴合，就会最终导致外科导板的不精确。无论是 1 次扫描还是 2 次扫描，外科导板必须和放射模板的精确性一致。外科导板必须能完全就位，和新义齿的固位一样好。即使是轻微的旋转也可能导致种植体穿出皮质骨。

患者 CT 扫描的问题

CT 扫描会导致患者暴露于放射线，因此在治疗中应限制 CT 扫描的剂量。CBCT 使用较小的窗口扫描，可以减少患者的暴露面积。通常一次 CT 扫描获得的图像信息可供临床医生判断种

表 3-2　CT 扫描易出现的问题和解决方法

并发症	解决方案
CT 扫描时使用的放射导板不理想	用诊断蜡型或现存的义齿复制制作放射导板，包括设计的切缘位置和牙龈边缘位置 [50]
复制义齿和组织不贴合，造成放射导板错位或导板组织面和黏膜之间有空气层，最终导致制造的导板不精确	用丙烯酸树脂重衬义齿（不是软衬），扫描和放置导板时使用咬合记录 [50]
由于缺乏咬合支持，导致导板放入口内后定位困难	需要辅助装置帮助外科导板定位，这种情况必须使用覆盖后牙的咬合记录 [50]
扫描时患者的体位不对	扫描时临床医生应在现场，特别是复制的义齿有稳定性问题时，并为技师提供书面说明（例如，扫描定位板应和咬合面平行，扫描时咬合要分开，防止牙齿重叠）[50,65]
扫描时患者发生移动	CBCT 有颏托和前额带辅助稳定装置，重要的是扫描时要将保持稳定的信息传递给患者
广泛的修复体伪影模糊了 CT 图像	一些伪影可以用软件去除，如果使用双扫描技术，阻射标记不能放在𬌗平面，这样伪影就不会影响阻射标记
上、下颌牙齿重叠使牙位模糊	使用咬合记录分离牙齿
放射导板的阻射材料混合不均匀	在和聚合体混合前将硫酸钡溶于单体内，硫酸钡粉应当在混合前碾成粉末
外科导板上放置的主套管错误	导板必须和种植系统匹配，临床医生应当在手术前一天检查导板
导板上的固定螺丝套管比要求的小	手术前一天检查导板
翻制主模型时固位钉就位失败	如果可能，考虑活动义齿作为备用
在薄牙槽嵴上种植时发生骨开裂	在种植术前或术后使用标识导板降低牙槽嵴。如果是在种植后降低牙槽嵴并且牙槽嵴的宽度 <7mm，先锋钻备孔，然后去除导板检查种植位置是否精确 [48,57-58]
种植体的位置太浅	设计的牙龈边缘必须要转移到导板上，如果临床医生对此不确定，就需要在种植结束后检查种植体的位置，必要时用手用工具拧紧至预定位置 [50]
由于骨的热损伤不能形成骨结合	使用低转速，加强钻具清洁频率，使用新钻具，使用自冷却钻具，如果可行的话使用冷却孔 [44,47,62]

植的可用骨量，排除伴发的口腔疾病。使用 CT 扫描帮助制订种植计划还应当包括放射模板，因其可以用来指导设计满足修复需要的种植体的方向。如果患者没有制订修复计划就进行多次 CT 扫描，那么势必会接受不必要的射线，因此必须在进行放射扫描前完成修复计划。

问题：复制义齿和软组织不贴合

CT 引导的外科手术的关键是精确性，包括精确地扫描模拟修复体和软硬组织之间的关系。用作放射扫描的义齿必须紧密地贴合口腔黏膜，无任何旋转、翘动。当复制的义齿戴入口内接受

扫描时，必须有咬合记录，才能保证义齿位于正确的位置。扫描结束后，要认真检查扫描的横断面，以确定义齿组织面和黏膜之间没有空气层。如果有空气层存在，制作完成的外科导板就不能完全适合口腔，也不能准确再现颌骨的情况，最终会导致种植手术精确度欠佳。

问题：缺乏咬合支持导致导板在口腔内定位不准确——需要精确的咬合记录

为了使外科导板更好地适合颌骨的形态，可用硅橡胶记录患者的咬合。咬合记录应当包含后

牙的咬合，并确保导板就位时后牙完全就位。如果导板的后牙部分未在理想的垂直位置，那么前牙种植体就不能按照计划准确植入。

可以举例说明这个问题。复制患者的义齿，然后进行扫描，复制的义齿与黏膜很好地贴合，但是仍有微小的转动，因为毕竟有少量的区域不贴合或存在软组织的移动。为了防止扫描时下颌牙列和导板影像的重叠，患者扫描时是在张口位。根据CT影像制作外科导板，手术时导板放置在患者的口内，通过咬合获得稳定性。如果在扫描时和种植手术过程中，都没有使用硅橡胶咬合记录，那么导板会发生微小的旋转位移，并且会造成大约2mm的种植体的错位，因此在放置种植体时会导致种植体穿出皮质骨外面。如果患者戴着硅橡胶咬合记录接受扫描，就可以避免这种误差。

问题：扫描时患者定位不正确

CT扫描软件程序具有特定的扫描参数，放射医生必须遵循正确的DICOM程序。扫描必须遵循特定的原则，包括扫描的层厚和增量，而且DICOM数据必须存储在单独的光盘（CD）中。

进行扫描时，患者采取仰卧位。如果CT扫描在一个单独的空间进行，操作员不了解扫描的操作原则，常常会只扫描部分颌骨或缺少下颌骨的下缘，或截取扫描图像时去除切牙的切缘。因此在扫描前应当向技师详细说明所需的图像部分。最普遍的错误是下颌骨下缘缺失、切牙切端缺失，或在扫描时使用错误的𬌗平面作为机架角。临床医生应了解扫描的情况，以确定扫描过程的正确性。扫描需要评估的区域不是整个头部，要注意减少射线剂量，螺旋CT扫描人员需要认真考虑的，因为螺旋CT扫描比CBCT扫描放射剂量更大。

扫描的机架角应和牙弓的咬合平面平行，放射技师可能并不熟悉牙科的专用术语和牙科医生所需的准确定位。扫描时正确的放射模板𬌗平面可以避免使用软件进行设计时产生误差。放射技师可能也不熟悉咬合记录材料的应用，可能会让患者在扫描时呈闭合状态或让患者大张口防止产生牙列重叠干扰。因此，当患者在医院或门诊放射中心接受扫描时，临床医生应当在现场以防扫描时产生误差。上颌扫描时和腭板平行，下颌扫描时和下颌骨下缘平行，这些扫描由于不与𬌗平面平行故很难预测其结果。由此造成的计划不准确和临床对微小解剖结构判断的困难都会限制CT扫描在种植中的应用[47]。

应用锥束CT扫描，患者的头部（咬合平面）通常和地面平行，采取坐位。这时要注意调整固定患者头颅，防止倾斜或转动造成误差，从而导致设计不精确。当使用双扫描技术时，放置透明树脂义齿的基座应当是非阻射类的材料。如果在基座和扫描义齿之间有透射分离剂，那么在分离剂内不能有金属颗粒等物质，以防止对图像的干扰。

问题：扫描时患者发生移动

如果患者在扫描时发生移动，就会导致图像不锐利和精确度较差。所有CBCT扫描人员都可以评估患者扫描时是否发生了移动[48]。扫描时应遵循CT厂家的推荐，使用颏托、前额带，并且嘱咐患者在扫描时绝对不要移动。如果不用头带固定患者的头部以防发生移动，在用螺旋CT扫描时就很容易发生错误。如果扫描的图像模糊，那么随后的步骤都会不精确。

问题：口内多个修复体造成图像模糊

金属物品和牙科修复体都会造成扫描后的几何图像变形，得到无效的扫描数据[49]。尽管一些患者可以在扫描前去除修复体，以获得清晰的图像，但是许多情况下，口内的修复体不可能摘除。CT设计软件能够去除轴向的大范围伪影，或使用专业软件消除伪影获得清晰的图像。因为伪影会影响图像的清晰度，从而为导板的制作带来困难，影响治疗计划的制订。图像的清晰度下降，准确性就会受到影响，最终导致设计不精确，出现各种修复问题。

问题：放射标记放置不当

用双扫描技术包括放置放射阻射标记以区分放射模板与患者口腔组织，对于部分牙齿缺失患者常见的错误是在模板的𬌗平面，而不是𬌗平面的根方放置放射标记（例如：牙胶或阻射树脂）。口内有金属修复体的患者，其轴向平面的伪影不会影响放射模板的标记。使用双扫描技术扫描戴在口内的透明树脂放射模板时，CT 设计软件会寻找标记点（一般是 6~8 个标记），使单独扫描放射模板的标记点和戴在口内扫描的放射模板的标记点位置重合，如果电脑软件不能识别标记点，设计就不能成功，那么标记点就需要重新放置和再次扫描，这无疑会增加患者的放射量。

问题：上、下颌牙齿重叠造成牙位模糊

咬合状态下患者的牙尖和前牙的切端部分重叠。在此状态下进行 CT 扫描及设计时就很难确定理想修复体切缘位置，这反过来就会影响种植体位置的选择。通常种植体的轴向应当在切端 1mm 范围内或在牙齿的舌侧窝。为了确保将精确的修复计划传达至外科导板上，在 CT 扫描时必须使用咬合记录分离上、下颌牙齿，防止 CT 扫描结果出现牙齿切端重叠[50]。扫描时牙齿没有重叠，设计时切端边缘就能清晰可见。建议扫描时能有治疗小组成员在场以确认扫描方式正确。

问题：放射扫描义齿阻射材料混合不充分

使用单扫描技术时放射模板中的阻射材料必须混合均一，不能形成伪影。常用的材料多是在胃肠检查钡餐中使用的硫酸钡。硫酸钡呈粉状，可溶于水。在 CT 扫描时将丙烯酸树脂和硫酸钡粉混合加入单体形成阻射的模板。硫酸钡和丙烯酸树脂按 10%~20% 的比例均匀混合。混合速度太快会导致硫酸钡分布不均，在透明的导板上就会出现小块的凝结块。这会导致设计不精确和用快速原型技术制作的外科导板不精确。最好的方法是将硫酸钡粉溶于单体中，然后再加入丙烯酸粉。另外使用咖啡研磨机可以将硫酸钡的粉末制作得更好。硫酸钡的浓度不应超过 20%，这样能够防止放射模板出现散射（伪影）。

在丙烯酸树脂内掺入硫酸钡的优点是能够使放射模板产生阻射的效果，并且不会变形。其他材料也可以用在较小的单扫描模板中，如阻射的树脂、合成材料（Protemp, 3M EPSE, St. Paul, Minnesota; Integrity, Dentsply/Caulk, Milford, Delaware），临时性水门汀（IRM, Dentsply/Caulk），甚至可以使用根管充填材料（gutta percha, Cavit G, 3M ESPE），但这些材料在真空状态下会保持自己的形状而不会混匀。

CT 图像、设计软件、导板及外科和修复过程的精确性

许多学者都提出这样一个问题，即 CBCT 和螺旋 CT 比较哪个更精确？有在体外 5 具尸体的下颌骨上研究[9]比较了 CBCT 和螺旋 CT 的精确性（n=66）[51]。统计分析显示两组之间存在显著差异，平均测量误差分别为 0.22mm ± 0.15mm 和 0.36mm ± 0.24mm（表 3-3）。CBCT 的误差范围为 0.01~0.65mm，螺旋 CT 为 0~1.11mm。误差具有较大的范围，其临床意义尚不清楚。

另一个常见的问题是电脑上测量的距离和实际测量的距离是否不同。一项针对 CBCT 进行的比较研究未发现电脑测量和手工测量有统计学差异[49]。尽管没有统计学差异，但是在水平和垂直方向电脑和手工测量的误差范围分别为 0~0.3mm 和 0.05~0.6mm[10]。另外一项研究评价了二维空间上重建的 1.5mm 轴向 CT 图像手工测量线性距离在水平测量和垂直测量的差异[49]。在 37 个人体颌骨标本上测量了 2 664 个数据，水平向差异为 0.29mm ± 0.32mm，垂直向差异为 0.65mm ± 0.43mm。

另一个影响因素是外科导板上的金属套管的密合度。报道显示依靠 CT 数据应用快速原型技术制造的导板和 CT 扫描图像的差别为 0.1~0.2mm[53]。导板上放置金属套管主要是引导扩孔钻制备种植窝。这些具有不同高度和直径的套管主要由制造商提供。例如，大多数套管的高度都是 5mm，并且直径比实际的钻具大 0.2mm。研究显示，这会导致种植体出现最多 5° 的角度误差[44]。

种植体放置的实际位置和软件设计时的预定位置所存在的误差也有报道[11-14]。体外研究报道种植体颈缘与软件设计时的误差为 0.3~1.2mm[53-56]。体内研究显示实际和设计时的位置差异在颈部为（1.11mm ± 0.7mm）~（1.45mm ± 1.42mm），在根尖部为（1.41mm ± 0.9mm）~（2.99mm ± 1.77mm），角度差异为（4.1° ± 2.3°）~（7.35° ± 2.67°）[48, 57]（表 3-3）。

有研究比较了牙支持式、骨支持式和黏膜支

持式的外科导板中种植体的角度误差和种植体颈部、根尖的线性误差。将 110 颗种植体植入 30 位患者口腔内[58]，在软件上和实际中比较种植体颈部和根尖部距离的平均差别，牙支持式导板为 0.87mm ± 0.4mm 和 0.95mm ± 0.6mm，骨支持式导板为 1.28mm ± 0.9mm 和 1.57mm ± 0.90mm，黏膜支持式导板为 1.06mm ± 0.6mm 和 1.6mm ± 1mm（表 3-3）。结果表明采用牙支持式导板后种植体的根尖部位在软件上和实际位置的线性误差方面优于骨支持式导板和黏膜支持式导板（$P<0.01$）。在种植体的颈部位置 3 种支持式导板在软件上和实际位置的线性比较没有发现统计学差异。在平均角度误差方面牙支持式、骨支持式和黏膜支持式导板的差异分别是 2.91° ± 1.3°、4.63° ± 2.6° 和 4.51° ± 2.1°（表 3-3）。牙支持式导板引导的种植体植入的角度误差显著低于骨支持式和黏膜支持式（$P<0.02$）。

上颌和下颌植入种植体在虚拟和实际位置的线性和角度误差未发现显著差异。一项研究表明[58]，在上颌骨植入 48 颗种植体，其角度误差、颈部的线性误差及在根尖部的线性误差 分 别 为 5.31° ± 0.36°，1.04mm ± 0.56mm 和 1.57mm ± 0.97mm[6]。而植入下颌的 46 颗种植体的角度误差、颈部的线性误差及在根尖部的线性误差分别为 4.44° ± 0.31°，1.42mm ± 1.05mm 和 1.44mm ± 1.03mm。

另一项研究评估了 29 位患者 179 颗种植体根据 CT 引导分别种植在上颌和下颌然后即刻负载的结果。总的成功率为 89%，上颌成功率为 92%，下颌为 83%。29 位患者中有 3 位因种植体失败导致上部修复体废弃。31 个颌骨中的 26 个修复体在为期 44 个月的观察中保持稳定，上颌成功率为 90%，下颌为 70%。

制作时出现的错误

问题：放置在导板上的导向管错误

临床医生在为患者设计方案时会选择特定的种植体，外科导板必须和选择的种植体相匹配。种植体厂家已经生产了配套的引导外科种植的特

表 3-3　方法和精确性报告

步骤	精确性
CBCT（n=66）	0.01~0.65mm, 平均 0.22mm ± 0.15mm（$P<.000\ 1$）[51]
螺旋 CT（n=66）	0~1.11mm, 平均 0.36mm ± 0.24mm（$P<.000\ 1$）[51]
快速原型制造	达到 0.2mm[44]
设计时和放置后种植体颈部的线性误差（n=110, n=94, n=21）	1.1mm ± 0.7mm~1.45mm ± 1.42mm[48,57,58]
设计时和放置后种植体根尖部的线性误差（n=110, n=94, n=21）	1.41mm ± 0.9mm~2.99mm ± 1.77mm[48,57,58]
计划和实际种植体的角度误差（n=110, n=94, n=21）	4.1° ± 2.3°~7.35° ± 2.67°[48,57,58]
牙支持式导板计划和实际种植体颈部的误差（n=94）	0.87mm ± 0.4mm[57]
牙支持式导板计划和实际种植体根尖部的误差（n=94）	0.95mm ± 0.6mm[57]
骨支持式导板计划和实际种植体颈部的误差（n=94）	1.28mm ± 0.9mm[57]
骨支持式导板计划和实际种植体根尖部的误差（n=94）	1.57mm ± 0.9mm[57]
黏膜支持式导板计划和实际种植体颈部的误差（n=94）	1.06mm ± 0.6mm[57]
黏膜支持式导板计划和实际种植体根尖部的误差（n=94）	1.6mm ± 1mm[57]
牙支持式导板计划和实际种植体角度的误差（n=94）	2.91° ± 1.3°[57]
骨支持式导板计划和实际种植体角度的的误差（n=94）	4.63° ± 2.6°[57]
黏膜支持式导板计划和实际种植体角度的的误差（n=94）	4.51° ± 2.1°[57]

殊工具套装。显然，导板制作者需要知道这些信息以确保选择合适的导管。临床使用者必须在手术前检查导板，确保导板制作者放在导板上的导向管是正确的。同时临床医生在设计时也应使用正确的种植体数据库，避免选择错误导致导板制作者放错导向管。

问题：固定螺丝的导管比预定的小

临床医生选择的外科引导系统还包含和固定螺丝或固位钉匹配的特定内径的固定导管。这些固位螺丝或固位钉在种植时起到固定导板的作用，防止外科手术时导板移动。当虚拟的外科种植计划完成后，就要安放导板固定导管，以将导板固定在牙槽骨上。这时要确定导管的直径，如果导管的直径（内径）比可用的固定螺丝小，导板就不能被固定，特别是在无牙颌患者和需要植入多颗种植体的患者，不稳定的导板会增加手术的不精确性。

问题：灌制模型时引导钉位置错误或未完全就位

计算机辅助制造的外科导板的导向管确定了种植替代体的平台位置和水平。技工室技师在灌模前必须正确地安放固位钉，如安放不当可能导致外科导板、种植体的位置不理想，进而导致技工室据此制作的临时义齿也同样不理想[59]。

外科的问题

问题：外科导板不稳

使用 CT 生成的导板进行种植的精确性基于外科导板的准确放置。如果外科导板有轻度的旋转，种植体的实际位置就会偏离其预期位置，导致种植体部分暴露在骨外。

在导板的引导下将种植体植入骨内，平齐的携带体位于导板的导向管内，外科医生无法确定种植体是否被骨完全包埋。如果发生较大的骨开裂，种植体周围只有一部分有骨包绕，当安放基台或愈合螺丝时旋转力就足以使种植体发生轻微的位置变化。拆下导板后立刻用共振频率分析仪测量种植体的稳定性，可发现由于缺少骨结合造成了种植体的不稳定。在这些病例中，有时在愈合期或修复过程中会出现种植体失败的情况。

外科导板不能仅仅用手固定就进行种植，而应该在导板具有正确的咬合并完全与黏膜贴合后，用固位螺丝或固位钉固定导板后再进行种植。对于牙列缺失的患者，使用 CT 引导种植时，临床医生就应当使用固位螺丝固定导板。外科导板可以在前牙区和黏膜非常密贴，但是如果发生轻微的转动就会改变后牙种植体的理想位置，导致种植时植体从颊侧骨穿出或穿出腭侧骨板到腭侧黏膜下。种植位点的牙槽嵴相对较薄时容易发生这种现象。因此为避免种植体的位置错误必须精确放置导板。

如果临床使用的是多个逐级扩大口径的外科导板，那么在手术中需要反复取戴导板。如果导板在制造和放置时绝对精确，例如患者使用牙支持式的导板，可以保证其精确性。然而随着种植病例复杂性增加，特别是在无牙颌，使用多个导板引导种植会导致种植误差，并最终导致种植体位置的精确性降低[60]。

问题：种植时颌间距离不足

磨牙区种植，特别是第二磨牙，必须有足够的颌间距离[61]。种植空间会受到外科导板上的金属套管的限制，导板套管的高度取决于临床医生选择的 CT 引导系统。另外种植空间还受引导钻具的套管和把持器的高度、钻具长度（该钻具比常规的钻具更长，因为需要补偿导板内套管的高度）、种植体携带体的长度（同样也要补偿导板套管的高度）的影响。如果导板是牙支持式的，可以取出，将钻具和引导管放到导板内，再把导板放回原位。但是导板反复摘戴无疑会增加误差。在第二磨牙进行种植时首先需要短的钻具备洞，然后除去导板，再完成种植备孔的整个过程。

问题：种植体末被骨质完全包围

在决定是否用基于 CT 数据制作的外科导板引导种植前，临床医生应测量可用骨宽度。窄牙槽嵴允许出现误差的幅度较小。如果因为整个过程的误差导致种植体的位点轻度偏离，种植体就有可能穿出皮质骨形成骨开裂。

当牙槽嵴宽度和高度都很充足时，基于 CT 引导的不翻瓣和翻瓣种植的结果的差异无统计学意义[57]。然而由于在整个 CT 设计制作过程中的累积误差，对牙槽嵴较窄的患者不推荐采用基于 CT 数字化导板引导的不翻瓣外科手术。如果牙槽嵴的宽度 <7mm，翻瓣术是最佳的种植方法[43,60]。在 7mm 宽的牙槽嵴上放置 1 颗直径 4mm 的种植体，如果种植的位置非常精确，则种植体周围应当保留 1.5mm 厚的骨质。如果整个备孔过程中的误差可能达到 1.5mm，那么外科医生在种植手术中就应当考虑使用翻瓣暴露牙槽嵴的方法。翻瓣的范围虽然有限，但是仍然能够在直视下确定种植体的位置，防止出现偏差。

薄牙槽嵴常见于下颌牙列缺失患者，表现为牙槽嵴窄、宽度不足。外科医生往往通过在手术中降低牙槽嵴，然后再使用据此设计的外科导板。外科医生也可选择骨支持式导板，通过在薄牙槽嵴上钻孔，放置种植体后再磨平牙槽嵴。对于薄牙槽嵴，外科医生应当直视下检查牙槽嵴上先锋钻的备洞情况，以确保其位于牙槽嵴的中心位置，而不偏向唇、舌侧。临床医生了解 CT 数字化导板系统的局限性可避免出现技术差错。

问题：种植体的植入深度比计划的浅，需要继续备洞

导板只是用来制备种植窝和植入种植体，种植体的深度则由治疗计划和前述的导板等组件决定。如果外科导板不精确，种植体就有可能植入太浅。当种植体已经植入，携带体及导板都被拆除后，外科医生应当观察种植体是否到达预定的深度。如果种植体植入得太浅，就需要用手用工具加力将种植体拧到合适的深度。必要时旋出种植体，重新加深窝洞后再将种植体植入适当的位置。

问题：由于骨的热损伤种植体难以形成骨结合

用以备洞的钻针和引导管的内径非常适合，引导管又和导板上的导向管非常密合，导板和口内黏膜组织也非常贴合。使用 CT 数据设计的导板进行种植时钻具表面很难达到外冷却。因此外科医生必须通过降低转速和更换新钻具防止对骨形成过热的损伤。转速过高会产热，不锋利的钻具也会导致产热增加。虽然开放式手术过程存在

许多的并发症，但是这种方法在备洞的过程中能够防止骨的热损伤[62]。尽管不适合所有的患者和所有的系统，低速、自冷却钻具和导板上保留冷却孔有助于防止热损伤[44,47]。微创手术对于种植体形成骨结合是至关重要的，也有助于最终成功完成修复。

戴入修复体

使用 CT 数据可以制作临时或最终的修复体。每个患者的修复部件和种植体适合程度都不相同。临床医生需要假定至少有 0.5mm 的误差，以及种植体位置变化 1.5mm 引起的咬合误差。在种植体植入后可能需要调整临时修复体，CT 引导的外科手术和传统的翻瓣式外科手术对负载要求相同。临时修复体应当避免过度的咬合负载。

手术后并发症

精确的计划和不翻瓣手术能够减少术后并发症。据报道，CT 引导的不翻瓣外科手术的种植体的存留率为 89%~92%。失败原因主要是缺乏初期稳定性，备洞时冷却不足，修复体过载（如重度的咬合接触或磨牙症）。即刻负重的前提包括骨密度单元读数 >500，种植体的初期稳定系数（ISQ；或共振频率指数）>65，种植体植入扭矩 >35N·cm[47,63]。在即刻负重前的 2 个月，嘱患者避免咀嚼粗糙的食物以减小咬合负载。如果患者的对颌牙是天然牙而且咬合关系不良或有异常的咬合习惯，要嘱咐患者小心使用即刻临时修复体（表 3-4）。

讨论

CT 引导的外科手术被称为并发症最少的种植修复方法，因其有 CT 扫描、CT 设计软件的应用和快速成型技术制造的导板保障其精确性。然而，随着临床医生经验的丰富，其局限性也愈发明显。早期的证据显示 CT 引导的种植外科手术具有内在的误差，主要由人为因素造成[48,57-58]。尽管一系列的并发症和解决方案报道显示误差主要出现在 CT 引导的种植外科阶段，但误差是在整个过程中逐渐累积的，如果没有尽早发现，就会导致不良的后果。

第一步是进行诊断性模拟修复以减小误差。通过和修复医生沟通，确定设计的牙龈和切端的位置，因为最初的诊断模型或"CT 义齿"是制

表 3-4　临床问题的推荐解决方法

临床问题	推荐解决方案
骨宽度过窄	使用牙槽嵴切口加小翻瓣直视下种植，防止骨穿孔 [48,57-58,60]
无牙上颌和有天然牙列的下颌呈Ⅲ类颌关系	由于验力的原因，种植体植入后不进行即刻负重
单牙缺失，牙槽嵴窄并且有较高的美学要求	暴露骨，使用导板辅助手术加结缔组织移植
拔除下颌牙列，即刻种植加即刻临时义齿修复	计划翻瓣，去骨，使用骨支持式导板，由于有 1.5mm 的误差，要充分考虑到可能需要在较薄的牙槽嵴位置调整种植体的位置
低 Hounsfield 密度：<500	避免即刻负重 [63]
种植体稳定系数（ISQ）<60	
扭矩 <35N·Cm	
夜磨牙患者	避免即刻负重 [63]

作导板的基础。导板的作用是将 CT 计划转移，使外科医生将种植体精确放置于预期的理想位置。外科导板不仅能够反映牙和牙龈的最终位置，而且要和口腔贴合、不移动，能够在同一位置重复放置，且牙齿要和对颌分开。研究显示，义齿重衬、使用稳定咬合记录进行扫描和辅助放置导板有助于减少这些问题。复制导板通常采用丙烯酸树脂掺入 10%~20% 的硫酸钡粉末。硫酸钡掺入不均匀、量不足或过量都会影响设计时的 CT 图像质量并最终影响导板的制作。

CBCT 的扫描误差大约是 0.6mm，这在虚拟植入种植体和考虑邻近的解剖结构时非常重要。和 CBCT 比较，螺旋 CT 具有相似或更大的扫描误差 [51,63]。尽管报道显示 CBCT 和螺旋 CT 的平均误差分别是 0.22±0.15 和 0.36±0.24，具有轻微的差别，但是临床上此差别几乎可以忽略不计 [44]。谨慎的做法是重要解剖结构周围的治疗设计至少保留 1mm 的距离。如果扫描是在另一个地方做，临床医生应当在第 1 次扫描或第 2 次扫描时在场，并且写明扫描的具体要求。

根据 CT 扫描数据制作的外科导板安放金属套管后有大约 5° 的角度误差，当种植体植入弯根牙附近时应当考虑到误差的影响 [44]。经典的快速原型技术有 0.1~0.2mm 的误差 [53]。这个误差虽小，但却是可以叠加的。

关于选择何种导板（即牙支持式、组织支持式、骨支持式），文献报道明显倾向于牙支持式导板。然而在临床上并非所有病例都适合牙支持

式导板。骨支持式导板和组织支持式导板相比较并没有明显的统计学差异，但是组织支持式导板创伤更小，术后并发症也更少 [48,64]。但对于薄型牙槽嵴（即牙槽嵴宽度 <7mm），由于不翻瓣种植具有 1.5mm 的误差，因此骨支持式导板是最佳的选择 [43,48,57-58]。

外科医生必须仔细检查制造商送来的导板，确定在设计时从植体库选择的种植体型号正确，并且和预期的修复计划一致。外科医生必须在手术前一天和技工室及时沟通，核对技工室送来的材料。

在种植手术阶段，外科医生必须确定导板正确就位。无牙颌和需要多个修复体修复的患者在放置导板时使用咬合记录是非常重要的。用固位螺丝或固位钉固定导板，在整个手术过程中，除非必须，医生要避免反复从口内取戴导板（例如薄牙槽嵴患者）。即使导板套管对应的牙槽骨的位置非常理想，临床医生还是要考虑到由于主套管的大小问题可能会有 5° 的角度误差，研究显示这个误差的范围是 4°~7° [48,57-58]。种植体颈部的线性误差为 1~1.5mm [48,57-58]。牙支持式导板的线性误差较小，可能是因为导板位置的可重复性强和参考牙位稳定性良好。这些研究分析认为较大的误差是 CT 扫描、快速原型和人为的误差叠加造成的。人为的误差出现在制订治疗计划、口内放置导板和反复取戴导板的过程中 [48,57-58]。

除了 CT 引导的外科手术内在的不精确外，颌间距离是另一个难题。后牙区放置较厚的导板

有时会影响医生按照常规导板引导的方法进行种植手术，手术医生不得不考虑别的方法种植。临床上可通过使用短的钻具和去除导板来进行弥补。

任何种植手术，减少创伤对保障种植体的成功是至关重要的。备洞时过热是由于缺乏冷却冲洗的通路。预防的方法是使用新的钻具，备洞过程中及时清理碎骨屑，降低转速。有一些系统有冷却孔和自冷式钻具[62]。

由于整个系统的误差，尚不能确定手术当天送到的修复体是否能够顺利就位。如果种植体的位置比预计偏向远中或近中，使用混合义齿可以进行修改并使之适合。如果种植体的位置太偏向腭侧或唇颊侧，临床修复就会非常困难，这时可能需要取出种植体。如果要进行即刻负重，那么植入颌骨内的种植体的初期稳定性是至关重要的。传统种植手术和即刻负重的种植手术原则都是一样的，关于种植医生制订计划的指导原则已有相关出版物[63]。为了防止种植体受到非正常负载必须调整咬合。应当避免过度调整咬合，但是过度调整咬合也可能是种植体的植入深度不足造成的。这种情况多见于牙列缺失患者，另一个影响因素是在种植时牙槽嵴部分去除不足。

根据 CT 设计制作导板

对于种植病例，不论是使用单扫描技术还是双扫描技术，都需要将计算机设计的修复计划进行说明。单扫描要求放射义齿具有阻射性，且需要导板戴在口腔内扫描。双扫描是用透明树脂材料制作导板，在导板上放置至少 8 个小的阻射标记，放置在放射模板的基托边缘，第 1 次扫描需要将透明的放射模板戴入患者口中，第 2 次单独扫描放射模板，放射模板的角度需要和在口内第 1 次扫描时一致。使用软件设计时要使两次扫描的小标记重叠。两种技术都能满足临床要求，选用哪一种取决于采用哪一种设计软件。

参考文献

[1] Oates TW, Dowell S, Robinson M, et al. Glycemic control and implant stabilization in type 2 diabetes mellitus. J Dent Res, 2009, 88:367-371.

[2] de Molon RS, Morais-Camilo JA, Verzola MH, et al. Impact of diabetes mellitus and metabolic control on bone healing around osseointegrated implants: removal torque and histomorphometric analysis in rats. Clin Oral Implants Res, 2013, 24(7):831-837.

[3] Santana RB, Xu L, Chase HB, et al. A role for advanced glycation end products in diminished bone healing in type 1 diabetes. Diabetes, 2003, 52:1502-1510.

[4] Paglia DN, Wey A, Breitbart EA, et al. Effects of local insulin delivery on subperiosteal angiogenesis and mineralized tissue formation during fracture healing. J Orthop Res, 2013, 31:783-791.

[5] Blakytny R, Spraul M, Jude EB. Review: the diabetic bone: a cellular and molecular perspective. Int J Low Extrem Wounds, 2011, 10:16-32.

[6] Skalak, R. Aspects of biomechanical considerations//Branemark P-I, Zarb GA, Albrektsson T. Tissue integrated prostheses. Chicago: Quintessence, 1985: 117-128.

[7] Glick M, Greenberg MS, Ship JS. Burket's oral medicine. 11th. Canada: BC Decker Inc, 2008: 398-399.

[8] Aprikyan AAG, Liles WC, Rodger E, et al. Impaired survival of bone marrow hematopoietic progenitor cells in cyclic neutropenia. Blood, 2001, 97(1):147-153.

[9] Dale DC. ELANE-related neutropenia. GeneReviews, June 17, 2002. Updated July 14, 2011. http://www, ncbi.nlm, nih. gov/books/NBK1533.

[10] Dale DC, Person RE, Bolyard AA, et al. Mutations in the gene encoding neutrophil elastase in congenital and cyclic neutropenia. Blood, 2000, 96:2317-2322.

[11] Dale DC, Welte K. Cyclic and chronic neutropenia. Cancer Treat Res, 2011, 157:97-108.

[12] Saliante SJ, Benson KE, Luty J, et al. Double de novo mutations of ELA2 in cyclic and severe congenital neutropenia. Hum Murat, 2007, 28:874-881.

[13] Mastrodemou S, Vazgiourakis V, Velegraki M, et al. Clonal patterns of X-chromosome inactivation in peripheral blood cells of female patients with chronic idiopathic neutropenia. Haematologica, 2012, 97(12):1931-1913.

[14] Loughran TP Jr, Clark EA, Price TH, et al. Adult-onset cyclic neutropenia is associated with increased large granular lymphocytes. Blood, 1986, 68(5):1082-1087.

[15] Waites MD, Roberts JV, Scott-Coombes DS, et al. Cyclic neutro-penia and pyomyositis: a rare overwhelming sepsis. Ann R Coll Surg (Eng), 2002, 84:26-28.

[16] Al-Gwaiz LA, Babay HH. The diagnostic value of absolute neutrophil count, band count and morphologic changes of neutrophils in predicting bacterial infections. Med Princ Pract, 2007, 16(5):344-347.

[17] Roccuzzo M, Bonino F, Aglietta M, et al. Ten-year results of a three arms prospective cohort study on implants in periodontally compromised patients. Part 2: clinical results.

Clin Oral Implants Res, 2012, 23:389-395.

[18] Pjetursson BE, Helbling C, Weber HR, et al. Peri-implantitis susceptibility as it relates to periodontal therapy and supportive care. Clin Oral Implants Res, 2012, 23:888-894.

[19] Matarasso S, Rasperini G, Siciliano C, et al. A 10-year retrospective analysis of radiographic bone-level changes of implants supporting single unit crowns in periodontally compromised vs. periodontally healthy patients. Clin Oral Implants Res, 2010, 21:898-903.

[20] Sbordone L, Barone A, Ciaglia RN, et al. Longitudinal study of dental implants in a periodontally compromised population. J Periodontol, 1999, 70(11):1322-1329.

[21] Karoussis IK, Salvi GE, Heitz-Mayfield LJ, et al. Long-term implant prognosis in patients with and without a history of chronic periodontitis: a 10-year prospective cohort study of the ITI Dental Implant System. Clin Oral Implants Res, 2003, 14(3):329-339.

[22] Tripodakis AP, Nakou OM. Microbiologic evaluation of compromised periodontal sites before and after immediate intrasocket implant placement. Int J Periodontics Restorative Dent, 2011, 31(6):109-117.

[23] Quirynen M, Van Assche N. Microbial changes after full-mouth tooth extraction, followed by 2-stage implant placement. J Clin Periodontiol, 2011, 38:581-589.

[24] Rufenacht C. Fundamentals of esthetics.Chicago: Quintessence, 1990: 97-102.

[25] Fradeani M. Evaluation of dentolabial parameters as part of a comprehensive esthetic analysis. Eur J Esthet Dent, 2006, 1(1): 62-69.

[26] McCulloch C. Implants in special situations, the compromised patient, Hamburg. 15th. Germany: Dentsply Friadent World Congress, 2012.

[27] Block MS, Finger I, Lytle R. Human mineralized bone in extraction sites before implant placement: preliminary results. J Am Dent Assoc, 2002, 133(12):1631-1638.

[28] Block MS, Ducote CW, Mercante DE.Horizontal augmentation of thin maxillary ridge with bovine particulate xenograft is stable during 500 days of follow-up: preliminary results of 12 consecutive patients. J Oral Maxillofac Surg, 2012, 70(6): 1321-1330.

[29] Krekmanov L. Placement of posterior mandibular and maxlllary implants in patients with severe bone deficiency: a dinical report of procedure. Int J Oral Maxillofac Implants, 2000, 15:722-729.

[30] Maló P, Nobre Mde A, Petersson U, et al. A pilot study of complete edentulous rehabilitation with immediate function using a new implant design: case series. Clin Implant Dent Relat Res, 2006, 8:223-232.

[31] Maió P, Rangert B, Nobre M. All-on-4 immediate-function concept with Brånemark system implants for completely edentulous maxillae: a 1-year retrospective clinical study. Clin Implant Dent Relat Res, 2005, 7(suppl 1):S88-S94.

[32] Calandriello R, Tomatis M.Simplified treatment of atrophic posterior via immediate/early function and tilted implants: a prospective 1-year clinical study. Clin Implant Dent Relat Res, 2005, 7(suppl 1):S1-12.

[33] Aparicio C, Perales P, Rangert B. Tilted implants as an alternative to maxillary sinus grafting: a clinical, radiologic, and periotest study. Clin Implant Dent Relat Res, 2001. 3: 39-49.

[34] Testori T, Del Fabbro M, Capelli M, et al. Immediate occlusal loading and tilted implants for the rehabilitation of the atrophic edentulous maxilla: 1-year interim results of a multicenter prospective study. Clin Oral Implants Res, 2008, 19:227-232.

[35] Mattsson T, Köndell PA, Gynther GW, et al. Implant treatment without bone grafting in severely resorbed edentulous maxillae. J Oral Maxillofac Surg, 1999, 57:281-287.

[36] Krekmanov L, Kahn M, Rangert B, et al. Tilting of posterior mandibular and maxillary implants for improved prosthesis support. Int J Oral Maxillofac Implants, 2000, 15:405-414.

[37] Rosén A, Gynther G. Implant treatment without bone grafting in edentulous severely resorbed maxillas: a long-term follow-up study. J Oral Maxillofac Surg, 2007, 65: 1010-1016.

[38] ten Bruggenkate CM, Oosterbeek HS, Krekeler G, et al. The placement of angled implants in the edentulous maxillae for the use of overdentures. J Prosthet Dent, 1991, 66:807-809.

[39] ten Bruggenkate CM, Sutter F, Oosterbeek HS, et al. Indications for angled implants. J Prosthet Dent, 1992, 67: 85-93.

[40] Celletti R, Pameijer CH, Bracchetti G, et al. Histologic evaluation of osseointegrated implants restored in nonaxial functional occlusion with preangled abutments. Int J Periodontics Restorative Dent, 1995, 15:563-573.

[41] Albrektsson T, Zarb G, Worthington P, et al. The long-term efficacy of currently used dental implants: a review and proposed criteria of success. Int J Oral Maxillofac Implants, 1986, 1:11-25.

[42] Tiziano T, Del Fabbro M, Capelli M, et al. Immediate occlusal loading and tilted implants for the rehabilitation of the atrophic edentulous maxilla: 1-year interim results of a multicenter prospective study. Clin Oral Implants Res, 2008, 19:227-232.

[43] Jacobs R, Adriansens A, Naert I, et al. Predictability of reformatted computed tomography for pre-operative planning of endosseous implants. Dentomaxillofac Radio, 1999, 128:37-41.

[44] Lal K, White GS, Morea DN, et al. Use of stereolithographic

templates for surgical and prosthodontic implant planning and placement: I. The concept. J Prosthodont, 2006, 15:51-58.

[45] Balshi SF, Wolfinger GJ, Balshi TJ. Surgical planning and prosthesis construction using computer technology and medical imaging for immediate loading of implants in the pterygomaxillary region. Int J Periodontics Restorative Dent, 2006, 26:239-247.

[46] Stumpfel L. CT guided surgery, errors and planning. Paper presented at the Annual Meeting of the Academy of Osseointegration. San Diego, 2009.

[47] Komiyama A, Klinge B, Hultin M. Treatment outcome of immediately loaded implants installed in edentulous jaws following computer-assisted virtual treatment planning and flapless surgery. Clin Oral Implants Res, 2008, 19:677-689.

[48] Ozan O. Clinical accuracy of 3 different types of computed tomography-derived stereolithographic surgical guides in implant placement. J Oral Maxillofac Surg, 2009, 67:394-401.

[49] Widmann G, Bale RJ. Accuracy in computer-aided implant surgery: a review. Int J Oral Maxillofac Implants, 2006, 21:305-313.

[50] Allum SR. Immediately loaded full-arch provisional implant restorations using CAD/CAM and guided placement: maxillary and mandibular case reports. Br Dent J, 2008, 204:377-381.

[51] Kobayashi K, Shimoda S, Nakagawa Y, et al. Accuracy in measurement of distance using limited cone-beam computed tomography. Int J Oral Maxillofac Implants, 2004, 19:228-231.

[52] Veyre-Goulet S, Fortin T, Thierry A. Accuracy of linear measurement provided by cone beam computed tomography to assess bone quantity in the posterior maxilla: a human cadaver study. Clin Implant Dent Relat Res, 2008, 10:226-230.

[53] Van Steenberghe D, Naert I, Andersson M, et al. A custom template and definitive prosthesis allowing immediate implant loading in the maxilla: a clinical report. Int J Oral Maxillofac Implants, 2002, 17:663-670.

[54] Van Assche N, van Steenberghe D, Guerrero ME, et al. Accuracy of implant placement based on pre-surgical planning of three-dimensional cone-beam images: a pilot study. J Clin Periodonto, 2007, 134:816-821.

[55] Sarment DP, Sukovic P, Clinthorne N. Accuracy of implant placement with a stereolithographic surgical guide. Int J Oral Maxillofac Implants, 2003, 18:571-577.

[56] Besimo CE, Lambrecht JT, Guindy JS. Accuracy of implant treatment planning utilizing template-guided reformatted computed tomography. Dentomaxillofac Radiol, 2000, 29:46-51.

[57] Ersoy AE, Turkyilmaz I, Ozan O, et al. Reliability of implant placement with stereolithographic surgical guides generated from computed tomography: clinical data from 94 implants. J Periodontol, 2008, 79:1339-1345.

[58] Di Giacomo GA, Cury PR, de Araujo NS, et al. Clinical application of stereolithographic surgical guides for implant placement: preliminary results. J Periodonto, 2005, 176:503-507.

[59] Bedrossian E. Laboratory and prosthetic considerations in computer-guided surgery and immediate loading. J Oral Maxillofac Surg, 2007, 65(suppl 1):47-52.

[60] Fortin T, Bosson JL, Coudert JL, et al. Reliability of preoperative planning of an image-guided system of oral implant placement based on 3-dimensional images: an in vivo study. Int J Oral Maxillofac Implants, 2003, 18:886-893.

[61] Nickenig HJ, Eitner S. Reliability of implant placement after virtual planning of implant positions using cone beam CT data and surgical (guide) templates. J Craniomaxillofac Surg, 2007, 35:207-211.

[62] Scarano A, Carinci F, Quaranta A, et al. Effects of bur wear during implant site preparation: an in vitro study. Int J Immunopathol Pharmacol, 2007, 20(suppl 1):23-26.

[63] Yong LT, Moy P. Complications of computer-aided-design/computer-aided-machining-guided (NobelGuide) surgical implant placement: an evaluation of early clinical results. Clin Implant Dent Relat Res, 2008, 10:123-127.

[64] Nkenke E, Eitner S, Radespiel-Tröger M, et al. Patient-centered outcomes comparing transmucosal implant placement with an openapproach in the maxilla: a prospective, non-randomized pilot study. Clin Oral Implants Res, 2007, 18:197-203.

[65] Tyndall DA, Brooks SL. Selection criteria for dental implant site imaging: a position paper of the American Academy of Oral and Maxillofacial Radiology. Oral Surg Oral Med Oral Pathol Oral Radiol Endod, 2000, 89:630-637.

第 **4** 章
上颌牙列缺损的种植治疗

本章概要

上颌牙列缺损患者前牙区种植手术

上颌前牙区多颗种植体修复：术前检查与评估

对于上颌前牙缺失或者即将缺失的患者而言，种植支持修复治疗同样应重视第3章中总体考虑中所描述的内容。患者追求的修复体应满足功能和美观的双重需求。

制订治疗计划前应行必要的影像学检查，并了解患者对最终修复体的美学要求。CBCT扫描可以明确颌骨内部的情况，同时还能显示口内余留牙的健康状况。最终修复体制作前应制作一副临时义齿，或者根据现有牙齿的外观制作一副可摘义齿，以此来确定最终修复体的形态。根据最终修复体的形态可以判断局部组织的缺损情况，进而制订整个治疗计划。

CBCT扫描和口内检查可帮助医生判断上颌骨的骨量是否适合种植体的植入。在前磨牙和磨牙区CBCT扫描可准确测量垂直向骨量。如果还需要进一步的信息，可通过X线阻射材料复制修复体戴入患者口内扫描，结合CT治疗分析软件进行分析，得到所需信息，制订治疗计划。

大量吸烟、饮酒、患有未控制的糖尿病或者其他影响骨移植的系统性疾病的患者，外科医生只能利用现有的骨质骨量条件进行种植体的植入。骨移植的效果受患者健康状况和口腔环境的影响。和修复医生商讨后，种植医生便能够确定种植部位的骨量。

孤立骨缺损的 Onlay 植骨与种植体植入

由创伤或者肿瘤手术造成的孤立骨缺损常使局部牙齿缺失患者不能进行传统可摘义齿修复。对于这些病例，应了解病史，并制订准确的治疗方案，修复方式的选择通常包括植骨手术及植入种植体来固定义齿（图4-1）。患者的重要病史包括吸烟习惯、放射治疗、复发感染、瘢痕形成、营养不良或其他系统疾病都会影响伤口愈合。

制订治疗方案前必须制取上、下颌石膏模型、上𬌗架，并在此基础上制作诊断性蜡型，然后将其置入患者口中试戴，让患者自己评估其美观及功能。患者同意后，利用该蜡型制作X线阻射的放射模板及用于骨移植和种植体植入的外科导板。根据术前影像所显示的骨量，可以制订不同的治疗方案并告知患者。术前计划对于这类复杂病例非常重要，如果仔细地制订了治疗方案，那么骨移植可以使种植体能在最佳位点植入，从而保证之后修复计划的成功。

一些因为肿瘤手术或者大范围创伤而导致骨缺损的患者想要进行固定修复。但是，固定冠桥修复的前提为健全的牙槽骨和正常的牙龈外观。此类患者进行基于冠桥修复的改建后美观效果并

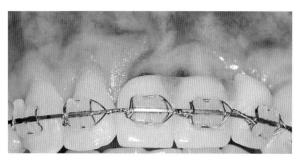

图 4-1　A.术前照片显示水平牙槽嵴有明显缺损。牙齿经正畸治疗已排列整齐

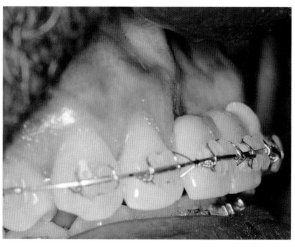

图 4-1　B.口内侧面像显示水平牙槽嵴有巨大缺损，应至少增加 6mm 骨量，以将种植体植入正确位置，且修整牙槽嵴轮廓

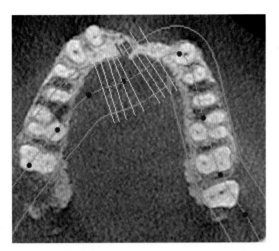

图 4-1　C. 骨移植前 CT 剖面图显示牙槽嵴前部有缺损

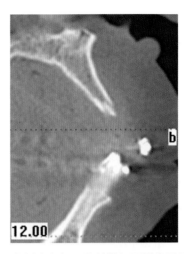

图 4-1　D. 左侧中间切牙处的纵切面影像显示又薄又凹陷的水平牙槽嵴拥有足够的垂直高度

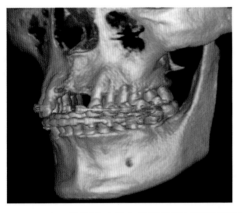

图 4-1　E.CBCT 软件重建的三维影像显示骨缺损程度。医生必须修正水平牙槽嵴缺损以便有足够的骨量植入 13mm 长的种植体

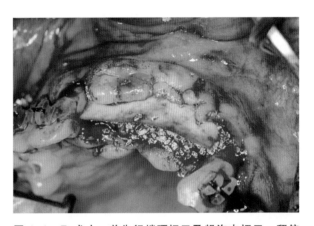

图 4-1　F. 术中，首先行嵴顶切口及龈沟内切口，翻信封形瓣，不做垂直切口。翻瓣至鼻底。分离骨膜以实现无张力缝合。将牛骨移植物 (Endobon, Biomet 3i) 与纤维蛋白胶的混合物放置在缺损处。由于缺损巨大加之大片骨膜分离，将降解周期为 6 个月的胶原膜放在黏膜与移植物之间

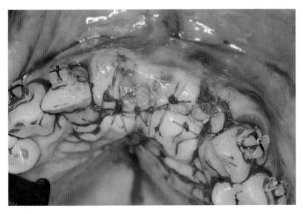

图 4-1　G. 用 4-0 铬线进行无张力缝合，使用圆针避免撕裂牙龈

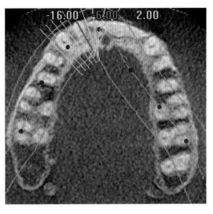

图 4-1　H. 骨移植 4 个月后的横断面影像显示水平牙槽嵴的形态

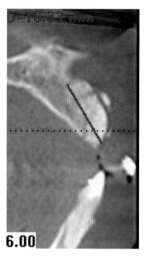

图 4-1　I.CBCT 剖面图显示骨移植物的骨量足够植入 15mm 长的种植体。近鼻处的软组织剥离不足，此区植骨材料较少

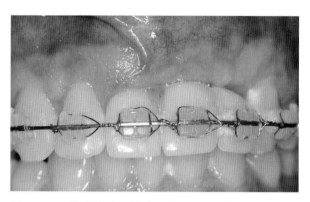

图 4-1　J.骨移植后牙槽嵴形态显示有足够骨量进行既定的修复治疗

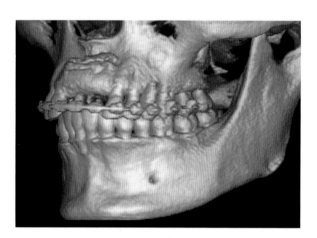

图 4-1　K.三维重建影像显示运用异种移植物与纤维蛋白胶的混合物修复了牙槽嵴缺损

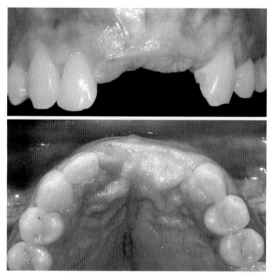

图 4-1　L、M.牙槽嵴已经足够植入种植体。因为骨再生效果较好，手术采用导板引导技术，只翻开腭侧瓣

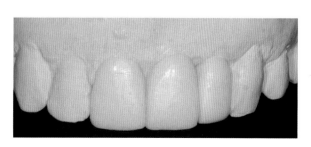

图 4-1　N.缺牙区制作美学蜡型

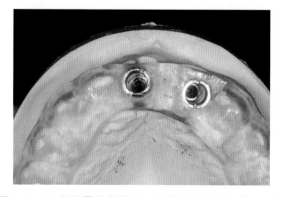

图 4-1　O.根据最终的排牙，制作外科导板，类似于根据 CT 扫描结果制作的数字化导板

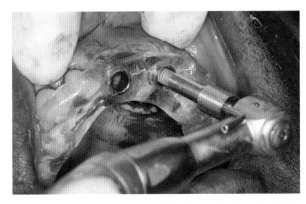

图 4-1 P.根据外科导板，术者准确地把两颗种植体放入指定的位置

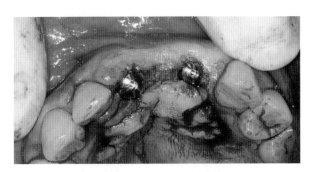

图 4-1 Q.种植体植入后，将愈合基台旋入种植体，待软组织愈合

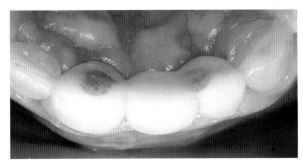

图 4-1 R.种植体植入 4 个月后制作临时义齿戴入患者口内。临时修复通过螺丝固位，以便于增加和修改外形，帮助软组织进一步塑形。异种移植物进行 Onlay 植骨后最终形成较厚的附着龈，能够承受义齿塑形软组织而施加的压力

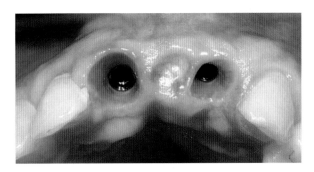

图 4-1 S.软组织塑形完成后的种植位点，此时可以制取终印模

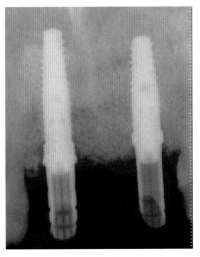

图 4-1 T.最终的 X 线片显示骨水平良好

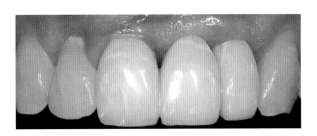

图 4-1 U.最终修复体完成后口内观可见牙龈的高度和形态

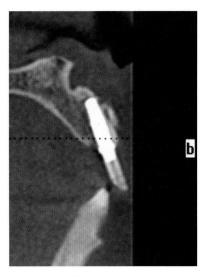

图 4-1　V. 最终修复体完成后 2 年 CT 剖面图显示牙槽嵴宽度和移植物得以维持

不理想，而种植体支持的半固定修复体往往能够带来更为理想的美观效果。

联合运用颗粒状植骨材料、纤维蛋白胶与可吸收膜进行上颌前牙区骨增量

创伤所致的上颌牙与上颌骨缺损使得上颌前牙区牙槽骨非常薄，牙槽骨垂直高度足够但是水平宽度不足。患者希望增加骨厚度以植入种植体，并且改善牙槽嵴轮廓的美观程度。

患者 3 颗上颌前牙缺失。石膏模型显示其处于复杂牙槽骨骨折的恢复过程中，移位的牙齿应通过正畸治疗复位。正畸治疗排齐牙齿之后，便能确定所需的水平牙槽嵴增量（图 4-1）。治疗方案包括水平牙槽嵴增量手术之后植入种植体，以及 3 个单位的种植体支持式修复体。

术中，移除正畸弓丝。做嵴顶切口及距离缺牙区域远中 3 颗牙的龈沟切口。进行全厚组织瓣剥离，注意动作轻柔不要撕裂软组织。骨膜下翻瓣延伸至梨状孔边缘，并注意避免造成鼻黏膜的损伤。

骨增量手术使用牛骨（Endobon, Biomet 3i, Palm Beach Gardens, Florida）作为移植物，将该移植物与纤维蛋白胶组成的混合物置于缺损处。由于近鼻处瘢痕，所以要在植骨区域均匀放置植骨材料以避免局部压力过大。移植骨材料应置于牙槽嵴侧方，且深度达到根方 17mm。该患者牙

槽嵴至鼻腔底部距离非常大。在凹陷缺损处放置混合物并塑形后，便可盖上胶原膜了。胶原蛋白膜（Osseoguard，Biomet 3i）的降解周期是 6 个月。由于骨膜可以进行足够的松解，翻开的组织瓣可以实现无张力缝合。重新安置正畸弓丝，并小心缓冲桥体组织面以防止牙槽嵴受到压力。术后会有肿胀，所以术中应磨除部分桥体组织。

术后嘱患者进流食，并用稀释的漱口水漱口，但应避免在骨增量手术后 10d 内使用洗必泰，因其有纤维细胞毒性，同时服用 2 周的抗生素。2 周后若缝线仍在口内，拆除缝线。

术后 4 个月，利用影像学检查确认骨增量效果。在种植手术前应拆除矫治器并进行诊断性排牙。

确认植骨区域的部位和形态后，再通过新的诊断性蜡型，以指示理想的种植体植入位置。然后将种植体代型放入诊断模型，放置不透射线标记物（如金属管等）。将放射导板戴入口内行 CT 扫描，以确认种植体能够被放入预先设计的部位。确认位置后，腭侧翻瓣，直视下放入种植体，上愈合基台。4 个月后再行最终上部修复。该病例通过颗粒状骨移植，其上覆盖可吸收膜可以达到较好的效果，修复体完成后，塑形后的软组织较厚、健康、无退缩（图 4-1）。

窄牙槽嵴患者在拔牙同时行水平向骨增量以修复上颌 6 颗前牙

一些患者上颌前牙区为长固定桥修复。由于缺乏后牙支撑导致前牙桥𬌗创伤，前牙长桥常因基牙折断而失败。图 4-2 所示的患者需要在中切牙位置植入种植体，同时两颗尖牙应在拔除后植入种植体，以达到较好的力学支撑。

治疗计划是拔除尖牙，并在拔牙窝内植入骨替代材料，同时用异种行骨增量，覆盖吸骨替代材料收速度较慢的胶原膜（Osseoguard, Biomet 3i, Palm Beach Gardens, FL）以维持移植骨的位置。

两侧磨牙间行局部浸润麻醉。沿后牙做龈沟切口，在缺牙部位做牙槽嵴顶切口，向上翻开全厚瓣至梨状孔边缘。用剪刀做骨膜松解术，注意避免剪刀伤及肌肉。将矿化的同种异体皮质骨置入拔牙窝内，在全厚瓣下放胶原膜覆盖移植骨。将异种骨替代材料放到胶原膜下。切口用 4-0 铬

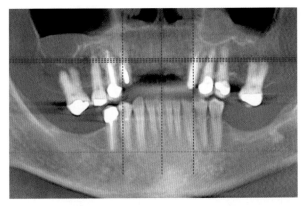

图 4-2　A. 术前全景片显示上颌双侧尖牙折断和切牙缺失

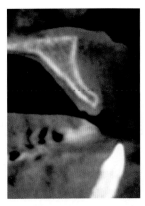

图 4-2　B. 中切牙部位牙槽嵴很窄

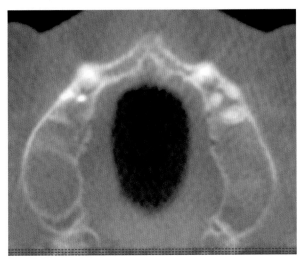

图 4-2　C. 轴位观显示凹陷的牙槽嵴外形

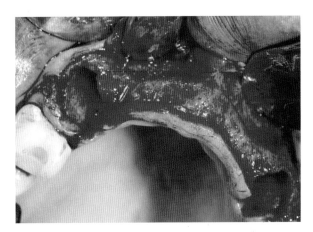

图 4-2　D. 做牙槽嵴顶部切口，同时围绕尖牙做龈沟切口，切口延伸到磨牙。翻开信封样全厚瓣，上部暴露至梨状孔边缘。拔除尖牙。图示拔牙部位牙槽骨宽度尚可，而切牙区牙槽嵴很窄

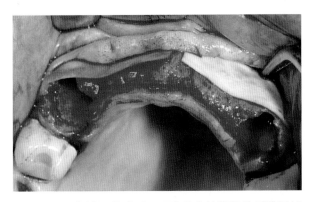

图 4-2　E. 在掀开骨膜后，两张吸收较慢的胶原膜经过修整放在软组织瓣下

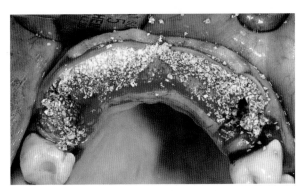

图 4-2　F. 将矿化同种异体骨植入拔牙窝，异种骨替代材料直接放到切牙部位的胶原膜下，同时异种骨替代材料还放在拔牙部位较菲薄的唇侧骨板表面

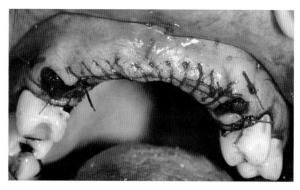

图 4-2　G.切口无张力缝合。在尖牙位置放置降解较快的胶原塞覆盖同种异体骨

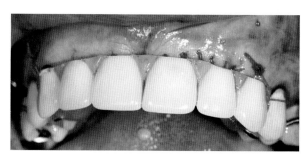

图 4-2　H.修改临时性可摘义齿。磨除义齿边缘，磨短牙齿以避免义齿接触植骨区域

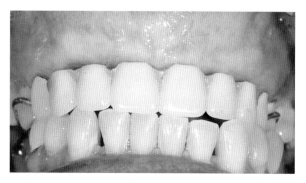

图 4-2　I.植骨4个月后，患者复诊，可见牙槽嵴形态丰满。根据口内咬合状态下临时义齿牙冠状况，最终修复的牙冠长度应该较为理想

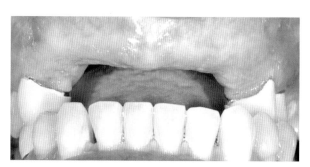

图 4-2　J.摘除义齿后可见覆盖软组织较厚，有正常的点彩，这一结果得益于采用颗粒状异种骨替代材料进行牙槽嵴骨增量

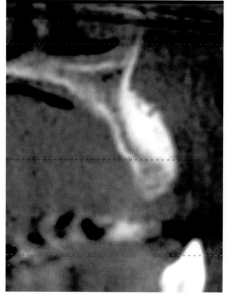
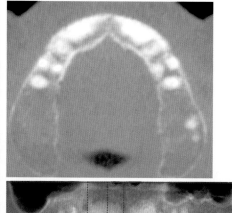

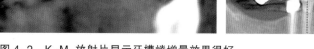

图 4-2　K~M.放射片显示牙槽嵴增量效果很好

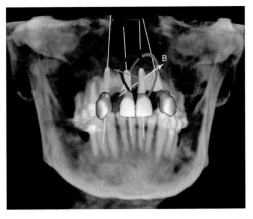

图 4-2　N. 重新行 CBCT 扫描，虚拟牙齿及种植体就位于缺牙区。牙齿及种植体的位置得到患者全科医生的确认

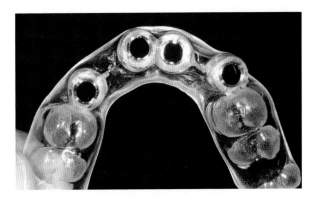

图 4-2　O. 根据虚拟的牙齿和种植体排列，CT 数字化外科导板制作完成。术中允许种植体植入时只翻开一个小的腭侧瓣，而唇侧的软组织不用翻开，这样可以避免唇侧组织的塌陷

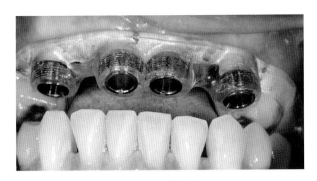

图 4-2　P. 牙支持式数字化导板就位

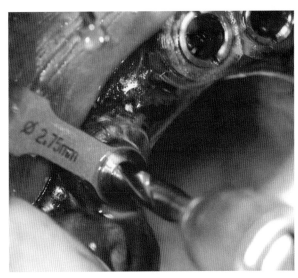

图 4-2　Q. 备骨孔

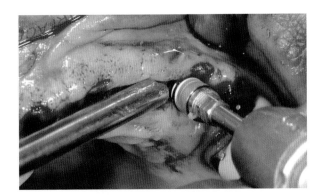

图 4-2　R. 骨组织较软，为了种植体精确植入，可做嵴顶小切口

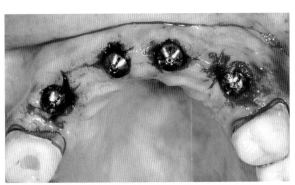

图 4-2　S.4 个月后骨整合完成，暴露种植体，上愈合基台

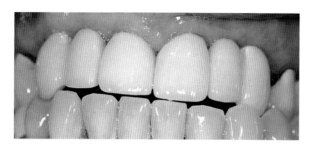

图 4-2　T.完成最终修复 3 年后随访（由 Laurie Glaser 医生完成修复）

线无张力缝合。修整去除可摘义齿基托边缘，磨短牙齿以减轻咬合，避免对牙槽嵴的创伤。

　　4 个月后，牙槽嵴恢复良好。拍摄 CBCT，计算机辅助设计义齿。待修复医生同意该计划后，根据 CT 数据制作数字化外科导板以指导种植体植入。

　　该患者骨质疏松，因此在外科导板指导的情况下在种植体植入外科手术时翻一个小的腭侧瓣。外科导板就位，第一根引导钻用于种植窝位点定位。在种植位点软组织做切口，并做上腭垂直切口，仔细翻开腭瓣，再次确认引导钻进入位置是否正确，然后完成种植骨孔的制备。种植体在直视下放入种植窝，因为患者要使用临时性可摘义齿，故手术采用埋植式，采用覆盖螺丝封闭种植体。

　　经过 4 个月的骨整合，切开暴露种植体，使用 6 单位固定桥修复。3 年后随访显示，牙槽嵴形态保持良好，种植体支持式义齿的功能稳定。

上颌后牙区的外科操作

单颗前磨牙 / 磨牙的修复

　　通过诊断和制订治疗计划可以判断拟种植部位是否有足够的空间和骨量进行手术。在单颗后牙的种植修复中，根尖片可以帮助确定邻牙牙根是否倾斜并占据了将来种植体的位置。如果牙根倾斜妨碍种植体的植入，那么术前就需要正畸矫正牙根的位置，或者建议患者不选择种植修复而选择传统的固定桥修复。

　　种植前邻牙的牙周情况必须得到控制，并且在近期无活动性牙周病迹象。如果患者剩余牙列

的牙周状况不理想，就有可能在种植牙和天然牙之间发生交叉感染，最终导致种植体在早期愈合阶段继发感染而失败。在种植前了解患者的病史非常重要，可以通过咨询患者以前的牙医获得患者的病史和口腔卫生状况。

　　如果患者的口腔卫生状况良好，那么在患者咨询时就可以拍摄根尖片，同时外科医生还应当与修复医生一起制订患者的种植治疗计划并确定种植体类型。整个过程都需要和患者沟通交流，然后让患者阅读并回答手术知情同意书上列出的各种问题。手术前应告知患者各项手术的花费，必须确认患者具有足够的经济能力。

　　在种植手术前，首先要对种植部位进行局部麻醉。种植切口略偏牙槽嵴顶腭侧，然后沿切口两端做上窄下宽的全厚梯形松弛切口直至前庭沟（图 4-3）。向颊侧翻起全厚瓣暴露牙槽嵴和颊侧皮质骨，便于直视下操作。植入的种植体的长轴要和咎力传导的方向一致，建议使用外科导板指导种植体植入。如果邻牙状况良好，而且下颌牙列排列整齐，那么可以用对颌牙咎面的中央窝来指示种植体的长轴方向。

　　在正常的骨质上植入种植体，常规的方法是用球钻在种植体拟植入的位置做标记，然后逐级备洞，最后植入种植体。如果上颌骨骨质疏松，那么在种植时就要使用骨挤压工具，使种植体植入部位周围的骨质被挤压致密。临床上这样做的目的是提高种植体的骨结合率，但是只有少量的科学证据能够支持经过骨挤压的种植骨床有利于提高种植体的骨结合率的观点。在种植过程中假如唇颊侧骨板发生了骨裂开，那么其处理方法和上颌前牙种植时遇到的骨裂开的处理方法类似。种植体植入后，必要时可以松解骨膜，然后严密缝合（图 4-4）。

　　种植体的愈合期主要取决于患者的骨质和种植体的类型。种植体植入后经过适当的愈合期，就可以进行二期手术暴露种植体。暴露种植体时，对切角化牙龈，必要时将部分黏膜转移到种植体的唇侧。移除覆盖螺丝，换上临时的愈合基台。待牙龈愈合至少 2 周后，测量种植体周围龈沟的深度，修复医生选择合适高度的基桩连接至植体。为了防止基台的锐利边缘损伤周围组织，基桩需要放置保护帽，直到临时或永久性的修复体制作完成。

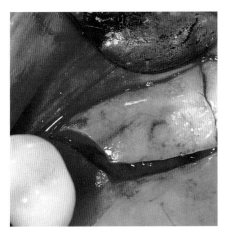

图 4-3　A. 术前评估显示该 65 岁的女性患者可用骨高度为 12mm，取诊断模型，用蜡设计制作修复体，制作丙烯酸树脂外科导板。然后在修复医生设计的种植位置处钻直径为 3mm 的孔洞，降低导板咬合高度至在口内能够允许钻具备洞。手术时，通常先用器械等标记种植体在软组织上的位置。局麻后做偏向腭侧的牙槽嵴切口，两侧附加垂直梯形松弛切口。设计的种植体的位置和切口的关系如图所示

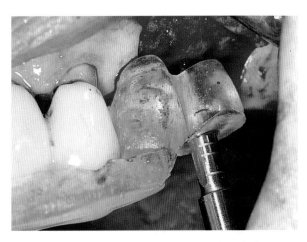

图 4-3　B. 钻具穿过丙烯酸树脂导板，在预定的种植位置，通过操作区能够观察到钻具

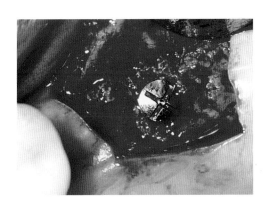

图 4-3　C. 在预定的种植位点植入种植体

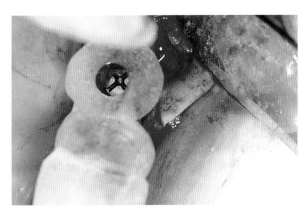

图 4-3　D. 这种类型的外科导板能够引导种植体精确植入

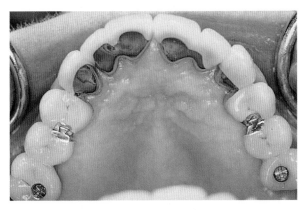

图 4-3　E. 最终的修复体用螺丝固位修复，种植体和天然牙采用非刚性连接。此处采用了精密附着体（由 Gerald Chiche 医生完成修复）

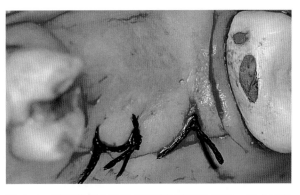

图 4-4　用两针缝合略偏向牙槽嵴腭侧的切口。手术过程微创，术后反应小

上颌多颗牙种植修复

上颌多颗牙种植修复的术前治疗计划和单颗牙的制订方法相似，但是多颗牙种植必须使用外科导板。如果没有导板而要控制种植体不植入邻牙之间，同时又要使种植体的长轴与对颌偏向颊侧的工作尖一致，那么可供手术医生参考的标记点就太少了。最终咬合设计应该在种植体植入前完成，为患者提供一副耐用的、能行使功能的修复体。

上颌后牙拔除后患者垂直骨量常足够，但是骨宽度不足。创伤或者长期缺牙都会引起骨量丧失，往往会导致颊侧骨板吸收而腭侧骨板完好。图4-5所示的患者在大学期间缺失了上颌前牙，现要求进行固定义齿修复。

患者骨量不足，种植体无法进行理想的种植位点植入，且患者要求在功能和美学要求得以满足的前提下尽量采取简单的治疗方法，缩短治疗过程。

重新制作一副临时性义齿或者调改之前的义齿以评估患者的要求。该患者戴有一副维持其现在咬合的可摘局部义齿，义齿的边缘很长。旧义齿可以作为模板用透明丙烯酸树脂复制一副修复体，并在腭侧放置标记。然后分别将该义齿戴入口内或者单独对该义齿进行CBCT扫描，然后通过CT治疗分析软件进行数据的匹配，再通过虚拟的方式来确定种植体的位置关系并向治疗团队展示可行的方案。

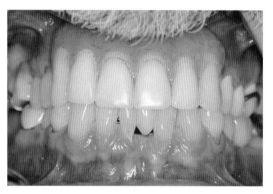

图4-5 A.一位55岁健康男性之前踢足球时上颌前牙缺失，已做活动修复，但希望有一副固定义齿。患者唇线很低，其活动义齿唇侧有丙烯酸基托覆盖牙槽嵴，以修复局部的骨缺损

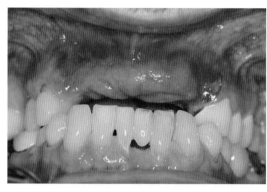

图4-5 B.摘除活动义齿后，可见牙龈因为活动义齿压迫变得红肿，骨垂直高度尚可，牙槽突明显前突

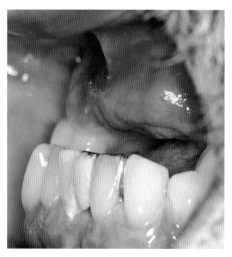

图4-5 C.侧面观示颌骨为Ⅲ类关系

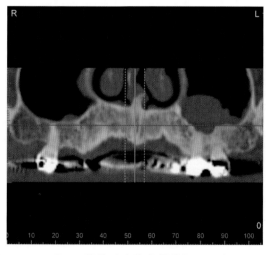

图4-5 D.用CT软件重建的全景片提示垂直骨量足以维持种植体稳定

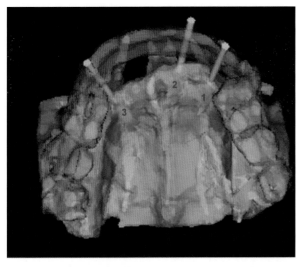

图 4-5　E. 设计外科导板时发现理想的牙齿位置明显偏牙槽嵴唇侧。种植体需要成角度植入才能满足修复需要。修复体需要较强的内部支架以承受殆力，并且修复体需要每年取下来清洁

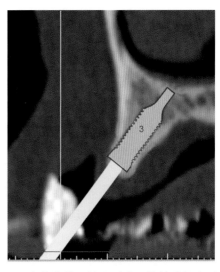

图 4-5　F. 在软件模拟植入时发现能够选择合适长度的种植体完全植入骨内。但在牙冠龈方和种植体之间有较大空隙，需要通过牙龈色材料修复

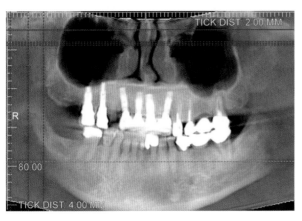

图 4-5　G. 做牙槽嵴顶切口，在外科导板引导下上颌植入 4 颗种植体。这是患者 8 年后的全景片，显示牙槽骨保存完好

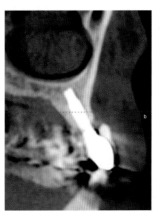

图 4-5　H. 8 年后随访患者中切牙区域 CT 矢状面图像显示牙槽骨保存完好

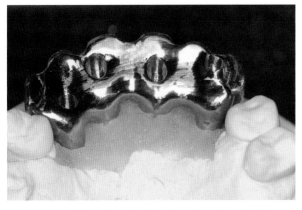

图 4-5　I. 患者佩戴临时性修复体 6 个月后制作支架。在试戴期间，将修复体边缘磨短直至患者有能力清洁局部。然后根据局部软硬组织状况设计制作修复体支架

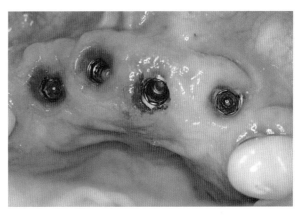

图 4-5　J. 取终印模前口内种植体状况

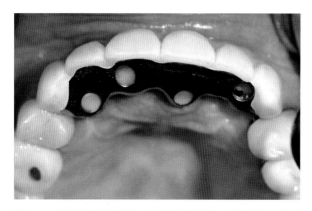

图4-5 K.最终修复体8年后随访照片。牙科医生可以每年拆卸螺丝固位修复体进行维护

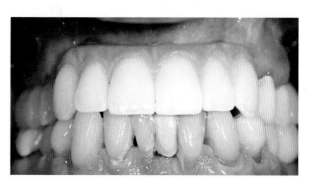

图4-5 L.最终修复体8年后随访照片，可见其和之前活动义齿边缘的位置不同（由Arturo Mendez医生完成修复）

对于这位患者，种植体是可以植入的。植体须倾斜植入，但在牙冠龈方和种植体之间有较大空隙，最终修复体可能需要通过牙龈色材料修复，但后续修复体的清洁入路需要评估。修复体需要每年取下以便进行维护和评估卫生状况。患者的笑线低，微笑时没有暴露牙龈。

该患者确定的治疗方案是制作螺丝固位的固定义齿，据此制作外科手术导板，以指导种植体植入。种植体骨整合完成后，制作临时性螺丝固位义齿，适当缩短义齿边缘位置以获得良好的口腔清洁入路。最终的修复体需要较厚的金属支架以支撑咬合力，并将所有种植体连接在一起。患者8年随访显示修复体长期功能良好。

牙槽嵴植骨结合数字化导板外科手术和即刻临时性修复

患者常常通过各种牙科治疗来保存其牙齿，如根管治疗、冠延长、根尖手术，这些治疗可能导致桩和牙根的疲劳折裂或者严重的继发龋。这类患者希望进行固定修复并尽量减少临时性可摘修复体的佩戴时间。图4-6所示的患者通过佩戴牙支持式临时义齿顺利完成治疗。

这样的病例通常会在拔牙前完成基牙预备并取模。在拔牙的同时，做一副真空吸塑保持器，将拔除牙齿的牙冠放到其中。经过3周的愈合后，技工室制作的暂时性固定义齿就可以佩戴到之前预备的基牙上了。

4个月后，还需要进行其他处理措施以制订

治疗计划。可以用透明丙烯酸树脂重新制作带边缘的暂时性修复体。另一个选择是取下之前的暂时性固定修复体进行CT扫描，同时在不戴暂时性修复体的情况下取上颌模型并灌注石膏模型。然后在石膏模型上制作外科导板，此外科导板是牙支持式的，靠基牙和后面的完整的牙齿支撑。

在CT治疗分析软件里可以置入虚拟的牙齿。与带有修复体的模型和照片相比，虚拟牙齿的位置会更准确。虚拟牙齿的戴入会考虑最终修复体的𬌗平面。预备过的基牙在扫描中会显得短一些。然后采用电脑软件、模型和口内扫描数据制作外科导板。

将制作好的导板送达治疗团队。如果治疗团队愿意，导板制造商（Materialise, Boston, Mass）还可以提供带有种植体代型的模型。种植体代型根据导板放入模型里并选好基台，为最后的暂时性修复体的制作提供便利。

在外科手术时行局部麻醉。取下暂时性固定修复体，然后戴入牙支持式外科导板，并检查导板稳定性。第一步是采用牙龈环形切刀去除局部软组织。在软组织切除术完成后，进行种植窝预备。取下外科导板，用牙周探针检查预备的种植窝，确认有无骨缺损。将种植体植入理想的深度。取下携带体，安装最终的基台。基台是依据CT治疗分析软件、带有种植体代型的石膏模型或者基台选配套装来选择的。用厂商推荐的扭力将基台固定在种植体上，也可以仅仅用手固定基台。若基台在愈合期间松动，应重新拧紧。

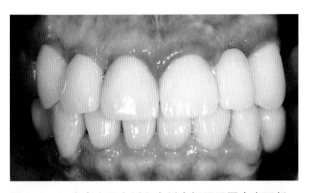

图 4-6　A. 患者上颌左侧和右侧中切牙牙冠内有深龋，左侧尖牙根管桩折断，左侧侧切牙是桥体。修复体的龈边缘尚可。患者的上前牙因为下前牙唇倾而往唇侧突出。患者希望行固定修复，而不是可摘义齿修复

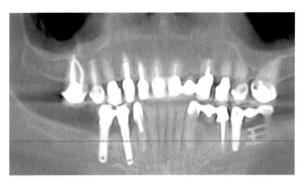

图 4-6　B. 全景片显示天然牙牙根偏短，口内有多个固定修复体

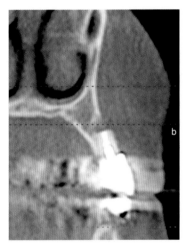

图 4-6　C. 左侧尖牙 CT 颊舌向剖面图显示根折和由于之前根尖切除术导致的骨缺损

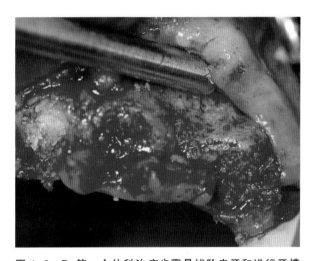

图 4-6　D. 第一个外科治疗步骤是拔除患牙和进行牙槽嵴骨增量。做牙槽嵴顶和龈沟内切口，不做垂直切口。翻开信封状龈瓣至梨状孔边缘。在保存剩余骨的条件下拔除患牙。在放置骨移植材料前先进行骨膜松解。将同种异体骨置入拔牙窝内

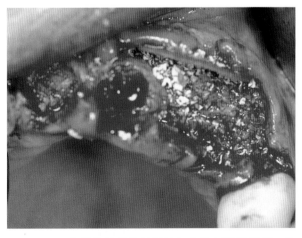

图 4-6　E. 将异种骨替代材料植入窄的牙槽嵴颊侧，其上覆盖吸收较慢的胶原膜

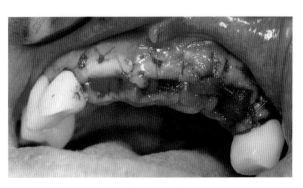

图 4-6　F. 缝合切口。在拔牙窝内放置一块明胶海绵，以保护局部角化牙龈

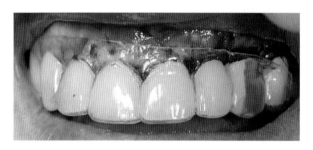

图 4-6　G. 将拔除牙牙冠修整后放到术前制作的真空吸塑保持器内，并避免其对牙槽嵴产生压力

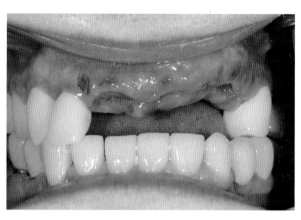

图 4-6　H. 骨增量 3 周后，软组织愈合良好。重新制作固定的临时修复体，使其与双侧邻牙黏结在一起

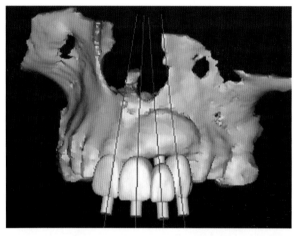

图 4-6　I. 骨增量手术 4 个月后，行 CBCT 扫描，拍摄时牙齿轻微分开，避免下颌牙和上颌牙有交错重叠。扫描时取下临时修复体。根据之前计划的修复体的图片，医生团队用 CT 治疗分析软件 (Materialise, Leuven, Belgium) 来排列虚拟牙齿。这些牙齿应匹配相关的治疗计划。然后种植体就可以被放置到理想的位置，并根据情况选择螺丝固位或者黏结固位的最终修复体

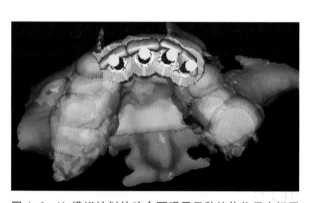

图 4-6　K. 模拟计划的咬合面观显示种植体位于中切牙切嵴的腭侧。如果修复医生愿意的话可以选用螺丝固位修复体

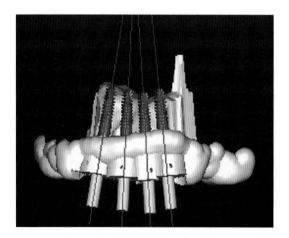

图 4-6　M. 在 CT 治疗分析软件上去除骨，可以清楚地显示种植体位置和外科导板的相对位置关系

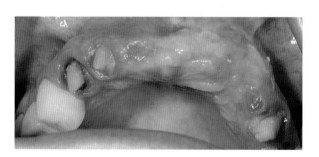

图 4-6　O. 种植体植入手术前取下临时性固定修复体，可见牙龈外观健康，牙槽嵴形状丰满

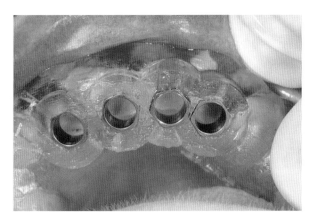

图 4-6　Q. 外科导板就位，导板稳定没有移位

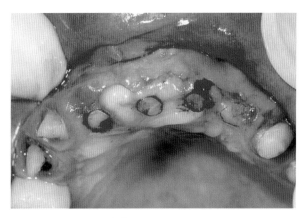

图 4-6　R. 先进行黏膜环切

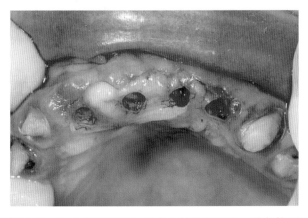

图 4-6　S. 去除种植植入位点上的牙龈组织，避免软组织被带入种植窝内

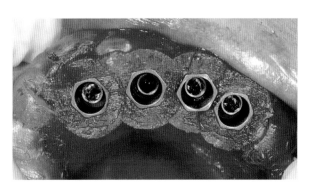

图 4-6　T. 采用特定的导板植入外科工具盒进行种植体（Ankylos; Dentsply Implants, Waltham, MA）植入，不做其他切口

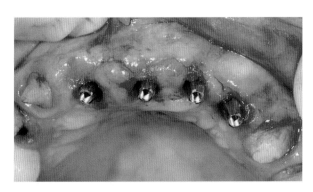

图 4-6　U. 运用基台选配套装选择小直径直基台。通过CT 数据选择基桩及肩台高度，保证其充分位于龈下，当然这要考虑到最终临时性修复体制作完成后会有牙龈根向退缩

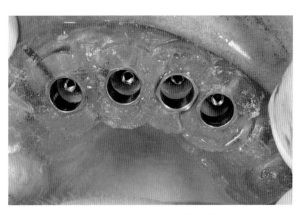

图 4-6　W. 通过外科导板可以看到基台的位置

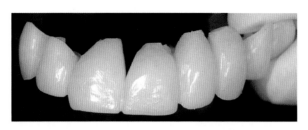

图 4-6 X.将之前的临时性固定桥重衬做成种植体支持的修复体。因为牙龈张力较大，需要做一些小切口为临时修复体龈下部分就位提供空间

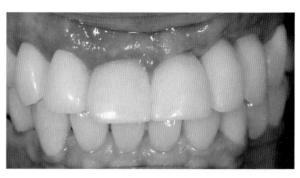

图 4-6 Z.临时修复体就位愈合后的局部状况。在此之后，还要进行牙龈塑形以获得更加美观的牙龈外形（由 Joseph Collura 医生完成修复）

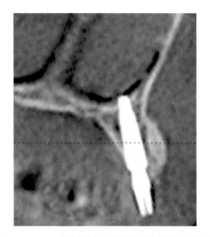

图 4-6 ZA.左侧中切牙处按计划植入种植体

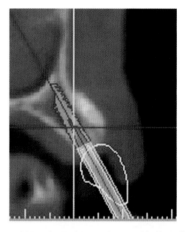

图 4-6 ZB.制订计划时左侧中切牙的种植体植入位置和轴向

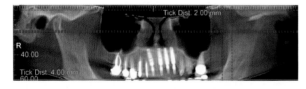

图 4-6 ZC.4 个月后在取终印模前拍摄的全景片

因为没有翻瓣，故应在基台间牙槽嵴顶上方牙龈做切口以减张，这样可以容纳暂时性固定修复体龈下边缘。在最终基台上套上塑料帽，修改暂时性修复体，使其匹配。将暂时性修复体打磨光滑并黏结到位。许多修复医生更喜欢制作通过螺丝固位的暂时性修复体。

经过 4 个月的种植体骨整合后，取下暂时性修复体，制取印模制作另一个临时性修复体。通过调改该修复体以便获得更好的美学效果，并使其具备较好的功能状态，并且可以保持良好的口腔卫生状况。然后再制作最终修复体，最终修复体要制作成单冠而不是联冠。

病例展示

CT 引导下右上前磨牙和尖牙的种植

患者是位 59 岁的开朗的男性，治疗计划是在右上颌尖牙和前磨牙区植入种植体。患者想进行种植但又不想术后过于肿胀，因此选取 CT 数字化导板引导的种植手术。由于患者缺牙区前后向间隙相对较小，数字化导板植入种植体可以确保种植体植入位置准确无误。

首先由修复医生（Dr. Ace Jovanoski）制作临时性修复体，并据此制作放射模板，放射模板内按体积掺入 20% 的硫酸钡（图 4-7）。然后将放射模板戴入患者口内，在螺旋 CT 下按照 CT 设计软件推荐的参数进行扫描获得 DICOM 数据。将 DICOM 数据输入电脑，将虚拟的种植体放置

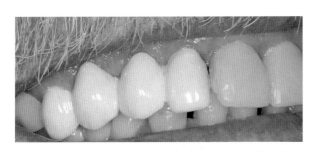

图 4-7　A. 患者的临时桥可以用来进行 CT 扫描，临时义齿首先要用阻射材料复制（例如树脂或丙烯酸掺入硫酸钡），然后戴入患者口腔，将扫描数据输入电脑进行设计和虚拟种植，然后再制作外科导板

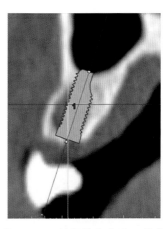

图 4-7　B. 将 DICOM 数据输入电脑，按修复设计进行虚拟种植。然后将设计好的计划通过网络传输至导板制造商（Materialise，Brussels，Belgium），同时将备好牙的上颌模型寄至厂家，制造商会制造出牙支持式的外科导板

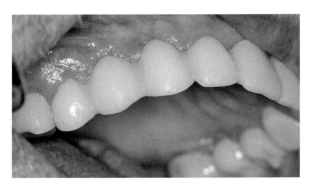

图 4-7　C. 手术当天，先去除口内的临时桥体，种植结束后再重新放回临时桥体

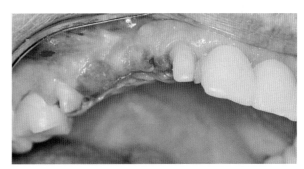

图 4-7　D. 拆除临时桥体后暴露出已预备的邻牙，外科导板就是在备牙后的石膏模型上按照 CT 计划制作的，注意牙龈由于受到临时义齿组织面的刺激表现出的状态，这个位置在种植手术前需要进行缓冲

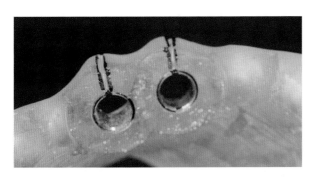

图 4-7　E. 外科导板上的主导管有一个小的沟槽用来引导种植体植入预定的位置，为了看清这些沟槽，用小的圆盘锯在丙烯酸导板上做一个沟槽，然后用笔来标记沟槽

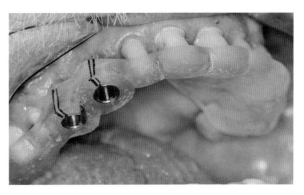

图 4-7　F. 将导板置于口内，外科医生必须确信导板就位，没有任何的动度，最好使用全牙弓固位的方法

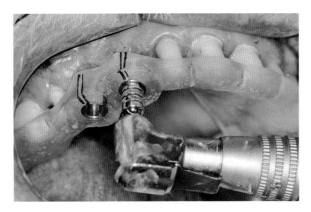

图 4-7　G.首先用环钻切除软组织，然后去除导板，将软组织清除干净。下一钻通常用来钻穿牙槽嵴表面皮质骨，这个钻非常锋利，可以钻穿不平的牙槽骨表面的皮质骨

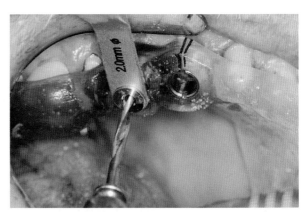

图 4-7　H.初始钻的套管放入主套管内，初始钻的套管要和主导管的表面平齐，并且和钻针适合。导板制造商详细记录了每一个位点所需的钻具的长度，由于位点的冷却效果较差，初始钻要使用比常规转速更低的转速。应当遵守制造商推荐的备洞顺序

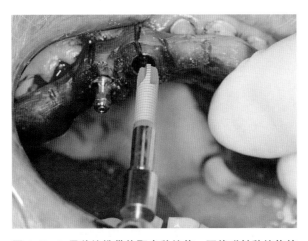

图 4-7　I.用种植携带体取出种植体，不能碰触种植体的表面。然后将种植体植入位点慢慢拧紧。手用扳手常用来最后调整种植体的深度至和主套管平齐。要避免过度拧紧，因为有可能会损坏种植体的螺纹

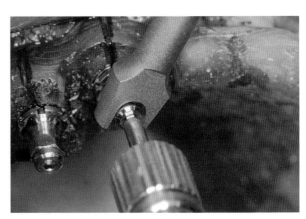

图 4-7　J.放完种植体后，用六角扳手逐个松开携带体，然后取下携带体

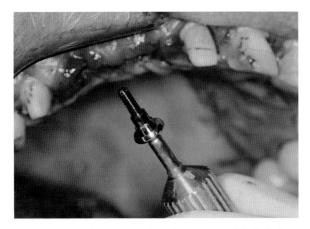

图 4-7　K.去除导板，冲洗位点，需要的话修整多余的软硬组织，这个患者是覆盖螺丝直接旋入种植体

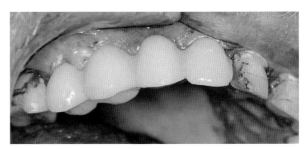

图 4-7　L.重新黏结临时义齿

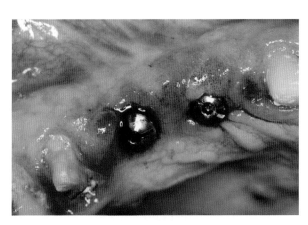

图 4-7　M.4 个月后，去除临时义齿，放入愈合基台，注意牙龈由于义齿组织面的压迫而呈现的状态

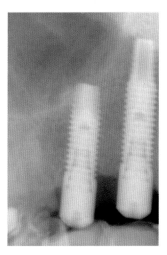

图 4-7　N. 根尖片显示种植体和周围骨组织结合良好

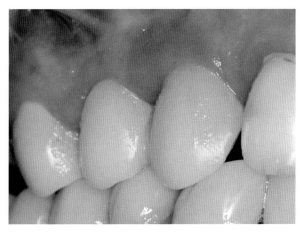

图 4-7　O.最终的临时冠口内观（由 Ace Jovanoski 医生完成修复）

在适当的 CT 断面上完成种植计划（图 4-7B）。

采用 CT 治疗分析软件完成治疗计划的设计，在获得手术医生和修复医生同意后，将修复计划送到快速原型制造厂家制作外科导板，并寄给厂家一个没有临时义齿的上颌模型。由导板制作者制作出放置在邻牙上的外科导板备用。在患者口内试戴导板以确认导板是否合适。在制作导板时，患者可以佩戴临时义齿。

手术时首先进行局部浸润麻醉，麻醉范围包括种植位点和备牙位置。去除临时修复体，放入导板，再次确认导板是否适合，有无活动。

备洞的程序要依据所选的种植系统（Navigator，Biomet 3i）进行。用环切的方法去除软组织，首先用肩台钻初步预备种植位点，然后根据植入的种植体长度逐级备洞，钻具的套管用来保证种植

的角度和深度（对于致密的皮质骨，种植窝可以用攻丝钻攻丝形成螺纹）。选用合适长度的种植体携带体和种植体连接，低速植入种植体。再用手用扳手旋至最终的位置。然后从导板上取出携带体，拧入覆盖螺丝，重新为患者黏结临时义齿。骨结合形成后，安装愈合基台，取模完成最终修复。在本病例中采用数字化 CT 导板使得种植体植入精确、顺利。

膜覆盖的颗粒骨移植

患者上颌后牙缺失，且缺牙区牙槽嵴较薄，植入 2 颗种植体后发现颊侧牙槽骨裂开，使用自体骨和异体骨（如 HA）混合植入骨开裂的部位。在外科导板辅助下植入种植体，种植体根尖 1/3 周围有完整的骨包围。从上颌结节部位取自体骨，用球钻预备受植区，将自体骨和等量 HA 混合放置在种植体的表面。表面放置不可吸收性膜，根尖部用小钛钉，冠方用覆盖螺丝固定。经过 5 个月的愈合期，暴露种植体，去除屏障膜，显示移植骨愈合良好。上部修复采用常规方法完成。

用倾斜种植体避免上颌窦提升

上颌牙列缺失除了选择骨移植技术进行种植修复外，还可以选择颧种植体和倾斜种植体。倾斜种植体可以用于一些不愿意接受骨移植手术的患者。颧种植体对外科技术要求更高，但是倾斜种植技术相对于传统种植技术仅需要一点特殊

的培训即可掌握。倾斜种植是指种植体的植入角度比传统的垂直或轴向植入至少大30°。倾斜种植的成功可能与以下因素有关[1-2]：①使用长种植体能够增加更多的种植体骨结合面积；②单层或多层皮质骨固定可提高倾斜种植体的初期稳定度；③修复体可以尽量向磨牙区延伸，使负载更平均地分布于整个牙弓。

使用倾斜种植体消除了骨移植位点的潜在并发症和直接进行上颌窦手术的并发症。第3章对使用倾斜种植体进行上颌修复进行了重要的综述和总结。研究信息包括患者的数量、种植体的数量、负载的时间、种植体失败的数目、失败的原因、倾斜种植体和轴向种植体的存留率比较、修复成功率、随访时间等（第3章倾斜种植体的文献回顾）。

倾斜种植体种植修复的优点

越来越多的文献证实，使用倾斜种植体联合或不联合轴向种植体修复严重萎缩的上颌牙列缺失或牙列缺损，相对于传统的上颌窦提升手术是一种非常好的治疗选择。过去的观点认为由于种植体和骨受到非理想的力学作用，非轴向负载的种植体必然会失败。然而，正如第3章所回顾的，研究证实这种理论是错误的，特别是使用多个种植体承担咬合负载时。

倾斜种植体的成功应当归因于多种因素（已有多篇研究对此进行阐述）。较长的种植体能够增大骨结合的表面积，同时倾斜的长种植体会穿过一层以上皮质骨，使其具有极佳的初期稳定性。倾斜种植体为后牙区提供了更多的支持，有效地

避免了远中悬臂梁，使牙弓能够更广泛地承担咬合、分散咀嚼压力。同时倾斜种植体还避免了上颌窦提升植骨，以及从其他区域取骨和由取骨引起的各种并发症和风险。尽管所有文献都是使用上颌窦开窗技术帮助倾斜植体植入，但是如果使用CT数字化导板引导的种植技术就有可能完全避免开放式上颌窦提升技术，而可以直接采用倾斜种植技术。另外，尽管传统的植骨技术是一种极佳的治疗选择，但使用倾斜种植体对于那些骨量有限和不愿接受上颌窦提升手术的患者无疑也是一种可行的治疗选择。

倾斜种植手术可以在门诊进行，而且患者的风险极小（图4-8）。使用数字化导板引导的外科手术可以不用切开或翻瓣便可植入种植体，和植骨相比更减少了患者的风险。

使用骨牵张、骨移植和种植对重度上颌前牙区颌骨缺损进行修复

上颌前牙区的外伤可以从轻度的软硬组织损伤到严重的软硬组织丧失[3]。上颌前牙多已脱位并且无法保留。上颌前牙区严重的脱位撕裂伤会导致软硬组织的缺损，因此在临床上较难处理。

轻度的撕裂伤可以定义为缺损<3mm，中度缺损可以达到6mm，如果软硬组织缺损>6mm就可以认为是重度的撕裂伤。轻、中度缺损和重度缺损比较很少有软组织的问题。如果缺损严重，骨牵张后往往还需要二次植骨，而轻、中度缺损

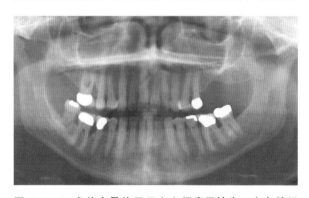

图4-8　A.术前全景片显示左上颌磨牙缺失。患者希望不用上颌窦提升而种植修复第一和第二磨牙

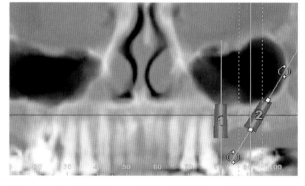

图4-8　B.首先进行CT扫描，然后用CT治疗分析软件进行虚拟种植。全景重建图像显示计划在磨牙后区植入倾斜种植体，从而避免上颌窦提升。患者和修复医生（Charles Boudreaux医生）均同意此方案

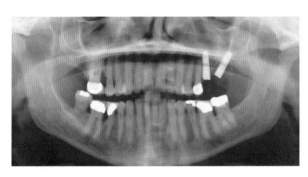

图 4-8　C. 在二期暴露种植体旋入愈合基台后，全景片显示种植体的位置

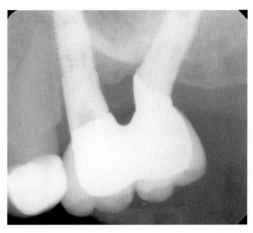

图 4-8　D. 用个性化基台矫正后部倾斜种植体的方向，行黏结式固定修复

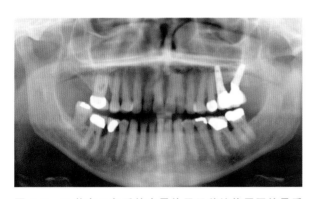

图 4-8　E. 修复 2 年后的全景片显示种植体周围的骨质良好

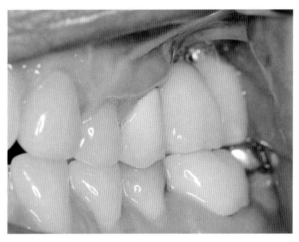

图 4-8　F. 最终的修复体（由 Charles Boudreaux 医生完成修复）

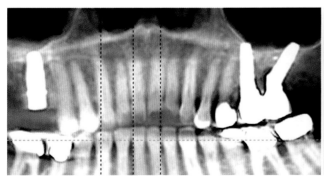
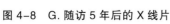
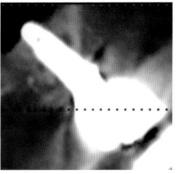

图 4-8　G. 随访 5 年后的 X 线片

则很少需要二次植骨。

　　严重上颌前牙区缺损的重建必须包括新组织的形成。对于种植支持式固定修复而言，软硬组织的质和量必须足够，否则最终的修复就会出现问题[4]。许多文献报道用自体骨骨增量修复上颌前牙区牙槽嵴缺损[5]。上颌前牙区重建垂直骨量和水平骨量的方法包括 Onlay 植骨、Le Fort I 型手术或者矢状位牙槽嵴骨劈开术后嵌入式植骨术、引导骨再生技术[6-9]。严重的撕裂伤后，颌骨上方萎缩的软组织通常伴有缺损和瘢痕。在大块 Onlay 植骨时必须要有足够的缝合前减张以保证切口不会裂开[10]。因此，对于撕裂伤后的瘢痕性软组织缺损，外科医生应寻找适当的方法重建骨量和恢复软组织的质和量。

　　软组织不足是使用牵张成骨技术（distraction osteogenesis，DO）重建外伤后缺损部位骨组织的首要原因。牙槽嵴部位的瘢痕组织和由撕裂伤引起的软组织的缺损都会限制医生扩增组织的能力和在植骨时达到切口的无张力缝合。较慢的骨移动能够促进软组织的再生，同时使骨移植时软组织包裹移植骨块成为可能。

　　DO 为大范围的上颌前牙区牙槽骨和软组织缺损提供了一种重新获得软硬组织的方法。DO 的成骨原理是建立在软骨内成骨基础上的[11-13]。DO 技术已经在上颌[14-16]和下颌[17-18]得到应用。小块到中等大小的牙槽骨块已经成功进行牵张成骨[19-26]。经典的 DO 技术包括非创伤骨块分离，使用专用牵张器放置在分离的骨块中间，推动骨块移动。骨的缓慢移动每天不超过 1mm，每天至少操作 2 次（每次 0.5mm）。达到预定的位置后，原位保留牵张工具，等待被牵张出的间距内形成新骨。

　　口外牵张器是用穿皮钉固定，并使牵张的骨块在移动过程中保持稳定。由于会形成瘢痕，口外牵张器通常不用于上颌牙槽骨牵张手术。DO 使用最多的是口内牵张器，口内牵张器又可分为骨内和骨外牵张器。两种牵张器都可以提供垂直骨块牵张，但是水平骨块牵张则受到限制。骨内牵张器不适合预定种植位点的牵张，因为很难控制种植体的植入，一旦牵张失败意味着种植位点也无法植入种植体。骨外牵张受限于骨块上下移动的空间。另外沿着牵张器会形成上皮，进而导致附着龈丧失。

一般外科原则

　　不管骨和软组织丧失的严重程度如何，前牙缺失的患者都要接受相同的评估。首先制取诊断模型，在模型上模拟修复（图 4-9）。用牙齿本色材料制作的美学义齿可以帮助医生清楚地判断缺损的大小。如果要进行 CT 扫描，可将阻射性的硫酸钡混入义齿，或者在义齿上放置 X 线阻射性标记物进行双扫描。CBCT 在评价骨量和骨的位置时是比较好的检查方法。

　　对于上颌前牙区骨严重缺损的情况（图 4-9），应当遵循以下步骤：①制取诊断模型后行 CT 扫描以诊断骨缺损的程度；②安放骨牵张器以增加垂直骨量和软组织的量；③安放牵张器 7d 后，牙槽骨以每天 2 次的速度牵引，每次 0.5mm，即每天 1mm，连续 15d。牵张期间，需要调整活动义齿的边缘和牙齿，为牙槽骨移动留出空间。④经过 6~8 周的骨形成时间，拆除牵张装置，进行骨移植手术以达到要求的牙槽嵴水平骨量，通常使用导板引导骨移植手术；⑤4 个月后，使用外科导板辅助植入种植体；⑥种植体

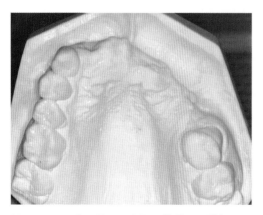

图 4-9　A.殆面观显示上颌牙槽骨明显缺损

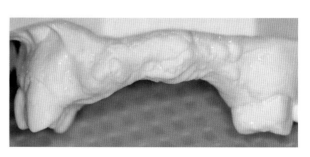

图 4-9　B.前面观显示 12mm 高的垂直骨缺损

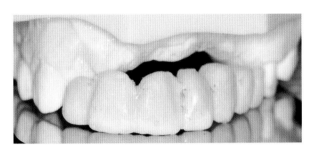

图 4-9 C. 义齿戴入显示垂直骨缺损

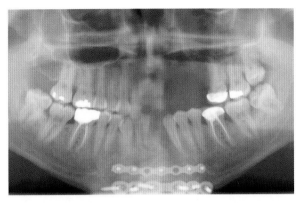

图 4-9 D. 上颌骨牵张之前的全景片。注意侧切牙区的骨质，左上颌前牙区显示明显的骨质缺损

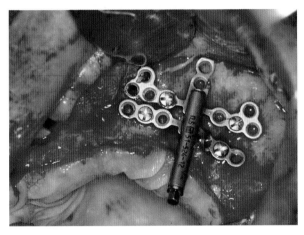

图 4-9 E. 做牙槽嵴切口加远中垂直切口，修改牵张装置使之适合剩余牙槽骨。拧入 4 颗螺丝，然后截开除了螺丝区之外的骨质

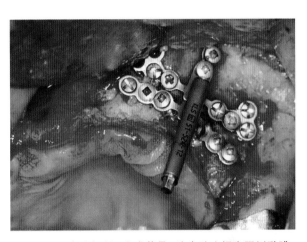

图 4-9 F. 去除螺丝，完成截骨。注意防止损失腭侧黏膜。重新上好牵引器，再放入更多的螺丝

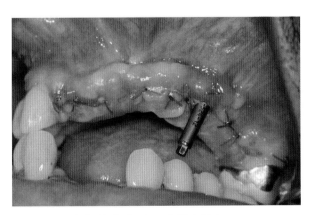

图 4-9 G. 松解骨膜后，切口无张力缝合

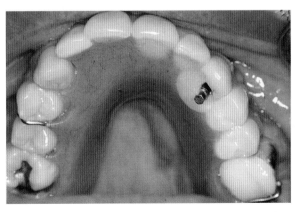

图 4-9 H. 事先在临时可摘局部义齿（RPD）上钻的洞刚好容许牵引器的杆保持在正确的垂直向位置

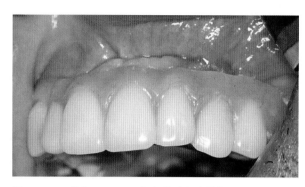

图 4-9 I. 戴入RPD，在牵引过程中基托需要及时调整

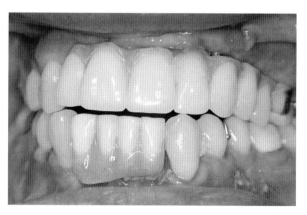

图 4-9 J. 牵引速率为每天 1mm，每天 2 次，每次增加 0.5mm。牙槽骨在下面移动，同时每隔 2~3d 要调整基托。部分牙齿会被磨除

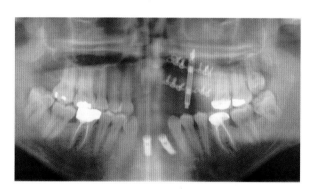

图 4-9 K. 全景片显示牵张成骨

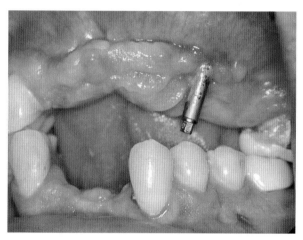

图 4-9 L. 垂直骨高度已经被牵引成骨修复

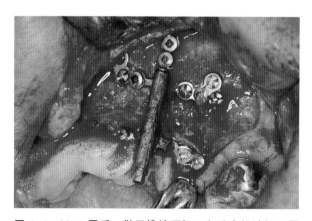

图 4-9 M. 8 周后，做牙槽嵴顶切口和垂直松弛切口暴露去除牵引器。垂直切口要向缺损部位远中延伸 2 个牙位以上

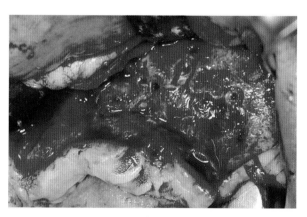

图 4-9 N. 去除牵引器，腭侧的骨已经形成，但是水平骨缺损和预期的一样依然存在

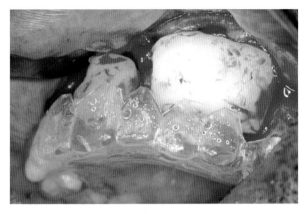

图 4-9 O. 用骨蜡修整形成移植骨块的模板。注意骨蜡模板的位置和大小是基于修复为导向的种植理念

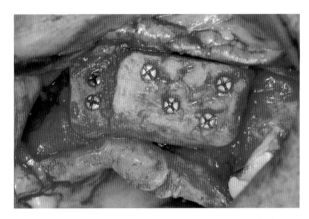

图 4-9 P. 从髂嵴取移植骨块，用螺丝将其固定在缺损区

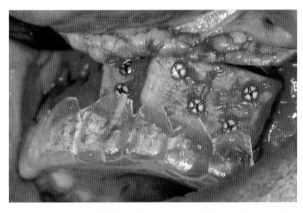

图 4-9 Q. 移植骨块的放置要保证种植体可在正确的位置植入，且骨块对牙间乳头有支持作用

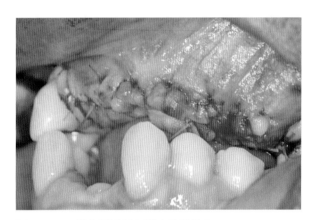

图 4-9 R. 松解骨膜后无张力关闭伤口

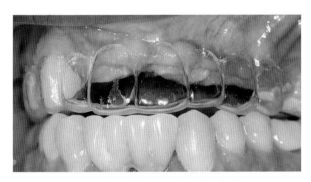

图 4-9 S.4 个月后，制作导板引导种植体植入

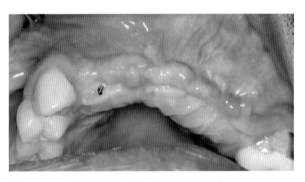

图 4-9 T. 牙槽骨的垂直和水平骨量均增加

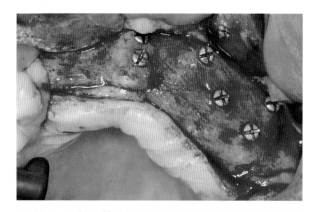

图 4-9　U. 做牙槽嵴切口去除螺丝，并且观察移植骨块的情况

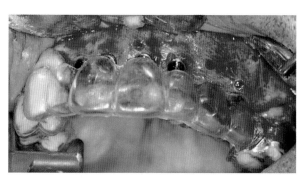

图 4-9　V. 在导板引导下将种植体放在计划修复体牙龈边缘下约 3mm 的位置

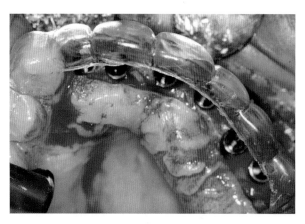

图 4-9　W. 每颗缺失牙都放置种植体

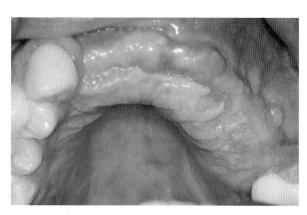

图 4-9　X.4 个月后，准备暴露种植体

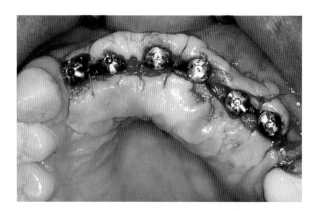

图 4-9　Y. 腭侧切口允许将附着龈转移至愈合基台的唇侧

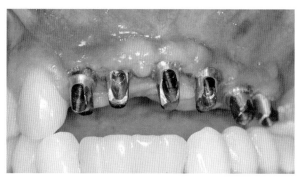

图 4-9　Z. 取印模，制作个性化基台

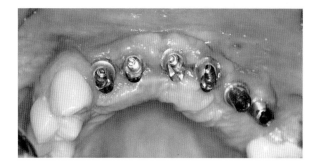

图 4-9　ZA. 𬌗面观显示种植体的位置

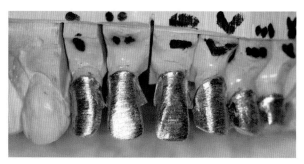

图 4-9　ZB. 为每个冠制作金属基底

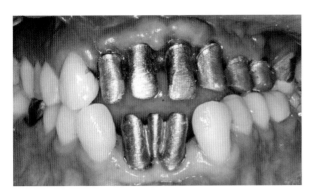

图 4-9　ZC. 口内试戴金属基底冠

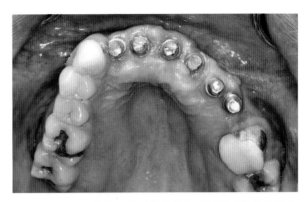

图 4-9　ZD. 患者戴用临时修复体塑形牙龈后的最终状态

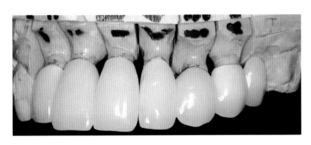

图 4-9　ZE. 模型上的最终烤瓷冠

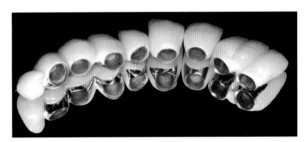

图 4-9　ZF. 每一个牙都设计为单冠

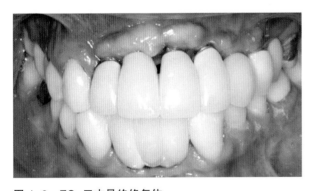

图 4-9　ZG. 口内最终修复体

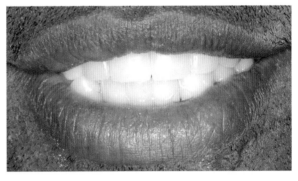

图 4-9　ZH. 微笑时患者的低笑线掩盖了牙龈的微小缺损

形成骨结合后，二期暴露，行临时固定义齿修复。当患者和牙医都对修复体满意时，再设计和制作永久修复体。

病例报告

下面的病例用来说明上述的技术。

术前检查

患者男性，22 岁，上颌前牙区软硬组织遭受严重的撕裂伤（图 4-9），建议愈合 8 周后复诊。取诊断模型制作模拟修复体，在患者口内试戴评估口内的美学效果。根据设计确定至少需要 12mm 的软硬组织以恢复患者的美观。

放置牵张器

在缺损两侧的 2 颗牙齿范围内做龈沟切口，切口两端做梯形垂直松弛切口，牙槽嵴切口通过缺损部位。翻开全厚黏骨膜瓣暴露前牙区，腭侧瓣轻度翻开即可。将长为 12mm 的牙槽骨牵张器（KLS Martin，Jacksonville，Florida）放置在缺损部位（图 4-9）。在 4 个角的部位用 4 个螺丝固定。

放置牵张器确定其位置，然后再取出，完成截骨手术。不用切开腭侧黏膜，外科医生可以把手指放在腭侧黏膜感受来复锯穿透腭侧骨的感觉。垂直截骨具有轻微的锥度，并且要和尖牙的牙根近中面保持至少 2mm 的距离，以保证垂直牵张骨块时不受干扰。可以用骨凿确认所有的骨接触面均被分离，然后将牵张器重新放回原位并用螺丝固定。

测试性牵张 4mm 以确保被牵张的骨块部分可以被动移位。然后复位骨块，用 15 号刀在骨膜做松弛加口以确保软组织能够包裹牵张器。用 4-0 铬线间断缝合伤口。

在患者的活动义齿上备 1 个孔洞，这样能够看到牵张器的杆。这种过渡装置还可以保持牵张器的方向，以防止其向腭侧移动。

最初 2 周患者进流食，然后逐渐进软食保护牵张器。牵张器安放 7d 后（最初的愈合期），开始移动牵张器，每天 1mm（每次 0.5mm，每天 2 次），连续 12d。随着牙槽骨的缓慢移动，调磨过渡义齿的唇侧基托以保证骨块移动的空间。义齿相应的部分也要去除。12d 后停止移动牵张器，等待骨自行生长固定。

去除牵张器同时取移植骨块

8 周后牵张的牙槽骨基本愈合，开始下一步治疗。根据模拟修复体制作真空压膜模板指导骨移植的位置。

做牙槽嵴切口，从牵张器处翻瓣，暴露牵张器。去除牵张器。牵张间隙内的骨已经形成，但是水平向骨宽度依然不足。安放模板，将骨蜡放置在模板内形成移植骨块的大小。然后从髂前下棘取带有松质骨的皮质骨块，在模板的引导下固定在牙槽骨的受植区（图 4-9P、Q）。松解黏骨膜瓣，无张力缝合（图 4-10R）。

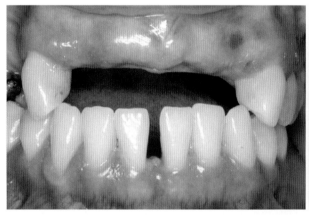
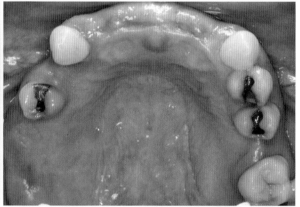

图 4-10　A、B.患者 3 年前因牙周炎拔除前牙，导致牙槽骨骨量丧失。患者渴望一副美观的、外观自然的修复体

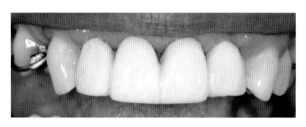

图 4-10　C.美学模拟修复显示，修复体牙齿形态完美，因为垂直骨量不足会导致龈乳头部分缺失

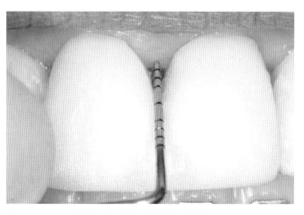

图 4-10　D.测量结果显示牙龈乳头矮了 4mm

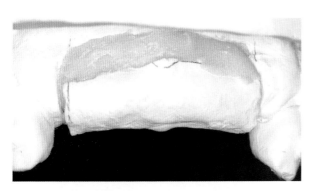

图 4-10 F. 在石膏模型上，缺牙区被切割下来，制作导板，以用于手术过程中指示骨块移位的幅度

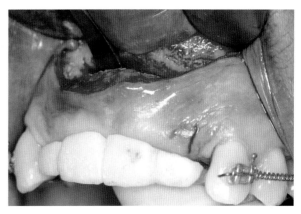

图 4-10 G. 局部麻醉完成后，做前庭沟切口。切开骨膜并翻起。以标准的正颌外科的手术方法将黏骨膜瓣翻开至牙槽嵴顶。用超声切割刀头在鼻底下方做水平骨劈开。然后小心做垂直切口，避免损伤腭侧黏膜。用标准的正颌外科手术方法将前牙区牙槽骨下移

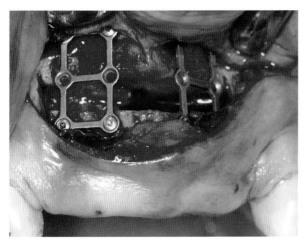

图 4-10 H. 骨块下移 5mm，并用带有直径 1.2mm、长 4mm 螺丝钉的钛板固定，共用两块钛板稳定骨块位置

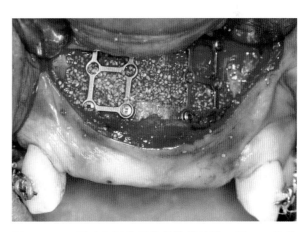

图 4-10 I. 用矿化同种异体骨填满缺隙，用 4-0 铬线缝合

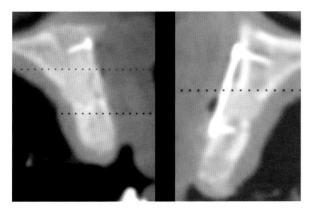

图 4-10 J. 术后即刻 CBCT 剖面影像显示骨移植材料位置正确，牙槽骨向下移动 5mm

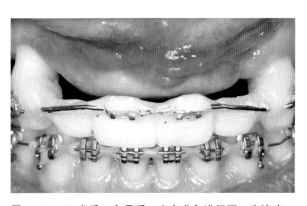

图 4-10 K. 术后 4 个月后，患者准备进行下一步治疗。图中可见前牙骨块下移愈合后的位置

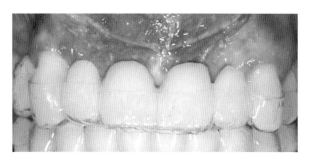

图 4-10　L. 制作新的美学修复体模型，以制作 CT 数字化手术导板指导种植体植入

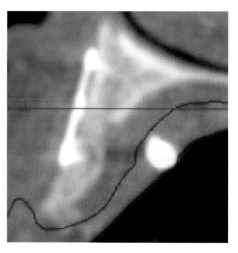

图 4-10　P. 剖面图显示骨愈合良好，但是有些部位骨较薄。需要仔细测量局部骨量，以避免种植体植入牙槽骨较薄的位置

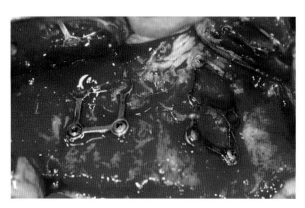

图 4-10　Q. 种植体和移植材料植入前一般需等待 6 个月愈合期。然后做牙槽嵴顶切口，翻瓣，暴露钛板并取下钛板

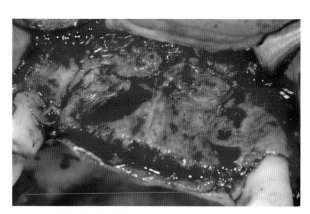

图 4-10　R. 骨形成良好，但是新形成的骨较薄，在种植体植入时需要骨增量。这是在种植体植入前局部的照片

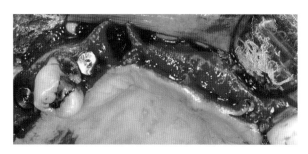

图 4-10　S. 咬合面观显示牙槽嵴水平骨增量前进行种植体植入

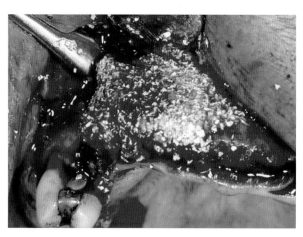

图 4-10　T. 异种骨替代材料混合种植窝预备过程中收集的自体骨，和纤维蛋白黏合剂混合。移植骨材料置于薄的牙槽嵴唇侧，缝合切口，不用膜覆盖

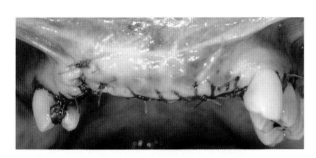

图 4-10　U. 切口用 4-0 铬线缝合。牙槽嵴明显增宽

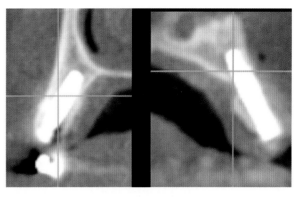

图 4-10　V. CT 剖面图显示种植体植入与之前的计划一致

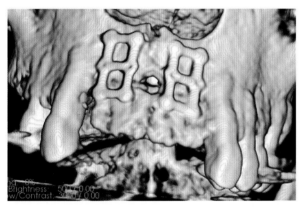

图 4-10　W. 前期骨块切开再固定术后 4 个月的三维重建图

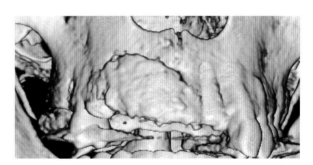

图 4-10　X. 放入骨移植材料 3 个月后的三维重建图显示牙槽嵴明显增宽

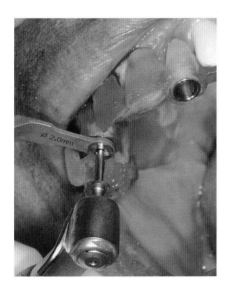

图 4-10　Z. 应用外科导板进行其余位置的种植体植入，以将患者术后不适降到最低

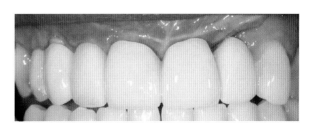

图 4-10　ZB. 制作新的暂时性修复体，口内可见局部有明显的软组织角化龈缺损

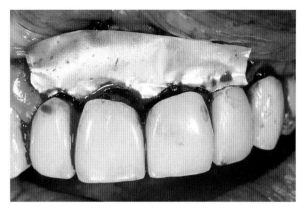

图 4-10　ZC. 采用一片锡箔纸，以确定需要从腭侧获取的角化牙龈量

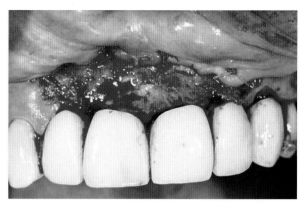

图 4-10　ZD. 在附着龈和可动黏膜结合的位置做切口，将膜翻开（半厚瓣）并缝合固定到前庭位置，暴露牙槽嵴上的骨膜

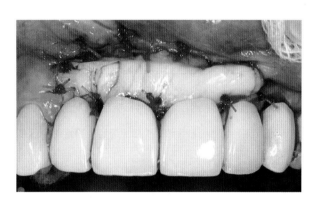

图 4-10　ZE. 获取腭侧角化黏膜移植瓣并修整，使其和锡箔纸形状匹配。移植瓣用 4-0 铬线缝合到受植区黏膜上

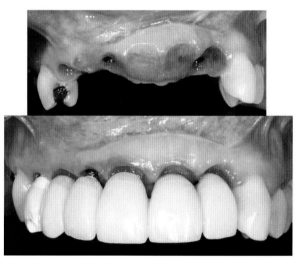

图 4-10　ZG. 图中显示最终的暂时性修复体压迫局部牙槽嵴形成了较好的龈沟形态

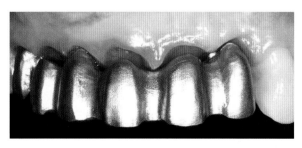

图 4-10　ZH. 根据暂时性修复体制作的烤瓷熔附金属冠支架

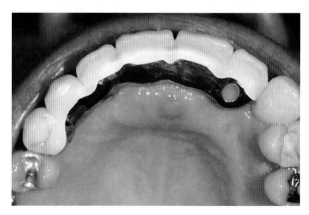

图 4-10　ZI. 最终修复体就位后的腭侧观

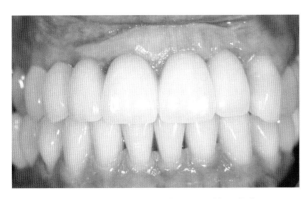

图 4-10　ZJ. 随访 2 年后，患者对美观效果满意

放置种植体

植骨后等待 4 个月的愈合期，然后制作新导板以指导种植体植入（图 4-9S、T）。做水平牙槽嵴切口和辅助的垂直松弛切口，翻瓣暴露移植骨块（图 4-9U）。去除固定螺丝，在设计的位置植入种植体（图 4-9V、W）。

经过 4 个月的骨结合期，患者进行二期手术暴露种植体（图 4-9X）。做偏向腭侧的牙槽嵴顶切口，安放愈合基台（图 4-9Y）。取印模，在模型上选择基台，然后放回口内核查（图 4-9Z、ZA）。再次制取终印模，制作最终的牙冠（图 4-9ZB~ZF）。

戴牙后，患者对修复效果较满意，他的笑线掩盖了由严重牙槽缺损导致的牙龈乳头的小缺隙（图 4-9ZG~ZH）。

上颌前牙区采用骨块切开并进行内置式植骨以行垂直向牙槽嵴增量

美学区垂直骨量不足要么通过在牙冠龈方上牙龈色材料，牙冠龈方遗留间隙，要么通过骨组织移植来解决。如果患者笑线低，患者可能会选择保留小的间隙。如果患者希望避免骨移植，那么就可以选用牙龈色材料。然而，这些人工牙龈材料缺乏自然光泽，仿真度较差。另外的选择就是通过上颌前牙区骨块切开冠向移位再进行内置式植骨来达到垂直向牙槽嵴增高的目的。手术流程和颌面外科医生熟悉的正颌手术类似。

常规行术前检查，将一副牙冠形态完好、没有牙龈的修复体戴入患者口内。测量现在牙龈到修复体牙齿接触点的距离。修复体牙齿形态良好，并且接触区冠根向不过长，这是确保将来的

关键块。测量的距离和骨需要向下移动的距离大致相近。据此制作可摘戴的导板，以定位牙槽骨需要移动到的位置。

手术开始前，可以通过正畸治疗排齐牙齿到需要的位置，因为手术需要愈合，术后正畸治疗可能会比较困难。

在轻微镇静辅助下，进行局部麻醉。做前庭沟切口，锐性剥离骨膜。小心切开骨膜，避免切到鼻黏膜。翻开骨膜，并做骨膜下隧道剥离以暴露垂直向切口的位置。采用超声骨刀做水平骨切口，行垂直向骨切口时需要保护牙龈。必要时采用小的骨凿帮助完成骨块切开，骨块向下移并通过小的钛板和螺丝固定在需要的位置。螺丝直径为 1.2mm，长 4mm。用两块钛板稳定骨块。螺丝先拧到向下移动的骨块上，再向下移动骨块，再置入并拧紧上面的螺丝。将矿化的同种异体骨放置到间隙里。采用圆针和 4-0 铬线缝合伤口。

术后注意事项包括进流食，确保暂时性修复体没有接触牙龈，应用抗生素，必要时服用消炎止痛药。4 个月后可以通过 CBCT 扫描检查愈合情况和骨形成情况。通常上颌骨会比较薄，还需要进行水平骨增量。重新制作暂时性修复体，并采用 CT 治疗分析软件进行虚拟种植体植入，设计完成数字化的手术导板。

图 4-10 中展示的患者，完成骨块切开冠向再固定后需要 6 个月的时间进行局部骨组织的愈合。然后做牙槽嵴顶切口，翻开全厚瓣暴露固定钛板。取下螺丝和钛板，检查确认局部骨形成情况。

在数字化导板引导下将种植体植入骨厚度足够的位置。较薄的部位应用种植窝预备中收集的自体骨混合异种移植骨和纤维蛋白凝胶进行骨增量。自体骨和异种骨体积比大约为 1:2，将上述混合材料放置到薄的牙槽嵴唇侧，牙槽嵴顶切口用 4-0 铬线无张力缝合。在移植骨愈合好后，按照计划再植入 1 颗种植体。植入过程采用之前制作的数字化外科手术导板。

切开牙槽骨骨块并将其向下移动，通常牙槽嵴上面覆盖的角化龈会移向腭侧，导致牙槽嵴顶及唇侧缺乏角化黏膜。为了解决这一难题，在角化和非角化黏膜结合部位做切口，将非角化黏膜向前庭方向翻开并缝合在前庭骨膜上。然后用锡箔纸测量并模拟需要进行角化黏膜移植的面积和

形状，再据此从腭侧获取匹配的角化黏膜，修整形态并去除内侧隆起物，使其可以帮助恢复局部的牙龈乳头，并且创造 3~4mm 宽的角化龈，将其仔细缝合到牙槽嵴上，要注意角化黏膜的位置。

经过 6 周的愈合时间后，重新调改暂时性修复体。患者对牙龈外观形态满意后，可以开始制作最终修复体。经过这些治疗流程通常可以得到较好的、长期稳定的效果。

参考文献

[1] Krekmanov L. Placement of posterior mandibular and maxillary implants in patients with severe bone deficiency: a clinical report of procedure. Int J Oral Maxillofac Implants, 2000, 15:722-729.

[2] Block MS, Haggerty CJ, Fisher GR. Nongrafting implant options for restoration of the edentulous maxilla. J Oral Maxillofac Surg, 2009, 67:872-881.

[3] Fonseca RJ, Davis WH. Reconstructive preprosthetic oral and maxillofacial surgery. 2nd. Philadelphia: Saunders, 1995.

[4] Jovanovic SA, Paul SJ, Nishimura RD. Anterior implant-supported reconstructions: a surgical challenge. Pract Periodontics Aesthet Dent, 1999, 11:551-558.

[5] Block MS, Kent JN. Endosseous implants for maxillofacial reconstruction. Philadelphia: Saunders, 1995.

[6] Politi M, Robiony M.Localized alveolar sandwich osteotomy for vertical augmentation of the anterior maxilla. J Oral Maxillofac Surg, 1999, 57:1380-1382.

[7] Lundgren S, NyströE, Nilson H, et al. Bone grafting to the maxillary sinuses, nasal floor and anterior maxilla in the atrophic edentulous maxilla: a two stage technique. Int J Oral Maxillofac Surg, 1997, 26: 428-434.

[8] Chiapasco M, Romeo E, Vogel G. Tridimensional reconstruction of knifeedge edentulous maxillae by sinus elevation, onlay grafts, and sagittal osteotomy of the anterior maxilla: preliminary surgical and prosthetic results. Int J Oral Maxillofac Implants, 1998, 13: 394-399.

[9] Powers MP, Barber DH. Reconstructive and implant surgery// Fonseca RJ. Oral and maxillofacial surgery. Philadelphia: Saunders, 2000, vol 7.

[10] Raghoebar GM, et al. Augmentation of localized defects of the anterior maxillary ridge with autogenous bone before insertion of implants. J Oral Maxillofac Surg, 1996, 54: 1180-1185.

[11] Ilizarov GA. The principles of the Ilizarov method. Bull Hosp Jt Dis Orthop Inst, 1997, 56:49-53.

[12] Frankel VH, Gold S, Golyakhovsky V. The Ilizarov technique. Bull Hosp Jt Dis Orthop Inst, 1988, 48:17-27.

[13] Ilizarov GA. The tension-stress effect on the genesis and growth of tissues: I. The influence of stability of fixation and soft tissue preservation. Clin Orthop, 1989, 239:263-285.

[14] Block MS, Brister GD. Use of distraction osteogenesis for maxillary advancement: preliminary results. J Oral Maxillofac Surg, 1994, 52:282-286.

[15] Polley JW, Figueroa AA. Management of severe maxillary deficiency in childhood and adolescence through distraction osteogenesis with an external, adjustable. rigid distraction device. J Craniofac Surg, 1997, 8:181-185.

[16] Block MS, Cervini D, Chang A, et al. Anterior maxillary advancement using tooth-supported distraction osteogenesis. J Oral Maxillofac Surg, 1995, 55:561-565.

[17] Costantino PD, Shybut G, Friedman CD, et al. Segmental mandibular regeneration by distraction osteogenesis: an experimental study. Arch Otolaryngol Head Neck Surg, 1990, 116:535-545.

[18] Rachmiel A, Levy M, Laufer D. Lengthening of the mandible by distraction osteogenesis: report of cases. J Oral Maxillofac Surg, 1995, 53:838-846.

[19] Horiuchi K, Uchida H, Yamamoto K, et al. Anteroinferior distraction of the atrophic subtotal maxillary alveolus for implant placement: a case report. Int J Oral Maxillofac Implants, 2002, 17:416-423.

[20] Chin M, Toth BA. Distraction osteogenesis in maxillofacial surgery using internal devices: review of five cases. J Oral Maxillofac Surg, 1996, 54:45-53.

[21] Garcia Garcia A, Somoza Martin M, Gandara Vila P, Lopez Maceiras J: Alveolar ridge osteogenesis using two intraosseous distractors: uniform and nonuniform distractors, J Oral Maxillofac Surg, 2002, 60: 1510-1512.

[22] Urbani G: Alveolar distraction before implantation: a report of five cases and a review of the literature, Int J Periodontics Restorative Dent, 2001, 21: 569-579.

[23] Hidding J, Lazar F, Zoller JE. The vertical distraction of the alveolar bone. J Craniomaxillofac Surg, 1998, 26: 72-76.

[24] Gaggl A, Schultes G, Karcher H. Distraction implants. a new operative technique for alveolar ride augmentation. J Craniomaxillofac Surg, 1999, 27: 214-221.

[25] Garcia AG, Martin MS, Vila PG, et al. Minor complications arising in alveolar distraction osteogenesis, J Oral Maxillofac Surg, 2002, 60:496-501.

[26] Jensen OT, Cockrell R, Kuhike L, et al. Anterior maxillary alveolar distraction osteogenesis: a prospective 5-year clinical study. Int J Oral Maxillofac Implants, 2002, 17: 52-68.

第 5 章
颧种植体和倾斜种植体在上颌牙列缺失修复中的应用

本章概要

前牙种植体和颧种植体联合应用

一般情况

检查显示，上颌牙列缺失的患者，其上颌后牙区骨量常不足以植入标准骨内种植体，但此类患者可能希望不通过上颌窦提升就能完成种植体支持的上颌全牙列修复。那么，此类患者可以选择植入更长的种植体，如颧种植体。颧种植体是一种螺纹形钛种植体，直径为3.75~4mm，长度可达55mm。

Brånemark报道了在小样本调查中使用颧种植体且功能负荷后随访10年，以及在大样本调查中功能负荷后随访5年的情况。Brånemark报道的患者中有上颌骨完整仅牙列缺失者，也有因肿瘤行上颌骨切除术者，其总体成功率超过96%[1-3]。

治疗方案包括在上颌两侧各植入1颗颧种植体，结合前牙区植入2~4颗标准长度的骨内种植体（图5-1）。在颧种植体植入6个月后，完成骨整合，制作刚性杆连接2颗颧种植体和前牙种植体，完成修复。坚固的全上颌连接是该治疗方式成功的关键。终修复体采用种植体支持的全上颌固定修复体或固定-可摘修复体。

颧种植体的优点包括：①避免了上颌窦骨移植手术；②避免了从髂嵴或胫骨取骨造成的供区损伤；③与传统的8颗种植体支持的全上颌修复体相比减少了种植体数量。

颧种植体的缺点包括：①需要深度镇静剂或全身麻醉才能植入种植体；②如果1颗颧种植体失败，整个修复体的稳定性就会受到影响。

Sweden报道颧种植体10年的成功率为95%，该结果已被其他医生证实。因此对于上颌牙列缺失的患者而言，这种技术的开展可能使其取代上颌窦提升和植骨手术。

术前检查

患者健康状况理想，能承受深度镇静或全身麻醉。患者前牙区骨量充足，能植入2~4颗种植体辅助支持上颌全牙列修复体。术前X线片显示患者上颌窦健康，无息肉或其他严重的病理状况。CT扫描和三维重建显示颧骨区有8~12mm的骨量，而上颌骨侧壁形态和结构适合植入颧种植体。

修复医生应明确，只有在确保上颌种植体稳定的条件下，才能即刻制作横跨上颌的杆修复体。

外科手术

如前所述，此类患者采用深度镇静或者全身麻醉才能手术，通常除嵴顶切口外还需附加切口才能翻起骨膜下瓣直至颧骨上端（图5-2）。切口可选择前庭沟、牙槽嵴顶或牙槽嵴顶稍偏腭侧，作者倾向于采用最后一种切口。切口从上颌第二磨牙起直至中线，并在上颌中线做垂直附加切口。一般先行一侧手术，再做另一侧。

完成切口后，翻起全厚瓣，有时远中也需做一附加切口。翻起骨膜下瓣暴露以下解剖结构：①梨状孔边缘；②眶下神经，眶下孔；③眶缘下壁和侧壁；④颧弓前部；⑤颧骨内侧面；⑥颧骨上侧面。

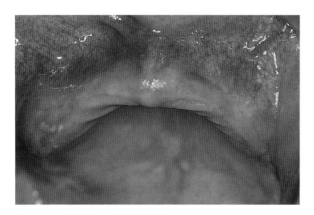

图5-1 术前观，上颌牙列缺失

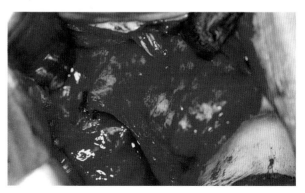

图5-2 做嵴顶偏腭侧切口，翻起全厚瓣暴露上颌骨侧壁、眶缘、颧骨上壁和内侧壁，以及颧弓

在暴露上颌骨侧壁后，翻起从第一磨牙至切牙神经的腭侧黏膜。从腭部至颧骨用工具标记颧种植体拟植入的通路，此通路帮助外科医生定位植入位点并以此为指示提升上颌窦底黏膜（图 5-3）。

作者用球钻预备上颌窦底黏膜提升区，仔细移除 1 个 8mm × 20mm 的矩形骨壁，并注意保护窦底黏膜的完整性。从内侧翻起窦底黏膜，直视颧种植体钻针进路，植入颧种植体，避免窦底黏膜卷入种植体与骨壁之间（图 5-4，5-5）。

翻起黏膜后，首先采用长柄球钻定点，然后将钻针倾斜放置于上颌牙槽嵴的钻入点，通常此点位于嵴顶腭侧（图 5-6）。钻针应进入上颌窦并上行进入颧骨内侧壁，完全置于上颌骨侧壁内。采用下一级钻针前，先用球钻制备防滑窝。

第 2 个钻针直径 2.9mm，与先前使用的球钻直径吻合。该钻针从腭侧进入，穿过上颌窦，在颧骨内壁预备植入孔，穿入颧骨外侧壁，并避开眶缘。

下一级钻针采用引导钻，引导进入腭侧和颧骨内 2.9mm 的种植孔（图 5-7），并在颧骨上将孔径扩大为最终直径，注意此钻针仅起引导作用，不完成窝洞制备。接着用 3.5mm 麻花钻穿入颧骨外侧壁。如果腭侧骨壁较厚，可采用 4mm 麻花钻预备腭侧窝洞。如果上颌牙槽嵴较薄，则采用 3.5mm 麻花钻预备腭侧和颧骨区的窝洞。

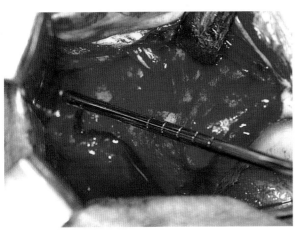

图 5-3 从颧种植体工具盒中取出深度测量杆，沿颧种植体拟植入通路放置，帮助外科医生直视下确定上颌窦开窗定位

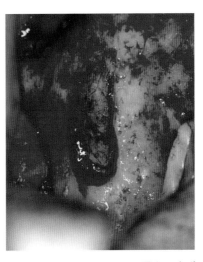

图 5-4 移除上颌窦侧壁皮质骨，显露上颌窦黏膜，开窗范围约为 20mm × 8mm

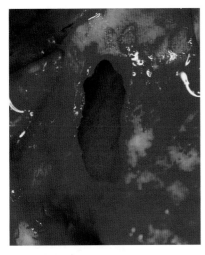

图 5-5 从窦壁翻起上颌窦黏膜，使其回缩入窦腔内，翻瓣范围以能直视颧骨内侧壁为准

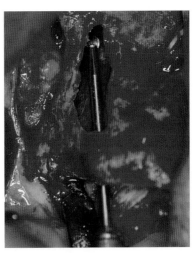

图 5-6 球钻从牙槽嵴腭侧进入上颌窦，越过上颌窦在颧骨内侧壁定点

此时，外科医生已完成窝洞预备并即将植入颧种植体。此时要先测量所需种植体的长度，即用带有刻度标记线的测量杆从腭侧窝洞进入直至颧骨区，通过腭侧窝洞边缘的标记线确定拟植入种植体的长度（图5-8）。

选择合适长度的颧种植体置于无菌区，打开玻璃包装，取出带护套的颧种植体，撑开护套侧翼并移除，显露颧种植体覆盖螺丝，去除覆盖螺丝并将其置于无菌器皿中，将颧种植体就位于机用携带体，从腭侧窝洞植入。当颧种植体进入致密的颧骨时，扭矩变大，更换手动工具继续完成植入过程，颧种植体随手动扳手旋转靠螺纹自行引导进入种植窝，完全就位后，去除手动携带

器，口内可见颧种植体的外六角，覆盖螺丝就位。用同样的方法植入上颌另一侧的颧种植体（图5-9~5-13）。植入2颗颧种植体后，继续在前牙区植入2~4颗种植体，彻底清洗后用不可吸收缝线关闭创面。

6个月后骨整合完成，显露颧种植体上端，临时基桩就位。在显露后的几天内，将前牙区种植体和颧种植体稳定且坚固地连接是保证成功的关键，因为颧种植体可能只是在致密的颧骨区完成了骨整合，而在较薄的腭侧骨壁并未形成有效的骨整合。因此，在显露时使用导板有助于准确定位种植体，以利于制作临时刚性连接杆，同时，显露时可能需要削薄腭侧软组织。

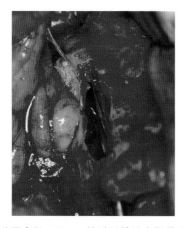

图5-7 采用直径3.5mm的引导钻扩大颧骨上的窝洞口

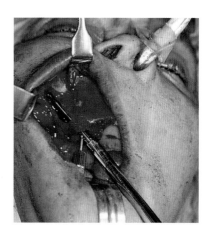

图5-8 采用最终麻花钻备孔后，用深度测量杆测量所需颧种植体的长度，选择种植体，去除包装，妥善放置覆盖螺丝，用机用携带杆以10r/min的转速植入颧种植体，或采用手动扳手植入

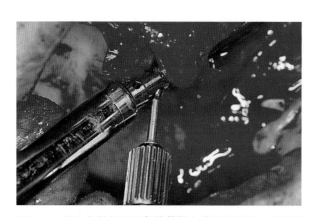

图5-9 用六角螺丝刀旋紧携带器上的固位螺丝，确保颧种植体最终植入轴向正确，因为携带器很难再次就位于颧种植体，所以在携带器去除前应确定颧种植体就位于正确的位置

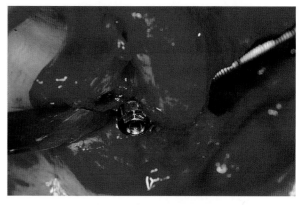

图5-10 A.近距离观察显示覆盖螺丝就位前颧种植体上端的外六角连接，同时见颧种植体位于牙槽嵴腭侧

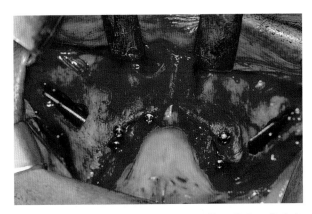

图 5-10　B.2 颗颧种植体和前牙种植体已就位，此患者采用种植体支持的固定 - 可摘联合修复体

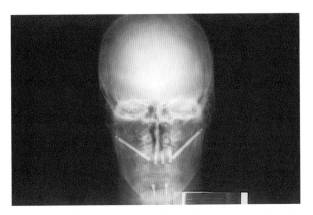

图 5-12　患者的术后 X 线片显示了颧种植体植入的角度

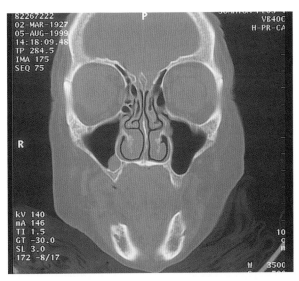

图 5-11　术前采用冠状面 CT 扫描以明确上颌窦是否健康及上颌窦侧壁外形是否合适，如果上颌窦侧壁存在很大的骨凹陷，那么将无法植入颧种植体

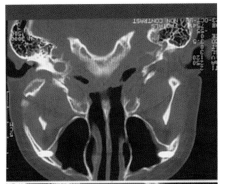

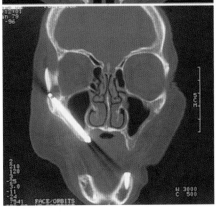

图 5-13　术后 6 周 CT 扫描（上图）显示颧种植体位于颧骨内的准确位置。冠状面扫描（下图）显示颧种植体穿过上颌窦进入颧骨。注意健康的气化良好的上颌窦腔，无炎症及其他异常病理改变

在临时刚性连接杆就位，患者义齿重衬并戴入使用后，修复医生开始制作横跨上颌的最终刚性连接杆，以将所有种植体连接为一个整体，从而获得良好的固位与稳定，完成全上颌种植体支持式固定义齿（图 5-14A~G）。

4 颗倾斜种植体支持上颌全牙列修复

上颌牙列缺失患者有多种治疗方法。如果前上颌区有至少 10mm 的垂直骨量，根据治疗目标、医生的临床经验、修复和外科技巧，以及患者的经济因素，有几种方案可供选择。如果前上颌垂直骨量不足 10mm，可选择前上颌区植骨或上颌窦提升。对于上颌骨严重萎缩的患者，系统性疾病（如骨质疏松症）是造成骨萎缩的因素之一，此时可能需要进行植骨。

对上颌前牙区骨量充足而后牙区骨量不足的

患者，如果想完成种植体支持的固定修复体，那么可采取以下处理方法：①上颌窦提升后植入多颗种植体；②当双侧第二前磨牙区骨量充足时植

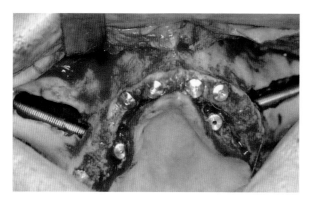

图 5-14　A. 序列备孔，植入双侧颧种植体及前牙区种植体

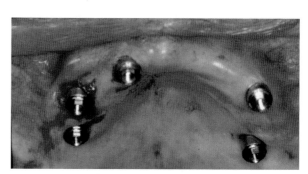

图 5-14　B. 显露种植体，基桩就位

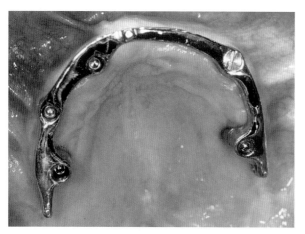

图 5-14　E. 完成最终连接杆并就位于种植体上，采用杆卡附着体完成固定 – 可摘联合修复

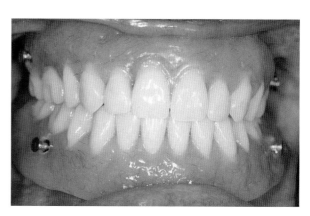

图 5-14　F. 终修复体正面观

入 6 颗种植体；③不植骨，采用颧种植体或倾斜种植体。本节讨论 1 例采用倾斜种植体的患者。

　　患者上颌前部骨量充足，植入 2 颗种植体，但第一前磨牙区骨量不足。不植骨方案是在上颌植入 4 颗种植体，后牙区种植体在第一前磨牙区植入时有意识地向远中倾斜，使其上端位于第二前磨牙区，轴向平行于梨状孔边缘。

　　这种技术叫做 "all-on-four"，由 Malo 等 [4-5] 介绍并推广。多所学院对此种方案的临床随访仍在进行中。

单颗颧种植体挽救全牙列修复病例

　　颧种植体必须与上颌前牙区已形成骨整合的种植体连接以获得整体稳定性。当牙弓单个象限

内的种植体失败脱落时，可以植入 1 颗颧种植体来挽救全牙列修复，但剩余常规种植体的数目应能满足颧种植体对机械强度的要求。

　　患者右上后牙区所有种植体脱落，上颌前牙区和左上后牙区仍有足够的种植体能维持右侧单颗颧种植体的整体稳定。图 5-15A 显示失败种植体拔除后的情况；图 5-15B 显示单颗颧种植体就位。骨整合 6 个月后，显露颧种植体并制作新的全上颌固定修复体（图 5-15C~F）。

严重骨缺失后双侧颧种植体挽救全牙列修复病例

　　此病例是老年患者，患有骨质疏松症，有多颗种植体支持上颌固定修复，种植体松动，伴严重的骨缺失。治疗计划为拔除松动的种植体并植

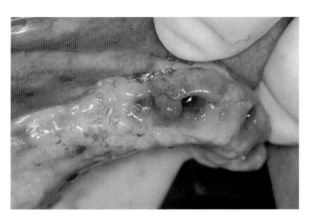

图 5-15　A.术前观显示右上颌侧切牙处有 1 颗种植体

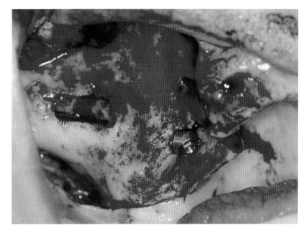

图 5-15　B.做嵴顶切口结合垂直切口，在右侧上颌后牙区植入 1 颗颧种植体，提供全牙列修复体的右上颌后牙区的支持

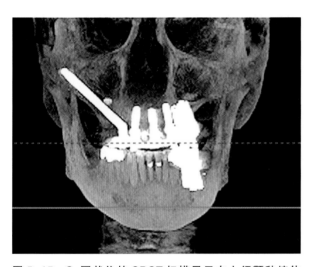

图 5-15　C.冠状位的 CBCT 扫描显示右上颌颧种植体为右上颌后方螺丝固位的修复体提供支持

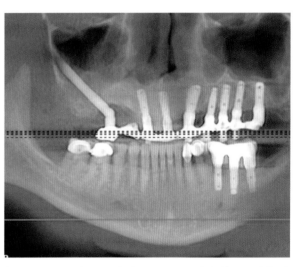

图 5-15　D.4 年后随访的 CBCT 重建全景片显示此颧种植体为全牙列固定修复体提供了右上颌后方的支持

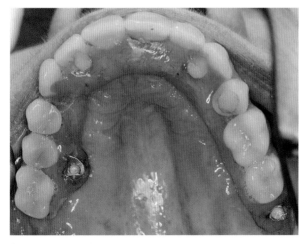

图 5-15　E.咬合面观察此螺丝固位的修复体，正如术前预计，颧种植体稍偏腭侧，患者感觉无明显异常

入 3 颗颧种植体。因患者全身状况不佳，不考虑骨移植。由于患者右上颌所有种植体都已缺失，计划植入 2 颗颧种植体。因为可在梨状孔区植入常规种植体，所以最终左侧植入 1 颗颧种植体，先前余留的 2 颗种植体也可提供固位。

颧种植体支持义鼻和（或）上颌全牙列修复体

　　患者由于辐射或其他原因导致鼻、上颌骨或其他面部器官缺损，需要通过多种手段予以重建修复。颌面赝复体能为此类患者提供面部重建，

201

使其回归相对正常的生活。此病例因鳞癌切除了鼻和上颌骨（图5-16A），术后患者还接受了放疗。先前的上颌和鼻赝复体采用黏结方式固位，但由于皮肤刺激和机械问题，故来寻求外科帮助。

术前CT扫描（图5-16B）显示鼻额区和眶缘有完整的骨壁。治疗计划拟利用剩余的面部骨（图5-16C）。患者鼻骨区有充足的骨量可植入12mm长的种植体，从眶下区至左、右侧颧骨区有足够的骨量，可植入55mm长的颧种植体。

术前患者先行高压氧治疗，手术时在完整的骨壁上做切口，显露剩余骨。显露眶缘和眶底可使医生在预备颧骨区种植窝时直视眶底的深度，避免穿透眶底骨壁。植入鼻骨种植体，注意植入深度，以避免进入颅腔。植入鼻骨种植体后，植入左侧和右侧颧种植体，注意在完整的骨壁内穿行，避开眶内容物，进入颧骨的最厚区（图

5-16D~F）。采用55mm长的颧种植体，调整植入颧骨区平台的角度以使双侧轴向平行。关闭创面，术后行10d的高压氧治疗。所有创口一期愈合，术后放射片显示了种植体的位置（图5-16G）。

6个月后完成骨整合，显露种植体，安放愈合基台，按常规种植体水平取模方式取面部印模。铸造支架，将螺丝固位于全部5颗种植体，采用杆卡附着体固定面部赝复体（图5-16H~L，修复由Thomas Salinas医生完成）。

术前评估和治疗计划

术前评估从评价牙列缺失上颌骨的前后区骨量开始，明确是否支持种植体植入，以下提供的流程图可用于制订治疗计划（图5-17）。

如果患者上颌前后区骨量充足，则可直接植入种植体，而不需要植骨。如果患者上颌前部双

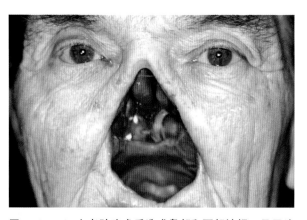

图5-16 A.患者肿瘤术后造成鼻部和面部缺损，且无法戴传统胶水黏结式的面部赝复体

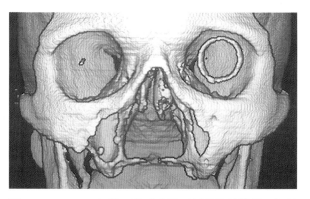

图5-16 B.CT扫描三维重建显示骨结构的缺损，但近额突处的鼻嵴完整，双侧颧骨完整，眶缘区骨完整

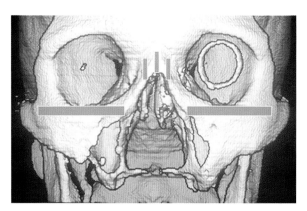

图5-16 C.治疗计划拟于鼻突处植入3颗种植体，双侧穿过眶下缘骨壁分别水平植入颧种植体，并嵌入颧骨侧壁固定

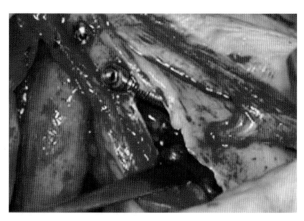

图5-16 D.左侧颧种植体就位，注意种植体位于眶下神经上方

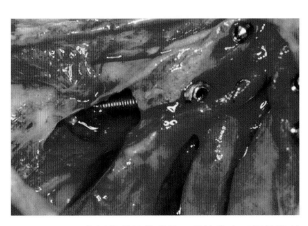

图 5-16　E，右侧颧种植体就位，种植体由于骨量限制恰好位于眶下神经上方

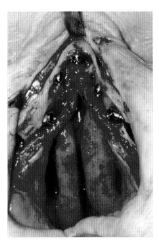

图 5-16　F. 创面关闭前显示 3 颗鼻骨种植体和 2 颗颧种植体

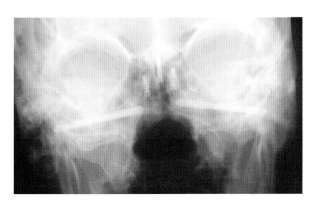

图 5-16　G. 冠状面放射片显示种植体的位置。注意颧种植体嵌入颧骨的侧壁

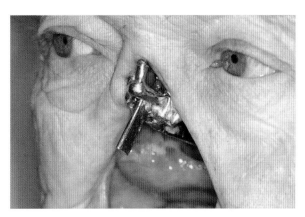

图 5-16　H. 6 个月完成骨整合后，显露种植体，取局部印模。整铸支架伴两段杆固位体，分别支持上颌和鼻赝复体，此整铸支架直接螺丝固位于种植体上

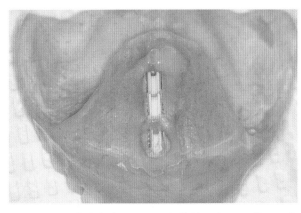

图 5-16　I. 弹性卡嵌入上颌赝复体的组织面，并可固位于整铸支架杆上

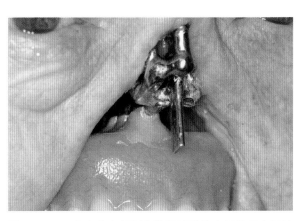

图 5-16　J. 患者将上颌赝复体通过弹性卡固位于水平放置的口内杆上

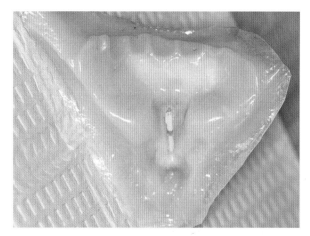

图5-16 K.弹性卡嵌入鼻赝复体的组织面，并可固位于整铸支架杆上，无须黏结

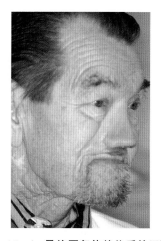

图5-16 L.最终赝复体就位后的正面观

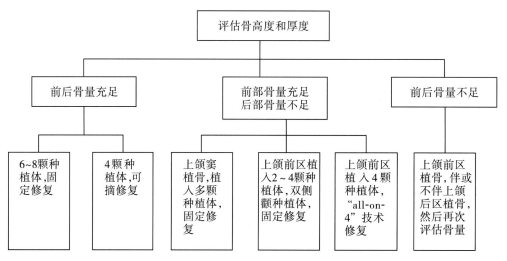

图5-17 上颌牙列缺失种植治疗流程图

侧第二前磨牙间的区域骨量充足，上颌后区骨高度不足6mm，那么可直接在双侧前磨牙以前的区域植入种植体，而不需要在上颌后区植骨。通常种植体支持的固定义齿需要植入6~8颗种植体。

如果上颌前部双侧第一前磨牙间的区域有充足的骨量，可选择植入前牙区种植体或以下治疗：①后牙区植入颧种植体；②上颌窦植骨，后牙区植入常规种植体；③植入4颗种植体，远端种植体向近中倾斜植入。

有时，上颌前区仅双侧尖牙间的区域骨量充足，尖牙后区骨量不足6mm。此类患者如要植入6~8颗种植体，需要骨移植，可采用的选择包括：①上颌窦植骨，植入6~8颗种植体完成种植体支持的修复；②平行于梨状孔边缘，植入倾斜种植体，同时切牙区植入2颗种植体，这样在切牙区

和前磨牙区形成支持平台。此方案无须取骨和上颌窦植骨，减少了治疗时间。

病例研究

以下病例为右上颌尖牙后区骨量不足，其他区域植入4颗种植体（图5-18）。左上第一前磨牙区骨量尚存。

为了精确定位植入位点，按计划先行诊断性排牙，模拟修复。采用透明树脂复制模拟修复体，制作外科导板。种植体稍偏腭侧植入，为唇侧支架留下足够空间。在后方倾斜种植体上安放角度基桩，以利于基桩水平印模的平行脱出。

CT扫描下制作外科导板，使其能按平行于梨状孔边缘的轴向植入种植体，否则需要采用外

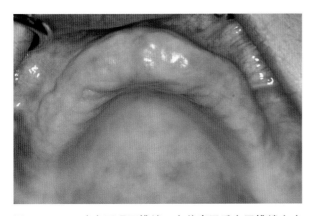

图 5-18　A.咬合面观牙槽嵴，在前磨牙后方牙槽嵴宽度理想但骨高度不足以植入种植体

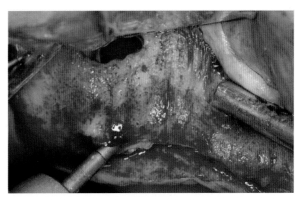

图 5-18　C.手术时，用球钻开窗，显露上颌窦，从窦内明确鼻骨侧壁，在骨面划线明确窦底位置和鼻骨侧壁，以及梨状孔边缘，钻针平行于外侧骨壁倾斜植入

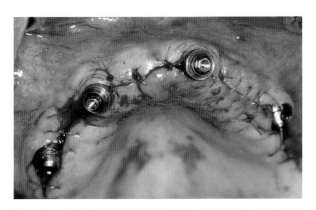

图 5-18　E.上颌前牙区垂直植入 2 颗种植体，后方倾斜植入 2 颗种植体并连接角度基桩，形成 4 颗种植体的共同就位道

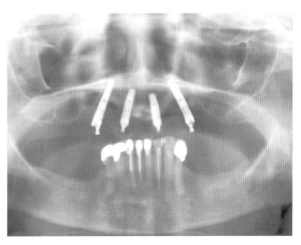

图 5-18　H.全景片显示 4 颗种植体，包括上颌后部 2 颗倾斜种植体

科手术暴露骨面。

　　手术时，做嵴顶切口结合后方松弛切口，翻起全厚骨膜下瓣以显露牙槽嵴、上颌骨侧壁和梨状孔边缘，极少数情况下也可以剥离鼻黏膜。

　　为了在梨状孔边缘精确地植入种植体，上颌骨侧壁开窗显露上颌窦。通过此显露区，用标记笔在梨状孔边缘骨上划线，按此线标记的方向植入种植体，注意不要植入上颌窦内。通过显露上颌窦前缘，并在直视下植入种植体，可以有效防止出现此类情况。

　　显露骨壁后，用球钻在上颌窦侧壁开窗，暴露上颌窦，不必保存黏膜。上颌窦侧壁开窗应当平行于鼻骨侧壁，但不伤及外侧骨壁，开窗范围足够大，以利于直视或检查骨壁。

　　用灭菌铅笔在骨壁上标记，按计划位置植入种植体，并使其上端平台位于拟修复牙区。前牙区植入 2 颗种植体，尽量向中线靠拢，避免触碰到后方植入的倾斜种植体。

　　在种植体上安放基桩，制作临时固定修复体，调整咬合。另一种方法是安放覆盖螺丝，二期修复。无论哪种方法，关键是要保证全牙列整体修复与咬合平衡。

　　这种技术的优点是无须植骨而能植入常规种植体，缺点是缺少上颌后牙区的支持。但是，从欧洲收集的临床数据证实这种技术的临床成功率较高。

参考文献

[1] Petruson B. The reaction of the maxillary sinus mucosa to titanium implants (thesis). Sweden: Department of Otorhinology Sahlgrenska University Hospital, 1999.

[2] Brånemark PI, Gröndahl K, Ohrnell LO, et al. Zygoma fixture in the management of advanced atrophy of the maxilla: technique and long-term results. Stand J Plast Reconstr Surg Hand Surg, 2004, 38:70-85.

[3] Nobel Biocare. Zygomaticus fixture: clinical procedures—instructions for use. Yorba Linda: Nobel Biocare, 1998.

[4] Maló P, Rangert B, Nobre M. All-on-4 immediate-function concept with Branemark System implants for completely edentulous maxillae: a 1-year retrospective clinical study. Clin Implant Dent Relat Res, 2005, 7(suppl 1):88-94.

[5] Malo P, Rangert B, Nobre M. "All-on-four" immediate-function concept with Branemark System implants for completely edentulous mandibles: a retrospective clinical study. Clin Implant Dent Relat Res, 2003, 5(suppl 1):2-9.

第 6 章
上颌窦提升与植骨

本章概要

＊本书少部分图片未获得授权，故不能引用。
　若读者需要参考上述图片，请登陆 blockdentalimplantsurgery.com 查询。

背景、一般原则与技术

上颌后牙区具备足够骨量能够容纳种植体是骨内种植体成功的关键。当上颌窦与牙槽嵴顶的距离小于9mm时，可以通过窦内植骨增加骨量，以获得较好的骨整合率及种植体稳定性。植骨材料应该有助于提供足量的、具有活性的骨组织，以提高种植体的初期稳定性，并能促进骨整合的发生。用于上颌窦植骨的材料包括自体骨、同种异体骨、异种骨和骨形成蛋白（BMP）[1]。

目前针对窦内植骨后的长期效果已有个案报告、小型系列病例报告和有限的回顾性报告[2-24]。有研究通过图形分析种植体根部与牙槽嵴水平的位置关系[25]，结果显示在行使5~10年功能后，自体骨可以在移植区成骨并达到稳定状态，这已被广泛证实[25-33]。该研究采用的是羟基磷灰石（HA）涂层的种植体，进行自体骨同期植骨。5~10年后，骨依然存在，约90%的种植体尖端依然为骨质所覆盖。该研究支持应用自体骨进行上颌窦植骨。本章所描述的技术与该研究相似[25]。

在该研究中没有区分修复体设计、种植体长度和直径，以及外科技术中的微小差异（是否服用抗生素，瓣的设计及种植体类型的不同）。研究结果极少出现种植体失败和植骨失败。修复体采用常规的技术制作，在本试验中未做评价，也未就特殊的修复体设计对植骨效果及种植体存留率的影响进行评估[25]。

骨材料的应用降低了所需自体骨的量。研究发现在髂骨中加入脱钙冻干骨会略微降低最终的骨水平[25]。尽管在统计学上有显著差异，但临床差异极小，因为种植体的尖端仍然被骨所覆盖。在一些病例中，供区所获得的骨量不足，这种情况下常加入脱钙冻干骨以增加移植的骨量，但从长远看，这似乎没有增加最终的骨量。

自体松质骨由于包含骨内膜成骨细胞，如果植骨过程处理得当，这些成骨细胞在随后就可以成骨[34-37]。包含皮质骨、松质骨的块状骨则包含成骨细胞和生长因子，而且结构坚固，因此常适用于种植体同期植入手术，可以确保种植体精确植入，即便上颌窦底的骨厚度不足[38]。然而，块状骨的皮质部分重新血管化慢，其愈合过程包括基本的创口愈合和随后的骨改建[39-42]。

除此之外，还有其他材料可以代替自体骨和脱钙冻干骨吗？临床证据显示，单独应用异种骨（牛或马骨）或者将其与自体骨结合可以起到骨诱导或者骨传导作用[43-45]。纤维蛋白凝胶可以用于凝聚植骨材料的颗粒，以防其在上颌窦内移动。另一种可以作为移植材料的是BMP[46-47]。在上颌窦内单独应用BMP即可促进成骨。但BMP价格昂贵，且单独使用可加重肿胀，因而BMP结合矿化同种异体骨移植既减少了使用剂量又降低了成本，但目前缺少该方面的长期临床数据。在不久的将来有望结合运用其他材料来解决颌骨垂直高度不足的问题[48-55]。

过去，不管是选择自体骨还是骨替代材料，块状骨还是颗粒骨，植骨同期植入种植体还是分期植入，都由牙槽嵴局部剩余骨量决定。临床证据显示，这些骨替代品与自体骨相比具有同等生物学性能，而且可以避免取自体骨时的全身麻醉和相关的并发症[56-57]。

由骨整合研究会主办的共识会议[57]和其他研究表明，异种骨结合自体骨的成骨情况与仅使用自体骨一致[44]。仅使用脱钙骨不能如预期成骨。通过使用以上材料，可减少髂骨或胫骨取骨的创伤，开辟了窦内植骨成骨、稳定植体的新方法。

临床中髂嵴或胫骨松质骨取骨减少，取而代之的是BMP结合矿化的同种异体骨，只使用BMP，只使用异种骨，异种骨结合自体骨或纤维蛋白凝胶或结合两者使用。已有证据显示单独使用BMP，异种骨结合自体骨，异种骨结合纤维蛋白凝胶三种材料都能获得极好的效果。BMP和同种异体骨结合使用的临床资料有限。而一些基础科学研究表明BMP结合矿化骨在颈椎融合治疗中效果较好[58]。

早期临床数据和动物实验表明，异种骨或不可吸收同种异体材料相较于矿化骨成骨效果不理想[58-59]。重组人骨形成蛋白（rhBMP）结合异种骨使用时，会产生窦内成骨的负效应，可形成较多瘢痕和较少血管，不利于细胞聚集[59]。脱矿骨结合BMP相较于仅使用BMP时骨形成减少[60]。rhBMP结合同种异体的矿化骨可用于下颌连续性缺损修复[61]。仅使用rhBMP在窦内形成的骨质足以支持种植体的植入和行使功能[62]。

作者在12例上颌窦提升术中采用rhBMP结合同种异体骨移植。6个月后，植入种植体，4

个月后发现植体稳定，愈合良好，期间没有植体脱落情况。6 个月后，新骨形成平均 10mm。此方法将在本章详细讨论。

术前临床检查

患者的术前检查主要包括可能影响植骨材料在局部成骨的因素。排除标准包括以下几个方面：①吸烟。患者至少要在术前 4 周停止吸烟。②未控制的系统性疾病。患者具有未控制好的糖尿病，其他导致出血或者免疫系统异常的疾病。糖尿病患者血糖控制不稳定，若血糖水平超过 120 mg/dL，骨愈合能力较差。③活跃的病灶。如有病灶，可以考虑采用内镜去除息肉、黏液囊肿或者脓性分泌物。如果患者在手术后上颌窦状况良好，可以考虑上颌窦植骨手术。④鼻腔病理情况。如果鼻腔病变阻碍了上颌窦的出口就要考虑相应的鼻腔手术。⑤放射治疗。上颌接受过放射治疗的患者不适用于此技术。⑥术区邻牙应行根管治疗、牙周治疗或拔除。

术前放射检查

术前放射检查一般首先采用 CBCT 扫描。传统全景片有一定的放大率，且不能显示牙槽嵴顶和横截面情况。而 CBCT 扫描能够确定骨形态和有无窦内疾病，且其辐射剂量逐渐减少，接近传统全景片，有助于临床医生制订准确的治疗计划。可根据医生偏好选择 CT 治疗分析软件评估或进行虚拟手术。对于部分病例可采用模拟修复作为放射导板进行 CT 扫描，这样可以减少患者的辐射量，还可以提高治疗计划的制订效率。

CBCT 可显示上颌窦的区域、术区存在的上颌窦间隔及大概的牙槽骨厚度。部分患者的上颌窦腔过度气化。有的患者上颌窦较小。也有一些患者的上颌窦在提升位点形成明显的凹陷，为移植材料提供了明确的解剖空间。一般来讲，上颌窦植骨患者较少应用根尖片检查。而 CBCT 扫描能够准确筛选可行上颌后牙种植患者，同时帮助临床医生选择适合的上颌窦植骨材料（图 6-1）。

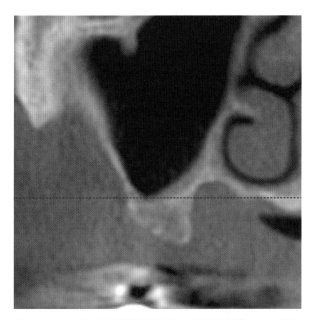

图 6-1　A. CBCT 横断面显示第二磨牙位置有 4mm 高骨量，上颌窦影像清晰。上颌窦的内外侧壁光滑，鼻甲正常

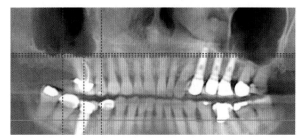

图 6-1　B.CBCT 扫描全景重建显示清晰的上颌窦，窦底平坦，垂直骨量不足

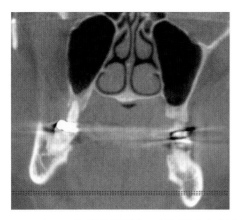

图6-1　C. CBCT扫描断面影像，用于评价上颌窦和相邻结构。图中清晰显示上颌窦、鼻腔和筛窦

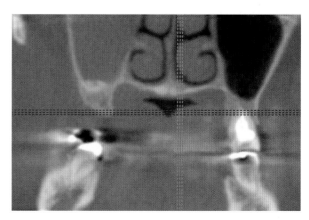

图6-1　D. 通过侧方开窗，利用 rhBMP 结合矿化骨移植进行上颌窦提升，未见上颌窦穿孔。术后患者自觉右侧肿胀疼痛。扫描显示上颌窦积液，此情况常发生于窦内 rhBMP 使用后。CBCT 扫描有利于确定液体水平，确保液体并未延伸至筛窦

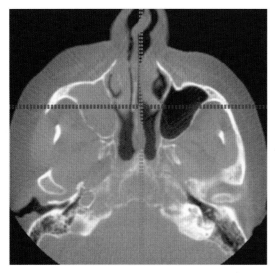

图6-1　E. CBCT扫描横断面影像。图中可见明显的窦内积液和清晰的蝶窦

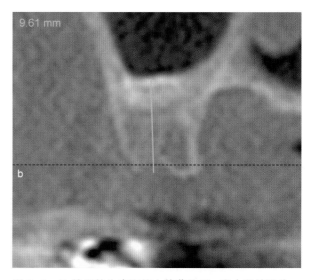

图6-1　F. 给予抗生素和缩血管药物后，窦内积液消失。为降低辐射，使用小视野 CBCT 扫描，图中显示上颌窦状况良好，骨高度和宽度足以容纳种植体

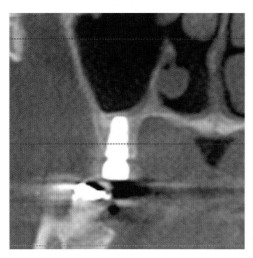

图6-1　G. CBCT扫描可用于种植体植入后的检查，并可用于观察植入后植体精确的垂直向位置

解剖注意事项和上颌窦提升方法

通常上颌窦底提升有两种方法，一是经侧壁开窗沿窦底和近中壁对上颌窦提升，二是经牙槽嵴顶行上颌窦提升。

作者认为，如果垂直骨高度为 6mm 或者更大，可选择比骨高度长 3 ~ 4mm 的植入体在植入时经牙槽嵴顶提升。若骨高度为 6mm，可选用 9mm 长植体。若骨高度为 8mm，可选用 11mm 长植体。如果垂直骨高度小于 6mm 或机械受力考虑必须选用较长植体时，可行侧方开窗提升。开窗提升给患者造成的创伤较大，术后反应也较大，因而临床中要选择合理的开窗途径，以达到最佳的提升效果并尽量减少创伤。

当上颌后牙拔除后，上颌窦底提升分为两个阶段完成。若上颌后牙拔除后，牙槽骨高度小于 7mm，可先通过上颌窦提升增加 3 ~ 4mm 使骨高度接近 7 ~ 8mm[63]。植骨后 4 个月，局部愈合完全，再进行种植体的植入。此时若有必要，可以再次进行上颌窦提升，植入相对较长的种植体。此种方法避免了侧壁开窗。具体操作将在本章讨论。

侧方开窗进行提升有窦膜穿孔的可能性。虽然近期不同医生统计的穿孔率不同，但可以肯定的是，一旦出现上颌窦穿孔，由于骨材料进入上颌窦，骨形成会受到严重影响，有可能会引起鼻窦炎。医生可以通过 CBCT 观察牙根和上颌窦底的关系。临床中拔除炎性患牙后牙槽骨骨量常常不足，在提升之前需要在相应位置进行牙槽窝植骨，此时医生要等待多长时间才能进行上颌窦提升手术呢？上颌窦黏膜似乎和根尖部分相连，而且形状不规则，这些区域往往最容易发生穿孔。如果术前评估发现存在此种可能，可以选择 rhBMP 和异体骨，以免颗粒骨材料进入窦内。上颌窦提升时可放置一块含有 rh BMP 的胶原防止穿孔，也可选用胶原蛋白材料，目前还未明确吸收快的胶原材料好，还是吸收慢的胶原材料好。

剩余牙槽骨高度可以帮助临床医生确定上颌窦提升的方式和材料。当需要提升的位点的垂直骨高度小于 6mm 时，治疗计划包括植骨和种植体植入，可选用颗粒骨材料。植骨和种植体植入是否同期进行主要取决于种植体能否获得良好初期稳定性和患者的意愿。保守做法通常是在上颌窦提升手术后 6 个月骨形成后植入种植体。若患者骨高度超过 6mm，可以在提升上颌窦的同时植入种植体，并采用经牙槽嵴顶提升的办法。

术前准备

进行上颌窦提升的患者应从手术前一天晚上开始服用抗生素，术前三天每天使用两次洗必泰漱口水清洁口腔，以减少术区细菌黏附。由临床医生和患者协商术中是否使用镇静。

外科技术

侧方开窗途径

外科手术包括将上颌窦侧壁的皮质骨块去除或者向内旋转而不破坏上颌窦内黏膜。切口要保证术区足够的暴露，还要避开骨窗位置。当上颌窦侧壁暴露后，做 4 条切口确定骨窗的位置和大小。切口一般位于上颌窦的骨边界上，特别是窦底和近中侧壁。腭侧光源的上颌窦透射影可以帮助医生定位。CBCT 精确扫描也可以辅助定位。

下水平切口要尽量靠近上颌窦底，这样有助于膜的分离。垂直向的切口如有可能也应与侧壁靠近以利于分离上颌窦黏膜（图 6-2）。上水平切口要达到上颌窦计划提升的高度，以植入长为至少 11mm 的种植体。窗口制备完成后，附着在膜上的侧壁可以向内旋转（图 6-2）或者取下来。

暴露上颌窦黏膜的另一种方法是使用超声骨刀。作者先用球形钨钢钻勾勒出计划的切口线。然后在侧方窗口处用表面较圆润的超声骨刀刀头将侧方骨窗处的骨质逐渐刮薄，可利用吸唾管筛网收集骨屑。当骨质越来越薄，临床医生可以再选择钨钢钻或者带有金刚砂的超声骨刀刀头继续完成去骨。完成去骨后轻轻剥离边缘骨壁，暴露整个窗口的上颌窦黏膜。

在过去，由于该类手术往往需要从髂骨取骨，手术一般在外科手术室鼻腔气管内插管麻醉完成。现由于使用其他移植材料，手术可以在门诊诊室局部麻醉结合镇定剂下完成。术前采用抗菌漱口水或碘附（聚维酮碘）消毒口腔以减少细菌量。

局麻通常采用利多卡因结合1∶100 000的肾上腺素。待10min血管收缩剂起作用后，做牙槽嵴切口。如果上颌牙列缺失，在两侧各做1个切口，注意避开切牙神经管。在侧切牙区各做1个松弛切口，越过附着龈与游离龈的交界。后牙区在第二和第三磨牙区做松弛切口。要避开在中线区做切口，除非计划在前牙区Onlay植骨。

对于前牙存留的牙列缺损患者，垂直切口要避开天然牙的附着龈，后牙区的松弛切口与牙列缺失相似。如果涉及上颌结节取骨，则切口可以做在上颌结节上。

在骨膜翻开后，暴露上颌侧壁，先靠近上颌窦底做下水平切口。垂直向切口如有可能也应与侧壁平行。上水平切口要达到上颌窦计划提升的高度。可将光源置于腭部但不触碰软组织，以免造成热损伤，逐渐减小口外光源亮度，光线透射过上颌窦时可以清楚看见窦壁，用无菌铅笔在靠近窦边界的骨壁上描画出开窗切口（图6-3）。

使用球钻，一边冲洗，一边去除骨皮质，暴露灰色的、发亮的上颌窦膜（图6-2）。上颌窦侧壁皮质骨可以保留并向内旋转作为新的上颌窦底壁，也可以取下，这取决于医生的个人偏好。采用光滑的、相对较新的剥离子翻开上颌窦底及侧壁黏膜（图6-2）。首先将边缘的膜分开，再

逐渐扩大膜剥离的范围。应避免在单个位点过度剥离，否则会使非剥离区域张力过大。然后将膜提高到所需要提升的位置，剥离范围要足够，以免植骨材料植入后压力过大。

上颌窦黏膜在剥离过程中会时常发生穿孔，这主要取决于操作者水平、水平向骨切开的位置、上颌窦间隔的有无和上颌窦膜的厚度（图6-2）。一般来讲，小的穿孔可以不管，但如果出现大的穿孔，则取消手术，至少在4个月后才能重新手术。是否需要补片，如胶原膜或者其他可吸收性膜则取决于操作者，但需要知道的是使用此类材料可能增加术后感染的概率。如果采用骨块移植，则膜的完整与否就关系不大了。膜剥离后，就可以开始取骨了。

取骨手术

自体骨一直是上颌窦提升选用的标准材料，但大量证据证实BMP或将自体骨结合异种骨使用可获得良好效果，并可减少术中自体骨使用。目前，只有在极端病例才采用髂骨取骨。由于极端病例较少等原因，以下章节内容相较于上一版减少，但仍为读者介绍自体骨取骨技术，以便于进行颌面部其他骨移植。

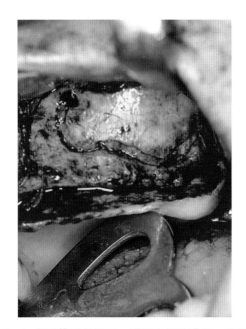

图6-2　A. 在牙槽嵴做切口，翻开全厚黏膜瓣。然后用球钻去除皮质骨，暴露上颌窦黏膜

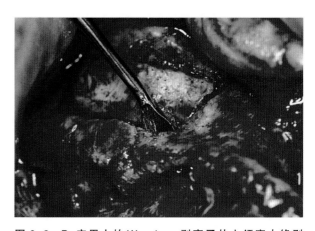

图6-2　B. 应用小的Woodson剥离子从上颌窦内缘剥离上颌窦黏膜

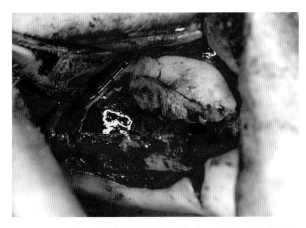

图 6-2　C. 翻开黏膜后侧壁可以向内上翻折，图中所示的小的黏膜穿孔可以不做处理。如果出现大的穿孔，必须取消手术，除非可以放置胶原膜堵住穿孔。当黏膜向内上转折时，常会覆盖小的穿孔

自体口内取骨

通常在上颌第三磨牙区上颌结节可以获得 1~2mL 松质骨。切口由前向后到翼下颌切迹，再根据需要做垂直向切口。翻开骨膜以暴露上颌后分，用咬骨钳取骨。手术过程中要避开上颌窦膜及翼下颌切迹内的大血管。该位置最多可取得 2ml 松质骨。

口内的另一常用取骨位置是下颌颏部。一般可以考虑做前庭沟或者龈沟切口。翻开骨膜后在牙根尖下方 10mm 取骨，若小于 10mm 可能损伤切牙的神经。可以用环形取骨钻取骨皮质，然后再取骨髓及松质骨。也可以在吸引器上安装骨收集器，在使用钻针磨削骨质或者刮骨器刮取骨质时收集骨屑，其目的是收集具有活性的骨内膜成骨细胞，参加骨形成的第一阶段。年龄越大的患者，下颌颏部的骨量越少。

如果计划使用自体骨组合异种骨材料进行单侧上颌窦植骨手术，可以从上颌后牙区、下颌第三磨牙区或者颏部取得足够的自体骨，这样可以与等量异种骨混合进行上颌窦植骨（图 6-4）。

另一方法是用刮骨器在下颌第三磨牙下颌升支区刮取皮质骨和少量松质骨（图 6-5），但下颌皮质骨只含有较少的有活性的成骨细胞。现在较少使用下颌颏部取骨进行上颌窦提升，随着现代技术发展可选用 rhBMP 或者烧结的异种骨结合少量自体骨。

从颌骨取骨后，根据医生的个人偏好，可以与异种骨按接近 1:2，最好是 1:1 进行混合。

胫骨取骨

胫骨取骨的优点在于减少了术后并发症，并且手术很容易就可以在门诊手术室通过静脉给镇定剂完成；缺点就是可能造成潜在的腿骨骨折危险，而且对于体重超重的患者会有较长的水肿期。由于其他材料应用，作者并未将胫骨取骨应用于上颌窦提升。读者可查阅本书上一版了解相关技术。

图 6-3　A. 右上颌上颌窦提升术前照

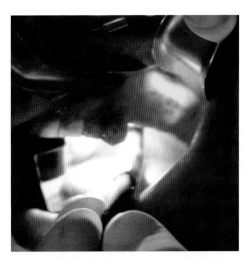

图 6-3　B. 做牙槽嵴顶切口且翻瓣后，降低光量，将一光源置于腭部，可见上颌窦透射影。用铅笔勾勒出窦壁以确定骨开窗位置

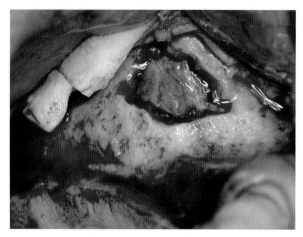

图6-3　C.采用超声骨刀移除侧壁，可用刮刀修整侧壁，使用吸唾管筛网收集骨屑。注意局部未见穿孔

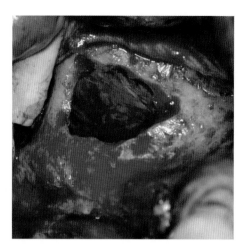

图6-3　D.用Woodson剥离子和其他上颌窦提升器械将窦黏膜轻轻地升高

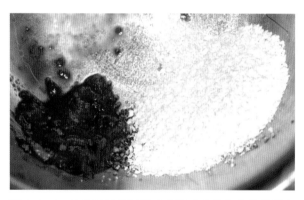

图6-3　E.将从过滤筛网及上颌结节收集的自体骨粉和烧结的异种骨粉按1:1体积混合，虽然临床常按1:2体积混合

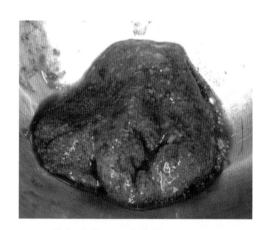

图6-3　F.将纤维蛋白凝胶的黏性部分（凝血酶）与自体骨粉和异种骨粉混合，形成黏性移植材料。再混入纤维蛋白凝胶黏性较小的部分，植骨材料随即开始凝结，可以堆塑为所需要的形态，易于操作

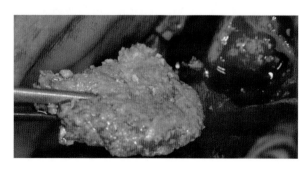

图6-3　G.可使用钳子将移植材料分为几部分分次放置于手术部位

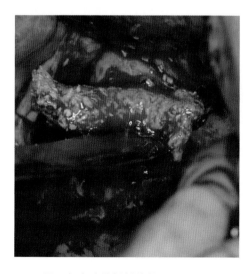

图6-3　H.图示复合移植材料就位

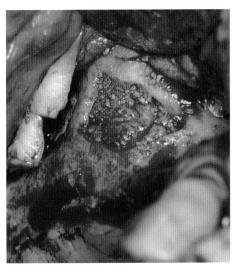

图 6-3　I. 将复合材料轻轻靠骨面压实，然后在膜表面轻轻放入另一复合材料块，最后一块复合材料轻轻封闭窗口形成光滑表面

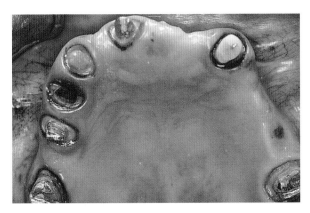

图 6-4　A. 50 岁男性转诊患者要求做左侧上颌窦提升，左侧尖牙和第二磨牙跨度较大

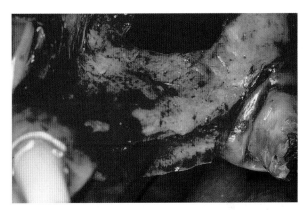

图 6-4　B. 术中采用嵴顶切口加上前后两个垂直松弛切口，侧壁暴露后进行骨切开，翻开上颌窦黏膜，未见穿孔

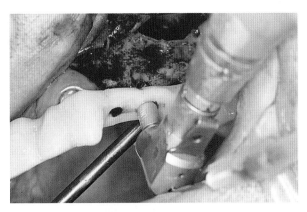

图 6-4　C. 制作新的暂时桥修复体，然后进行复制并作为外科模板，由修复医生在模板上钻孔。将导板戴入口内完成骨孔的制备

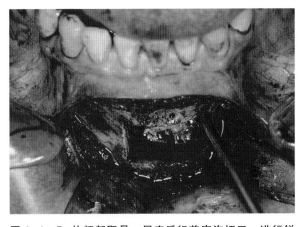

图 6-4　D. 从颏部取骨。局麻后行前庭沟切口，进行锐分离和钝分离暴露颏部骨质。用圆盘锯制备骨切口，去除骨皮质。用刮匙和骨凿收集松质骨。然后将骨膜、肌肉和黏膜复位，用 4-0 缝线和无创针缝合创口

215

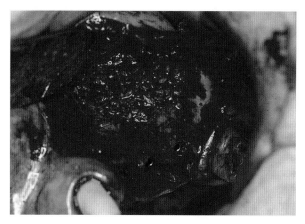

图 6-4　E.自体骨与脱钙冻干骨按照 1：1 混合得到大约 8mL 的植骨材料，然后将其置入上颌窦。植入种植体后，将剩余的植骨材料进行牙槽嵴增宽

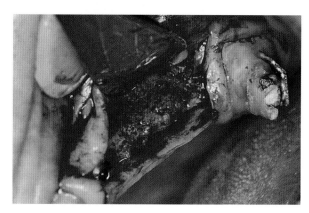

图 6-4　F.6 个月后，采用嵴顶切口暴露种植体，可见种植体冠方为骨质所覆盖

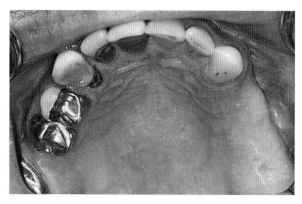

图 6-5　A.患者不想继续使用活动修复体，希望进行固定修复，牙槽嵴宽度足够

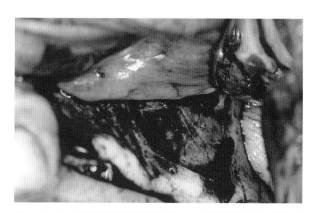

图 6-5　B.略偏腭侧做嵴顶切口，前后做垂直向松弛切口。翻瓣后做骨窗切口，移除骨岛，可见上颌窦黏膜完好

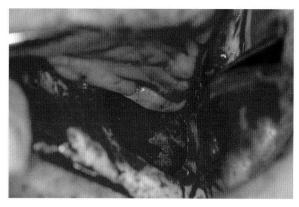

图 6-5　C.仔细剥离黏膜向上颌窦内翻折

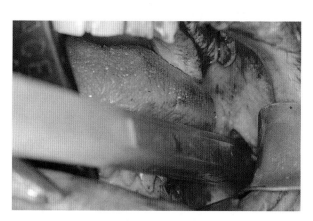

图 6-5　D.在外斜线取骨。首先做磨牙后切口，翻瓣暴露外斜线，用刮骨器在外斜线刮皮质骨。大约可以获得 2mm 皮质松质骨

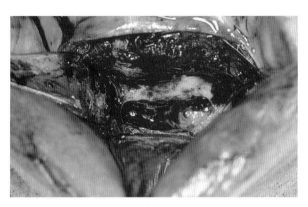

图 6-5 E. 为了增加自体骨的量，进行颏部取骨。首先暴露颏部，然后用球钻以 1000r/min 的速度钻取皮质松质骨，用吸引器筛网收集骨组织

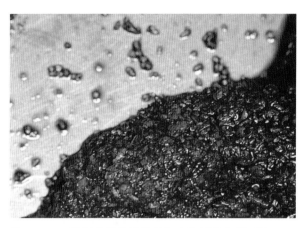

图 6-5 F. 等量的同种异体骨与自体骨混合得到约 8mL 移植材料

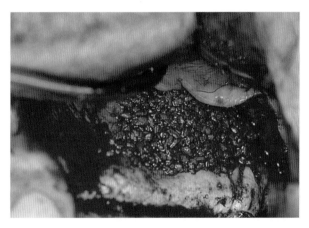

图 6-5 G. 将复合植骨材料填入上颌窦，6 个月后进行种植，再等 6 个月完成最后的修复体

髂骨取骨

除了胫骨，髂骨也可以作为大量松质骨及骨髓的来源（超过 20mL）。髂骨取骨的手术是首先暴露髂骨皮质骨嵴，再取骨，然后皮质骨板复位、缝合。

髂骨取骨可以采用多种方法进行。对于上颌窦提升，"前侧入路"是常用的一种手段，因为这样患者在上颌窦黏膜翻开后无须转身，而且可以得到足量的骨组织。为了减少出血和防止术后影响患者的行走，要注意术中避免伤及大血管及髂嵴区域的神经。消毒铺巾后首先进行局麻，然后采用钝分离暴露髂嵴，注意采用电刀止血。该术式应从髂嵴的侧前方进行，这样可以防止阔筋膜张肌止端的反射，减少对术后行走的影响。肌肉应该在臀中肌近中、髂肌侧方剥离，而不是切断。如果要获得大量的骨组织，在髂结节区域的来自于外斜肌和其他肌肉的纤维也要分离，但应尽量减少损伤。尽管来自脊髓前后束的神经有大约 2% 的可能在此交汇，但通常可以避开，髂骨取骨术后很少发生感觉丧失 [48]。

如果只需要获取松质骨，就不需要翻开骨膜，只需要在取骨的位置做骨膜切口，用锯子或者其他骨切割工具做骨切开，然后将皮质骨瓣翻开（保持皮质骨瓣通过软组织与机体相连接）。收集完松质骨后，皮质骨及软组织复位、缝合。

如果要获取皮质松质骨块，则可以取侧方或者近中部分的不带骨膜的皮质骨板（图 6-6，6-7）。采用骨锯或者锋利的手术器械进行骨的切开，然后取松质骨，再关闭创口。

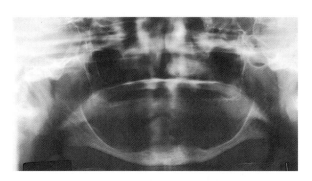

图 6-6　A. 全景片显示上颌窦底残留骨质不到 2mm。治疗计划为髂骨取骨进行上颌窦提升，同期植入 8 颗种植体

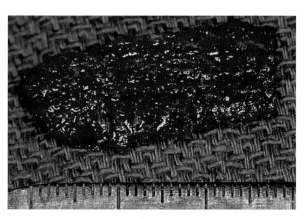

图 6-6　B. 从臀部获得松质骨块，骨块长约 22mm，宽为 10mm，厚为 10mm

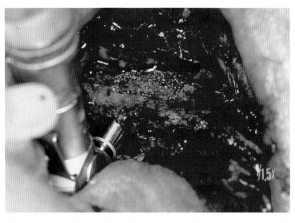

图 6-6　C. 常规上颌窦侧壁开窗、剥离黏膜，置入骨块后备种植体植入孔。植入的种植体可以固定骨块，同时植入颗粒状的松质骨以覆盖植体尖端

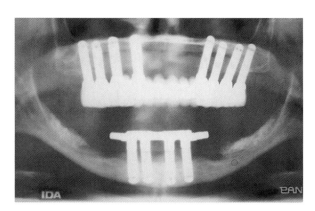

图 6-6　D. 全景片显示种植体和固定修复体

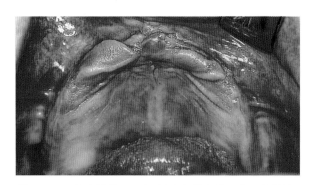

图 6-7　A. 患者男性，45 岁，因上颌修复体固位不良就诊，检查发现上颌前牙区松弛，骨组织严重吸收，前鼻棘与残留的牙槽嵴平齐

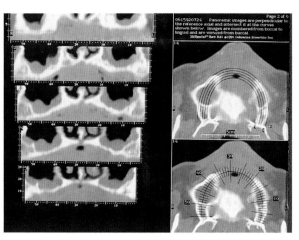

图 6-7　B. 重建的 CT 图像显示上颌骨前后向骨量不足

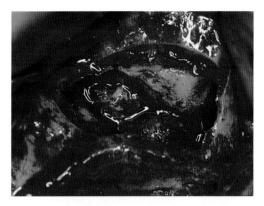

图 6-7　C.治疗计划是双侧上颌窦提升，髂骨皮质松质骨块移植，同期植入 8 颗种植体。图中所示为黏膜剥离

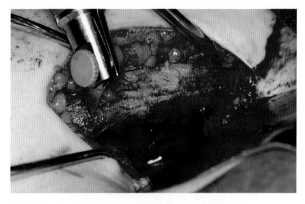

图 6-7　D.暴露髂嵴，用矢状锯切割骨组织

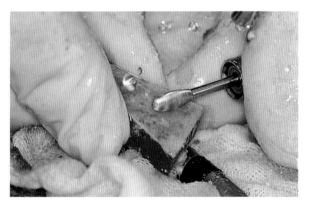

图 6-7　E.将取出的骨组织分割成两块。如果骨块太厚，削薄以加速其血管化，同时保持外形不变

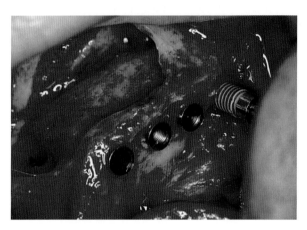

图 6-7　F.将骨块置入上颌窦，根据需要对骨块进行修整，挤压松质骨部分使其与窦底贴合。然后植入种植体固定移植骨块

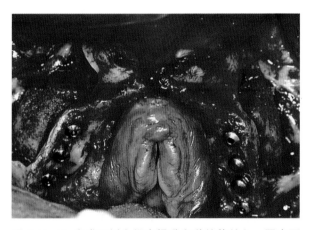

图 6-7　G.完成双侧上颌窦提升和种植体植入，图中可见前牙区牙槽嵴严重萎缩

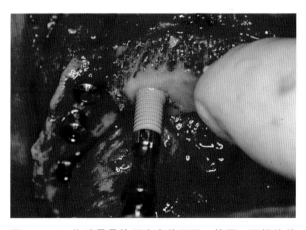

图 6-7　H.将髂骨骨块固定在前牙区，并用 2 颗螺纹种植体固定骨块（穿过骨块和残留牙槽嵴的骨皮质）

　　如果患者需要将上颌上移或下移，则行 Le Fort I 型手术，并同期上颌窦植骨。对于这个手术，切口常位于前庭沟，在完成颌骨的切开后，移除上颌窦膜。根据需要修整上颌骨，然后从髂骨取骨（皮质松质骨块）。根据上颌窦的形状将骨块修整成合适的形状植入上颌窦，可以通过植入的种植体固定移植骨块，然后将上颌骨置于合适的位置。

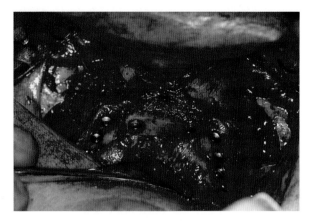

图 6-7 I. 创口关闭前局部状况

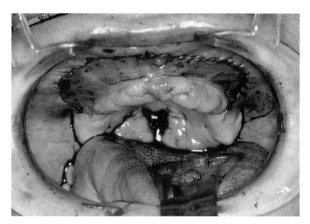

图 6-7 J. 前庭 Le Fort I 切口用可吸收线、圆针缝合

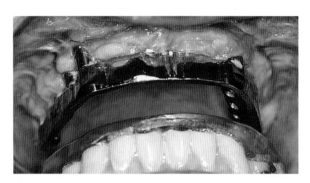

图 6-7 K. 口内就位的火花蚀刻技术制作的杆，患者随访 15 年的随访效果良好（由 Israel Finger 医生进行修复）

窦内植骨

在翻开上颌窦黏膜及植骨前，外科医生要确定是否同期植入种植体，其影响因素主要包括牙槽骨的厚度、上颌窦黏膜的状态和手术团队所选择的种植体类型。

如果残留的牙槽骨足以固定种植体，则可以考虑同期植入。上颌窦骨整合学会的共识性报告认为同期植入的种植体与延期植入的种植体成功率相当。

当种植体要同期植入时，根据厂商的推荐，一般在膜翻开以后进行种植体植入床的制备。制备完成后，将植骨材料填入上颌窦中分，再植入种植体，然后在种植体之间及周围填满植骨材料。

如果非同期植入，则要考虑到植骨材料有 20% 的吸收，要保证 6 个月后可以植入 11 ~ 15mm 长的种植体。然后，关闭切口，避免过大的张力。

术后推荐服用抗生素，并且鼻腔使用收缩血管药两周。暂时不使用上颌修复体，或者调磨修复体嵴顶及颊侧以减少对术区的压力、创伤。禁止做 Valsalva 动作（即深吸气后，在屏气状态下用力做呼气动作 10~15s）或者擤鼻涕等动作。

种植体植入在植骨后 6 个月后进行，再等 4 个月骨整合完成。或者种植体与骨移植同期进行，6 个月后恢复。

异种骨颗粒、自体骨与纤维蛋白凝胶混合

脱蛋白牛骨是无机的、没有微生物的牛骨，为含碳酸盐、但羟基较少的磷灰石，其具有晶体状的结构，钙磷比与人类天然骨组织相似。在颅顶和股骨缺损中，成骨细胞在脱蛋白牛骨上的成骨能力要强于合成 HA[65-66]。Schmitt 等的研究显示，脱蛋白牛骨在颅顶临近骨缺损位置的成骨能力强于生物活性玻璃[67]。在人和动物的牙齿、骨整合种植体周围，以及牙槽嵴增高处脱蛋白牛骨都显示了较强的骨形成能力[68-70]。当脱蛋白牛骨植入后，由于没有蛋白，故而免疫反应很小[71]。目前脱蛋白牛骨已经被认为是一种理想的植骨材料[72]。植入犬上颌窦的脱蛋白牛骨可以刺激板层骨形成并沉积在种植体上，随后被新形成的骨所替代[73-74]。Yildirim 等将脱蛋白牛骨与静脉血混合植入上颌窦，在平均 6.8 个月后活检发现新骨占 14.7%，残留的脱蛋白牛骨约 29.7%，29% 的脱蛋白牛骨表面与新骨直接接触[75]。

作者根据 Hallman 等介绍的技术[43-45]，外

科手术与常规上颌窦提升一样，采用侧壁开窗分离黏膜（图6-3）。如果出现小的穿孔，可以继续翻瓣以使黏膜皱襞部分或全部盖住穿孔。如果穿孔中等大小，可以覆盖胶原膜。使用纤维蛋白凝胶的优点是可以将植骨材料凝结在一起超过30d。

牙槽骨只要超过3mm就足以稳定种植体，可以在翻开黏膜后制备种植床。在制备种植窝时也可以收集骨碎片，将吸唾管筛网中的自体骨碎片与异种骨颗粒都放在容器内。根据上颌窦植骨量的大小，如有必要还可以从上颌结节及下颌升支刮取自体骨。

将植骨材料在容器内彻底混合。如有必要，还可以加几滴生理盐水，但不宜过多。根据厂家的推荐准备纤维蛋白凝胶。一般来讲，凝胶包括黏性的纤维蛋白原与另一种黏性较小的包含凝血酶、氯化钙等试剂的复合组分。先将加热后的黏性液体与植骨材料彻底混合，再加入黏性较小的液体来快速混合。在数秒钟后，植骨材料开始凝结，将材料置入预备好的上颌窦，然后植入种植体。通常此时植骨材料会被推起来，应将其压紧，并填满空腔。如有必要，还可将其置于牙槽嵴上来增加宽度。根据需要进行骨膜松解，用圆针无张力缝合创口。侧壁不用膜覆盖，作者建议术后服用抗生素2周，并使用鼻腔收缩血管药物。6个月后进行种植修复。

BMP 用于上颌窦植骨

BMP属于转化生长因子家族的成员，目前已发现几种BMP，都具有一定细胞活性，包括骨及软骨诱导性能[76]。目前有两种rhBMP：rhBMP-2和rhBMP-7，它们可以替代自体骨用于脊柱融合术、骨折修复、骨缺损修复和颌面部重建。颌面部重建又包括牙槽嵴增高、下颌连续性骨缺损或者囊肿所致的骨腔，以及上颌窦提升植骨[77-78]。

rhBMP 的使用

目前的rhBMP都是经过消毒的冻干粉末。手术中，用消毒的水溶解后再与载体复合。

rhBMP都要通过载体应用于植骨区。载体系统可以保持局部的BMP浓度，并防止BMP向其他地方扩散致异位成骨，还可以为成骨提供暂时性的支架，最后可以随着时间的推移被逐渐吸收。载体系统包括无机材料、合成高分子材料、自然高分子材料和同种异体骨[60]。许多临床试验探讨了运用胶原海绵进行上颌窦提升，但胶原没有足够的机械强度，当局部需要保持特定的形状时就不太适合。脊柱融合术中BMP常用的载体是椎体间融合器[79]。

目前有两种BMP的载体系统被美国食品药品管理局（FDA）批准。OP-1（Stryker Biotech，Hopkinton，Massachusetts）包含rhBMP-7和牛胶原，使用时用盐水溶解成糊状，加入羧甲基纤维素成泥状。另一种INFUSE®骨移植系统（Medtronic Sofamor Danek，Boston，Massachusetts）则由rhBMP-2和牛I型胶原海绵组成。这些载体系统标注的适应证见框表6-1和6-2。

rhBMP-2和rhBMP-7不能用于对此类蛋白及相关分子过敏的患者，也不能用于肿瘤切除或者存在肿瘤的位置，以及有活跃肿瘤或者进行肿瘤治疗的患者。对于骨骼尚不成熟、局部有感染及怀孕的患者也不适用。

rhBMP-2抗体的形成及其对胎儿发育的影响目前还不清楚。对于哺乳期妇女应用的安全性和有效性还不清楚，育龄期妇女在进行此类治疗

框表6-1　INFUSE®（骨移植）说明书

INFUSE®骨移植材料用于胫骨中段的急性、开放性已完成清创及内固定的骨折。INFUSE®骨移植材料应在骨折后14d内使用。患者骨骼应发育成熟。INFUSE®骨移植材料由两部分组成——rhBMP-2溶液及成骨的载体支架系统。两部分必须作为整体使用。不能使用无载体系统的rhBMP溶液组分或非本说明提及的载体系统。

INFUSE®骨移植材料/美敦力钛椎间螺纹融合器用于脊柱融合术中，治疗骨骼发育成熟患者第二腰椎到第一骶椎之间可能出现一级滑脱或迁移的退变性盘疾病。INFUSE®骨移植材料/LT-CAGE®腰椎融合器是通过前部创口或前腹腔镜路径植入。无论是INTER FIXTM还是INTER FIXTM RP，螺纹融合装置都是通过前开放路径植入。

（美国美敦力公司，2014）

后至少 1 年才能考虑怀孕。

文献综述

目前，只有几篇文章报道了 BMP 应用于上颌窦提升。Boyne 等[80] 是首批在人上颌窦提升中使用含 rhBMP-2 胶原海绵（ACS）的学者之一。12 个患者进行上颌窦提升，rhBMP-2 使用量为 1.77~3.4mg（平均 2.89mg）。CT 显示有明显的骨形成，在 16 周后平均提升高度约 8.51mm（95% 可信区间为 6.07~10.95mm）。最常见的副作用是面部肿胀、口腔瘀斑、疼痛和鼻炎。6 个月后有 8 个患者具有足量的骨组织容纳种植体，但是在 12 个患者中有 11 个在种植过程中并没有额外植骨。种植过程中的活检显示有中等到大量的松质骨形成。

Hanisch 等[81] 在 4 只猕猴进行上颌窦提升时使用了含 rhBMP-2 的 ACS（每颗种植体 0.19mg）。该研究提供了应用 rhBMP-2 后所获得的垂直骨增量的直接证据。新形成的骨小梁结构与原骨组织有明显差别。偏振光显微镜显示新骨主要是板层骨。而在与种植体相连的骨组织界面，新骨与原来的骨组织没有差别。在实验组和对照组中获得的平均骨高度分别为 6.0mm ± 0.3mm 和 2.6mm ± 0.3mm，有显著差异（$P<0.002$）。但在松质骨骨密度的检测中未发现显著差异（实验组为 14.4% ± 2.9%；对照组为 13.9% ± 4.6%）。

另一个研究对比了 30 只兔子上颌窦提升后分别运用含 rhBMP-2 的 ACS 和髂骨颗粒（对照组）进行植骨，术后 12 周再植入种植体，等待 3 个月的愈合期[82] 后对两组样本进行组织学及组织测量学分析。在 rhBMP-2 组，其获得的垂直骨高度显著高于对照组（$P<0.002$）。两组的骨密度及种植体骨结合率相似（$P<0.002$）。rhBMP-2 诱导的骨组织与原来的骨组织都可以达到较好的骨整合。

Roldan 等[83] 评估了富血小板血浆（PRP）和 rhBMP-7（420μL）在小型猪上颌窦提升中的应用，两组均采用无机牛骨作为骨传导的媒介。PRP 组和 rhBMP-7 组的平均种植体骨结合率分别为 5.7% 与 45.8%（$P=0.002$），新矿化的骨质平均骨高度分别为 3.6mm 与 8.3mm（$P=0.013$）。rhBMP-7 组具有明显的优势。Terheyden 等[84] 做了同样的实验，且结果类似。

Margolin 等[85] 评价了不同剂量的 rhBMP-1（分别为每克胶原 0.25mg，0.6mg，2.5mg）、天然骨或者单纯胶原基质在成年黑猩猩上颌窦提升中的应用。结果发现采用天然骨或者 rhop-1（每克胶原 2.5mg）植骨后，局部放射学和组织学结果均显示骨形成。McAllister 等[86] 的研究结果显示每克胶原 2.5mg 的 rhOP-1 可以有效促进黑猩猩上颌窦骨质的形成。Van den Bergh 等[87] 在 3 个患者（5 个上颌窦）分别应用了每克胶原 2.5mg 的 rhOP-1 和自体髂骨移植。第 1 个患者的活检显示有成熟的板层骨形成，第 2 个患者没有骨形成，第 3 个患者进行了双侧上颌窦植骨，所形成的骨与正常骨类似，骨整合效果佳[88-89]。

关于含 rhBMP-2 胶原海绵在上颌窦提升及拔牙窝植骨中的应用已进行了 2 期和 3 期实验[90-92]。2 期研究认为每个上颌窦需要 12.5mg BMP，较低的剂量也可以促进骨形成，但是不足以作为种植床[92]。基于 2 期实验结果，又启动了一个多中心研究。该研究包含两组患者，一组为只放入 BMP，另一组则植入自体骨。两组都采用侧壁开窗，患者被随机分配到两组，术前和术后 6 个月进行 CT 扫描。种植体在植骨后 6 个月植入，再等 4~6 个月负载。植入种植体 2 年后完成骨水平和种植体成功率的分析。

实验结果与 BMP 应用于整形外科一致[62]。

对于目前的重组剂型，有 10% 的患者没有反应。将此类患者也纳入实验结果，统计学分析发现两组间骨形成、种植体成功率、并发症（不包括取骨部位）、骨水平均没有显著差异。

基于上述研究，BMP 已经成为上颌窦提升和植骨的替代手段，其优点包括避免了取骨部位的并发症，易于应用，可以加快软组织愈合，适用于身体状况较差、不适于自体骨移植的患者。

技　术

本节描写的均为含 rhBMP-2 的 ACS 的应用，其使用方法与其他上颌窦植骨方法类似（图 6-8 ~ 6-10）。目前仅有通过侧壁开窗的研究结果，而内提升的资料则较缺乏。

首先上颌及前庭沟局麻（1% ~2% 的利多卡因，1 : 100 000 肾上腺素），然后做 1 个嵴顶切口和松弛切口，翻开全厚黏骨膜瓣暴露上颌侧壁。用圆钻去除骨皮质，仔细翻开黏膜，防止黏膜撕裂。根据医生的个人偏好处理开窗处的骨岛，可以移除或者向内上翻折作为植骨床的上壁。对于穿孔的黏膜，作者所在的团队不推荐盖膜处理。

根据厂商的建议，将消毒过的 rhBMP 冻干粉末溶解后再通过注射器与胶原海绵复合（图 6-9）。

将液体均匀滴于胶原海绵上，至少等待约 15min 以使 BMP 附着在胶原海绵上，然后将其切成 15mm 宽的条带，置于上颌窦膜与窦底之间，最后用丝线或铬线缝合关闭创口。

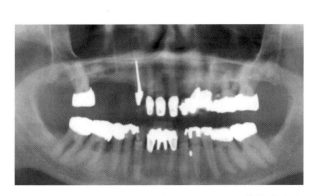

图 6-8　A. 术前全景片显示右上颌无牙区牙槽骨高度小于 4mm

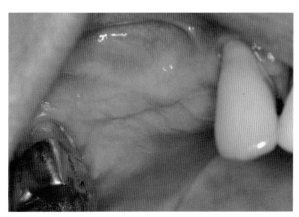

图 6-8　B. 术前口内照片显示牙槽嵴较平

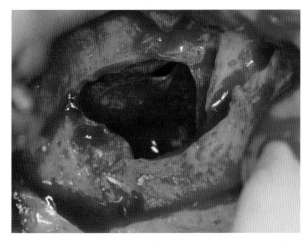

图 6-8　C. 做嵴顶切口结合前后垂直向松弛切口，侧壁暴露后备孔、剥离黏膜，将黏膜向窦腔内上翻折。注意膜有一小的穿孔

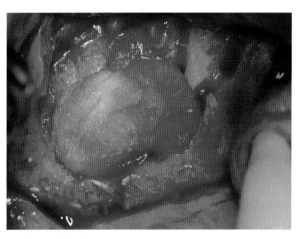

图 6-8　D. 将含约 12mg rhBMP-2 的胶原海绵植入上颌窦

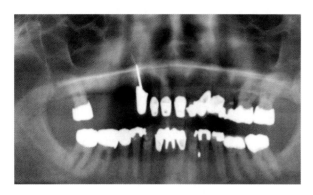

图 6-8 E. 6 个月后，窦内大量骨形成

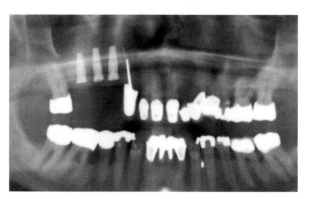

图 6-8 F. 种植体暴露前的全景片。采用 3 个单位的固定修复体恢复缺牙

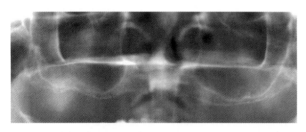

图 6-9 A 患者希望上颌固定义齿修复，术前全景片显示上颌骨萎缩严重，只有尖牙之间的骨量足够。治疗计划是上颌双侧上颌窦前部提升，采用 Nobel "一小时完成修复" 的方法进行治疗（Nobel Biocare，Goteborg，Sweden）。术中使用 CT 制作的精确外科导板，修复体为钛切削杆塑胶义齿

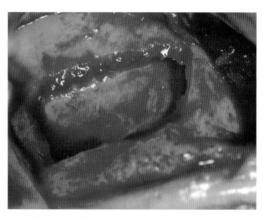

图 6-9 B. 双侧上颌窦侧壁开窗，各置入 7.5mg BMP

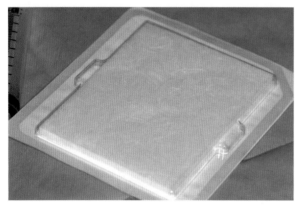

图 6-9 C. 图中为使用前的胶原海绵。在上颌窦黏膜翻开后，外科医生确认要进行植骨，将 BMP 溶解并均匀地分布在胶原海绵上

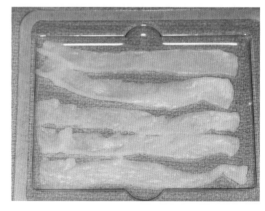

图 6-9 D. 将 BMP 复合到胶原海绵上后将其切割成 5~6 条，以便置入上颌窦

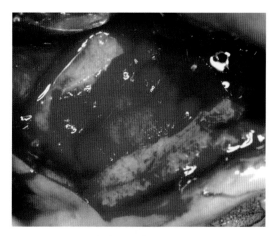

图6-9 E.BMP复合的胶原海绵置入上颌窦

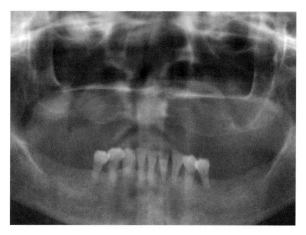

图6-9 F.6个月后的全景片显示上颌窦骨形成良好。立即进行上颌种植和"一小时完成修复"

与其他上颌窦提升一样，术后禁止做Valsalva动作（行闭呼动作后再用力做呼气动作）或者擤鼻涕等动作。抗生素服用1周。

没有必要多次进行全景片检查来评估骨的形成。术后4个月全景片可以看到骨的形成，为6个月后的种植体植入做准备。

当种植体植入应用rhBMP的上颌窦时，根据患者成骨的能力，所形成的骨组织或硬或软。根据种植体植入时的骨硬度不一样，需要等待4~6个月的骨整合期。

上颌窦内提升

对于上颌后牙区垂直骨高度为6mm的患者，增高骨量最好的技术是内提升。虽然侧壁开窗技术也能增高骨量，但可能伴发许多并发症。因此，内提升也是一种选择，即从制备的骨孔进行提升。但单纯的内提升常导致窦底骨折不理想，植骨效果不佳。Bret Dyer医生（Houston, Texas）介绍的激光辅助的内提升取得了较好的效果（图6-11）。在种植位点备孔，在窦腔预留2mm的骨质（如7mm高的牙槽骨备孔深度为5mm），然后用激光探头逐渐刮除孔底与窦底之间残存的骨。临床中通常使用异种骨作为移植材料。将少量植骨材料置入骨孔，用前端为平面的内提升器械提升上颌窦，通过骨孔植骨，最后植入种植体。如果使用锥形种植体，可以采用形状匹配的、尖端较钝的器械进行上颌窦提升。这样可以

在7mm高的牙槽嵴植入11mm长的种植体。

翻瓣范围可根据临床医生的经验和骨的宽度决定。必须根据CBCT扫描确定的骨的高度及宽度做最小翻瓣。暴露骨质后，先用球钻定位，再用先锋钻和扩孔钻仔细钻至所需深度（例如6mm高牙槽骨预留2mm骨质）和最大直径，但不使用最终成形钻。

作者采用水冷激光在预备好的种植窝底内缘做一圈刻线，刻线应使整个种植窝底骨壁提升，应避免窝底骨壁破碎或不平整的骨壁提升。完成刻线后，将少量异种植骨材料置入已预备的骨孔内，用平头骨凿轻轻使窝底骨折，提升上颌窦3~4mm，再用最终成形钻完成种植窝预备，再植入移植材料，不损伤窦黏膜。放置种植体，安装愈合基台促进软组织愈合，使用4-0铬线进行缝合。术后可进行小剂量放射检查确认上颌窦提升效果，窦内未见植骨颗粒。

应用BMP行后牙上颌窦提升及前牙牙槽窝植骨

图6-12所示的患者前牙除了侧切牙外都进行了修复，但前磨牙及第一磨牙缺失，患者希望能够行固定修复。他的牙医（Mary Beilman）计划在前牙行单冠修复，后牙为种植体支持的固定修复。该病例的难点在于上颌后牙区骨量不足。该病例展示了应用BMP进行后牙上颌窦提升及

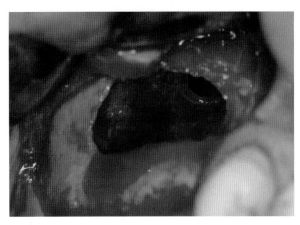

图 6-10　A. 65 岁女性进行上颌右后牙区上颌窦提升及种植固定修复。局麻后侧壁开窗剥离黏膜

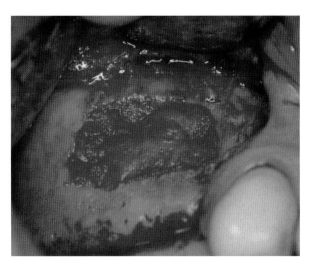

图 6-10　B. BMP 复合的胶原海绵置入上颌窦，使用了 12mg BMP。侧壁骨窗未用膜覆盖

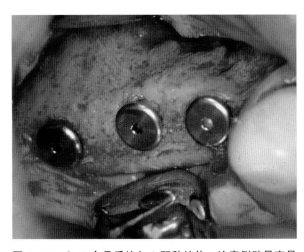

图 6-10　C. 6 个月后植入 3 颗种植体。注意侧壁骨窗骨质形成良好

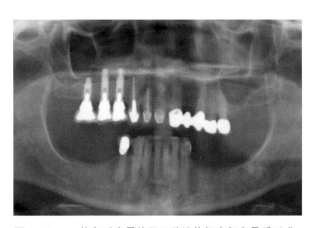

图 6-10　D. 修复后全景片显示种植体根尖部有骨质形成

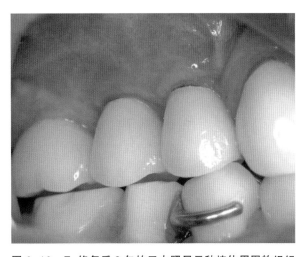

图 6-10　E. 修复后 3 年的口内照显示种植体周围软组织状况良好

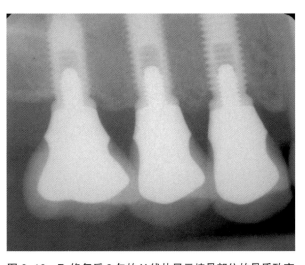

图 6-10　F. 修复后 3 年的 X 线片显示植骨部位的骨质致密

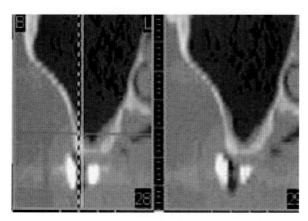

图 6-10　G. 术前的 CT 断层片显示该部位的情况

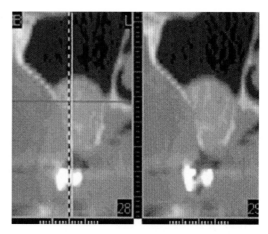

图 6-10　H. BMP 植入 6 个月后看到明显的骨形成

前牙牙槽窝植骨，然后再将种植体植入新形成的骨中。

局麻后，做嵴顶切口及前后垂直向松弛切口。垂直切口要注意避开邻牙的附着龈。翻全厚黏骨膜瓣，暴露上颌侧壁。

水冷激光用于预备侧壁开窗，激光的设置为功率：2.5W；频率：25/s；20％的空气和 30％的水。骨窗制备完成后，移除骨岛，避免损伤黏膜。用水冷激光辅助进行黏膜的分离，然后准备 BMP，通常在置入 BMP 前，BMP 胶原海绵要静置 15min。

再用激光做侧切牙的龈沟切口，分离牙齿与牙槽骨，拔除侧切牙。

在 BMP 完全吸附在胶原膜后，将胶原海绵切成 1cm 宽的条带。将条带置入上颌窦，此时如果血液浸透胶原海绵，则成骨效果好；否则，成骨效果较差。

将一小条带置入侧切牙拔除后的牙槽窝，再采用水平缛式缝合（注意不翻开黏骨膜）。上颌窦区域的切口采用无张力缝合。

种植体植入

经过 6 个月的骨形成和钙化后，常规方式植入种植体。外科医生常常会看到以下情况：

1. 不同于自体骨移植，侧壁骨窗常常没有被骨完全覆盖，但是植骨部位具有一定强度，可以备孔。

2. 使用先锋钻确定植入种植体的长度（除非骨质强度极差）。

3. 植入种植体后共振频率读数一般为六十多，而达不到七十多，这可能因为骨基质正在进行改建及矿化。这与 FDA 的实验结果一致，即 BMP 植入的骨密度在 6~12 个月逐渐增加。

4. 作者一般等待 4~6 个月暴露种植体，这取决于种植体植入时的骨密度及种植体的共振频率读数。

植骨材料选择

患者上颌后牙区需要提升骨高度，但不愿意接受大量自体取骨，希望采用简易有效的处理方式。通常临床医生与患者沟通后会提供几种损伤较小、治疗效果较好的治疗方案供患者选择。如果术区上颌窦形态有利于局部植骨材料的固定，牙齿已拔除较长时间，上颌窦没有中隔，窦底无不规则形态，单独使用异种骨材料或结合自体骨及纤维蛋白凝胶都是较好的选择（图 6-13）。

相反，如果患者近期才拔除牙齿，其上颌窦黏膜可能与窦底骨质及牙根粘连，提升过程中穿孔的可能性极大，此时首选 BMP 结合同种异体矿化骨材料（图 6-14）。一旦提升过程中出现窦黏膜穿孔，可用 BMP 复合的胶原海绵关闭穿孔，防止小颗粒矿化骨材料进入窦内，引起后期鼻窦炎。

拔牙时上颌窦提升

图 6-15~6-17 中所展示的病例即是采用此方法。此方法创伤较小，适用于需要拔牙的上颌

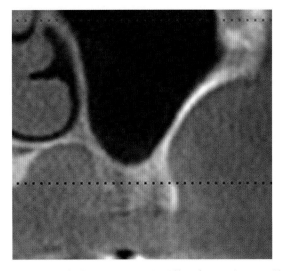

图 6-11　A. 术前 CBCT 显示左侧第二磨牙区有 7mm 的牙槽骨

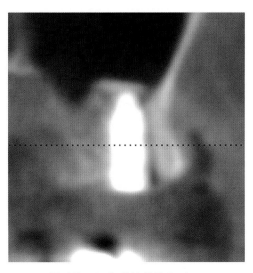

图 6-11　B. 骨移植及同期种植体植入后，CBCT 可以看到平的窦底抬高，植入了 12mm 的种植体。种植体周围有植骨材料

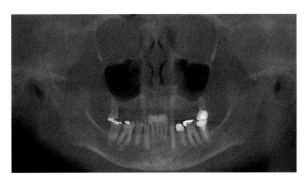

图 6-12　A. 术前来源于 CBCT 重建的全景片，注意后牙区垂直骨高度不足以进行种植治疗

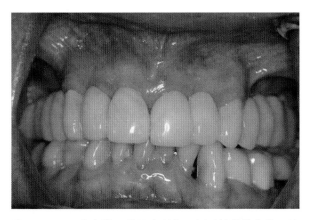

图 6-12　B. 患者的牙科医生制作了暂时性的修复体，该修复体黏结在 5 个前牙（右侧中切牙、侧切牙、尖牙，左侧中切牙、尖牙）和上颌双侧第二磨牙

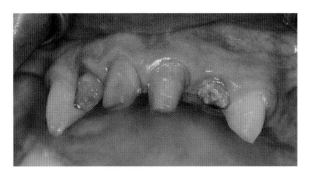

图 6-12　C. 除了侧切牙具有严重的龋坏和折断外，其他前牙状况良好。治疗计划是拔除侧切牙并进行牙槽窝植骨，将来考虑进行种植修复

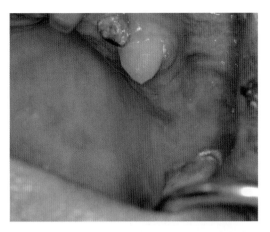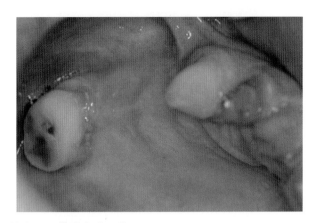

图 6-12　D、E. 后牙缺牙区较为健康，牙槽嵴丰满，缺牙间隙足以容纳 3 颗种植体

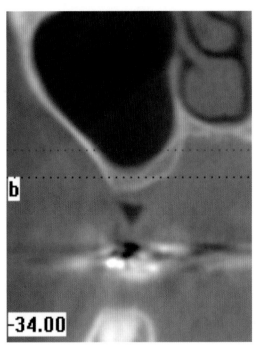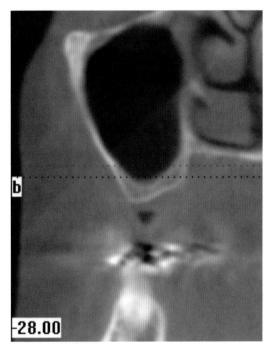

图 6-12　F、G. X 线断层影像显示在上颌第二前磨牙和磨牙区骨高度不足 2mm

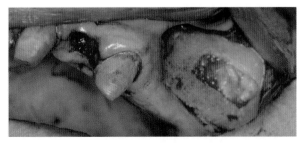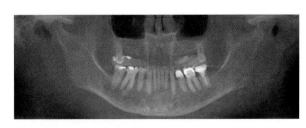

图 6-12　H. 含有 rhBMP-2 的胶原海绵植入左侧侧切牙和上颌窦

图 6-12　I. 4 个月后，CBCT 重建全景片显示上颌窦骨质形成良好

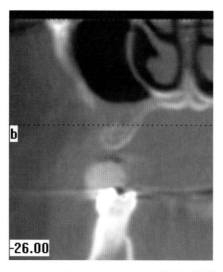

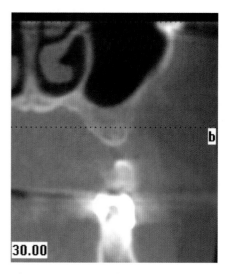

图 6-12　J、K. X 线断层影像显示上颌窦骨量足以容纳 10、11.5mm 的种植体

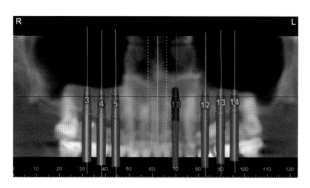

图 6-12　L.虚拟的全景片显示植入了 7 颗种植体，种植体的长度是根据软件测量的结果。种植体之间的距离也足够

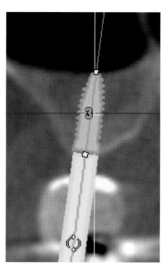

图 6-12　M.根据局部骨量情况确定选用一直径 4mm、长 11.5mm 的锥形种植体，正好可以完全利用牙槽嵴的高度

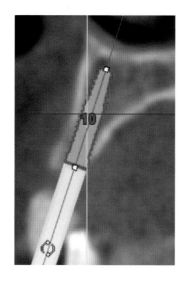

图 6-12　N.图示为软件分析侧切牙区域的种植体位置和轴向。注意侧切牙牙槽窝植入 BMP 后的骨密度

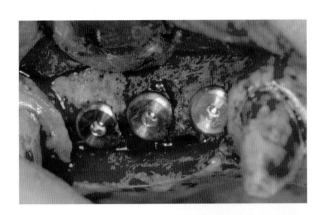

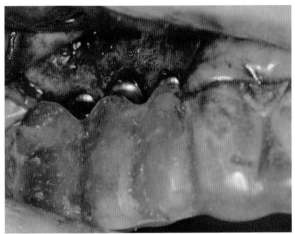

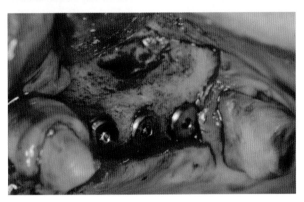

图 6-12　O~Q. 利用修复医生制作的外科导板植入种植体

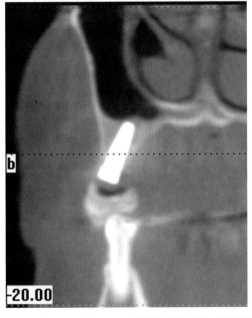

图 6-12　R. 术后 CT 断层显示种植体的位置与术前计划
一致

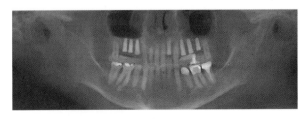

图 6-12　S. 术后全景片显示 7 颗种植体植入 BMP 诱导
形成的牙槽骨中

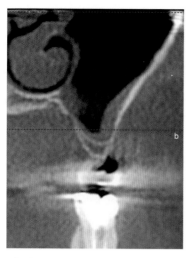

图 6-13　A. 术前 CT 断层扫描显示在计划行上颌窦提升术的区域有一相对较窄的凹面。确定进行上颌窦提升的区域的解剖结构

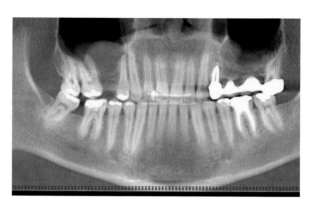

图 6-13　B. 通过 CBCT 重建的术前全景片显示在左上第一磨牙处种植需行左上颌窦提升术

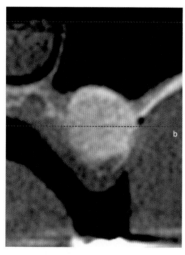

图 6-13　C. 截面图显示用纤维蛋白凝胶 (Tisseel, Baxter) 将异种骨和从超声骨刀上收集的自体骨混合后固定在相应位点

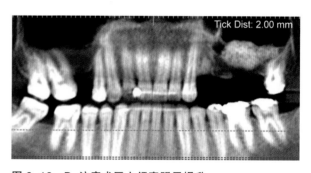

图 6-13　D. 注意术区上颌窦明显提升

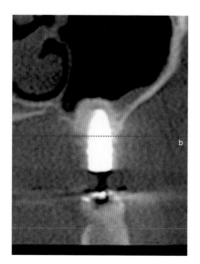

图 6-13　E. 4 个月后，从牙槽嵴顶钻孔植入植体

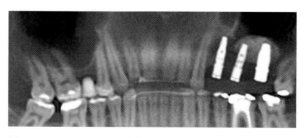

图 6-13　F. CBCT 重建的全景片显示种植体植入窦提升区域

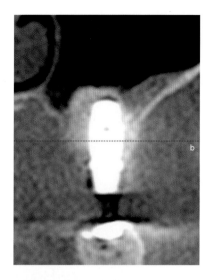

图 6-13　G. 种植体植入 4 个月后，去除愈合基台，植体骨整合良好，安装基台进行最终修复。注意此时移植物的高度和体积维持较好

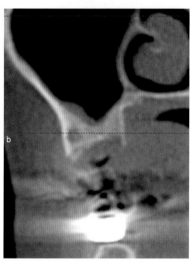

图 6-14　A. 前磨牙区术前影像。因患者近期拔除患牙，医生考虑到出现黏膜穿孔的可能性很大，故选择 rhBMP 和同种异体骨进行上颌窦植骨

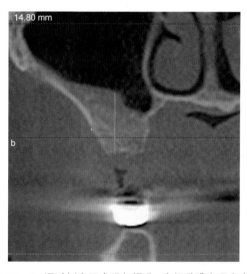

图 6-14　B. 通过侧方开窗进行提升，中间黏膜出现小穿孔。6 个月后截面影像显示骨形成，有足够的骨高度进行种植

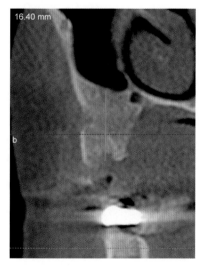

图 6-14　C. 第二前磨牙区截面影像显示术前骨高度为 16mm

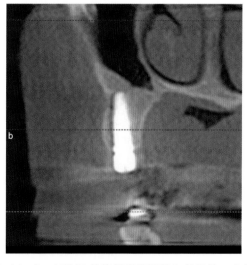

图 6-14　D. rhBMP 异体骨移植区植入长植体，有较好稳定性

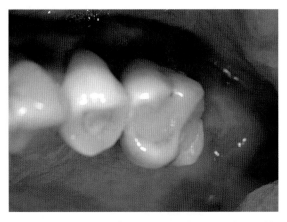

图 6-15　A. 上颌第一磨牙拔除前口内观。患者上颌第二磨牙缺失，拟进行固定修复恢复第二磨牙

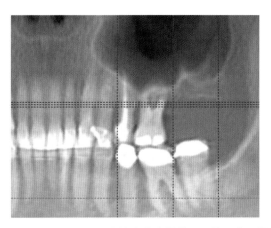

图 6-15　B. CBCT 重建的术前全景片显示第一磨牙骨吸收严重，第二磨牙区窦壁见较多分隔，第二前磨牙牙根处可能有窦黏膜穿孔

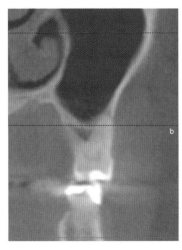

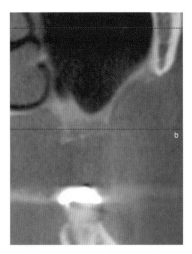

图 6-15　C、D. CBCT 断层扫描显示第一磨牙骨质严重吸收，第二磨牙处骨高度仅 4mm。手术计划包括拔除第一磨牙，从拔牙窝提升窦底和第二磨牙处上颌窦黏膜，选用重组人 BMP 和矿化同种异体骨进行植骨

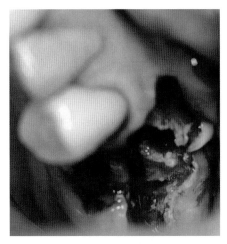

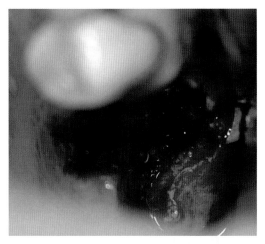

图 6-15　E. 在第一磨牙做龈沟内切口，在第二磨牙区做牙槽嵴顶切口，在第二磨牙区远中做小的垂直松弛切口。拔除牙齿。使用超声骨刀在牙槽窝内做垂直向备孔，以便在上颌磨牙区牙槽间隔位置进行提升

图 6-15　F. 牙槽间隔和第二磨牙区上颌窦黏膜均提升。术中未见窦黏膜穿孔。但如有穿孔，应在植入复合移植材料前用浸有重组人 BMP 的胶原覆盖穿孔处

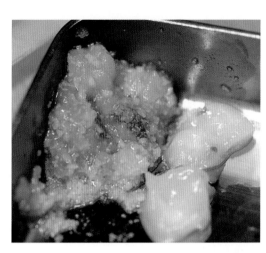

图 6-15　G. 根据厂商使用说明将重组人 BMP 浸入胶原海绵中。15min 后将胶原海绵切成小块，并与矿化同种异体骨按约 1∶1 比例混合。保留两小块胶原海绵用于窦底和覆盖移植物

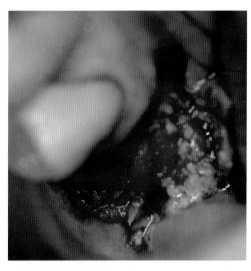

图 6-15　H. 将植骨材料轻轻放入已提升的第二磨牙区，再放入第一磨牙牙槽窝内

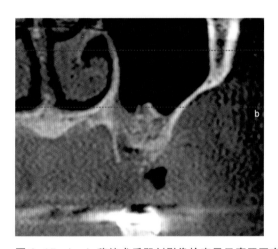

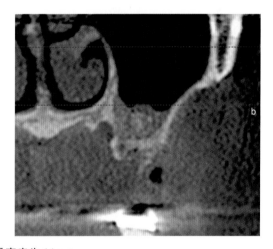

图 6-15　I、J. 移植术后即刻影像检查显示磨牙区有牙槽骨高度为 11mm

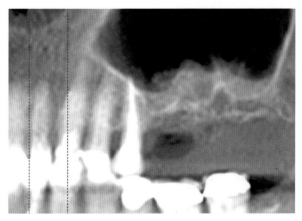

图 6-15　K. CBCT 重建的全景影像显示牙槽骨高度明显增高。6 个月后常规植入种植体

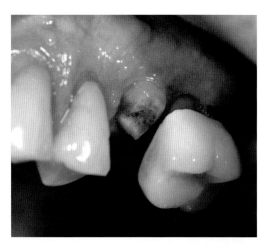

图 6-16　A.患者左上颌第二前磨牙和第一磨牙需要拔除进行种植修复

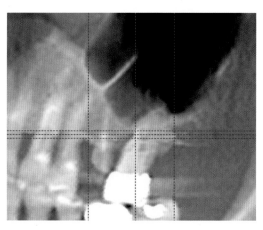

图 6-16　B. CBCT 重建的全景片显示有一大的分隔，根尖进入窦内，窦底不平坦

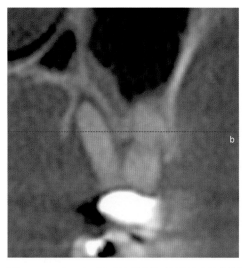

图 6-16　C、D. CBCT 断层扫描显示有牙根进入窦底，骨高度小于 5mm

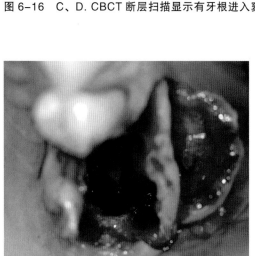

图 6-16　E.拔牙时，做龈沟切口和垂直松弛切口，翻瓣，小心拔除牙齿。用超声骨刀在牙槽窝备骨孔，便于牙槽间隔向上提升。图示窦底提升，可见后部有一小穿孔

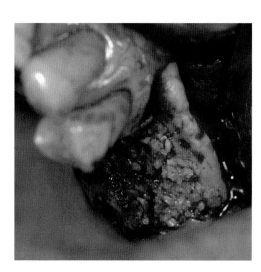

图 6-16　F. 用一小块浸有 rhBMP 的胶原堵住穿孔，然后轻轻放置 rhBMP 和矿化异体骨混合的移植材料，松解骨膜，用 4-0 铬线缝合创口

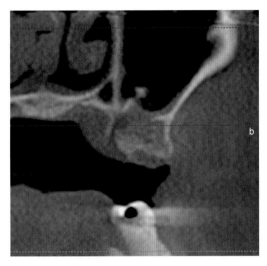

图 6-16　G. 截面影像显示术后有 10mm 骨高度

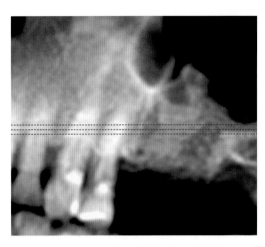

图 6-16　H. CBCT 重建的全景片显示上颌后牙区牙槽骨高度明显增高

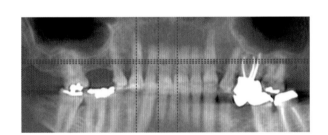

图 6-17　A. 术前全景重建影像显示右侧第一磨牙处仅有 4.5mm 骨高度

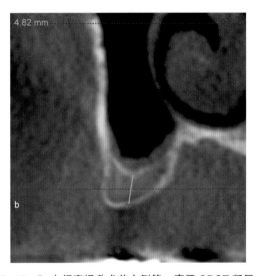

图 6-17　B. 上颌窦提升术前右侧第一磨牙 CBCT 断层片

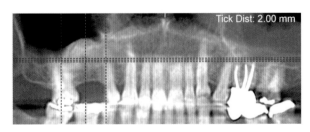

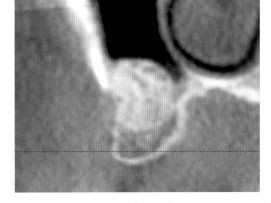

图 6-17　C、D. 行侧方开窗上颌窦提升术。将一小块 rhBMP (Medtronics) 和 0.5mL 矿化同种异体皮质骨混合。将 BMP 胶原切成 2mm×2mm 并与异体骨混合。将 BMP- 异体骨复合物置于提升的窦黏膜底。用一小块浸有 BMP 的胶原覆盖侧壁开窗处

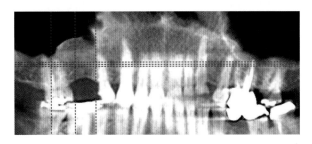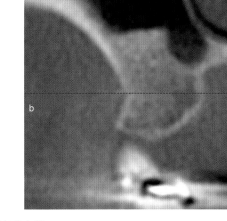

图 6-17　E、F. 6 个月后骨形成，牙槽嵴高度近 15mm，骨密度良好

后牙区，且拔牙前垂直牙槽骨高度较低，拔牙后进行上颌窦提升，然后将植骨材料植入牙槽窝内，使后期可以常规植入种植体，或者局部骨高度超过 7mm，在植入植体时可再次提升。

临床对于需要拔除第二前磨牙和磨牙的患者进行术前评估，多数患者可以选用此方法。此类患者通常有牙根突入上颌窦底，拔除后会增大黏膜粘连的可能。此外，中隔或不规则骨表面的存在，增加了临床医生通过传统侧方开窗途径完整剥离上颌窦黏膜的难度。

Jensen 报告了 20 例上颌磨牙拔除后在骨间隔进行提升的病例[63]。他采用直的内提升器械进行提升，提升过程中动作轻柔。如果发现黏膜穿孔，将氧化纤维素覆盖于穿孔处。经过 4 个月的恢复时间，植入植体，最终成功修复。此方法平均增加了 4mm 垂直骨高度，为植入更长植体提供可行性。

作为此技术的延伸，可在提升骨高度之后进行植骨。此外，通过小心提升术区高度，邻近缺牙区域的上颌窦黏膜也得到了提升。局部要做垂直松弛切口，翻开全厚黏骨膜瓣，进行骨膜松解，这样牙槽窝植入移植材料后才能无张力缝合关闭创口。

可利用类似于牙周膜刀的超声骨刀刀头在拔除牙齿时尽可能保留骨质。如果有必要可以将牙齿分段拔除以避免损伤颊侧皮质骨。牙根拔除后，如果能够通过牙槽窝看见上颌窦黏膜，去除肉芽

组织时一定要小心谨慎，避免损伤窦黏膜。

采用超声骨刀可精确地进行上颌窦内提升，骨块截断后轻轻往上抬。使用传统的上颌窦提升器械提升窦黏膜，创造植骨空间。选择 rhBMP 结合矿化同种异体骨作为植骨材料。先在窦黏膜底放置浸透 rhBMP 的胶原，再轻轻放入骨粉材料。用最小张力缝合牙龈。术后告知患者上颌窦提升术后注意事项，以及抗生素使用说明，并建议患者使用收缩血管药物保持鼻道畅通。

愈合后，术区种植时可有充足的骨量植入常规种植体，或通过内提升再提升 3~4mm 的骨高度放置常规植体。

参考文献

[1] Block MS, Kent JN. Maxillary sinus bone grafting// Block MS, Kent JN. Endosseous implants for maxillofacial reconstruction. Philadelphia: Saunders, 1995.

[2] Boyne PJ, James RA. Grafting of the maxillary sinus floor with autogenous marrow bone. J Oral Surg, 1980, 38:613-616.

[3] Misch CE. Maxillary sinus augmentation for endosteal implants: organized alternative treatment plans. Int J Oral Implantol, 1987, 4:49-58.

[4] Smiler DG, Johnson PW, Lozada JL, et al. Sinus lift grafts and endosseous implants: treatment of the atrophic posterior maxilla. Dent Clin North Am, 1992,36:151-186.

[5] Tatum H. Maxillary and sinus implant reconstruction. Dent Clin North Am, 1986,30:207-229.

[6] Smiler DG, Holmes RE. Sinus lift procedure using porous

hydroxyapa-tite: a preliminary report. J Oral Implantol, 1987,13:239-253.

[7] Wood RM, Moore DL. Grafting of the maxillary sinus with intraorally harvested autogenous bone before implant placement. Int J Oral Maxil-lofac Implants, 1988, 3:209-214.

[8] Kent JN, Block MS. Simultaneous maxillary sinus floor bone grafting and placement of hydroxylapatite coated implants. J Oral Maxillofac Sure, 1989,47:238-242.

[9] Whittaker JM, James PA, Lozada J, et al. Histological response and clinical evaluation of autograft and allograft materials in the elevation of the maxillary sinus for the preparation of endosteal dental implant sites: simultaneous sinus elevation and root form implantation-an eight month autopsy report. J Oral Implantol, 1989,15:141-144.

[10] Jensen J, Simonsen EK, Sindet-Pedersen S. Reconstruction of the severely resorbed maxilla with bone grafting and osseointegrated implants: a preliminary report. J Oral Maxillofac Surg, 1990,48:27-32.

[11] Hall DH, McKenna SJ. Bone graft of the maxillary sinus floor for Branemark implants: a preliminary report. Atlas Oral Maxillofac Surg Clin North Am, 1991,3:869-872.

[12] Hirsch JM, Ericsson I. Maxillary sinus augmentation using mandibular bone grafts and simultaneous installation of implants. Clin Oral Implants Res, 1991, 2:91-96.

[13] Wagner J. A 31/2 year clinical evaluation of resorbable hydroxylapatite osteogen (HA resorb) used for sinus lift augmentations in con)unction with the insertion of endosseous implants. J Oral Implantol, 1991, 17:152-164.

[14] Jensen J, Sindet-Pedersen S. Autogenous mandibular bone grafts and osseointegrated implants for reconstruction of the severely atrophied maxilla: a preliminary report. J Oral Maxillofac Surg, 1991 ,49: 1287.

[15] Tidwell K, Blijdorp PA, Stoelinga PJ, et al. Composite grafting of the maxillary sinus for placement of endosteal implants: a preliminary report of 48 patients. Int Oral MaxiUofac Surg, 1992,21:204-209.

[16] Loukota RA, Isaksson SG, Linner ELJ, et al. A technique for inserting endosseous implants in the atrophic maxilla in a single stage procedure. Br J Oral MaxiUofae Surg, 1992, 30:46-49.

[17] Jenson OT, Perkins S, Van de Water FW. Nasal fossa and maxfilary sinus grafting of implants from a palatal approach. J Oral Maxillofac Surg, 1992,50:415-418.

[18] Block MS, Kent JN. Maxillary sinus grafting for totally and partially edentulous patients. J Am Dent Assoc, 1993,124:1391-43.

[19] Tolman DE.Advanced residual ridge resorption: surgical management. Int J Prosthodont, 1993, 6:118-125.

[20] Small SA, Zinner ID, Panno FV, et al. Augmenting the maxillary sinus for implants: report of 27 patients. Int J

Oral Maxillofac Implants, 1993,8:523-528.

[21] Lozada JL, Emanuelli S, James RA, et al. Root-form implants placed in subantral grafted sites. J Calif Dent Assoc, 1993,21:31-35.

[22] Keller EE, Eckert SE, Tolman DE. Maxillary antral and nasal one-stage inlay composite bone graft: preliminary report on 30 recipient sites. J Oral Maxillofac Surg, 1994,52:438-447.

[23] Lekholm U.New surgical procedures of the osseointegration technique of AM Branemark. Aust Prosthodont, 1993,7(suppl):25-32.

[24] Jensen J, Sindet-Pedersen S, Oliver AJ. Varying treatment strategies for reconstruction of maxillary atrophy with implants: results in 98 patients. J Oral Maxillofac Surg, 1994,52:210-216.

[25] Block MS, Kent JN, Kallukaran FU, et al. Bone maintenance 5 to 10 years after sinus grafting. Oral Maxillofac Surg, 1998,56:706-715.

[26] Block MS, Golec TS. Hydroxylapatite and hydroxylapatite coated dental implants for the treatment of the partially and totally edentulous patient//Bell WH. Modern practice in orthognathic and reconstructive surgery. Philadelphia: Saunders, 1992, vol 2.

[27] Petrikowski CG, Pharoah MJ, Schmitt A. Presurgical radiographic as-sessment for implants. J Prosthet Dent, 1989,61:59-64.

[28] Schwarz MS, Rothman SLG, Rhodes ML, et al. Computed tomography: Ⅱ. Preoperative assessment of the maxilla for endosseous implant surgery. Int J Oral Maxillofac Implants, 1987, 2:143-148.

[29] Kassebaum DK, Nummikoski PV, Triplett RG, et al. Cross-sectional radiography for implant site assessment. Oral Surg Oral bled Oral Pathol, 1990,70:674-678.

[30] Clark DE, Danforth RA, Barnes RW, et al. Radiation absorbed from dental implant radiography: a comparison of linear tomography, CT scan, panoramic and intra-oral techniques. Oral Implantol, 1990,16(3): 156-164.

[31] Littleton JT. Tomography: physical principles and dinical applications// Gottschalk A, Potchen EJ.Golden's diagnostic radiology. Baltimore:Williams & Wilkins,1976.

[32] Weingart D, Duker J. A tomographic technique for the depiction of at-rophied alveolar ridges before endosseous implant placement. Dentomaxillofac Radio, 1993,122:38-40.

[33] Pharoah MJ. Imaging techniques and their clinical significance. Int J Prosthodont, 1993, 6:176-179.

[34] Marx RE. The science and art of reconstructing the jaws and temporo-mandibular joints// Bell WH. Modern practice in orthognathicand reconstructive surgery. Philadelphia:Saunders, 1992.

[35] Marx RE, Saunders TR. Reconstruction and rehabilitation of cancer patients// Fonseca RJ, Davis WH.Reconstructive preprosthetic oral and maxillofacial surgery. Philadelphia: Saunders, 1986.

[36] Zoldos J, Kent JN. Healing of endosseous implants// Block MS, Kent JN.Endosseous implants for maxillofacial reconstruction. Philadelphia: Saunders, 1995.

[37] Hench LL, Ethridge EC.Wound kinetics//Hench L.Biomaterials: an interfacial approach.New York: Academic Press, 1982.

[38] O'Neal RB, Sank JJ, Somerman MJ. Biological requirements for material integration. J Oral Implanto, 1993,118:243-255.

[39] Axhausen W. The osteogenetic phases of regeneration of bone: a historical and experimental study. J Bone Joint Surg, 1956,38A:593-600.

[40] Gray JC, Elves MW. Early osteogenesis in compact bone isografts: a quantitative study of contributions of the different graft cells. Calcif Tissue Int, 1979, 29:225-237.

[41] Burwell RG.Studies in the transplantation of bone: the fresh composite homograft-autograft of cancellous bone. J Bone Joint Surg, 1964,46:110-140.

[42] Friedenstein AJ, Piatetsky-Sbapiro II, Petrakova KV. Osteogenesis in transplants of bone marrow cells. J Embryol Exp Morphol, 1966,16:381-390.

[43] Hallman M, Hedin M, Sennerby L, et al. A prospective 1-year clinical and radiographic study of implants placed after maxillary sinus floor augmentation with bovine hydroxyapatite and autogenous bone. J Oral Maxillofac Surg, 2002,60:277-284.

[44] Hallman M, Lundgren S, Sennerby L. Histologic analysis of clinical biopsies taken 6 months and 3 years after maxillary sinus floor augmentation with 80% bovine hydroxyapatite and 20% autogenous bone mixed with fibrin glue. Clin Implant Dent Relat Res, 2001,3:87-96.

[45] Hallman M, Cederlund A, Lindskog S, et al. A clinical histologic study of bovine hydroxyapatite in combination with autogenous bone and fibrin glue for maxillary sinus floor augmentation: results after 6 to 8 months of healing. Clin Oral Implants Res, 2001,12:135-143.

[46] Herford AS, Boyne PJ, Williams RP. Clinical applications of rhBMP-2 in maxillofacial surgery. J CalifDent Assoc, 2007,35:335-341.

[47] Fiorellini JP, Howell TH, Cochran D, et al. Randomized study evaluating recombinant human bone morphogenetic protein-2 for extraction socket augmentation. J Periodonto, 2005,176:605-613.

[48] Hsu EL, Ghosasra JH, Ashtekar A, et al. A comparative evaluation of factors influencing osteoinductivity among scaffolds designed for bone regeneration. Tissue Eng Part A,19(15-16):1764-1772.

[49] DonatiD, DiBellaC, LucarelliE, et al.OP-1 application in bone allograft integration: preliminary results in sheep experimental surgery. Injury, 2008, 39(suppl 2):S65-S72.

[50] Allegrini S Jr, Yoshimoto M, Salles MB, et al. The effects of bovine BMP associated to HA in maxillary sinus lifting in rabbits. Ann Anat, 2003,185(4):343-349.

[51] Buttermann GR. Prospective nonrandomized comparison of an a Uograft with bone morphogenic protein versus an iliac-crest autograft in ante-rior cervical discectomy and fusion. Spine J, 2008,8:426-435.

[52] Jones AL, Bucholz RW, Bosse MJ, et al. BMP-2 Evaluation In Surgery For Tibial Tranma-Allgraft (BESTT-ALL) study group: recombinant human BMP-2 and allograft compared with autogenous bone graft for reconstruction of diaphyseal tibial fractures with cortical defects. A randomized, controlled trial. J Bone Joint Surg Am, 2006,88(7):1431-1441.

[53] Krause F, Younger A, Weber M. Recombinant human BMP-2 and allograft compared with autogenous bone graft for reconstruction of diaphyseal tibial fractures with cortical defects. J Bone Joint Surg Am,2008,90:1168. author reply: 1168-1169.

[54] Tarnow DP, Wallace SS, Testori T, et al.Maxillary sinus augmentation using recombinant bone morphogenetic protein-2/acellular collagen sponge in combination with a mineralized bone replacement graft: a re-port of three cases. Int J Periodontics Restorative Dent, 2010,30:139-149.

[55] Li XS, Sun JJ. Reconstruction of maxillary sinus lateral bone wall and mucosa defect of with collagen sponge and acellular cancellous bone combined with bone morphogenetic protein-2.Zhonghua Yi Xue Za Zhi, 2007,87(18):1276-1278.

[56] Jensen OT, Cottam J, Ringeman J, et al. Trans-sinus dental implants, bone morphogenetic protein 2, and immediate function for all-on-4 treatment of severe maxillary atrophy. I Oral Maxillofac Surg, 2012,70(1):141-148.

[57] Jensen OT, Shulman LB, Block MS, et al. Report of the sinus consensus conference of 1996. IntlOral Maxillofac Implants, 1998, 13(suppl):1 1-45.

[58] Woo EJ. Adverse events reported after the use of recombinant human bone morphogenetic protein 2. J Oral Maxillofac Surg, 2012,70(4):765-767.

[59] Kao DW, Kubota A, Nevins M, et al. The negative effect of com bining rhBMP-2 and Bio-Oss on bone formation for maxillary sinus augmentation. Int J Periodontics Restorative Dent, 2012,32(1):61-67.

[60] Corinaldesi G, Piersanti L, Piatelli A, et al. Augmentation of the floor of the maxillary sinus with recombinant human

bone morphogenetic prorein-7: a pilot radiological and histological study in humans. Br J Oral Maxillofac Surg, 2013,31:247-252.

[61] Cicciu M, Herford AS, Stoffella E, et al. Protein-signaled guided bone regeneration using titanium mesh and Rh-BMP2 in oral surgery: a case report involving left mandibular reconstruction after tumor resection. Open Dent J, 2012,6:51-55.

[62] Triplett RG, Nevins M, Marx RE, et al. Pivotal, randomized, parallel evaluation of recombinant human bone morphogenetic protein-2/absorbable collagen sponge and autogenous bone graft for maxillary sinus floor augmentation. J Oral Maxillofac Surg, 2009,67(9):1947-1960.

[63] Jensen OT, Brownd C, Baer D. Maxillary nqolar sinus floor intrusion at the time of dental extraction. J Oral Maxillofac Surg, 2006,64(9):1415-1419.

[64] Marx RE. The science and art of reconstructing the jaws and temporo-mandibular joints// Bell WH. Modern practice in orthognathic and reconstructive surgery. Philadelphia: Saunders, 1992, vol 2.

[65] Klinge B, Nilvéus R, Kiger RD, et al. Effect of flap placement and defect size on healing of experimental furcation defects. J Periodont Res, 1981,16:236-248.

[66] Spector M. Anorganic bovine bone and ceramic analogs of bone mineral as implants to facilitate bone regeneration. Clin Plast Surf, 1994, 21:437-444.

[67] Schmitt JM, Buck D, Bennett S, et al. Assessment of an experimental bone wax polymer plus TGF-beta 1 implants into calvarial defects. J Biomed Mater Res, 1998,41:584-592.

[68] Camelo M, Nevins ML, Schenk RK, et al.Clinical, radiographic and histological evaluation of human periodontal defects treated with Bio-Oss and Bio-Gide. Int Periodontics Restorative Dent, 1998,18:321-331.

[69] Haas E, Mailath G, Dörtbudak O, et al.Bovine hydroxylapatite for maxillary sinus augmentation analysis of interracial bone strength of dental implants using pull-out tests. Clin Oral Implants Res, 1998,9:117-122.

[70] Valentini P, Abenssur D.Maxillary sinus floor elevation for implant placement with &mineralized freeze-dried bone and bovine bone (Bio-Oss): a clinical study of 20 patients. Int J Periodontics Restorative Dent, 1997, 17:233-241.

[71] Schlickewei W, Paul C. Experimentelle untersuchung zum knochener-satz mit bovinen apatit//Huggler AH, Kuner EH.editors: Aktueller stand beim knochenersatz: hz:fie zur unfallheilkundem.Berlin:Springer , 1991.

[72] Klinge B, Alberius P, Isaksson S, et al.Osseous response to implanted natural bone mineral and synthetic hydroxylapatite ceramic in the repair of experimental skull bone defects. J Oral Maxillofac Surf, 1992, 50:241-249.

[73] Berglungh T, Lindhe J. Healing around implants placed in bone defects treated with Bio-Oss: an experimental study in the dog. Clin Oral Im-plants Res, 1997,8:117-124.

[74] Wetzel AC, Stich H, Caffesse RG. Bone apposition into oral implants in the sinus area filled with different grafting materials: a histological study in beagle dogs.Clin Oral Implants Res, 1995, 6:155-163.

[75] Yildirim M, Spiekermann H, Biesterfeld S, et al. Maxillary sinus augmentation using xenogenic bone substitute material Bio-Oss in combination with venous blood: a histologic and histomorphometric study in humans. Clin Oral Implants Res, 2000 ,11:217-229.

[76] Reddi AH. Role of morphogenetic proteins in skeletal tissue engineering and regeneration. Nat Biotechnol, 1998,16:247-252.

[77] Lynch SE, Buser I, Hernandez RA, et al. Effects of the platdet-derived growth factor/insulin-like growth factor-I combination on bone regen-eration around dental implants: results of a pilot study in beagle dogs. J Periodontol, 1991,62:710-716.

[78] Rodriguez A, Anastassov GE, Lee H, et al. Maxillary sinus augmentation with deproteinated bovine bone and platelet rich plasma with simultaneous insertion of endosseous implants. J Oral Maxillofac Surg, 2003,61:157-163.

[79] Samartzis D, Khanna N, Shen FN, et al.Update on bone morphogenetic proteins and their application in spine surgery. J Ant Coil Surg, 2005,200:236-248.

[80] Boyne PB, Marx RE, Nevins M, et al. A feasibility study evaluating rh-BMP-2/absorbable collagen sponge for maxillary sinus floor augmenta tion.Int J Periodontics Restorative Dent , 1997,17:11-25.

[81] Hanisch O, Tatakis DN, Rohrer MD, et al. Bone formation and osseoin tegration stimulated by rhgMP-2 following subantral augmentation procedure in nonhuman primates. Int l Oral Maxillofac Implants, 1997 ,12: 785-792.

[82] Wada K, Niimi A, Watanabe K, et al. Maxillary sinus floor augmentation in rabbits: a comparative histologic histomorphometric study between rhBMP-2 and autogenous bone. Int J Periodontics Restorative Dent, 2001,21:253-263.

[83] Roldán IC, Jepsen S, Schmidt C, et al.Sinus floor augmentation with simultaneous placement of dental implants in the presence of platelet-rich plasma or recombinant human bone morphogenetic protein-7. Clin Oral Implants Res , 2004,15:716-723.

[84] Terheyden H, Jepsen S, Möller B, et al. Sinus floor augmentation with simultaneous placement of dental implants using a combination of deproteinized bone xenografts and recombinant human osteogeuic pro rein-l:

a histometric study in miniature pigs. Clin Oral Implants Res, 1999,10:510-52l.

[85] Margolin M, Cogan AG, Taylor M, et al. Maxillary sinus augmentation in the non-human primate: a comparative radiographic and histologic study between recombinant human osteogenic protein-1 and natural bone mineral. J Periodontol, 1998,169:911-919.

[86] McAllister BS, Margolin MD, Cogan AG, et al. Residual lateral wall defects following sinus grafting with recombinant human osteogenic protein-1 or Bio-Oss in the chimpanzee. Int J Periodontics Restorative Dent, 1998,18:227-239.

[87] van den Bergh JP, ten Bruggenkate CM, Groeneveld HH, et al. Recombinant human bone morphogenetic protein-7 in maxillary sinus floor elevation surgery in 3 patients compared to autogenous bone grafts: a clinical pilot study. J Clin Periodonto, 2000,127:627-636.

[88] Groeneveld EH,van den Bergh JP, Holzmann P, et al. Histomorphometricai analysis of bone formed in human maxillary sinus floor elevations grafted with OP-1 device, &mineralized bone matrix or autogenous bone: comparison with non-grafted sites in a series of case reports. Clin Oral Implants Res , 1999,10:499-509.

[89] Groeneveld EH, van den Bergh JR Holzmann P, et al. Histological obser vations of a bilateral maxillary sinus floor elevation 6 and 12 months after grafting with osteogenic protein-1 device. J Clin Periodontol , 1999,26: 841-846.

[90] Marx RE. PRP and BMP: a comparison of their use and efficacy in sinus grafting//Jenson OT. The sinus bonegrafi. Chicago: Quin tessence Publishing, 2006: 289-304.

[91] Fiorellini JP, Howell TH, Cochran D, et al. Randomized study evaluating recombinant human bone morphogenetic protein-2 for extraction socket augmentation. J Pcriodontol, 2005,76:605-613.

[92] Boyne Pi, Lilly LC, Marx RE, et al. De novo bone induction by recombi-nant human bone morphogenetic protein-2 (rhBMP-2) in maxillary sinus floor augmentation. J Oral Maxillofac Surf , 2005,63:1693-1707.

拔牙位点植骨和即刻种植技术

本章概要

当牙齿需要拔除时，通过种植义齿进行修复是可选的方案之一。拔牙后，如果局部存在急性炎症或缺少足量的骨组织，应选择延期植入。另一种选择则是拔牙后立即种植，并植骨以避免美学区牙槽嵴的骨吸收。本章介绍了拔牙后植骨的详细方法，为种植提供理想的植入位点。

拔牙窝愈合约需要 40d，初始形成血凝块并充填拔牙窝，上方被上皮和结缔组织覆盖[1-2]。理想状况下，拔牙窝能完全骨愈合，保存并重建拔牙前的骨量。但由于拔牙后骨吸收常不可避免，所以应采用辅助方法重建骨量以利于种植体二期植入，后期再制作兼顾功能和美观的修复体。

通常牙槽嵴的水平向骨吸收大于垂直向骨吸收[3-4]。由于唇侧根面皮质骨较薄，或因龋病和牙周病等局部炎症扩散造成骨吸收时，水平骨吸收会进一步加剧。理想种植体在牙槽嵴上的位置应位于相邻后牙中央窝连线上或前牙理想修复体的唇面偏腭侧，但除非拔牙后牙槽嵴的水平宽度能保存或重建，否则种植体将无法植入理想位置。在美学区，牙槽嵴吸收变平将使修复美学大打折扣。

植骨材料

选择拔牙窝植骨材料时，临床医生应考虑以下几点：①能维持空间利于骨长入以重建拔牙前初始骨量；②所形成骨应足够致密，以保证种植体植入后的初期稳定性，因而植骨材料应具备良好的骨传导性以促进骨形成；③材料应在合适的时间内被吸收，替代为种植位点的新骨组织；④应考虑材料的吸收速度来确定治疗顺序，如植体植入，附加的牙槽嵴塑形，桥体和种植位点塑形等；⑤植骨材料应相对价廉、易获取且无致病性。

牛或马烧结异种骨

牛骨或马骨是异种骨替代物，成分是含碳酸盐的磷灰石，其晶体结构和钙磷比类似于人类天然骨矿化物[5]。烧结的异种矿化骨植入人体后逐渐和新骨整合，但由于烧结过程提高了矿化骨微粒的结晶性，临床吸收率小，常植入数年后仍存在[6-9]。这类烧结异种骨植入拔牙窝后，需 6~9 个月才能植入种植体，临床医生计划采用即刻修复时要特别注意。与自体骨等天然骨替代材料相比，烧结异种骨的相对惰性使骨的血管化和新骨形成时间延长。

牛或马等异种骨的制备过程有烧结程序，在压力下加热骨颗粒可以去除有机成分，这提高了异种骨的结晶性，成分类似于合成的羟基磷灰石（HA）。烧结后的异种骨在体内吸收缓慢。很多临床医生认为异种骨的吸收非常慢，从临床角度上称这类材料为不可吸收材料。

马骨在近 900℃下烧结，烧结后主要成分是钙磷比 1.67 的 b 型 HA。美国食品药品监督局（FDA）认为来源于牛骨和马骨的烧结后的异种骨化学成分是相同的（信息源自 Equimatrix 公司），这类烧结制备的异种骨不含蛋白成分。

烧结制备的异种骨临床应用广泛，包括（但不局限于）上颌窦提升、牙槽嵴水平向扩增、牙槽嵴垂直向增高，以及 Onlay 植骨时置于异体骨周围维持牙槽嵴外形。

同种异体矿化骨

颗粒状的同种异体矿化骨能维持拔牙窝体积，有利于后期种植体的植入，其优点是：①易于获取，避免开辟第二术区；②材料具备骨传导性，可逐渐吸收并被自体骨爬行替代。

同种异体矿化骨含颗粒状皮质骨和松质骨，推荐材料的颗粒大小为 250~1000μm，笔者常用的为 350~800μm，因小于 250μm 的颗粒可能被血液冲走，而过大的颗粒则不易放置。大颗粒材料混合小尺寸的骨替代材料常用在骨缺损较大的位置。骨库处理异体骨遵循以下消毒程序：脱脂溶剂（如乙醚，乙醇）序列冲洗后冻干，筛选大小合适的颗粒备用。虽然冻干矿化骨的整套制备到包装过程都在严格的消毒条件下进行，最后仍要采用放射线照射法灭菌。因目前采用不同方法处理异体矿化骨的对比研究和临床报道数量有限，所以如何选择同种异体矿化骨主要基于是否易于操作，价格是否合理，移植材料外观是否均一，以及骨库自身的信誉度。

同种异体矿化骨植入拔牙窝后可存留 4 个月[10]，但移植骨颗粒周新形成的自体骨的强度通常足够支持即刻修复，保证拔牙位点种植体植入的初期稳定性。

拔牙位点植骨的目的之一是保存初始牙槽骨形态，并在种植修复完成后维持牙槽骨量。有研究报道拔牙窝位点移植时如不采用膜覆盖，4个月后局部为新骨所充填，质地也较硬[10]。平均近中牙槽嵴骨水平在种植体植入时为 –0.66 ± 0.67mm（0 ~ –1.27mm），而在修复体完成后为 –0.51 ± 0.41mm（0 ~ –1.91mm）；平均远中牙槽嵴骨水平在种植体植入时为 –0.48 ± 0.68mm（0.64 ~ –1.91mm），而在修复体完成后为 0.48 ± 0.53mm（0 ~ 1.27mm），而种植体上端平面到第一螺纹的测量值平均为 1.27mm[10]，可见使用同种异体矿化骨起到了维持骨高度的作用。

目前推荐在前磨牙、尖牙、切牙和上颌磨牙腭侧根行牙槽位点植骨时，采用一种快速吸收的材料覆盖固定植骨材料并促进其上方形成上皮，这种止血明胶材料通常在7d内吸收[10]。而在下颌磨牙和上颌磨牙颊侧根则推荐采用龈瓣覆盖。

同种异体骨是非常有用的植骨材料，如联合应用 BMP，在上颌窦提升及期望在相对较短的时间内成骨时效果良好。若骨缺损较大，则需要超过4个月的时间来进行骨再建。当唇颊侧骨壁缺损或仅残余少量，同种异体骨也能吸收，导致牙槽嵴扁平而不是凸形，这种情况下，建议使用烧结的异种骨行 Onlay 植骨。

自体骨

自体骨一直以来都被临床医生认为是最理想的骨替代材料[11-14]。几乎没有医生重新开辟位点切取自体骨来植入拔牙位点。过去常用的从下颌颏正中联合、下颌升支、上颌结节取骨现在已较少采用，而只是在牙槽骨成形或制备骨孔时收集骨碎屑作为植骨材料。自体骨可从拔牙窝附近刮取，用钻头磨取后筛网收集，用咬骨钳从邻近区域或牙槽嵴钳取[15]。

Block 和 Kent[16] 的动物实验表明植骨时将自体骨加入 HA 颗粒与单独植入 HA 相比，新骨形成更多。这一动物（狗）实验结果也能用于评价烧结的异种骨，因为烧结过程使异种骨在化学成分上类似于合成 HA。Hallman[17] 等认为在上颌窦提升时，自体骨加入牛骨替代材料效果更好。Hellem[18] 表明在牙槽嵴扩增时自体骨加入牛骨替

代材料中也有类似的效果。当种植体植入移植骨内时，自体骨可与异种骨颗粒材料混合使用，效果更好。

通常在拔牙前就已决定是否需获取自体骨。如果患者需要大范围的植骨或需要自体骨促进异种骨成骨，此时可以收集自体骨。切口设计时考虑能否通过骨膜下隧道显露取骨区，或另做切口取骨。多颗牙拔除时，可同时行牙槽骨成形，并将修整下的自体骨植入拔牙窝，也可通过骨膜下隧道用刮骨器从外斜嵴处取骨，还可将吸引器连接筛网于术中收集自体骨，或者收集种植窝成形时的自体骨屑，以及用球钻从下颌体或升支区取骨[5]。

临床研究和病例报道都表明，采用合适的非自体骨移植材料充填拔牙窝可以获得与自体骨移植相似的结果[15, 19-21]。

上颌前牙

本节讨论上颌单根切牙拔牙位点的植骨方法，同时需要考虑最终的美学修复效果。上颌前牙的术前评估如下：①龈缘位置；②邻牙骨水平；③牙根突度；④拟拔除牙齿与邻牙的比例；⑤拟拔除牙周边的骨水平，包括根尖区骨量，唇侧骨凹陷，唇腭侧皮质骨是否完整，以及先前的手术是否已造成根尖骨缺损。关键是在拔牙前正确评估唇侧骨板是否存在，其厚度如何。CBCT 扫描等检查方法可以帮助医生获得这些信息，然后再决定采取何种治疗程序来获得理想效果。

龈缘位置

种植修复体最终龈缘位置受拔牙前龈缘水平影响。如果拔牙前唇侧龈缘位置理想，最终种植修复体通常可获得较好的预后，尤其当患者为生物厚型牙龈时。但如果由于牙周病、磨耗、龋损或修复体侵犯生物学宽度等造成牙槽骨损失而导致不理想的龈缘位置，除非在拔牙前采用干涉性治疗措施矫正龈缘，否则很难获得理想的唇侧龈缘水平（图 7-1）。

如果拟拔除牙的龈缘位置在计划美学修复体理想龈缘的根方，应通过正畸方法将牙齿向冠方牵引，或向冠方牵张成骨，或在某些水平向骨缺

损的植骨也可使牙龈冠方移动 1~2mm。单纯唇侧骨缺损可行骨移植修复，但如果牙齿拔除后，龈缘位置低于理想水平，那么完成修复后龈缘退缩的可能性非常高。而拔牙时单纯骨移植并不能改变龈缘的位置。

拔牙时如果唇侧骨板完整，龈缘可以向冠方移行 1~2mm，通过在拔牙后即刻种植时将异种骨填塞在种植体和唇侧皮质骨之间的间隙可以获得这种效果。另外还可以通过使用真空成形空间充填器来制造出负压使牙龈增生，软组织可多再生 0.5~1mm。如果估计牙龈无法与对侧牙一致，也可以对邻牙行牙冠延长术来解决龈缘对称问题。

如果患者牙龈是厚龈生物型，唇侧骨板存在，但预测龈缘在根方 1~1.5mm，拔牙同时则需要联合使用多种技术，包括即刻种植、异种骨移植和使用凹形基台，这些方法可诱导牙龈边缘向冠方移行。本章病例会图解这种方法的具体过程。

邻牙骨水平

Tarnow 等[22] 和 Ryser 等[23] 的临床研究指出，决定天然牙和种植体间龈乳头是否存在最关键的因素是最终种植修复体邻面接触点到相邻天然牙邻面骨水平的高度，而接触点到种植体颈部骨水

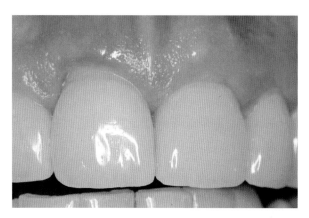

图 7-1　A. 患者右上中切牙冠折，采用复合树脂修复后仍应拔除，中切牙、侧切牙间和双侧中切牙的牙间区骨量充足，但此牙远中唇侧线角有 2~3mm 骨缺损，伴相应龈缘退缩

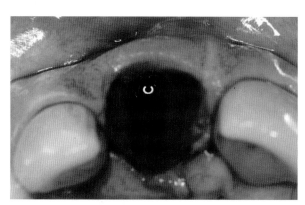

图 7-1　B. 围绕牙颈部做龈沟切口，用骨刀无创拔牙

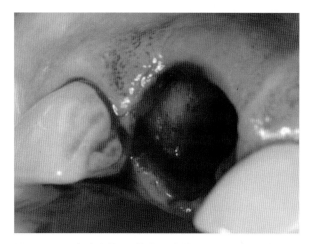

图 7-1　C. 相邻侧切牙骨水平在釉牙骨质界，这表明最终龈缘将预后良好，但正如术前检查所显示，远中唇面已经存在骨缺损

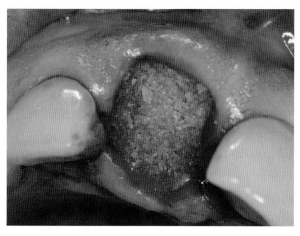

图 7-1　D. 将异体矿化骨植入拔牙窝中并压实以恢复根面突度，同时填补唇侧远中 3mm 的垂直骨缺损

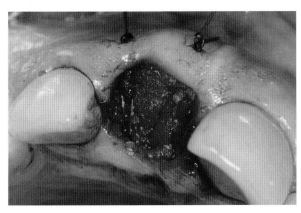

图 7-1　E. 将一片胶原置于拔牙窝上，并用铬线褥式缝合加以固定

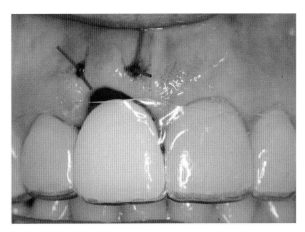

图 7-1　F. 临时修复体就位，颈缘外形与邻牙协调，修复体与龈缘间留下适当间隙以避免产生压迫

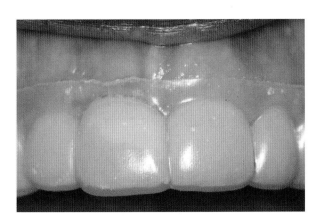

图 7-1　G. 创口愈合后，重做临时修复体使其扩展至唇侧龈缘，这样提供了附着，能引导软组织在修复体的下方逐渐成形

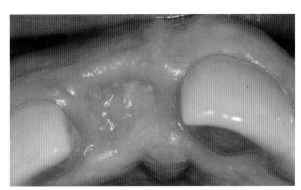

图 7-1　H. 骨移植 4 个月后，种植术前拔牙窝愈合情况，注意患者采用不翻瓣手术

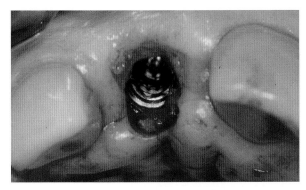

图 7-1　I. 采用不翻瓣植入种植体，基桩和临时冠也同时就位

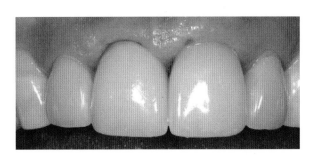

图 7-1　J. 最终修复体就位后，维持了理想的龈缘外形(修复由 Mike Malone 医生完成)

平的高度则影响作用较弱。如果邻牙骨水平在釉牙骨质界（CEJ），只要最终修复体的比例合适，龈乳头将会很饱满。

如果邻牙骨水平在 CEJ 根方，软组织很少向冠向位置移行。临床医生必须考虑种植体和基台界面周围的牙槽嵴改建，如植体和基台直径相同，直线连接，其周围的骨面将有 1~3mm 的根向吸收。邻牙若有近中或远中的骨缺损，也会加重龈乳头的缺失。如果采用平台转移结构的种植体系列，或者选用呈凹面的基桩，有助于局部形成较厚的软组织，最终结果也至少维持术前牙龈水平。

牙根突度是否存在

对于高笑线患者，由根尖到龈缘的牙龈形态通常较突出，称为根面突度（根形）。如果牙齿拔除后没有植骨，唇面骨会有一定程度的吸收，导致牙龈形态扁平而不再有根面突度。拔牙窝移植有助于保存根面突度，改善了美学区种植修复的美学效果。如果种植区骨量充足但牙槽嵴形态扁平，可以植入不可吸收的烧结异种骨加以塑形。具备生物厚型牙龈的患者很少需要增加根面突度，因为厚牙龈将有助于最终的美学效果，但对于高笑线伴生物薄形牙龈的患者，重塑根面突度相对重要。另外凹形基台的使用也可促进嵴顶组织变厚，使根面突度外形更美观。

如果唇侧骨板缺失，通常拔牙位点植入同种异体骨，但异体骨吸收改建后使外形扁平。在这种情况拔牙时，在异体骨之上再放置烧结的异种骨将可长期维持良好的牙槽嵴外形。

拟拔除牙齿与邻牙的比例

术前评估时，如果设计的新修复体长或短于将拔除的牙齿，种植体定位就应考虑到计划中龈缘的位置，因为拔牙后龈缘可能会有所萎缩。如果缺牙区龈缘位置需要移向冠方，那么为了获得最终的理想结果必须植入适量骨材料。如果种植体植入过浅，而美学修复体要求在不改变切嵴的条件下延长牙冠，就会产生因种植体植入深度不合适而造成的美学问题。因此，按术前计划所决定的理想牙冠比例，根据外科导板植入种植体是十分重要的。

种植位点的局部骨缺损

拟拔除牙齿周围任何区域存在骨缺损，包括根尖骨缺损，唇侧骨凹陷，唇腭侧皮质骨缺损，都需要对拔牙窝进行骨移植。如果拟拔除牙曾做过外科手术，如根尖切除术或牙周骨削磨术，或该牙有脱落再植史，临床医生都必须假定该牙根周有局部骨缺损。

通过 CBCT 扫描不用外科手术探查就可了解可用的骨量。根尖手术可能造成骨凹陷，直接影响种植体的定位及稳定，如果估计有根尖周骨凹陷或唇侧骨缺损，拔牙同期应行骨移植，要在种植体植入前恢复牙槽骨形态（图 7-2，7-3）。

术前仔细评估植入位点是十分必要的，如有需要在种植体植入前先行骨移植将有助于获得理想结果。为了评估局部骨量，对缺失部位进行模拟修复、制作放射导板并进行放射学检查是很有必要的。

唇侧骨缺损

唇侧骨缺损是拔牙后常见的结果，可根据缺损的骨量对其进行分类。

3mm 以内的唇侧骨缺损，龈缘可能是理想的，也可能因骨吸收或牙龈较薄而导致龈缘向根方退缩。如已发生了根向退缩，正畸冠向牵引将有助于恢复最终美学效果，否则患者和修复医生就必须意识到终修复体龈缘较理想状态可能有轻度退缩，美学效果不理想。此时，根据唇线位置和邻牙情况，也可以采用其他辅助方法，如邻牙行冠延长术以匹配种植修复体长度，或修复体唇面颈部添加粉色牙龈瓷等。如最终修复效果理想，便无须特殊处理，因种植体定位于理想修复体唇侧龈缘下 3mm，尤其当患者初始龈缘位置相对正常时，少量唇侧骨缺损可能不会对美学效果产生影响。当然，选择颈部骨吸收较少和有平台转移的种植体非常重要，而且即便是平台转移的种植体，锥形内连接的植体也比齐平式连接的植体颈部骨吸收少。

3 ~ 6mm 的唇侧骨缺损，种植体通常能植入合适位置，但唇侧骨缺损常造成种植体螺纹暴露。对于这种拔牙后的唇侧骨缺损，临床医生通常有两种选择：①拔牙窝先用矿化同种异体骨植

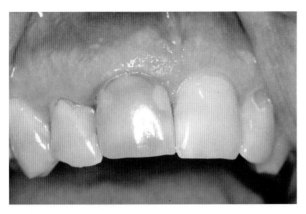

图 7-2　A. 右上中切牙拔牙前口内像，由于牙根舌侧外吸收，计划拔牙并植骨

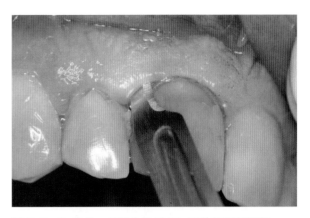

图 7-2　B. 在骨 – 牙结合处用 15c 刀片切开龈附着

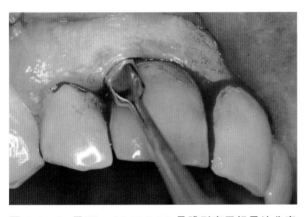

图 7-2　C. 用 Hirschfeld # 20 骨膜剥离子轻柔地分离牙龈至骨 – 牙结合处，不分离骨膜

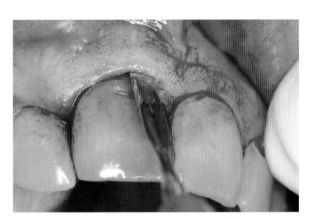

图 7-2　D. 将牙周膜刀置于牙根面和牙槽骨之间，轻轻敲击，将牙齿从骨面分离。笔者现在倾向于应用超声骨刀，这可以避免敲击

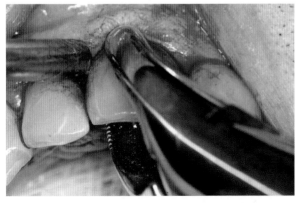

图 7-2　E. 在牙周膜刀已充分松解牙齿后，用小拔牙钳旋转拔除牙齿，避免损伤唇侧骨壁

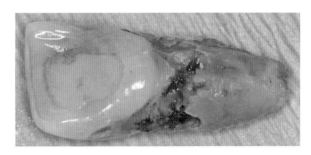

图 7-2　F. 拔除的牙齿显示舌侧根面有外吸收

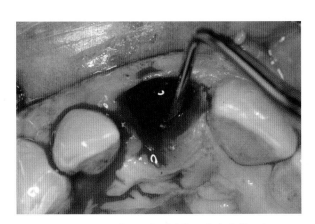

图 7-2 G. 用勺形刮匙彻底刮除拔牙窝内肉芽组织

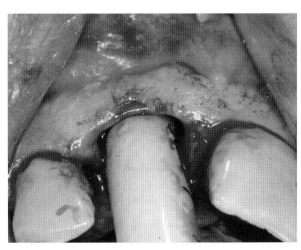

图 7-2 H. 用削去尖端的 1mL 塑料注射器将移植骨颗粒从拔牙窝底部注入并填满、压实

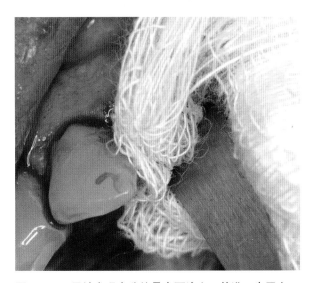

图 7-2 I. 用纱布吸去移植骨表面渗血，并进一步压实

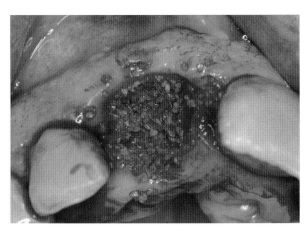

图 7-2 J. 继续用小的剥离子或其他钝头器械将骨粉压实，图示在放置胶原之前已压实的骨粉

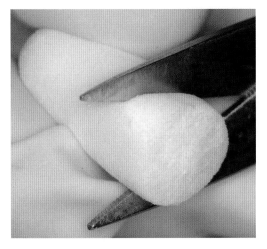

图 7-2 K. 用剪刀剪下 3~4mm 厚的明胶海绵

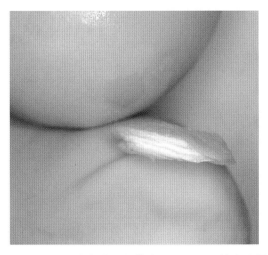

图 7-2 L. 将明胶海绵压成薄片，置于压实的移植骨材料上

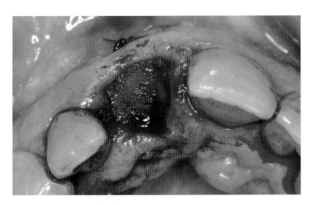

图 7-2　M. 在明胶海绵上方，用 4-0 缝线做水平褥式缝合，采用适当压力打结将龈缘固定于其初始位置。戴上临时修复体

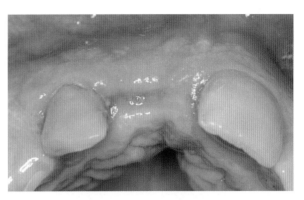

图 7-2　N. 骨移植 4 个月后，准备种植手术，制作临时冠

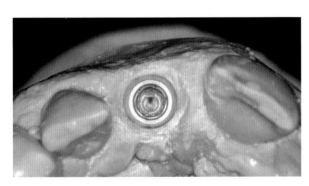

图 7-2　O. 制作研究模型，试植入种植体替代体

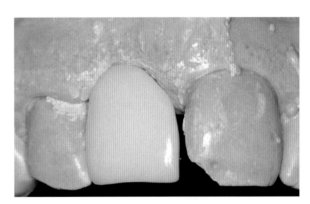

图 7-2　P. 预备基桩，制作临时冠，颈部边缘打磨光滑，调殆使其与对颌牙无接触

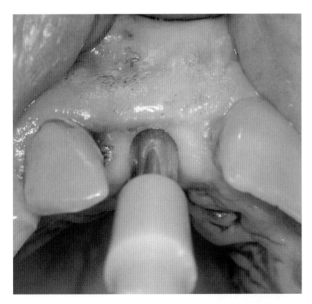

图 7-2　Q. 手术时，采用环形龈切刀形成直达骨面的入路，基桩可平滑就位，不对牙龈产生压力，也可以用手术刀完成此操作

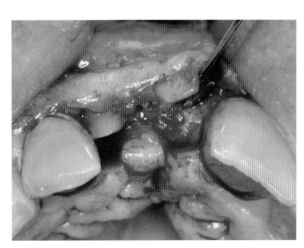

图 7-2　R. 沿嵴顶正中切开黏骨膜，双侧延伸至邻牙龈缘颊舌面近缺隙侧 1/2，翻开黏骨膜瓣，暴露牙槽嵴顶

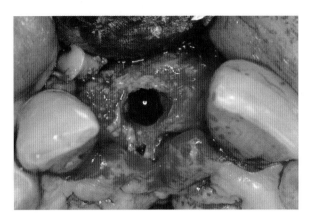

图 7-2 S.制备种植窝，见骨量充足，利于后期修复

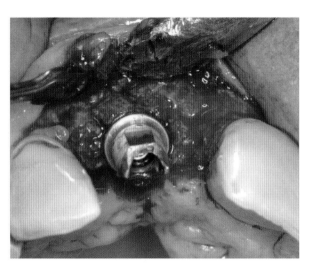

图 7-2 T.种植体就位，其 ISQ 值为 72，调磨基桩并用中央螺丝固定于种植体上端

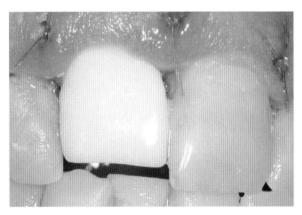

图 7-2 U.临时冠就位

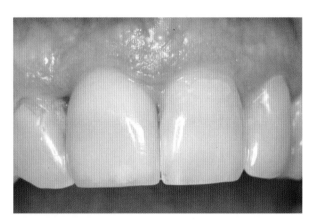

图 7-2 V.最终冠修复后 2 年

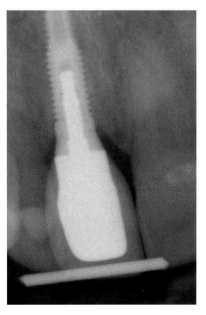

图 7-2 W.修复 2 年后，在种植体基台界面以下有 1.5mm 的牙槽嵴吸收改建

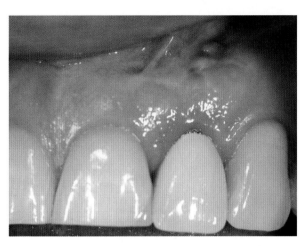

图 7-3　A. 56 岁女性患者，左侧切牙曾行两次根管治疗和根尖切除术。现患者牙根折断，根尖区有瘘管，并透银汞合金颜色。笑线平左中切牙龈缘

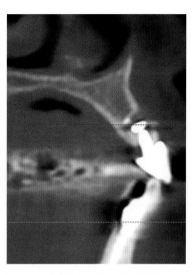

图 7-3　B. 断面影像显示唇侧骨板缺失，在计划的种植位点上存在腭侧骨板，预计在根尖切除区有菲薄的牙槽嵴和明显的骨缺损

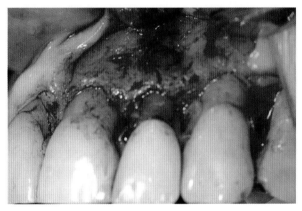

图 7-3　C. 局部浸润麻醉后，从右中切牙到左第一前磨牙做龈沟内切口，翻全厚瓣。这主要是考虑到后期需要直视唇侧骨缺损区进行植骨等操作

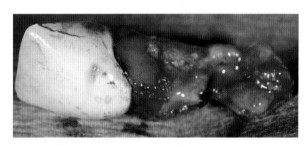

图 7-3　D. 拔除的患牙和根尖肉芽组织

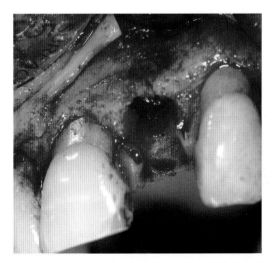

图 7-3　E. 轻柔刮除拔牙窝的肉芽组织，骨缺损与断面图像显示一致

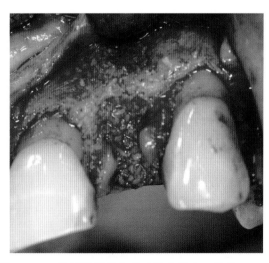

图 7-3　F. 做骨膜松解便于无张力缝合，将约 0.25mL 同种异体骨植入拔牙窝，并充填根尖区的骨缺损

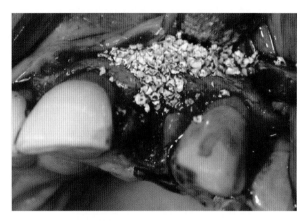

图 7-3　G. 将异种骨（牛骨，Endobon;Biomet 3i,Palm Beach Gardens,FL）覆盖在同种异体骨和薄的牙槽骨上，可看到骨粉沿牙槽嵴从根尖到骨缺损区放置

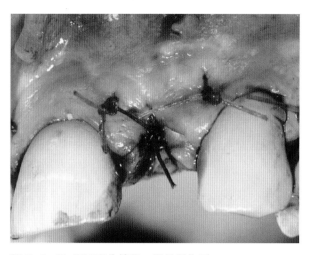

图 7-3　H. 用可吸收缝线一期关闭伤口

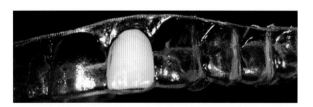

图 7-3　I. 修整拔除牙的牙冠到釉牙骨质界，放在真空压膜片里作为即刻修复

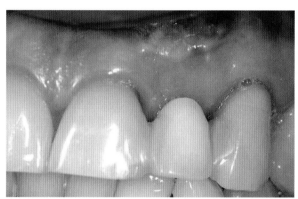

图 7-3　J. 3 周后临时冠修复。图示拔牙后 4 个月，可看到牙槽嵴外形丰满

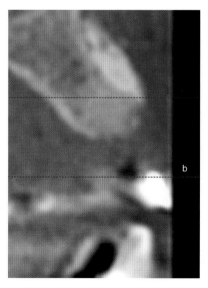

图 7-3　K. 植骨 4 个月后的断面影像表明拔牙窝骨愈合，异种骨形成理想的牙槽嵴外形

骨，再过度覆盖烧结的异种骨，16 周后再行种植体植入术（图 7-3）；②种植体植入同期行唇侧骨缺损的植骨术，可放置膜来维持植骨材料位置，也可不用膜。随着唇侧骨缺损的增加，获得长期理想的龈缘位置的可能性也逐渐降低。但对于中等程度的唇侧骨缺损（3 ~ 6mm），只有当 ISQ 值 >60 时才能行即刻修复[24]。一般来说，骨量缺失越多，牙龈越不健康，植骨和种植后牙龈形态越难以预料。

超过 6mm 的唇侧骨缺损，种植体植入后效果

不可预测，因唇侧骨量更少，由于微动而影响种植体骨整合的风险将增大。此时，应先行拔牙窝植骨，待植骨材料稳固后，再行种植体植入（图 7-4 ~ 7-6）。

根尖穿孔

根尖切除导致根尖区骨缺损，此类缺损常在拔牙时发现。拔牙时，将肉芽组织从牙槽窝内刮除，并彻底冲洗拔牙窝，然后植入植骨材料，必

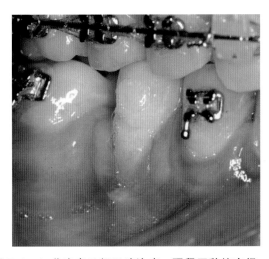

图 7-4　A. 此患者已行正畸治疗，预留了种植空间，并排齐了牙列。右下第二前磨牙区颊侧骨量和软组织均不足

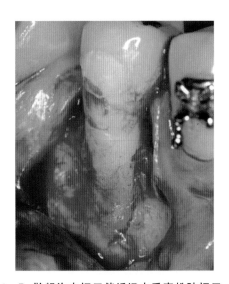

图 7-4　B. 做龈沟内切口伴近远中垂直松弛切口，翻起黏骨膜瓣，见颊面骨缺损，颊根暴露，近远中牙槽间隔未见明显吸收

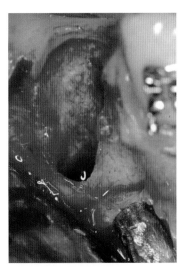

图 7-4　C. 拔除牙齿，颊侧遗留较大范围的垂直裂隙，牙槽窝高度和宽度均需恢复

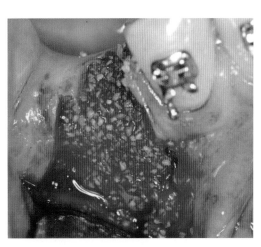

图 7-4　D. 植入矿化同种异体骨，压实并恢复初始颊侧皮质骨壁外形

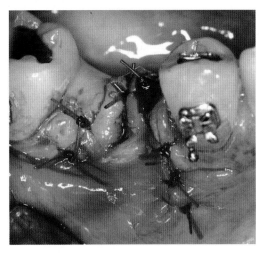

图 7-4　E. 早期的颊侧"V"形龈裂区削磨去黏膜上皮，离断骨膜，将黏骨膜瓣向嵴顶滑行，5-0 和 6-0 的铬线缝合，关闭创面

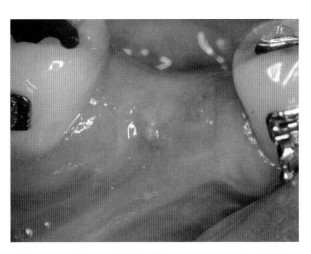

图 7-4　F. 种植手术前的牙槽嵴顶，颊侧"V"形龈裂消失，新生黏膜上皮完整覆盖

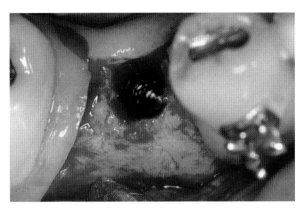

图 7-4　G. 将直径为 4mm 的种植体顺利植入牙槽骨，骨量和牙槽嵴宽度充足

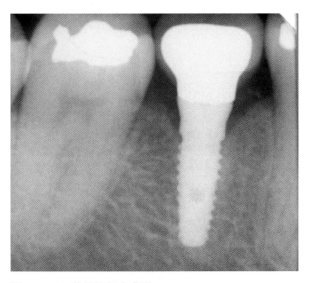

图 7-4　H. 种植修复完成后

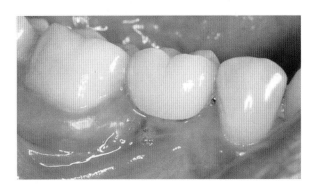

图 7-4　I. 最终修复体就位（修复由 Markus Blatz 医生完成）

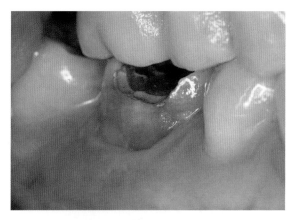

图 7-5 A.患者右下第一磨牙需要拔除,术前已口服抗生素,并用洗必泰含漱液漱口以尽量减少术区的细菌数量

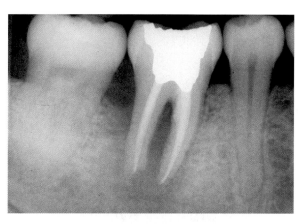

图 7-5 B.根尖片显示颊侧有较大范围的骨缺损

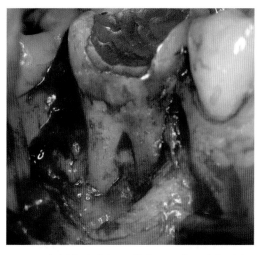

图 7-5 C.颊侧龈沟内切口结合近远中垂直松弛切口,垂直切口局限于右下第一磨牙区,不扩展到邻牙软组织,翻起黏骨膜瓣,暴露颊侧牙根及骨缺损

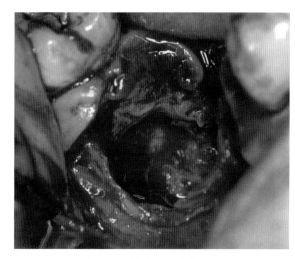

图 7-5 D.拔除牙齿,带出少量肉芽组织,彻底冲洗,见舌侧骨壁完整,颊侧骨缺损直至根尖,而近远中骨壁未受累,所以这是一个三壁骨缺损

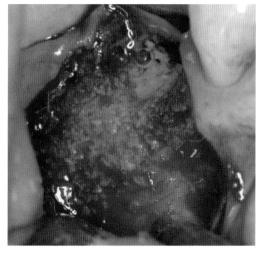

图 7-5 E.植入同种异体矿化骨,恢复拔牙窝的高度和宽度,压实骨材料后关闭创面

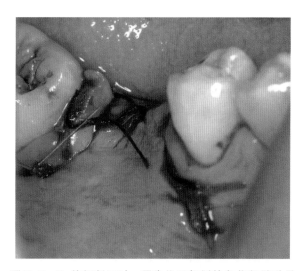

图 7-5 F.关闭创口时,原先位于颊侧的角化龈随黏骨膜瓣舌侧滑行而移位于牙槽嵴顶,并固定于牙槽嵴顶舌侧。用铬线缝合垂直松弛切口,离断黏骨膜瓣骨膜减张,保证创口的无张力关闭

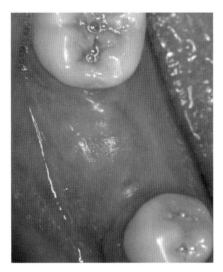

图 7-5　G. 16 周后拔牙窝口内观，移位于牙槽嵴顶舌侧的角化龈仍然存在，局部骨量充足

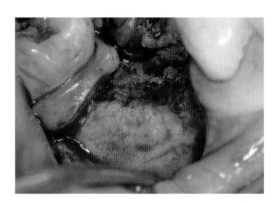

图 7-5　H. 在嵴顶角化龈边缘偏舌侧切口，保证将来修复体的颊侧有角化龈附着，翻起全厚瓣，见重建的骨量充足。本病例用临时基桩和临时冠进行即刻修复

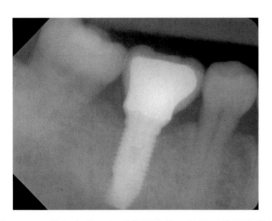

图 7-5　I. 修复完成 3 年后的根尖片，见种植体周移植骨组织稳定

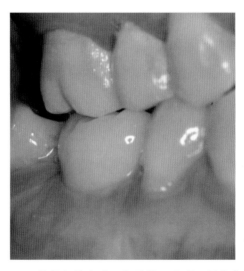

图 7-5　J. 终修复体完成 2 年后的口内观，见修复体周牙龈稳定而健康（由 Israel Fivger 医生完成修复）

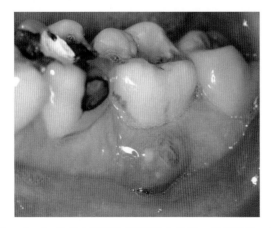

图 7-6　A. 患者左下第二磨牙近中根折，颊侧脓肿。第三磨牙远中颊向错位，第一磨牙殆面大面积充填物

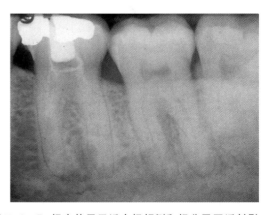

图 7-6　B. 根尖片显示近中根颊侧和根分叉区透射影

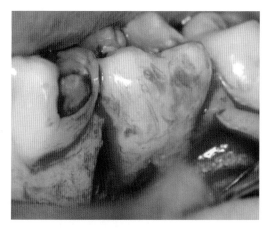

图 7-6　C. 做龈沟内切口配合近远中垂直附加切口，翻起黏骨膜瓣，微创拔除牙齿，见近中根折波及根分叉区

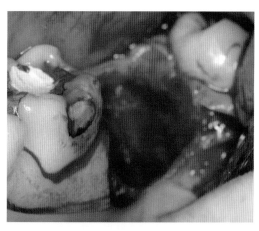

图 7-6　D. 拔牙窝内见近远中及舌侧骨板完整，颊侧骨壁缺如，刮除肉芽组织，清洗拔牙窝，植入人工骨，骨膜离断减张后一期关闭创面

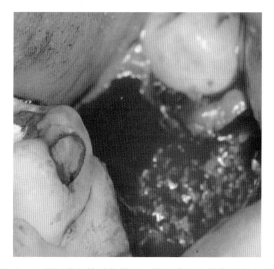

图 7-6　E. 将同种异体矿化骨植入拔牙窝重建骨高度和宽度

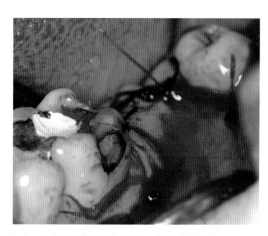

图 7-6　F. 黏骨膜瓣冠向滑行一期关闭创面

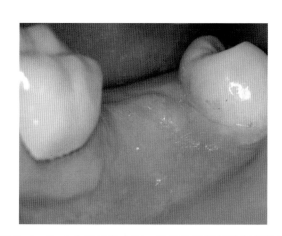

图 7-6　G. 4 个月后口内观，见原位于颊侧的角化龈现已移位至牙槽嵴顶舌侧，可作为角化龈的"储备库"

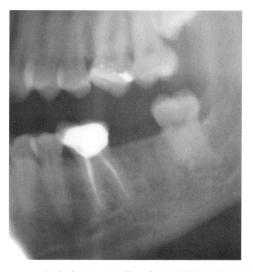

图 7-6　H. 根尖片显示左下第二磨牙区骨移植效果理想

259

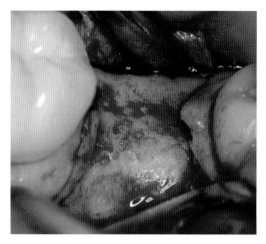

图 7-6　I. 做嵴顶切口时为颊侧预留少量附着龈，翻瓣暴露骨面，骨量充足，可植入一颗理想的宽颈种植体

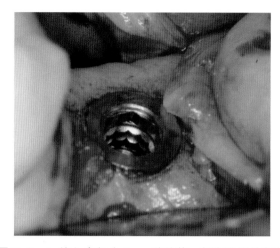

图 7-6　J. 植入直径为 5mm 种植体，初期稳定性超过 20N·Cm，可行即刻修复

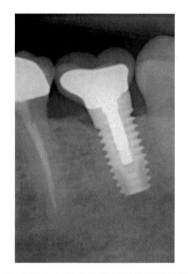

图 7-6　K. 术后 2 年根尖片显示种植体周骨量稳定

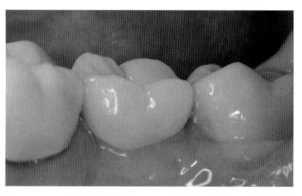

图 7-6　L. 最终修复体显示了理想的牙齿外形和健康的牙龈（修复由 Markus Blatz. 医生完成）

要时可潜行分离骨膜为植骨材料提供植入空间。作者倾向于从拔牙窝内潜行分离骨膜，但唇侧缺损较大时，则需要翻开全厚瓣，拔牙窝内植入矿化同种异体骨并覆盖烧结的异种骨。当缺损区大于 1 个牙位时，分离骨膜形成袋状瓣，植入颗粒状异体骨盖上异种骨，并覆盖可吸收胶原膜，4 个月移植物稳固后再植入种植体。

外科技巧

当治疗计划要求拔牙后植骨而不同期种植时，用 Essix（一种热塑成形的塑料材料）为患者制作可摘即刻临时义齿。Essix 内的桥体应轻柔地接触牙龈，提供支持而不产生压力。不推荐黏膜支持式的临时修复体。拔牙和植骨后 16 周，如有可能，植入种植体并即刻修复（表 7-1）。

牙齿拔除方案：上颌前牙

采用局麻，牙周浸润麻醉可减少术区出血。用 15c 刀片沿龈沟内切口，调整角度，紧贴牙面，注意勿伤及牙龈。使用类似于 Hirschfeld20# 薄的骨膜剥离子无撕裂轻柔剥离牙龈，必要时也可用这种剥离子分离龈乳头。单颗牙的切口和翻瓣局限于患牙，使骨丧失最少。如预计需要植骨，

表 7-1　拔牙窝植骨：前牙，前磨牙

操作步骤	注意事项
牙齿龈沟内切口	用较小的刀片，保护牙龈
用小号剥离子（Hirschfeld #20）分离暴露骨 - 牙交界	小号剥离子避免损伤牙龈，凭感觉分离骨 - 牙交界区，不翻起黏骨膜瓣
用牙周膜刀离断牙周膜，松解牙齿	轻柔施压，保护唇侧骨壁，松解牙齿
拔除牙齿	用旋转力拔除牙齿，避免损伤唇侧骨壁
轻柔刮除肉芽组织	去尽肉芽组织，但不要过度搔刮骨壁
评估拔牙窝近远中及唇腭侧骨壁水平	此步骤为后续程序提供评估
将颗粒状移植骨材料放入 1 mL 注射器中	根据厂商推荐将人工骨材料混合
将注射器头部置于牙槽窝底，推注骨材料并压实	用灭菌纱布吸去渗血，向牙槽窝内填充骨材料，重塑初始骨形态
剪切并将胶原压成薄片，置于移植骨材料上方，边缘压入四周龈缘内，用 4-0 缝线行褥式缝合，固定牙龈并塑形	在最初一周内胶原有助于移植物固定并促进移植位点再上皮化。为避免牙龈撕裂，无须关闭创面
可摘临时修复体就位	临时修复体可采用 Essix 压膜固位的牙支持式义齿或可摘局部义齿。临时修复体仅对牙龈产生轻柔压力以避免压迫移植骨材料。桥体龈接触面不采用凸形，否则会造成移植骨材料的损失

则需翻开邻牙的龈乳头。

保存局部骨量非常重要，尤其是前牙的唇侧骨板。为了从唇侧骨板分离牙齿，推荐以下几种方法：

1. 常用薄的剥离子（如牙周膜刀）从牙齿的唇侧、牙间隙和腭侧顺序分离骨 - 牙交界，剥离子置于牙与牙槽骨界面，轻轻敲击，然后移动剥离子重复敲击，直至牙齿松动。

2. 使用带有牙周膜刀头的超声骨刀工具拔除牙齿，这避免了敲击给患者带来的不适感。使用超声骨刀在牙与牙间形成间隙，再使用小牙挺使牙齿逐渐脱位，用旋转力拔除牙齿避免唇向脱位，以尽量保存唇侧皮质骨。

3. 也可用水冷激光在骨与牙间形成间隙，水冷激光使用水的脉冲最小限度地避免组织受热来分离骨与牙，然后牙齿脱位后拔除。

上述方法是拔牙时避免损伤牙齿周围骨组织的几种方法。保存菲薄的唇侧骨板非常重要，特别是唇侧骨板可作为植骨时填塞和固位骨粉的骨壁边缘支撑。如有需要，也可采用高速钻针等工具，充分水冷下分割牙齿，尽量避免损伤唇侧骨壁。牙齿拔除后，仔细检查牙槽窝唇腭侧骨壁水平，用刮匙刮尽牙槽窝残余肉芽组织，并植入植骨材料。也有学者提出拔牙时应保存牙齿唇侧的牙釉质和牙本质，由于这薄层组织的存在可维持牙槽嵴外形，该技术被证明有预期效果[24-25]，但这种技术太过复杂。当处理多根牙或较难的病例需要准确的种植定点时，可采用先保留牙齿来预备种植位点再拔除牙齿的方法。

植骨材料的放置

拔牙位点植骨的目的是为种植体植入提供有效骨量。如患者成骨能力正常，在拔牙窝可植入同种异体骨，植骨 4 个月后植入种植体。推荐植骨材料是颗粒尺寸 250 ~ 800 μm 的人矿化骨，也可使用超过 1mm 的大颗粒骨粉，但尺寸增加，颗粒变得薄而锐利，也易脱落。比较皮质骨和松质骨颗粒的循证医学数据很少，多认为大部分异体骨将被自身新骨替换，但替换时间依患者和病损而定。缺损较大、老年患者比拔牙槽窝相对健康的年轻患者，牙槽窝的植骨材料致密成骨的时间会更久。对于唇侧骨板的吸收的预估也很重要，因为吸收是拔牙窝愈合的正常过程。薄的唇侧骨板肯定会吸收，尤其是进行了唇侧黏骨膜翻瓣的患者[26]。

来源于牛或马的异种骨在压力下加热，烧

结过程提高了颗粒的结晶性，减少了材料的吸收速度。

当预计薄骨板会吸收或存在骨缺损时，在骨板或异体骨上覆盖烧结的异种骨可以维持牙槽嵴外形。

牙拔除后存在唇侧骨板缺损，常在牙槽窝放置同种异体骨，再在异体骨上放置2～3mm厚的异种骨以恢复凸起的牙槽外形。在异体骨上是否盖膜依赖于缺损的大小和无张力缝合的软组织的质和量。必要时，在种植前或同期第二次Onlay植骨来获得厚的牙槽嵴外形。Le和Borzabadi-Farahani报道唇侧骨板的厚度与软组织厚度成正相关[27]。

当拔牙同期种植时，应预估到唇侧骨板会吸收导致牙槽嵴扁平。此时尽管新骨能在种植体表面形成，但覆盖的新骨还是不足以保持局部的美学效果。这种情况下治疗的目标是维持牙槽嵴外形并在种植体表面形成2～3mm的唇侧骨。为了达到这个目标可以考虑将烧结的异种骨填塞在植体的唇侧表面和完整的唇侧骨板之间，这样可以避免过多的手术。使用凹形的愈合基台以便植入更多异种骨，并维持足够厚度的软组织空间。如果在龈缘边缘和修复体凹形颈部有足够空间，牙龈边缘可冠向移位1～2mm，并且软组织会覆盖置入的异种骨表面（图7-7）。

如拔牙时没有植入植体仅牙槽窝植骨，将0.25～0.5mL矿化骨颗粒用灭菌生理盐水浸湿后，用刀片切去1mL注射器尖端直径较细的部分，然后将骨粉颗粒机械填入注射器。灭菌后的骨粉单独包装，仅用于单个患者。通常用0.25～0.5mL的骨粉量，因单颗牙拔牙窝极少超过0.5mL。

将注射器头部置于牙槽窝底，推注骨材料进入拔牙窝，并用钝头器械压实。用灭菌纱布吸去植骨材料表面渗出，进一步压实，使其高度位于计划修复体唇侧龈缘下1mm。按术前美学评估，如龈缘位置理想，则根据目前龈缘高度确定移植材料高度，否则采用术前制作的外科导板协助确定。

若唇侧骨板完整，骨粉材料压实后，将胶原海绵薄片置于其上方，并将边缘压入唇腭侧龈缘内。避免将唇侧龈缘下的骨膜翻开，以保存唇侧菲薄皮质骨壁的血供。用4-0可吸收铬线做一到两针褥式缝合，确保牙龈密贴并覆盖胶原海绵的边缘，防止其移位。美学区的拔牙窝不必勉强做一期关闭，避免牙龈撕裂而影响美观，同时注意不要翻起唇侧牙龈的骨膜，并适当调整临时可摘义齿，使其对龈乳头产生轻柔的压力，但尽量不要对牙槽嵴产生压力。

较大骨缺损的重建

对于有较大骨缺损的前牙，通常缺损位于唇侧而腭侧骨壁完整，除了植入异体骨来保存或再建牙槽嵴外形外，所采用的植骨外科方法也要有所调整。

CBCT横断面会显示缺失骨量和需要重建的范围，前牙冠根折常伴牙龈软组织炎症，拔牙前需用抗菌药物漱口并进行治疗。药物漱口通常在外科拔牙前3d，如果无脓性分泌物或疼痛则在手术前晚服用抗生素。取模后制作牙支持临时修复体，也可将拔除牙的牙冠放置在真空压塑保持器里作为即刻临时修复体。拔牙后，将牙冠与牙根或桩分离，磨短牙颈部1mm空间，此空间非常重要，可容许软组织冠向生长，使牙龈冠方移动2mm(图7-7)。

外科医生预计牙槽嵴需再建，初始切口为环牙龈沟内切口，用15c刀片切开龈乳头，翻开牙龈暴露牙齿和骨缺损，全厚瓣范围应超过骨缺损，必要时黏骨膜瓣可翻至梨状孔边缘，黏骨膜常需做减张切口以无张力关闭伤口。在植骨前做减张切口，为止血预留时间。

小心拔除牙及牙根，拔除后去除肉芽组织，对于有较大外吸收的牙齿，肉芽组织占据的体积也应被计入骨缺损范围。植入同种异体骨，再在手术区域放置异种骨，一般一颗牙齿位点需要0.25～0.5mL异体骨，再放置0.25mL异种骨于压实的同种异体骨上。

在拔牙窝内压紧骨粉颗粒，再建根形和拔牙位点骨量，尤其在根尖区需多放骨粉，改建后满足将来种植需要，可在CBCT的横断面上预先评估需要的骨量。

将异体骨置于牙槽窝内后，从牙槽嵴顶到梨状孔再放烧结的异种骨并覆盖于同种异体骨上，异体骨粉过度塑形出牙槽嵴外形并在周边少量覆盖形成平滑外凸根形。牵拉牙龈关闭伤口，首先采用垂直褥式缝合关闭龈乳头，为了美观可使龈

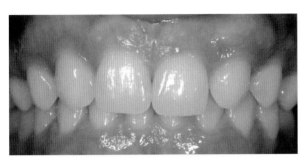

图 7-7　A.患者的术前照，高位笑线。患者上侧切牙先天缺失，上尖牙移至上侧切牙位置，但右上尖牙出现内吸收

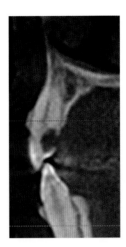

图 7-7　B.右上尖牙牙冠吸收，牙根粗大，但较厚的腭侧骨有利于即刻种植中种植体的初期稳定

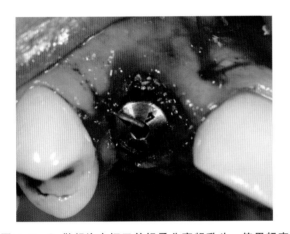

图 7-7　C.做龈沟内切口并轻柔分离龈乳头，使用超声骨刀的牙周膜刀头，拔除患牙并保护骨板。植入 4×15 Astra 植体（Densply,Waltham,MA），上 4mm 高的愈合基台。收集钻上的自体骨屑放于种植体唇侧表面，将异种骨粉置于植体与完整的唇侧骨板间。将牙冠截断修磨后放于 Essix 真空压膜片里，压膜片仅轻轻接触牙龈，在冠与牙龈之间预留空隙

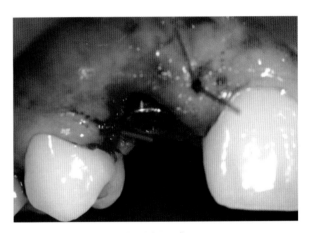

图 7-7　D.即刻种植后唇侧观

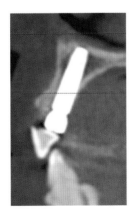

图 7-7　E.植体的断面观，与对颌牙切缘成一定角度

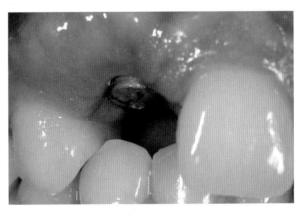

图 7-7　F.种植 4 个月后，取印模制作固定临时修复体前，可见龈缘已冠向移动 2mm

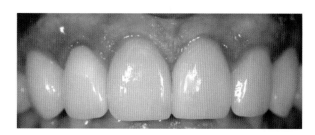
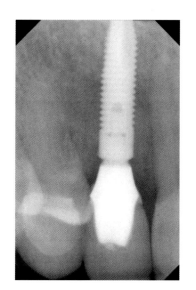

图 7-7　G、H. 最终修复体，通过前牙贴面修复来调整牙冠比例（修复由 James Moreau 医生完成）

乳头外翻，小心去除邻牙骨膜下过多的骨粉来关闭切口到理想外形。缝合龈乳头后，轻柔关闭牙槽嵴中分，避免缝合过紧造成瘢痕，最后戴上临时修复体。

在 4~9 个月新骨形成后开始种植，此时局部有足够的骨量，且牙槽嵴的软组织厚度也变厚。为了避免影响植骨材料及避免在切口处形成不良瘢痕，一般不翻下唇侧软组织，可使用 CT 数字化导板引导非翻瓣手术方法，或翻腭侧瓣来确保正确的植入位置。

植骨愈合后用 CBCT 扫描来评估并选择具体的外科方法，通过 CT 治疗分析软件虚拟置入牙冠，然后参考牙冠来确定种植位置。在导板上用柱形管来引导植体植入，模板也可先用在模型上用于指导种植替代体的放置，在植体植入前就可选磨基台，制作临时冠（图 7-8）。

如选择腭侧翻瓣，牙槽嵴顶的切口应呈弧形曲线来模拟种植牙的唇侧外形，在腭侧做垂直减张切口，翻开腭侧组织，保留完整唇侧牙龈组织，然后植入种植体，安装愈合基台，根据基台外形修整多余腭侧组织以使软组织能紧密贴合基桩（图 7-9）。

腭侧骨缺损或骨凹陷

一些特殊情况可造成腭侧骨凹陷或骨缺损，导致唇侧骨量充足而腭侧骨量不足，无法植入种植体。此时，牙槽嵴宽度可能充足，但腭侧存在严重骨倒凹，植入时会造成种植体根面暴露；或由于腭侧骨缺失造成牙槽嵴过窄，无法植入种植体。腭侧骨缺损或骨凹陷常见于年轻患者恒牙先天缺失的乳牙滞留区。

腭部软组织张力较大，腭部骨缺损植骨较难，通常采用 GBR 术或块状植骨，无论哪种情况，都必须松解唇侧组织无张力关闭创面以避免对移植物产生压力。上腭侧骨缺损植骨成功率低于唇侧，且目前尚无可靠的文献报道（图 7-10）。

下颌磨牙区

磨牙多根、分叉且有根间隔，任意两根间的骨量不足以植入种植体，但颊舌侧皮质骨板有助于种植体的稳定。磨牙根周的骨壁可能完整，也可能由于慢性炎症造成了较大的骨缺损，此时若不植骨将无法提供种植所需的充足骨量。如果计划在后牙区即刻植入种植体，根据 CBCT 横断面影像判断可用骨量，或缺失骨量对于拔牙即刻种植的初期稳定性的影响[28]。以下描述的技巧已经证明对于磨牙区的植骨是有效的。

切口设计

多根牙拔除后遗留明显的骨缺损，用颗粒状骨材料填塞拔牙窝和骨缺损时，其恢复效果取决于

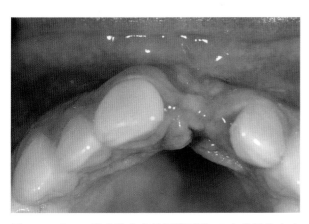

图 7-8　A. 25 岁女性患者前牙殆面观，7 年前缺失左中切牙，可摘义齿修复，要求美学固定修复

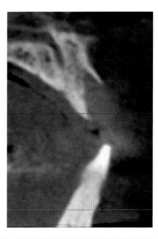

图 7-8　B. CT 断面影像显示唇侧和腭侧骨板薄，需要骨增量来修复唇腭侧骨缺损

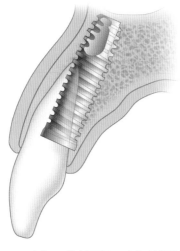

图 7-8　C. 中切牙的断面图示良好的腭侧骨板厚度，这种情况可拔牙后即刻种植，可以保证植体的初始稳定性

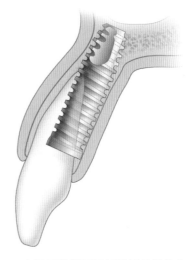

图 7-8　D. 中切牙的断面图示腭侧骨板较窄。此时由于可用骨量的缺乏，即刻种植的稳定性难以保证，推荐延期种植

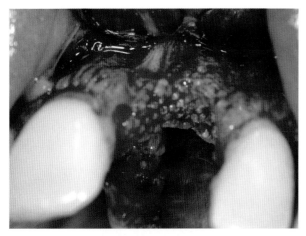

图 7-8　E. 做牙槽嵴顶切口联合龈沟内切口至两侧邻牙，将全厚瓣信封样翻开至梨状孔，腭侧黏膜也翻开，在屏障膜和骨粉放置之前松解骨膜

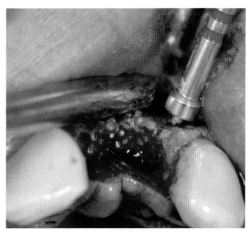

图 7-8　F. 使用 "Sonic-Weld" (KLS Martin, Jacksonville, FL) 生物膜，在缺损的 4 个角制备小骨孔固定可吸收的聚乳酸膜钉

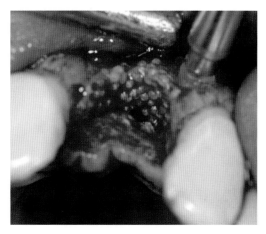

图 7-8　G. 将可吸收膜钉植入预备的小孔

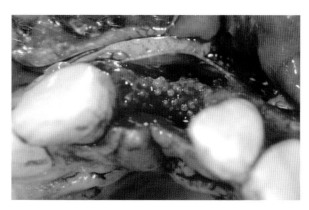

图 7-8　H. 将可吸收膜固位于膜钉上，维持骨粉空间

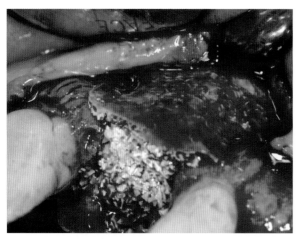

图 7-8　I. 将异种骨置于膜下到梨状孔边缘，在腭侧面也放置骨粉

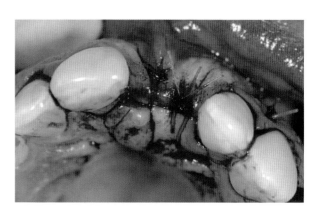

图 7-8　J. 用 4-0 铬线关闭切口

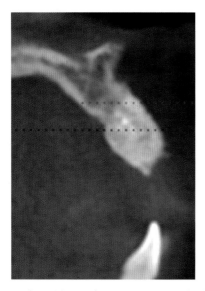

图 7-8　K. 4 个月后断面影像显示植骨后已有足够的骨宽度

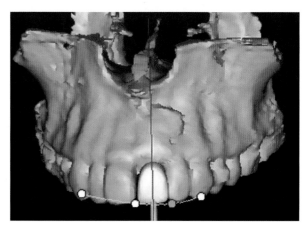

图 7-8　L. CT 治疗分析软件显示虚拟牙冠置入

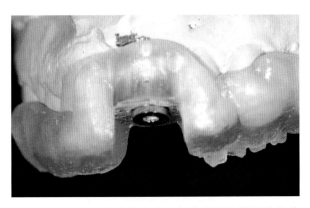

图 7-8　M. 使用数字化手术导板在模型上放置种植体代型

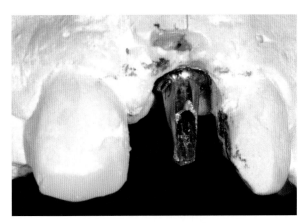

图 7-8　N. 修复医生选择和调磨基桩

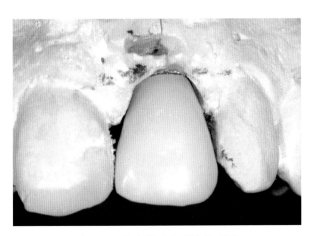

图 7-8　O. 种植手术前在模型上制作临时冠

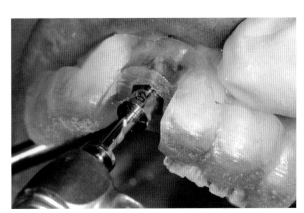

图 7-8　P. 使用 CT 种植导板不翻瓣植入种植体

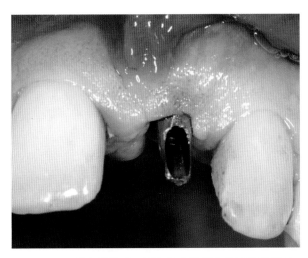

图 7-8　Q. 植入植体后，置入已在模型上修磨好的基桩

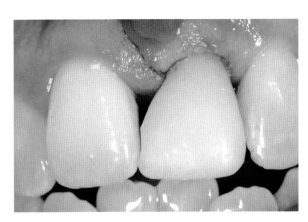

图 7-8　R. 戴上临时修复体，预留龈乳头再生空间

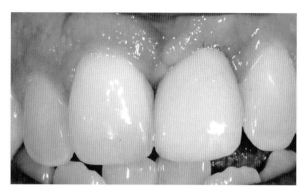

图 7-8　S.这是临时修复体最终的形态，可以塑形牙龈，满足后期的修复

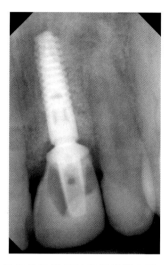

图 7-8　T.影像学检查显示良好的骨水平，注意种植体基台连接方式，便于维持牙间骨量

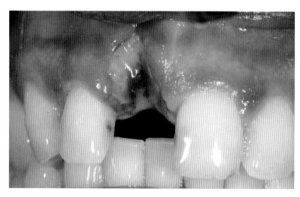

图 7-9　A.30 岁男性患者，右上中切牙脱位伴骨缺损和牙龈撕裂伤 2d

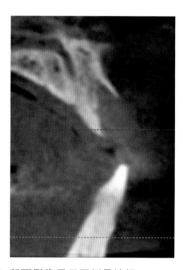

图 7-9　B.断面影像显示唇侧骨缺损

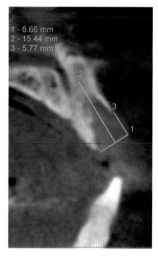

图 7-9　C.断面影像评估后决定必须行骨增量

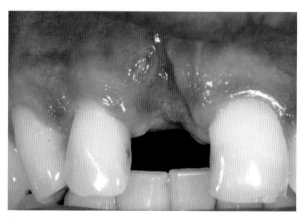

图 7-9　D.外伤后 4 周，患者复诊植骨，撕裂的牙龈组织恢复良好

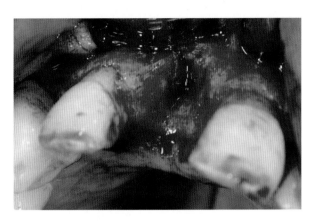

图 7-9 E. 做牙槽嵴顶切口联合龈沟内切口，翻开全厚瓣，松解骨膜

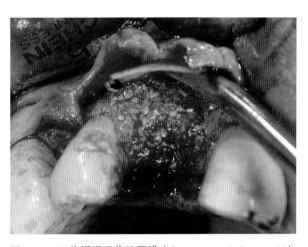

图 7-9 F. 将缓慢吸收胶原膜（Osseoguard, Bomet 3I）放于瓣下覆盖骨缺损，在脱位牙槽窝内压实同种异体骨

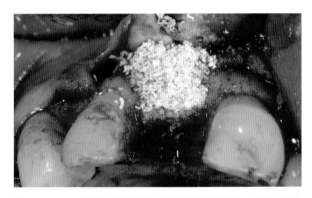

图 7-9 G. 在胶原膜下用异种骨覆盖异体骨，这样有助于恢复牙槽凸形，避免扁平不美观的牙槽嵴

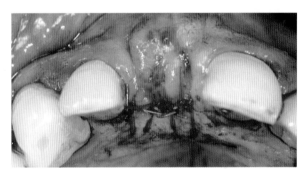

图 7-9 H. 切口用 4-0 铬线缝合

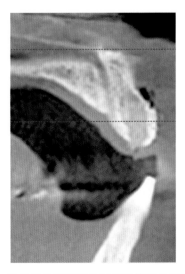

图 7-9 I. 植骨后的断面影像显示牙槽嵴外形的恢复

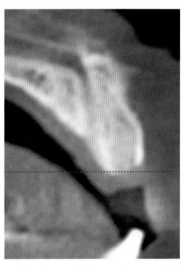

图 7-9 J. 植骨 4 个月后的断面影像显示牙槽良好的外形

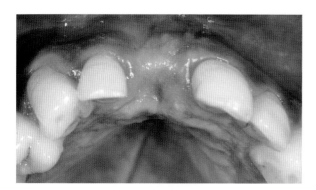

图 7-9　K.殆面观显示牙槽嵴外形恢复

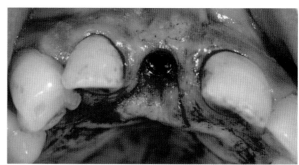

图 7-9　L.使用模型上制作的导板引导植入种植体，做小的腭侧松弛切口有助于安放在模型上修磨好的基台和临时冠。腭侧垂直切口保护了唇侧牙龈，这可与图 7-8 的小唇侧切口病例相比较

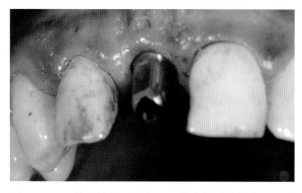

图 7-9　M.基台就位。基台已预先在模型中的种植替代体上修磨好

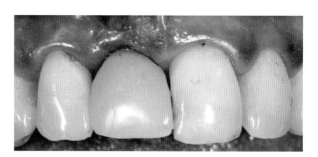

图 7-9　N.临时冠短，避免咬合接触，颈部区域不过度膨大以免压迫龈缘根向移位

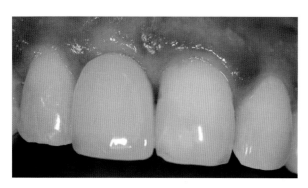

图 7-9　O.6个月后复诊，最终冠修复，患者其他牙行漂白术

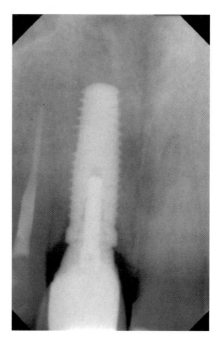

图 7-9　P.影像学检查显示 1mm 的牙槽嵴骨改建

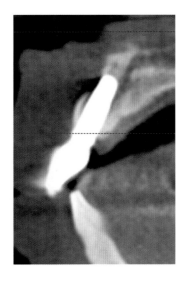

图 7-9　Q. 修复 6 个月后的断面影像图, 此时植骨后超 15 个月, 注意牙槽嵴宽度得以保持

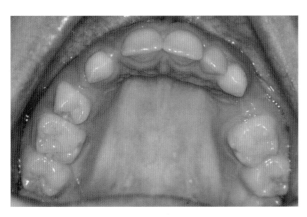

图 7-10　A. 患者女性, 21 岁, 左上颌乳尖牙滞留, 拟拔除后行种植固定修复。注意牙槽嵴腭侧骨凹陷

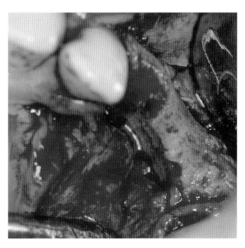

图 7-10　B. 术中显露牙槽嵴并拔除滞留乳尖牙, 见腭侧明显骨凹陷形成倒凹, 此区采用异体牛骨结合膜行 GBR 术, 但二期种植时嵴宽仍然不足, 只能在第一前磨牙区植入一颗种植体

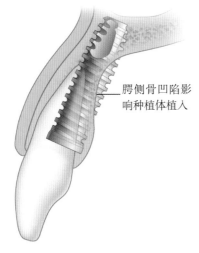

图 7-10　C. 图示如果嵴顶足够宽而腭侧有骨凹陷时, 种植体植入后在腭侧形成了骨裂隙

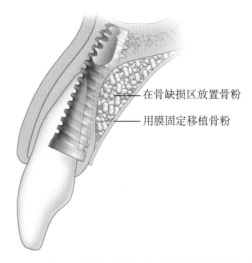

图 7-10　D. 图示理想的植骨方式。骨粉放置后用膜固定, 但腭侧骨缺损植骨成功率较低

271

牙槽窝内骨粉材料的密度和固位。与单根牙和前磨牙不同，磨牙区不能用胶原覆盖，否则这种"开放式的处理"会造成移植骨材料的流失，因此需要采用一期关闭来稳固磨牙区的植骨材料。为了植骨后仍能达到一期关闭，应重视切口设计。

切口应能滑行颊侧角化龈（KG）而不移动邻牙龈乳头和附着龈。通常做龈沟内切口，近远中扩展不超过邻近龈乳头的2mm，同时近远中应做垂直松弛切口，以利于翻全厚瓣充分暴露颊侧骨壁，并于植骨后在嵴顶滑行黏骨膜瓣一期关闭创面。如果颊侧皮质骨壁缺损较大，在充分翻起黏骨膜瓣后需做骨膜的离断减张，以利于黏骨膜瓣的滑行，完成创面的一期关闭，但应注意离断骨膜时不要穿透黏骨膜瓣。

牙拔除和移植程序

轻柔拔除牙齿，尽量避免侧向摇动，保存颊侧皮质骨，必要时可分根。另外一种方法是用超声骨刀的牙周膜刀头在牙根周围开槽沟，然后就可以很容易地拔除牙根。如有肉芽组织应彻底刮除，用灭菌生理盐水轻轻冲洗骨创，牵拉测试黏骨膜瓣是否能自由滑向舌侧。

用灭菌生理盐水润湿颗粒状人工骨材料，并填入已切去尖端的1mL塑料注射器，将人工骨颗粒推注入拔牙窝，并用钝头器具压实，用灭菌纱布吸去表面渗出液，用骨粉恢复拔牙窝和骨缺损，然后黏骨膜瓣滑行就位。

将颊侧黏骨膜瓣滑行覆盖拔牙窝并与舌侧牙龈对接，用可吸收缝线（4-0铬线连接三角针）做2~3针间断缝合，然后关闭垂直切口。采用这种设计，颊侧的角化龈暂时移位于牙槽嵴顶舌侧，待种植体植入、基桩就位后再重新归位至颊侧。有时，黏骨膜瓣滑行难以越过较宽的上颌磨牙拔牙窝，此时可用黏骨膜瓣一期关闭颊侧拔牙窝，并用明胶海绵覆盖腭侧拔牙窝，用缝线固定，其方法类似于前牙拔牙窝处理（表7-2）。

术后医嘱

术后给予患者抗生素和止痛药。抗菌漱口水对于创口的成纤维细胞和创口上皮化中的一些细胞有一定毒性，不建议在植骨后使用。进软食，避免术区咀嚼硬物影响创口愈合。

术后7~10d拆线，3个月后进行CBCT扫描评估种植区骨高度，通常植骨4个月后植入种植体。

表7-2 循序渐进外科操作步骤：磨牙

操作步骤	注意事项
唇侧做龈沟内切口，不扩展至邻间隙	用小刀片，保护牙龈，仅翻起颊侧瓣，不损伤相邻龈乳头
在近远中龈乳头间做垂直松弛切口	冠向滑行黏骨膜瓣一期关闭创面
翻起全厚颊侧黏骨膜瓣，显露骨面	如果骨缺损较明显，需要离断骨膜减张，注意不要造成黏骨膜瓣穿孔
拔除磨牙，如有必要需分根，保护颊舌侧皮质骨板	目标是拔除牙齿，避免骨损失，有时为了保存皮质骨需要分根
轻柔地刮除肉芽组织	仅刮除肉芽组织，避免过度搔刮骨壁
评估拔牙窝近远中及颊舌侧骨水平	此步骤为后续治疗提供相关信息
植骨前在黏骨膜瓣基底离断骨膜，允许其自由滑行。垂直松弛切口边缘有时也需要离断骨膜	目标是无张力关闭。仅做骨膜离断，不要切断相邻肌束，这样出血较少，也减轻了患者术后的不适
将颗粒状移植骨材料放入1mL注射器中	根据厂商推荐将人工材料复原
将注射器头部置于牙槽窝底，推注骨材料并压实	灭菌纱布吸去渗血，从牙槽窝内填充骨材料，重塑初始骨形态
冠向滑行黏骨膜瓣，用三角针4-0缝线缝合	一期关闭创面比单纯用胶原薄片覆盖能更有效地固定移植骨材料

拔牙后即刻种植

适应证和禁忌证

拔牙后，临床医生可能会发现拔牙窝溢脓、急性根尖周炎、龈炎伴不健康的肉芽组织、牙周炎急性发作等情况，或患者有不利于创口愈合的因素（如未控制的糖尿病、长期使用激素、免疫功能缺陷、酗酒、药物成瘾），或骨量不足以稳定种植体。此时，应当先拔除牙齿，等局部炎症和其他问题缓解后，再植入种植体。但是，如果牙齿需要拔除而拔牙窝相对健康，在符合即刻种植适应证的条件下，可以即刻种植（图7-11）。

在上颌美学区，包括切牙、尖牙、前磨牙，患者通常也会有需要拔除的牙齿。成年人拔除上颌单根牙的主要原因包括创伤后引起的根内外吸收、桩核的折断、龋病、失败的根管治疗和牙周病[29]。传统的方法是在种植体植入前先行拔牙窝植骨[30-31]。为了获得兼具功能和美观的理想修复体，软硬组织移植必不可少。骨移植可补偿拔牙后牙槽骨的自然吸收[32-35]。牙齿拔除后8~16周植入种植体时，临床医生必须补偿拔牙窝愈合早期自然伴随的颊侧骨吸收[36-38]。为了避免延期种植时行软硬组织移植，一些医生推荐在拔牙窝内植入骨传导性材料以利于骨长入，避免颊侧骨缺损，为后期种植体植入保存足够的骨量[39]。

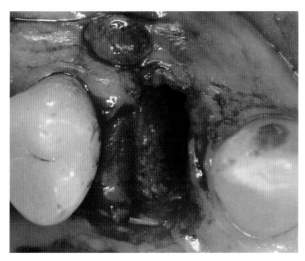

图 7-11 A.第一前磨牙区显示典型的单根、双凹面拔牙窝

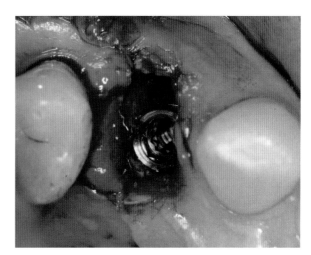

图 7-11 B.种植体沿双凹面拔牙窝的腭侧植入

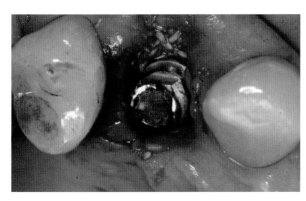

图 7-11 C.种植体与唇侧骨壁的间隙用矿化骨颗粒填充。采用牙周膜刀可以很方便地将颗粒骨压入狭窄的间隙底部

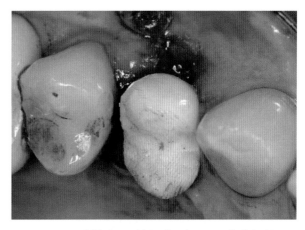

图 7-11 D.植骨后无须胶原膜，也无须一期关闭创面，临时冠就位后可以很好地固定移植骨颗粒

在新鲜拔牙窝内植入种植体时，薄骨壁吸收的问题仍然存在，所以需要在种植体和唇侧骨壁间植入人工骨，维持有利于种植体的唇侧厚度。植骨材料可以在牙槽窝内形成新骨，也可作为长期维持牙槽骨凸度的基质。增厚的 2~3mm 的硬组织能使附着的软组织增厚，形成利于美学的凸形，有助于植体周围软硬组织健康。如果种植体颊侧骨壁过薄导致颊侧种植体螺纹暴露，牙槽嵴会吸收变平，无法恢复理想的修复体外形。必须明确，种植体植入不会干扰拔牙后牙槽突正常的吸收改建过程，所以即刻种植的目的是缩短患者的治疗过程，而不是为了保存骨。

新鲜拔牙窝内即刻种植

有文献报道，如果拔牙窝无溢脓，牙龈颈缘健康，根尖无暗影，即刻种植成功率很高 [36-40]。另有文献报道，即刻种植可以减少手术次数，避免唇颊侧骨缺损，维持美学区唇侧根面突度 [31,41-49]。

而将种植体暴露于口腔似乎并不会引起牙槽骨水平的退缩。

移植骨组织愈合过程中颊侧骨板逐渐变薄。同种异体骨粉植入牙槽窝并不能阻止颊侧骨板的吸收，因此在种植体表面与颊侧骨板间放置异种骨粉可以有效地维持牙槽嵴形态。如果仅植入同种异体骨，则拔牙后 3~4 个月进行种植时局部牙槽嵴已吸收凹陷。

术前评估和美学区种植

对于美学区拔牙的患者，术前评估可以明确为达到理想效果而必须采取的特殊外科操作，以提高可预期性。本节描述的评估步骤可作为每位就诊患者的评估清单（表 7-3）。

笑　线

临床医生应当评估患者静息时的笑线和唇线。通常，可以观察到三种水平的笑线。首先，

表 7-3　美学种植区术前评估表

类别	检查结果	治疗建议
笑线	高	谨慎，需采用各种方法以获得理想结果
	低	治疗相对简单
	患者抬起上唇检视牙龈外形	处理类似高笑线患者，因其每日都检视牙龈
美学评估	牙齿比例分析	处理邻牙
	龈缘	根据需要调整，包括邻牙龈缘
	龈乳头	预先说明可能出现的结果或正畸牵出邻牙
	对称性	术前试排牙
	牙槽嵴外形	可能需要用不可吸收骨材料或软组织移植来增宽牙槽嵴
牙龈生物型	厚	易于处理，软组织不易退缩
	薄	谨慎，微创即可引起退缩，切口愈合后遗留瘢痕
探诊	邻牙	根面暴露，需要植骨
	唇颊侧	根面暴露，需植骨
咬𬌗分析	深覆𬌗	调𬌗时难以脱离咬合接触
	开𬌗	可即刻修复
	正常	即刻修复体咬合面降低 1mm
	骨性错𬌗	修复前予以矫正
放射线评估	骨高度	预测龈乳头位置，确定是否需要植骨
	腭侧骨厚度和形状	辅助决定是否可行即刻修复；腭盖高拱或局部有骨凹陷时，适合分期手术
牙龈健康状态	龈炎，急性牙周炎	急性炎症区不易植入种植体
患者心理	患者应当知晓最终能达到的效果	不切实际的期望值会导致医患纠纷

引自 Meltzer A. Personal communication, 2006

低笑线患者在微笑时显露的牙齿有限，当被要求显露牙齿时，通常笑的幅度很小。如果不得已，此类患者常可以接受不协调的龈缘和较长的牙冠。

第二种笑线患者显露大部分牙齿和部分牙间乳头，但龈缘暴露不超过1mm。此类患者必须像对待高笑线患者一样谨慎。不协调的龈缘和牙齿长度会影响整体协调性。此类患者治疗前需要被明确告知其可能出现的结果。

第三种是高笑线患者。此类患者在微笑和日常谈话时会暴露唇侧龈缘。故如果牙槽嵴外形和龈缘水平不佳，龈乳头缺失，或牙齿有任何影响对称性的问题，都会表现得很明显。此类患者应注意保存牙槽嵴凸度，以减小龈缘变化。如果在植体唇面发生骨改建，此时患者如果是厚型牙龈，可以有效防止龈缘根向迁移，且伴随骨退缩，薄型牙龈比厚牙龈退缩更多。

休息或微笑时露龈过多（露龈笑）的患者需要仔细评估牙齿、骨和上下唇，从而根据情况分别做冠延长术、根面覆盖、正颌外科矫正上颌骨、唇延长或唇缩短术。在制订最终治疗计划前测量牙齿长度并且进行头影测量分析是十分重要的。

当患者被要求显露牙齿时，他们熟练地用手掀起上唇以暴露牙齿，即使他们在正常口唇活动时显示的是低笑线，也应当被当作高笑线患者处理，因为此类患者对待牙龈的美学要求较高，所以他们的期望值和满意度也和高笑线患者相似。

美学评估

牙齿分析

牙弓中的牙齿在形状、比例、颜色和位置等方面都应正常。中切牙尤其重要，根据患者的颌骨形态，其牙冠长度应为10.5~11.5mm，高宽比例协调，避免过方（矮胖形牙）。为了获得理想的牙齿比例，有时需做冠延长术。侧切牙应根据面型定大小，其龈缘在相邻中切牙和尖牙龈缘的稍冠方。尖牙形状与性别有关。

龈缘应当齐平、对称。龈乳头应当平齐，如果在前牙区划一条线，那么龈乳头应当处于同样的垂直高度。附着龈带应当平整无垂直缺陷，因此，外科医生应尽量翻小瓣，以避免过多损伤附着龈。如果牙龈为红色而不是粉红色，外形扁

平光亮缺少点彩，那么需要在唇侧龈袋下移植结缔组织。根据牙龈的不同生物型，其形状可为刃状或圆钝状。

邻牙龈乳头应当充满邻间隙，龈乳头退缩表示邻间隙可能有骨缺损，因为邻牙骨水平为龈乳头提供支撑，这一术前检查结果对制订治疗计划十分重要。如果邻牙龈乳头未充满邻间隙，可采用的方法有：①通过正畸牵引的方法引导软硬组织向冠方移动；②拔牙后植骨；③将修复体的邻面接触点下移以引导龈乳头填充邻间隙；④患者可以接受不理想甚至缺失的龈乳头。

对称性也是一个重要的美学因素。不对称的牙齿、牙龈和牙槽嵴的缺陷都会对美观造成影响。当评估患者时，外科和修复医生都应当考虑采用辅助方案以获得与邻牙的对称。可选择的方案包括制作全冠、贴面，行冠延长术、根面覆盖，正畸排齐或牵引出牙齿，桥体下方的牙槽嵴增宽增高术，或者拔除牙齿以获得对称。

牙槽嵴外形对于高笑线患者也是重要的考虑因素。正常牙齿的唇面骨壁较薄时会显示出根面突度。对于高笑线患者，通过牙槽嵴增宽术获得合适的牙槽嵴外形是十分重要的。扁平的牙槽嵴会显著影响美学效果。

牙龈生物型

患者的牙龈生物型也需要评估，因为不同的牙龈生物型其处理方式也不同[50]。

生物厚型牙龈的患者具备以下特点：①牙齿为方圆形；②唇侧牙颈部突出；③邻面接触点长而宽；④邻间隙体积大；⑤遭受激惹时，牙龈软组织通常表现为龈袋加深而不是牙龈退缩。

生物厚型牙龈的患者较生物薄型患者易于处理，切口较少遗留凹形瘢痕。如果拔牙前龈缘位置理想，即使唇侧有少量骨缺损，以后能维持稳定龈缘位置的概率也很大。如果唇侧有骨缺损，那么生物厚型牙龈的患者可能有5mm深却健康的龈袋，探诊不出血。

生物薄型牙龈的患者具备以下特点：①牙齿尖圆形；②唇侧突度小；③邻面龈乳头狭长；④牙周组织薄，伴骨裂隙；⑤邻面接触区小；⑥邻间隙体积小；⑦遭受激惹时，牙龈软组织通常反应为牙龈退缩。

对生物薄型牙龈的患者，应当尽量保留而不

是拔除天然牙。对此类患者，因为外科操作易于造成牙龈退缩，所以根管治疗、根尖切除术和其他保存牙齿的治疗常常可以避免美学效果恶化。对于此类患者，切口常在瘢痕愈合后收缩，因而导致牙龈退缩，所以推荐不翻瓣或微创入路，而且要避免垂直切口。如果邻牙骨量不足，翻起邻牙龈乳头的切口常导致龈乳头退缩。如果唇侧有骨缺损，那么最终牙龈水平就接近于最终骨水平，因为生物薄型牙龈患者的龈袋深度通常不超过2~3mm。

对于薄型牙龈患者，可以用异种骨来加厚牙槽嵴或移植上皮下结缔组织来使薄型软组织变为厚型。在某些治疗计划中，可能需要联合使用这两种方法。在治疗进程中，将薄龈生物型转变为厚龈生物型应尽早完成，因为一旦薄牙龈发生退缩，则很难进行恢复。如果采用凹形愈合基台，局部软组织就会增厚，牙龈退缩就较少。

术前骨水平评估

评估骨水平的推荐方法是CBCT横断面影像和精确的根尖片。龈沟内探诊确定的骨水平可预测最终的龈缘和龈乳头位置，但患者感觉不舒服，使用CBCT后就不需要这种方法。如果唇侧有骨缺损，后续治疗中必须包括骨移植。已经发生了唇侧骨壁缺损的患者，除非唇侧骨缺损在3mm以内，或骨缺损可以恢复，否则不主张即刻种植。种植体的垂直向位置依赖于拟修复冠的唇侧龈缘，因此评价预计的龈缘位置与实际骨水平非常重要。

咬合分析

决定即刻种植时，必须考虑几个有关即刻修复的因素。术后避免咬合接触至少8~12周。对于深覆𬌗患者，即使磨短了牙冠，也避免不了前伸𬌗接触，所以应当全天戴升高咬合的𬌗垫。但对于依从性不好的患者，建议采用潜入式愈合。如果存在明显的Ⅱ或Ⅲ类骨性畸形，那么应当通过正颌外科矫正颌骨畸形的方案来调整种植体植入的位置。种植治疗计划中也应当包括正颌外科，因为正畸治疗和正颌手术可能改变理想的种植体植入位置。

放射线评估

上下颌骨骨量的早期评估采用CBCT影像，笔者多使用10cm高的视窗扫描，直接可视化观察上下颌骨、上颌窦和颞下颌关节。评估整个面部骨骼，以确认有无病理改变和关节的稳定，也需要判断上颌窦状况及是否进行处理。

如有需要，采用放射剂量较低的数字化根尖片来评估牙齿和牙间骨水平，该影像有助于观察邻牙骨高度和垂直骨高度。上前牙腭侧骨厚度的评估十分必要，腭侧骨形态和体积直接决定了能否行即刻修复。

当上颌前牙位点种植时，如果腭侧骨壁较厚，前牙区腭顶低平，此时存在一个骨量充足的"三角区"，在这个区域种植后可以即刻修复（图7-12，7-13）。

如果腭侧骨壁较薄，腭盖高拱，种植区无足够骨量，种植体植入后缺乏良好的初期稳定性，那么要慎重考虑即刻修复。骨量是否充足决定了种植体是沿牙齿长轴植入还是偏腭侧植入，理想的轴向位于切嵴稍偏腭侧，在切嵴和舌隆突之间。腭侧骨量决定了最终种植体的植入位置和稳定性，直接决定了能否行即刻修复。

使用CT扫描进行三维图像重建已成为确定骨厚度的标准方法。因为损伤和瘢痕的因素，不推荐直接翻起腭侧软组织瓣来测量骨壁。另一种方法是在局麻下，用尖锐的探针（如根管扩大针）在不同的点上测量软组织厚度，从而在石膏模型上描绘出下方的骨形态，得到直观的骨组织厚度及形态测量结果。但最精确的方法仍然是三维重建CT，精确度可达0.5mm。

牙拔除后的骨解剖外形

牙齿拔除后，可能有几种类型的骨缺损影响种植体的植入，本节讨论了拔牙后常见的10种局部骨形态，可能单独出现或联合出现（框表7-1）。

1. 唇侧骨壁缺损直至根尖。如果唇颊侧牙槽骨壁缺如，临床医生应当先植骨，再植入种植体。因为此种情况下，种植体的初期稳定性无法保证，所以即使同期行GBR术，成功的概率也不高，植入初期有动度的种植体不能形成可靠的骨整合。这种情况需要植骨重建后才能种植。

2. 唇侧骨壁部分缺损（3~6mm）。此类病

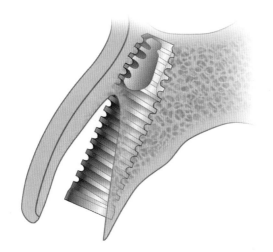

图 7-12　A. 牙拔除后，理想的种植体植入位置是牙槽窝稍偏腭侧

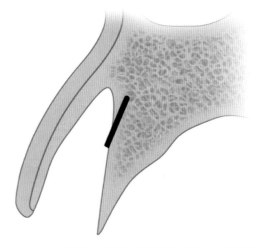

图 7-12　B. 示意图显示拔牙窝腭侧斜坡上先锋钻的位置与轴向，先锋钻必须准确定位，否则后续的逐级扩孔钻会滑向唇侧

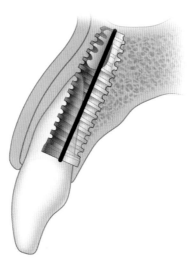

图 7-12　C. 示意图显示种植体植入轴向与先锋钻的关系

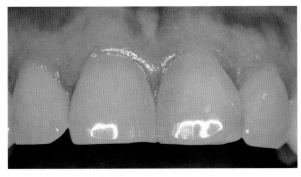

图 7-13　A. 术前观示右上中切牙根外吸收，计划拔除牙齿，即刻种植，即刻修复

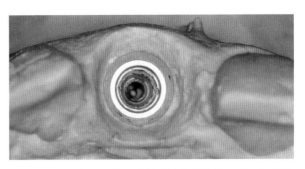

图 7-13　B. 术前取模，放置种植体替代体，其唇侧边缘位于计划中临时冠唇侧龈缘的腭侧 2mm

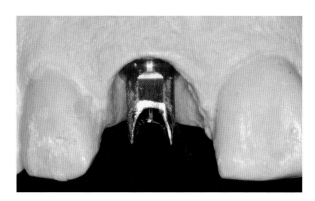

图 7-13　C.基桩调改后就位、固定，唇侧肩台位于龈缘下 0.5mm

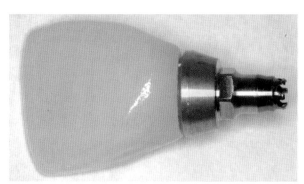

图 7-13　D.临时冠模拟天然牙，外形美观，比例协调，边缘高度抛光以保持牙龈健康。注意临时冠的自然外形，颈缘适当内收

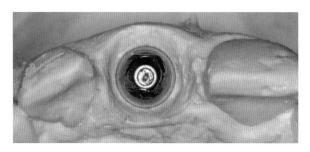

图 7-13　E.基桩就位于石膏模型

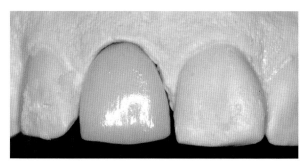

图 7-13　F.临时冠唇侧颈缘适当内收以利于龈缘保持在术前位置

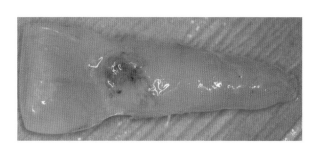

图 7-13　G.图示牙齿根外吸收

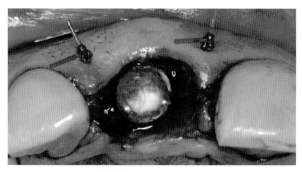

图 7-13　H.如文中所述拔除牙齿，并将种植体按石膏模型上确定的理想位置植入。基桩就位，用金螺丝固定。唇侧无骨缺损，骨壁厚度至少 1mm

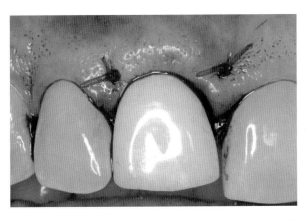

图 7-13　I. 临时冠就位，采用垂直褥式缝合使龈乳头轻度外翻。此例中技师未按修复医生选定的比色制作临时冠

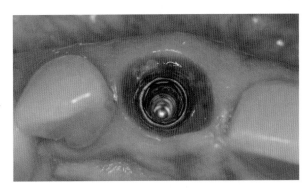

图 7-13　J. 愈合 4 个月后，去除临时冠和基桩，见龈袖口外形自然，牙槽嵴形状得以维持

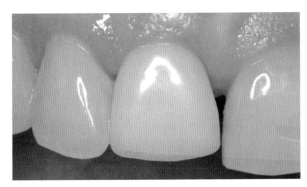

图 7-13　K. 临时冠在愈合期出现变色，内收的唇侧颈缘有助于维持龈缘位置

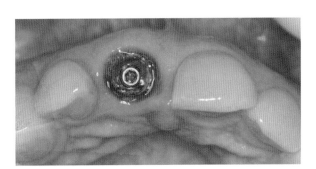

图 7-13　L. 终基桩就位，见嵴顶宽度充足

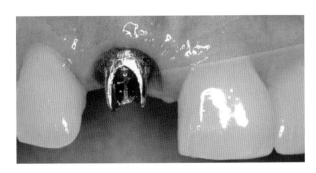

图 7-13　M. 终基桩就位后正面观。即刻临时修复体协助软组织成熟并塑形，这样种植体完成骨整合后可以很快完成最终修复，无须额外等待牙龈龈沟成形

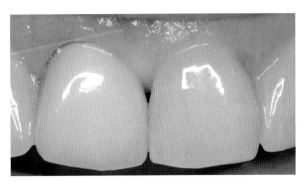

图 7-13　N. 最终冠修复体就位，尚未黏结固定。本例中此修复体需返回技工室调整颜色

1. 唇侧骨壁缺损直至根尖

2. 唇侧骨壁部分缺损（3~6mm）

3. 唇侧骨壁冠方缺损<3mm

4. 根尖下方缺少骨及邻近重要结构（如下牙槽神经、
   颏孔、鼻底和上颌窦底）

5. 舌腭侧骨壁缺损

6. 拔牙窝唇、腭侧倒凹

7. 牙槽窝各向均大于拟植入种植体

8. 牙槽窝卵圆形，唇舌径＞近远中径

9. 牙槽窝骨壁菲薄

10. 邻面骨缺失，邻牙牙根暴露

牙槽神经、颏孔、鼻底和上颌窦底。牙齿拔除后，颏孔可能接近第一或第二前磨牙的根尖，为了防止种植体植入时根尖下方的扩展备孔波及下牙槽神经管，引起感觉神经异常，建议先行植骨。在上颌，术前放射检查能明确拟拔牙的根尖是否接近鼻底或上颌窦底，当拔牙窝根尖下骨不足以维持种植体稳定性时，只能采用直径大于拔牙窝的种植体来获得稳定，此种情况常见于前磨牙，罕见于中切牙和尖牙，此时通常推荐植骨后延期种植。

例必须植骨。如果种植体能依靠近远中及腭侧骨壁固位且根尖下方有5mm以上的骨提供稳定性，可以植骨同期行种植，植骨材料采用颗粒状骨粉，例如人工骨、同种异体骨、异种骨或HA。此种情况下，常见问题是如果不移动龈缘就无法关闭创口，所以通常用胶原膜或游离腭黏膜瓣来封闭创口。如果外科医生不能确保美学效果且1/2的唇侧骨壁已经缺损，更加稳妥的处理是先植骨，4个月后再行种植体植入。

5. 舌腭侧骨壁缺损。此种情况不多见，因为舌腭侧骨在牙周炎症时是最后吸收的区域。此时必须先期植骨，如果近远中骨壁存在，那么采用GBR术仍可以恢复骨缺损。另外还有一些可行的方法，如从颏部取骨做Onlay骨移植，钛网支撑骨粉空间，使用帐篷螺钉来维持垂直空间，或生物膜覆盖Onlay植骨等。

3. 唇侧骨壁冠方缺损<3mm。此类情况常见于牙齿因大面积龋坏或折裂而拔除时。当牙齿拔除后，其唇侧骨吸收局限在距终修复体计划龈缘的3mm内。此时，种植体植入位置推荐在龈缘下3mm，再植入异种骨作为充填物来扩增软组织。（图7-14）。

6. 拔牙窝唇腭侧倒凹。此种情况常见于乳牙滞留而恒牙先天缺失的年轻患者的上颌前牙区，此时唇颊侧骨壁可能正常，腭侧皮质骨整体有倒凹或距嵴顶3~5mm处有倒凹，或沿种植体轴向有腭侧皮质骨的凹陷。此时必须植骨，但由于腭侧软组织致密，操作不便，植骨效果不理想。采用吸收时间较长的颗粒状骨（如烧结异种骨）行GBR术有可能成功，但并不能确保其成功率。腭侧骨缺损很难采用Onlay植骨，因腭侧致密的黏骨膜产生的持续压力会造成移植骨吸收，而GBR植骨后可能需要1年才能获得足量骨植入种植体。推荐使用CT导板植入种植体来避免植骨区软组织的翻瓣。

基台与种植体颈部肩台连接的特殊设计决定了种植体周最终骨水平，这点在种植体唇面尤其重要。对于生物薄型牙龈的患者，唇面骨缺失常常导致龈退缩而不是龈袋形成，因此用种植体保存嵴顶骨是重要的，但颈圈高而直的种植体或种植体与基台平齐连接常导致骨的根方退缩。因为邻牙乳头高度依赖于邻牙骨附着水平，所以颊侧骨水平对邻牙乳头的维持作用不大。目前最佳的种植体设计将基桩和种植体交界处的炎症带远离了骨界面，从而有助于种植体上端骨水平的维持。使用凹形的愈合基台在种植体周可形成空间，此空间将被厚型软组织和骨充填，在牙槽嵴水平保存和再建了骨组织。

4. 根尖下方缺少骨及邻近重要结构，如下

7. 牙槽窝各向均大于拟植入种植体。即刻种植时，拔牙窝内定位后序列扩孔直至种植体能植入并获得稳定。但当牙槽窝各向均大于拟植入种植体时，除非根尖下方有5mm以上的可利用骨确保种植体稳定，否则种植体很难获得初期稳定性。此时先行牙槽窝骨移植可以为将来的种植体提供理想的种植位点。下颌磨牙牙槽窝就是这种情况。

8. 牙槽窝卵圆形，唇舌径＞近远中径。卵圆形或"8"字形拔牙窝最常见于前磨牙区，此时定点应偏腭侧，以保证种植体轴向位于理想的位置，即位于将来修复体的中央窝或腭侧功能尖下方。种植体植入后，用骨粉填充其与唇侧骨壁的间隙以避免黏膜上皮长入。此种情况下是否植骨依赖于临床医生的判断，作者采用植骨以维持

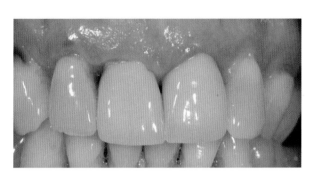

图 7-14　A. 67 岁女性患者，右上中切牙冠折。冠折平齐牙槽骨水平，修复医生和患者希望拔牙后即刻种植，并即刻固定临时修复

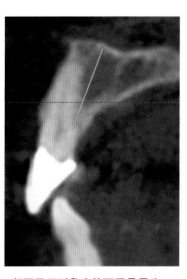

图 7-14　B. 断面显示到鼻底的可用骨量为 14mm，腭侧可用骨量足够

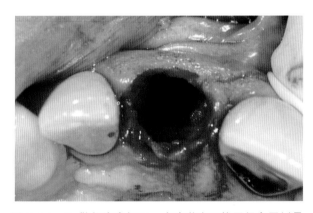

图 7-14　C. 做龈沟内切口，水冷激光下拔牙保存唇侧骨板，唇侧骨板厚约为 0.5mm

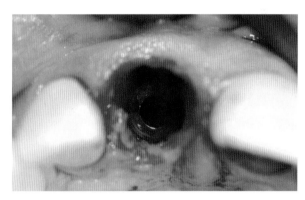

图 7-14　D. 拔牙窝的腭侧斜面上用球钻定位，依序使用扩孔钻备洞完成种植窝预备，植入 Ankylos B14 植体

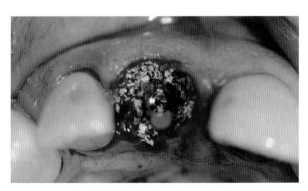

图 7-14　E. 根据修复基台选配套装，确定基桩为 15°的角度基桩，根据植体厂商推荐的扭矩上紧基台，在植体唇面和完整的唇侧骨板间植入异种骨

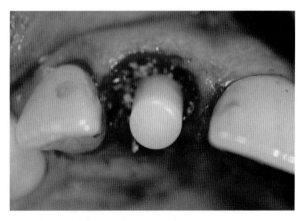

图 7-14　F. 修复医生放上塑料帽，粗化塑料帽表面并涂上黏结剂光固化

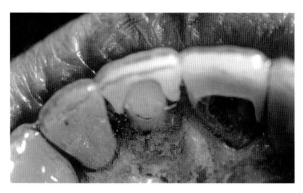

图 7-14　G.使用真空压膜片来确保塑料牙位于理想位置，用光固化复合树脂将塑料帽与调改好的塑料牙黏结

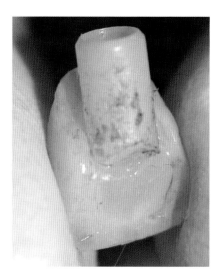

图 7-14　H.取下临时修复体，在空隙处再充填树脂，通过修整冠外形以塑形软组织，注意不要把树脂凸入到种植位点

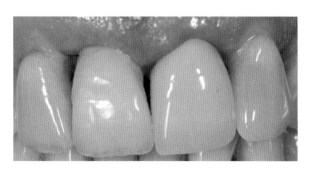

图 7-14　I.黏结临时冠，图示术后一周牙龈组织外形良好

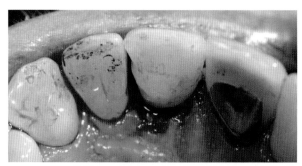

图 7-14　J.调殆使种植临时修复体没有咬合接触

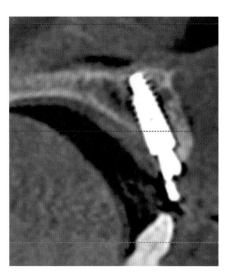

图 7-14　K.断面影像显示植体在计划的位置

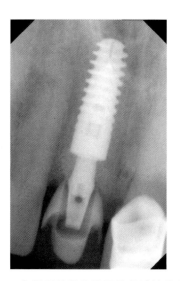

图 7-14　L.4个月后放射片显示骨盖过植体肩台，根尖区没有骨缺失

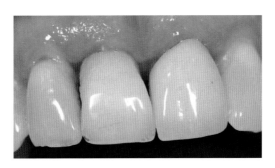

图 7-14　M. 种植 4 个月后，准备最终修复。

种植体唇侧骨壁的厚度[51]（图 7-11）。

9. 牙槽窝骨壁菲薄。即使采用特殊器械小心地拔除牙齿，唇侧骨壁也可能非常菲薄。此时只要种植体能依靠周边和根尖下骨获得初期稳定性，就可行即刻种植，并植骨填充植体和唇侧骨板间隙。如种植体表面暴露到根方，植体表面先使用自体骨，再在唇侧余留的骨面上覆盖异种骨。由于薄骨板吸收使牙槽外形不美观，在这种情况下不推荐使用同种异体骨，尤其是前牙区。在下颌后牙区这不是问题。如果骨量不足以提供初期稳定性，就考虑先期植骨后延期种植。

骨壁越薄，拔牙后吸收的概率越大。关于如何处置即刻种植时种植体周间隙目前尚存争议，但目的都是维持种植体唇侧骨壁厚度，从而塑造唇侧的根面突度并改善牙龈外形，使修复体好像从牙龈中长出一样。唇侧骨板越厚，维持唇侧外形的可能性越大。但目前关于如何可靠地维持唇侧骨壁厚度并无足够的科学证据。临床医生必须假定骨板会吸收，相应地植入吸收缓慢的植骨材料。

10. 邻面骨缺失，邻牙牙根暴露。在美学区，牙间龈乳头的支持取决于邻牙骨嵴高度。如果邻牙骨缺损，拔牙窝内暴露邻牙根面，则牙间龈乳头预后不良。此时，应先行拔牙窝骨移植术，同时应当意识到邻间隙的最终骨水平将低于理想骨水平。此时，可以采用的方法有：通过邻牙牵引将骨冠向牵张，拔除牙齿后植骨以恢复牙槽嵴的垂直高度，或者拔除牙齿后采用烤瓷桥修复。

适应证和种植体稳定性

即刻种植的适应证包括：①拔牙窝内无脓性分泌物；②牙龈健康无过度增生或红斑；③无急性根尖周炎症；④骨量充足能保证种植体植入稳定性；⑤当拔牙窝大于拟植入种植体周径时，根尖下方有足够的骨保证种植体的初期稳定性。

临床医生如何确定种植体植入后是否有足够的稳定性以获得良好的预后呢？带刻度的扭矩扳手可以协助判断种植体的初期稳定性；另一个方法是使用共振频率分析仪，它提供了一个与种植体稳定性相关的数值（ISQ），ISQ ≥ 65 代表种植体的初期稳定性可以满足即刻修复的需要，并能无障碍愈合。植入扭矩大于 35N.cm 也可即刻临时修复。

特定牙齿的外科技巧

一般情况

如果患者需要即刻种植，术前计划包括术后的即刻修复，可以采用 Essix 真空压膜固位的活动修复体修复缺牙区，也可以采用树脂黏结桥修复，只要不压迫术区并能在将来二次手术时易于去除即可。也可以采用可摘局部义齿临时修复，但由于会对种植体的腭侧产生压力，因而并不是很理想的选择。如果种植体初期稳定性良好，也可以采用种植体支持的即刻临时义齿修复。

首先采用拟拔牙的根尖片进行术前评估。因需要观察根尖下方的骨量，故 CBCT 扫描对于单颗牙也是必需的，图像的准确度可达到 0.5mm，而全景片可能有 20% 的放大。而临床检查必须排除拔牙窝溢脓或其他急性炎症表现，在术前咨询时就应确定即刻修复的方案。

治疗计划中，理想的顺序是拔牙后即刻种植，然后直接将最终基台安装就位，再戴入临时冠，所有步骤都在拔牙当天完成。一段时间后再取最终印模完成修复，在这些过程中成品基桩可以用于成形牙龈。由于不再移除基台，对牙龈的损伤很小。由于软组织可黏附在愈合基台上，当拧下愈合基台时软组织处又成为开放性伤口。这样每次拆卸基台都会有创伤，因此可能会影响最终的修复结果。

第二种情况是拔牙，即刻种植，放置解剖式愈合基台。这样可形成解剖式龈缘，便于最终修复牙冠戴入，而较少需要暂冠塑形牙龈。解剖式基台需要修复医生术前在模型上制作。

第三种情况是拔牙，即刻种植，放置传统圆形愈合基台。基台有凹形龈下外形，能形成较厚的牙龈组织。在种植体形成骨整合后，需要临时修复体进行牙龈塑形，直至戴入最终修复体。

第四种情况是拔牙，即刻种植并上覆盖螺丝。在中切牙位点很少这样，因为牙龈嵴可能偏平，唇侧龈缘退缩。

如有必要，拔牙前取印模，在门诊压制Essix式保持器，拔牙后将牙冠调磨后放入其中即可完成临时修复。另一种方法是技工室调磨基桩并制作临时冠，或者临床医生椅旁制作临时冠，但应注意避免即刻种植的种植体过度负荷。

手术采用局麻，待局麻药和其中的血管收缩剂起效后，用小刀片（15c）做龈沟内切口。将刀片紧贴牙面切至骨-牙结合处，避免损伤龈缘，不做松弛切口。

用薄的器械显露骨-牙交界，避免分离唇侧骨膜，Hirschfeld #20骨膜剥离子是理想的器械。薄的牙周膜刀置于龈沟内滑行至骨-牙交界处，轻柔施压或轻轻敲击使之楔入牙根面与牙槽窝骨壁间，此操作从颊面近远中轴线角和腭侧进入。牙周膜刀需进入牙根全长的2/3，以充分松动牙根，牙钳使用旋转力，垂直轻柔拔除牙齿，唇颊向摇动幅度尽可能小，避免损伤唇侧骨壁。拔除牙齿后，刮尽肉芽组织并探查骨壁完整性。精细的激光探头未来将取代牙周膜刀用于微创拔牙。

骨壁检查完后，开始序列备孔。根据不同区域，在理想的植入位置用球钻定点。种植体植入后，在唇侧植骨修复缺损，覆盖螺丝或愈合基台就位，戴临时义齿。

中切牙

局麻后，做龈沟内切口，可包括龈乳头，但不要切开龈乳头。用薄剥离子（Hirschfeld #20）显露骨-牙交界，分离牙根，为了保护唇侧薄骨壁，医生使用牙周膜刀插入牙周膜间隙，轻轻敲击，患者可能不喜欢这种声音和敲击感。可以使用带有牙周膜刀头的超声骨刀来分离骨与牙根，另外一种选择是使用水冷激光来无创形成间隙，辅助拔除牙齿。骨与牙根分离后，使用小牙挺轻柔移动牙齿。牙钳尽量避免摇动，防止损伤唇侧骨板，轻柔拔除牙齿，有时会带出肉芽组织。

用无菌生理盐水冲洗并探查牙槽窝，直视结合刮匙明确骨壁是否完整。如果术前CBCT横断面显示腭侧骨板薄，需翻起腭侧黏骨膜瓣明确腭侧骨量是否充足。因为种植体要植于拔牙窝腭侧斜面上，确认其存在非常重要。在备洞过程中，可以用牙周探针探查骨壁完整性。CBCT的横断面影像可直接观察解剖结构，因此医生可减少翻瓣范围。

根据修复原则指导种植体植入理想的位置十分重要，如果骨量不足，医生应先期植骨，愈合后再按理想位置植入，如果勉强植入种植体，则其远期效果并不理想。

在中切牙区，种植体应当于腭侧植入使种植体中轴线通过拟修复冠切端或稍位于其腭侧（图7-14，7-15）。此外，种植体唇面应距邻牙唇面相连的弧线1.5～2mm；2mm的预留空间可以避免拟修复冠的颈部过于膨隆。

用球钻制备1～2mm深的孔用于定点（图7-14，7-15）。术者用所选种植系统的麻花钻，沿球钻定下的点备孔，避免麻花钻在牙槽窝腭侧壁上打滑，保证所备孔的轴向理想，然后逐级完成备孔。需要注意的是牙槽骨的第一个洞将决定种植体的舌侧位置，因为后面的序列钻仅能去除少量的腭侧皮质骨，而偏向唇侧牙槽窝内的骨质密度差，钻头易滑向阻力小的牙槽窝内。种植体应植入根尖下，并与腭侧和近远中骨壁形成嵌合（图7-14）。种植体植入备好的窝洞，术者注意控制植入轴向，沿所备的孔准确植入，避免沿牙槽窝内壁滑至根尖。

种植体就位后，距模拟修复体的唇侧龈缘约3mm，唇侧骨壁和种植体的间隙内植入骨粉颗粒

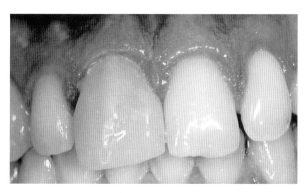

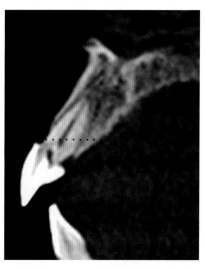

图 7-15　A. 患者外伤，右上中切牙折断，图示临时冠修复

图 7-15　B. 断面影像显示腭侧骨板充足，可保证植体稳定

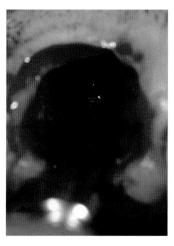

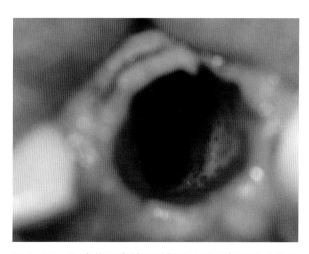

图 7-15　C. 水冷激光辅助下在牙齿唇侧表面制备间隙帮助拔除牙齿，并保存薄的唇侧骨板。在拔牙窝的腭侧斜面上用球钻制备种植体植入位点

图 7-15　D. 在拔牙窝的腭侧斜面上逐级备洞形成种植骨孔

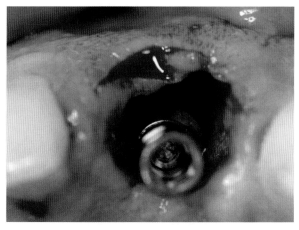

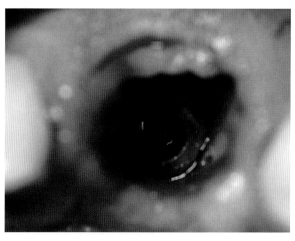

图 7-15　E. 植入种植体，可见植体携带体在拔牙窝的腭侧壁位置

图 7-15　F. 移除植体携带体，可见植体距离唇侧龈缘 3mm

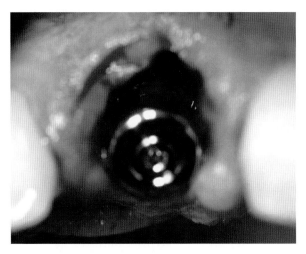

图 7-15　G. 对于该患者，临时修复体采用可摘义齿。愈合基台就位后与腭侧龈缘紧贴。在种植体唇面和菲薄而完整的唇侧骨板间存在间隙

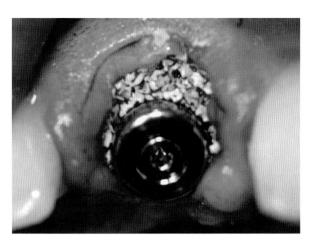

图 7-15　H. 间隙内压紧异种骨，用精细充填工具将移植材料从根尖到牙槽嵴中部压紧以维持牙槽嵴外形

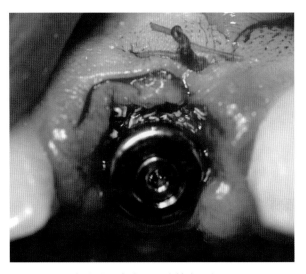

图 7-15　I. 在种植位点水平褥式缝合牙龈

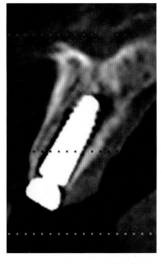

图 7-15　J. 断面 X 线影像显示种植体轴向与治疗计划完全一致，长轴稍偏牙齿切嵴的腭侧，与对颌切牙切缘相协调

或术中收集到的自体骨。使用异种骨来填充间隙，保存牙槽骨外形。

　　一期手术可以安放愈合基台，应限制基台高度，以避免临时冠对其产生压力。如果采用即刻修复，则计划中应包括技工室预先调磨的基桩并制作临时冠。注意要调磨临时冠咬合使其与对颌牙无接触，所以临时冠通常比邻近中切牙短1mm，以避免对种植体产生咬合力。

　　中切牙区即刻种植时，临床医生也应当考虑唇侧骨壁厚度。如果唇侧骨壁很薄（<1mm），

唇侧骨板吸收会形成扁平的牙槽嵴外形，生物薄型牙龈的患者此种情况多见。如果唇侧骨壁较厚（1.0~1.5mm），骨吸收后仍有部分唇侧骨壁得以保存，牙槽嵴外形能得以维持。

　　临时冠唇面颈缘突度对于维持唇侧龈缘非常重要，应适当修整出凹面以利于龈缘冠向生长，而不是被推向根方。即刻种植后，龈缘愈合时会像其他软组织一样产生牵缩，如果临时冠唇侧颈缘过凸，唇侧龈缘将会根向退缩而不会冠向生长，因而会影响最终修复效果。

一般来说，即刻临时修复应遵循以下制作原则：①不干扰外科种植位点；②如果是单件式基台要直接拧在种植体上，在暂冠制作过程中不能再拧动，因为旋转过程有可能移除或松动植入的种植体；③注意避免干扰置于种植体和骨壁间的植骨材料；④暂冠不能在口腔内重衬以避免修复材料流至移植物处和手术区域；⑤临床两件式基台更为理想，因为基台没有旋转力就可与种植体直接分开，拆卸较为简单，不受过大的力；⑥修复体的制作可采用以下技工室程序，术前在模型上根据数字化导板放置种植体替代或者体种植时采用定位卡（导模技术）转移种植体位置关系，将牙冠与预成帽被动连接；⑦临时修复体的边缘应该光滑，易于维持清洁卫生。

侧切牙

侧切牙区因为间隙较小而骨壁较薄，因而比较特殊。术前计划的制订同中切牙。因侧切牙较邻牙短，即刻修复时比中切牙易于控制咬合接触。

做龈沟内切口，分离牙龈，微创拔牙后，评估骨量。侧切牙区有必要明确腭侧骨壁厚度和形状。种植体按照天然牙长轴，紧邻根尖腭侧植入。侧切牙根尖可能位于理想种植体植入的轴向上，也可能稍偏唇侧，此时需要调整种植体的轴向，避免在根尖区造成唇侧穿孔。

因为拔牙窝深度通常超过外科工具盒中配套的球钻长度，所以经常需要加用延长杆。

因为侧切牙颈部宽度常为 4mm 或更窄，所以此区通常应用小直径的植体。即使侧切牙嵴顶近远中距有 6mm，采用 4mm 或更大直径的植体也会导致牙冠颈缘呈"方形"而不是理想的"尖圆形"，因为植体龈缘下的外形会影响牙冠穿龈处的形状。使用 3.4mm 或 3.0mm 基桩时，种植体通常可填满侧切牙拔牙窝而无须植骨。偶尔，侧切牙根较为粗大或唇舌向为长椭圆形时，需在种植体和唇侧骨壁间植骨填充间隙。当种植体植入后，采用如前所述处理中切牙的方法完成剩余步骤。

尖　牙

上颌尖牙根形粗大，牙根唇腭侧外形与近远中不同。牙齿拔除后，唇侧骨壁常极薄，多伴唇侧骨裂，尤其是有正畸史或牙周病患者。若骨壁极薄，牙槽窝又大，此时建议先行植骨，除非 CBCT 显示腭侧三角形区域有充足骨量。

在尖牙区即刻种植，如想让种植体中轴通过舌侧隆突，则必须于拔牙窝的腭侧骨壁斜面上植入。根据该区的解剖特点，腭侧骨壁通常较薄，需要术中明确，尤其是腭盖高拱的患者。如果腭侧骨壁薄，而种植体必须偏腭侧或在拔牙窝腭侧骨壁斜面上植入时，建议先期植骨，延期种植。

尖牙区的近远中径是决定种植体能否获得稳定性的重要因素，尖牙的根较长，根尖接近鼻底或上颌窦底，所以根尖下方通常骨量不足。如果尖牙根尖与梨状孔边缘平齐，通常拔牙窝的骨量可允许植入 1 颗较长的种植体。

如果拔牙窝周径较小，种植体可以通过牙槽窝壁获得固位，或根尖下方有足够的骨量提供固位，可以采用前几节所述的方法行即刻种植。

前磨牙

上颌前磨牙通常为"8"字形根，如果是双根，则存在牙根间隔，如果是融合根，则两根间存一狭窄裂沟。无论哪种情况，由于腭尖是功能牙尖，所以理想植入位置是腭侧牙槽窝。如有需要，连接延长杆，球钻定点。前磨牙区通常采用 4mm 直径种植体，但双根的情况下可利用空间更小。种植窝需预备至根尖下 4 ~ 5mm。如果根尖下方接近上颌窦，或拔牙窝直径过大，无法提供种植体初期稳定性，建议先行植骨，延期种植。CBCT 影像可用于判断牙根直径。基于拔牙前影像，外科医生还可以判断是行即刻种植还是先期植骨（图 7-16）。

如果上颌窦底接近根尖，应先期植骨并等骨愈合完成后，重摄 X 线片测骨量后，再决定植入短种植体还是需做上颌窦底提升。

下颌前磨牙处理方式相同。由于下牙槽神经管通常接近根尖，所以常规处理是先期植骨，延期种植，以避免损伤下牙槽神经。

下颌切牙

下颌切牙区解剖结构特殊，适合即刻种植，其拔牙后骨高度、骨壁厚度及植入轴向都比较理想。采用龈沟内切口，但通常此区需做小的垂直附加切口以利于直视唇舌侧骨壁。必须明确舌

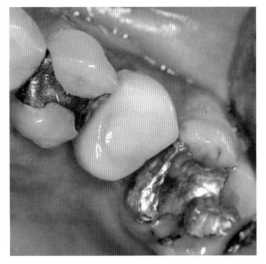

图 7-16　A. 第二前磨牙拔除前

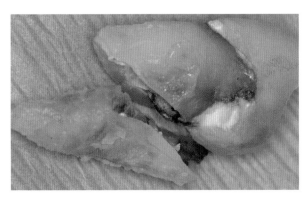

图 7-16　B. 牙齿纵裂，用牙周膜刀分段拔除，不损伤唇侧骨壁

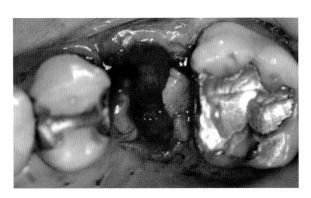

图 7-16　C. 拔牙窝呈"8"字形

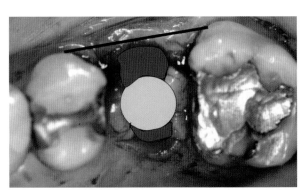

图 7-16　D. 种植体应当在距邻牙颊面连线腭侧 2mm 以上植入。邻牙唇面已用黑线标出

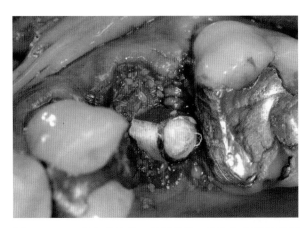

图 7-16　E. 植入种植体，基桩就位，植体与颊侧骨壁间裂隙填充骨材料。先安放基桩，再植骨，避免骨颗粒落入种植体中心螺孔内

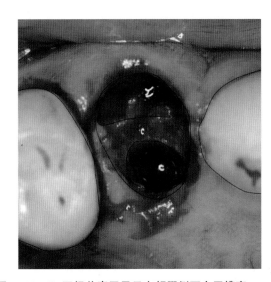

图 7-16　F. 双根前磨牙显示有颊腭侧两个牙槽窝

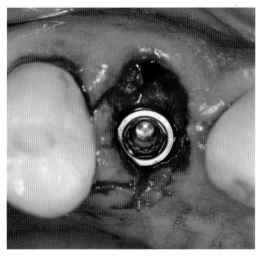

图 7-16 G. 于腭侧拔牙窝植入种植体，保存牙根间隔，颊侧拔牙窝植骨

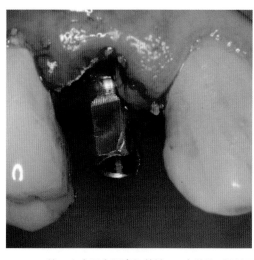

图 7-16 H. 技工室内预先调磨好基桩，口内就位，螺丝固定。基桩冠方留下足够间隙，以利临时冠制作并调空咬合

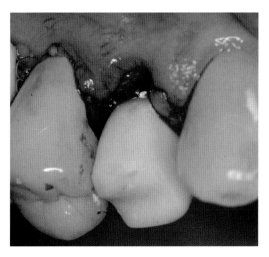

图 7-16 I. 临时冠就位，检查并调空咬合，无须缝合

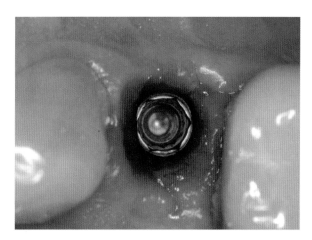

图 7-16 J. 愈合 4 个月后，移去基桩，取终印模

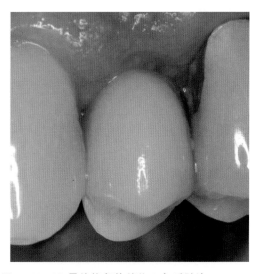

图 7-16 K. 最终修复体就位 2 年后随访

侧有无骨凹陷以防止舌侧皮质骨穿孔。微创拔除牙齿，避免唇舌向摇动，减少唇侧骨壁缺损。明确局部骨外形后，避开邻牙牙根，植入小直径种植体，安放 2~3mm 高的愈合基台，用角针可吸收缝线关闭创面。通过邻牙支持或黏结来进行临时修复。

上前牙拔除后种植修复唇侧龈缘维持策略

基于前面章节的讨论，临床医生能利用相对简单的指导思路选择处理方法及其先后顺序。关于美学区有以下几个假设。

1. 如果唇颊侧龈缘初始位置理想，在最终种植修复体就位 6 个月后，龈缘根向退缩约为 1mm。研究明确指出种植修复完成 2 年后，唇颊侧龈缘退缩平均 0.4mm，个别病例甚至达到 1.4mm。所以外科医生应当将龈缘退缩的量考虑在内，为修复医生多留出 1mm 的龈缘高度。对于高笑线和美学要求较高的患者，这点尤其重要。当拟拔除中切牙时，按图 7-17 中所展示的临床检查项目逐项记录。

2. 如果唇颊侧牙龈较厚，牙龈退缩的可能性变小。此结论基于长时间的多项研究结果，包括行冠延长术等传统牙周研究。临床医生观察证实了生物厚型牙龈患者在骨重新塑形时牙龈退缩较少。

3. 如果颊侧牙龈较薄，就可能发生龈缘的根向退缩。此假说的依据是一些回顾性文献报道生物薄型牙龈的患者在骨重建的过程中会发生龈缘退缩。

4. 唇侧骨壁较薄或有骨缺损的患者更易于发生龈缘退缩[52]。

如果颊侧龈缘已经接近最终修复体设计的位置，就需要在治疗过程中冠向移位，并用愈合基台形成帐篷支撑。如果颊侧龈缘比最终修复体设计的龈缘位置还要根向退缩 1mm，则推荐拔牙前进行牙齿的冠向正畸牵引，牵拉软硬组织冠向移位以获得较为理想的龈缘位置，通常正畸牵引的方法较为可靠。如果植骨材料置于愈合基台的凹形部分，在临时修复或者愈合基台周围留有空隙，龈缘可能冠向移动 1~2mm(图 7-7、7-18)。

如果唇侧骨壁虽薄但无缺损，种植体唇面与唇侧骨壁间的裂隙需要植骨填补，移植骨应当选慢吸收型以维持空间，并在唇侧骨塑形后维持牙槽嵴形状。Cardaropoli 等 [53] 证实在种植基桩就位后，唇侧骨壁厚度通常减少 0.7 ~ 1.3mm。唇侧骨壁厚度随时间会变化，直至承受功能性负荷后吸收和重建逐渐达到生理平衡为止。此种唇侧骨壁的吸收变薄是即刻种植时种植体唇侧植骨的理论基础。

如果牙龈较薄，应当通过结缔组织移植予以增厚[54]。所以，对于任何牙齿拔除区：①因为唇侧骨壁较薄，可能需要骨移植；②为了抵抗牙龈的退缩，可能需要结缔组织移植以以将生物薄型牙龈改造为生物厚型牙龈；③需要植入种植体，以避免延期植入时的美学不利变化。

1. 静息时切牙显露：_____

2. 微笑时切牙显露：_____

3. 切牙长度：_____

4. 唇颊侧龈缘当前位置：_____极好

　　距最终设计冠方_____mm

　　距最终设计根方_____mm

5. 牙龈厚度：_____厚　_____薄　_____厚/薄

6. 唇侧骨壁厚度：_____超过 1.5 mm　_____少于 1.0 mm

　　唇侧骨缺损：_____小　_____大

图 7-17　中切牙拔除患者临床登记表示例

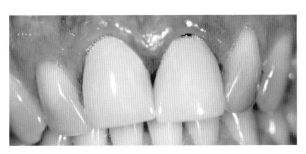

图 7-18　A. 左上中切牙冠折术前口内照片，可见左上中切牙的唇侧龈缘比右上中切牙的位置更靠根方

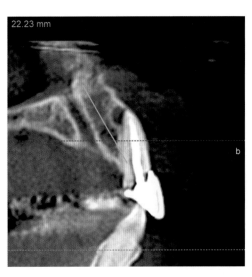

图 7-18　B. 断面影像显示牙根内倾，牙冠前凸，腭侧骨板充足可稳定种植体

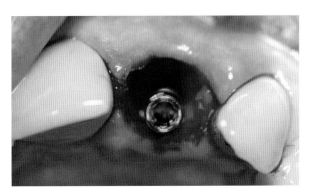

图 7-18　C. 做龈沟内切口，使用水冷激光在患牙和唇侧骨板间制备间隙，拔除患牙。在拔牙窝的腭侧斜面植入 Ankylos 植体，携带体显示植体位置理想，轴向与邻牙协调

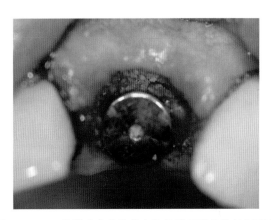

图 7-18　D. 从钻头上收集的自体骨置于种植体的唇面上

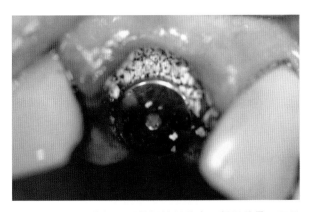

图 7-18　E. 植体与唇侧骨板的间隙内压紧异种骨，可见异种骨粉略低于愈合基台，充填满愈合基台的凹面，预留牙龈长入的空间

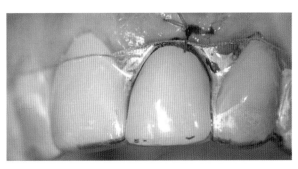

图 7-18　F. 使用真空压塑保持器进行临时修复。在缺牙位置放置原有牙冠（将原有牙齿磨除牙根，牙冠修短 2mm）

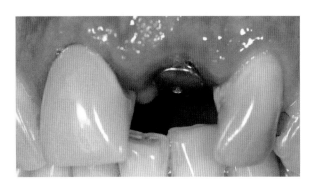

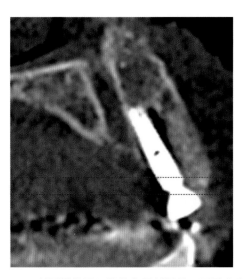

图 7-18　G. 手术后 4 个月，软组织沿愈合基台周围生长，龈缘冠方移位

图 7-18　H. 断面影像显示植体和唇侧骨粉，可见愈合基台的凹形空间充满骨粉

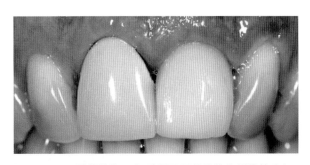

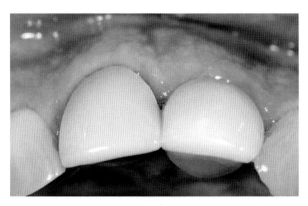

图 7-18　I. 最终修复 1 年后显示牙龈边缘位置维持良好

图 7-18　J. 殆面观，即使放置异种骨，但牙槽外形凸度仍小于邻牙

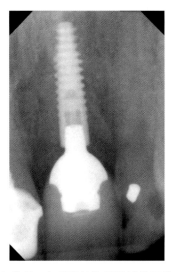

图 7-18　K. 修复 1 年后放射片显示骨粉仍维持在种植体颈缘的冠方

以下病例展示了牙齿拔除后，处理唇侧龈缘退缩的各种方法。

病例展示

生物中厚型牙龈，唇侧龈缘理想，中切牙折断伴薄而完整的唇侧骨壁

患者右上中切牙折断，要求拔除后种植，牙齿已形成根骨粘连，目标是修复缺失牙，获得理想的龈缘和自然的外观（图 7-19）。

问题列表

①右上中切牙牙龈中等厚度；②唇侧龈缘位于邻牙冠方 1 ~ 1.5mm（图 7-19）；③唇侧根面有骨覆盖（图 7-19）；④与邻牙相比，右上中切牙轻度突出；⑤高笑线，微笑时露龈。

治疗目标

①维持中等厚度牙龈，限制龈退缩；②种植体植入同期植骨，填充唇侧薄而完整的骨壁与种植体唇面间的裂隙，以维持唇侧骨壁外形；③制作种植体支持的临时冠，要求比例合适，外形美观，能维持龈缘形态。

治疗顺序

①用 Essix 压膜保持器（DENTSPLY Raintree Essix Inc.,Sarasota,FL）制作可摘临时义齿；②做龈沟内切口，拔除牙齿，沿理想轴向植入种植体，种植体与唇侧骨壁间的间隙内植入相对不易吸收的异种骨，安放愈合基台，引导牙龈愈合（图 7-19）；③种植体完成骨整合后，制作美学临时修复体（图 7-19）；④用临时修复体引导牙龈塑形，使其达到理想美学效果，制作最终修复体（图 7-19）。

此例患者需要拔除牙齿，保护唇侧骨量，维持龈缘位置，根据其外形、点彩和与邻牙相近的色泽，判断为中等厚度牙龈。牙冠外形适中。采取的步骤包括拔除牙齿，保存菲薄的唇侧骨壁，在腭侧骨壁植入种植体，在植体与完整的唇侧骨板的间隙内植骨，用 3mm 的短愈合基台维持牙龈外形并保持垂直高度。

外科操作

局部浸润麻醉左右侧中切牙，用 15c 刀片做龈沟内切口，薄的骨膜剥离子分离牙龈至根骨交界，用牙周膜刀形状的超声骨刀刀头分离牙根，注意保护唇侧薄而完整的骨壁，松动牙根，钳夹拔除，唇侧骨壁完整。

用球钻在拔牙窝腭侧骨壁上定点，逐级备孔后植入种植体，植体完全就位后安放 3mm 高愈合基台。异种牛骨紧密填塞种植体周骨间隙，采用垂直褥式缝合使牙龈紧密贴附在愈合基台上。Essix 临时冠就位，调磨桥体使其与基桩和邻近软组织无接触。

修复操作

4 个月后骨与种植体完成骨整合，牙槽嵴外形理想。龈缘在邻牙冠方 2mm。取种植体水平印模，调磨临时基桩，黏结临时冠。注意调磨使临时冠唇侧龈边缘下稍呈凹形，避免对唇侧龈缘产生压力。临时冠诱导形成理想的软组织外形后，定制全瓷基桩，使用长石质底层冠以模拟邻牙的光透射，完成最终的全瓷修复体。

生物薄型牙龈，唇侧骨壁薄（病例 1）

患者缺少唇侧骨壁，唇侧牙龈较薄，经逐步分期处理，唇侧龈缘稳定在理想修复体边缘下 1.5mm（图 7-20）。

问题列表

①左上中切牙牙龈薄；②唇侧龈缘与邻牙齐平；③粘连的左上中切牙牙根唇侧骨壁菲薄或缺如；④高笑线，微笑时露龈。

治疗目标

①拔牙后即刻植骨以维持唇侧骨外形；②制作比例和功能合适的种植体支持临时冠，长期维持牙龈外形。

治疗程序

①制作可摘临时义齿；②龈沟内切口，拔除牙齿，拔牙窝植骨以重塑缺失的唇侧骨壁；③4 个月愈合后，沿理想位置植入种植体；④结缔组织移植以调整生物薄型牙龈为生物厚型牙龈；⑤种植体完成骨整合后，制作美学临时修复体；⑥临时冠诱导达到理想的美学效果后，制作最终修复体。

生物薄型牙龈，唇侧骨壁薄（病例 2）

患者左上中切牙折断，牙齿轻度唇倾，唇侧

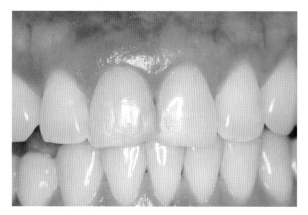

图 7-19　A. 50 岁女性患者右上中切牙折裂，牙龈中等厚度，唇侧龈缘位于邻牙冠方 1.5mm，牙齿轻度前突，提示唇侧骨壁可能较薄

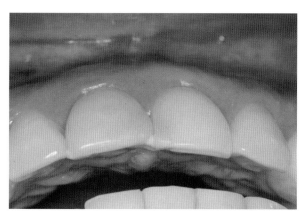

图 7-19　B. 殆面观进一步证实患者为生物中厚型牙龈，牙齿轻度前突

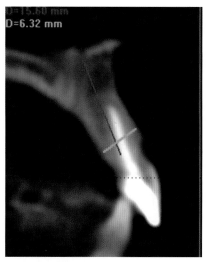

图 7-19　C. 断层图像证实牙齿需拔除，唇侧骨壁薄，腭侧骨壁完整，红线为理想的种植体植入轴向，牙槽嵴宽度适合种植体植入，需植骨维持唇侧牙槽嵴外形

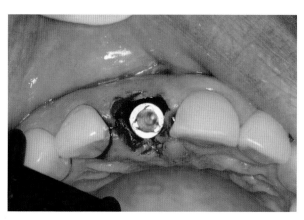

图 7-19　D. 殆面观，种植体植入深度为理想龈缘下 3mm，可依靠左上中切牙龈缘来判断。种植体和菲薄而完整的唇侧骨壁间存在骨间隙

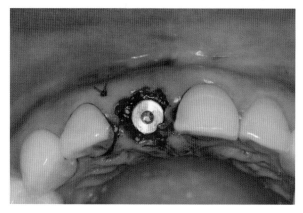

图 7-19　E. 异种牛颗粒状骨植入骨间隙以长期维持牙槽嵴外形，3mm 高愈合基桩就位，并将骨颗粒紧密填塞直至与基桩上端平齐

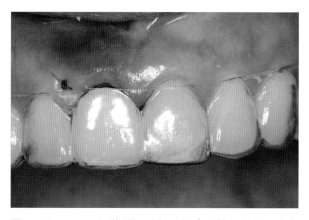

图 7-19　F. Essix 临时冠就位，调磨桥体使其不压迫愈合基桩和牙龈，考虑到术后水肿，预留足够空间

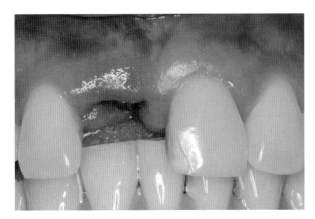

图 7-19　G. 4 个月后，唇侧龈缘较理想龈缘冠向高出 2mm，这为修复医生制作临时和最终修复体提供了灵活性

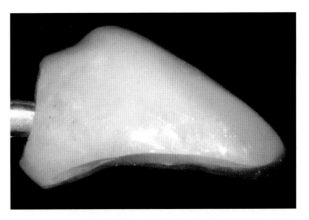

图 7-19　H. 制作临时冠，使其唇侧龈缘下呈凹形，避免对唇侧龈缘产生压迫造成龈缘退缩，此临时冠需维持几周直至软组织稳定

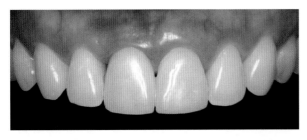

图 7-19　I. 临时冠外形和美学效果较好，唇侧龈缘冠向移位，已和邻牙龈缘平齐

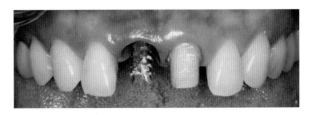

图 7-19　J. 临时基桩就位，临时冠已塑造形成龈沟。邻牙制作冠修复体以改善外形和颜色

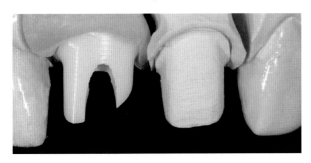

图 7-19　K. 种植体全瓷基桩，邻牙制作全瓷冠

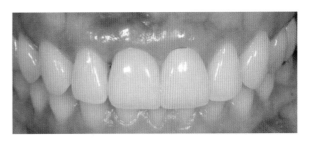

图 7-19　L. 最终修复体满足了功能和美学要求（修复由 Paulino Castellon 医生完成）

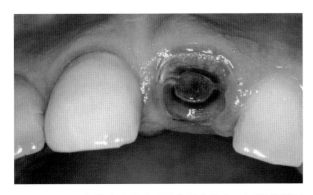

图 7-20　A. 术前𬌗面观显示牙齿轻度前突，唇侧骨板可能较薄。生物薄型牙龈，龈缘位于邻牙龈缘根向约 0.5mm

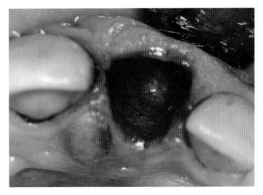

图 7-20　B. 拔牙时做龈沟内切口，不损伤邻近龈乳头。微创拔除牙齿，见嵴顶区唇侧约 4mm 骨裂隙，余留唇侧骨壁较薄

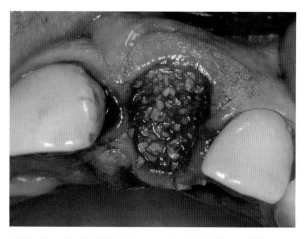

图 7-20　C. 拔牙窝内植入人矿化皮质骨颗粒，颗粒大小为 350~500μm。采用约 0.5mL 骨粉严密填塞拔牙窝

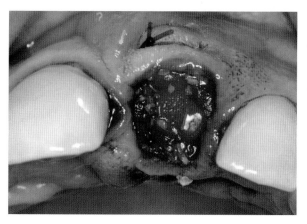

图 7-20　D. 移植骨粉上方放置一片止血胶原（CollaPlug，Zimmer Dental，Carlsbad，California），4-0 铬线水平褥式缝合固定

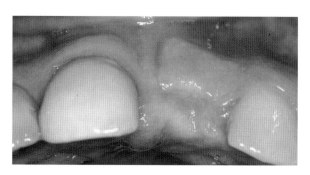

图 7-20　E. 4 个月后，植入种植体，再 3 个月后，见牙槽嵴水平骨缺损明显

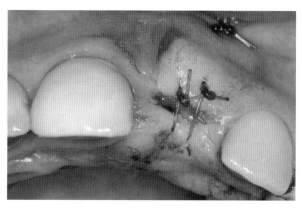

图 7-20　F. 结缔组织移植（拔牙后 7 个月）增宽唇侧牙槽嵴，为终修复体提供足够厚的软组织

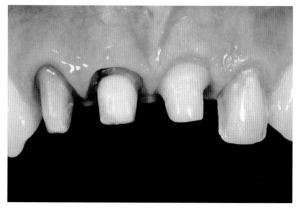

图 7-20　G. 预备 4 颗切牙，拟行冠修复。左上中切牙全瓷基桩唇侧龈缘已经根向移位 1mm

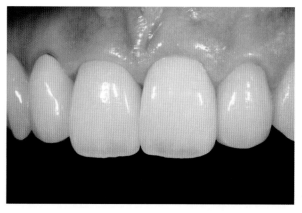

图 7-20　H. 最终修复体美学效果理想，患者满意，但唇侧龈缘与邻牙相比有 1mm 的根向退缩（修复由 Markus Blatz 医生完成）

牙龈薄，骨壁薄伴缺损。在理解到早期软组织可以转换生物型以防止牙龈退缩前，通常是拔牙后行拔牙窝骨移植，延期行结缔组织移植。此病例既未行冠向龈瓣滑行贴附愈合基台，也未行正畸牵引，结果唇侧龈缘退缩了约 1.5mm。选择此病例主要是为了说明精确序列治疗的必要性。

术前评估显示唇侧龈缘位置理想。生物薄型牙龈，唇侧骨壁薄伴缺损。需拔除牙根，在牙槽窝植骨以恢复充足的骨量，以利于种植体理想植入，薄牙龈也应适当处理。此病例证实了 Kan 等[52] 的研究结果，拔牙后若唇侧骨壁薄又未妥善处理牙龈则会发生唇侧龈缘退缩。薄骨壁吸收很快，伴随骨重建、龈缘退缩。

拔除患者牙齿，拔牙窝植骨。约 4 个月后植入种植体，临床观察牙槽嵴宽度进一步减少。拔牙后 7 个月，结缔组织移植以改善嵴顶区软组织厚度。此时，龈缘已经退缩，牙槽嵴萎缩影响了最终修复效果。更理想的治疗计划是：拔牙，牙槽窝植骨同时行结缔组织移植，这样增厚的龈组织更有利于对抗龈退缩。

唇侧牙龈薄，龈缘理想，唇侧骨缺损

患者左上中切牙生物薄型牙龈（图 7-21），唇侧龈缘与邻牙齐平，邻牙长度和外形理想。牙龈薄，龈乳头缺失，外观红而光亮；透过薄牙龈显露出冠边缘。

问题列表
①左上中切牙牙龈薄；②唇侧龈缘与邻牙齐平；③牙根唇侧骨壁薄或缺失；④高笑线，微笑时露龈。

治疗目标
①转变薄牙龈为厚牙龈以限制龈缘退缩；②重建缺失的唇侧骨壁；③制作比例和功能合适的种植体支持临时冠，长期维持牙龈外形。

治疗程序
①用 Essix 压膜制作可摘临时义齿；②做龈沟内切口拔除牙齿，上皮下结缔组织移植以改变生物薄型牙龈为生物厚型牙龈，拔牙窝植骨以重塑缺失的唇侧骨壁；③愈合后，制作放射模板，CT 指导下制作外科导板，定制个性化愈合基台，不翻瓣植入种植体；④用 CT 辅助设计制作的外

科导板指导定制个性化愈合基台，引导种植体替代体在工作模型上就位；⑤植入种植体，并安放定制的个性化愈合基台以诱导牙龈塑形；⑥种植体完成骨整合后，制作美学临时冠，临时冠诱导达到理想的美学效果后，制作最终修复体。

1. 用 Essix 压膜制作可摘临时义齿。灌注上颌石膏模型。如果患者目前的天然牙外形理想，可以在 Essix 压膜时作为参照制作临时桥体，那么也可利用拔牙前的石膏模型。如果患者目前的天然牙外形不理想，无法利用，则在石膏模型上磨削拟拔除牙齿，按理想形状排牙后翻制成石膏模型，真空压膜，边缘修整，覆盖上颌全牙列。

Essix 压膜中的临时桥体的组织面不应紧密接触牙槽嵴顶，为拔牙和植骨后软组织水肿预留出空间。术中口内试戴临时冠后，如有需要，可适当磨短桥体，结缔组织移植后，不主张桥体组织面压迫牙龈直至结缔组织愈合成熟。

2. 做龈沟内切口拔除牙齿，结缔组织移植以改变生物薄型牙龈为生物厚型牙龈，拔牙窝植骨以重塑缺失的唇侧骨壁。拔牙时，采用前庭沟、牙槽嵴顶和腭侧黏膜的浸润麻醉，达到理想麻醉效果后，用 15c 刀片龈沟内切口，注意避免切伤龈乳头。

拔除牙齿后，沿龈沟内切口于骨膜下形成袋形黏骨膜全厚瓣，此时因牙龈较薄很难采用锐分离形成半厚瓣。袋形瓣潜行分离范围根向至少 10mm，远中向达邻牙远中线角。袋内应连通以利于植入结缔组织，薄型牙龈转换为厚型牙龈。

袋形瓣形成后，修剪包装缝线的锡箔片以测量所需植入的结缔组织瓣大小，然后将其置于腭侧黏膜上确定切取范围，在距上颌磨牙腭侧龈缘约 2mm 处做水平切口，翻起薄的腭侧黏膜瓣，尽可能保留下方足够厚度的结缔组织。然后，将刀片垂直于腭侧黏膜切开，标记所需切取的结缔组织范围直至骨膜深度，取出结缔组织瓣。腭侧袋内通过注射局麻药，放置止血材料（胶原）止血，如有必要，在出血点上方 4-0 铬线缝扎止血。取出结缔组织瓣后，迅速用润湿的纱布包裹避免干燥。必要时，腭侧切口用铬线采用连续缝合关闭创面。

修剪移植物使其外形适合植入区。用剪刀去除过多的脂肪，形成 1.5~2mm 厚的光滑的结缔组织瓣。用 4-0 铬线缝针，从前庭沟非附着龈穿入袋形瓣内，并穿过结缔组织瓣的一个角后，返

回袋形瓣底部并从唇侧进针点稍上方穿出，同样悬吊结缔组织瓣的另一个边角。然后，将结缔组织瓣轻柔地牵引入袋形瓣内，就位于唇侧黏骨膜瓣下方，将前庭沟黏膜处的缝线打结以固定结缔组织瓣。有时可能需要适当修整组织瓣以保证其无张力越过拔牙窝，并能严密覆盖拔牙窝内的移植骨颗粒。

唇向翻起结缔组织瓣，拔牙窝内植入颗粒状骨并压实，将结缔组织瓣归位覆盖拔牙窝并缝合固定。缝线要越过结缔组织瓣上方而不是穿透，同时避免过度缝合。

调整 Essix 临时修复体，避免压迫移植的游离结缔组织瓣而造成坏死。考虑到术后水肿，修复体组织面需进一步缓冲。创面初步愈合后，预测最终理想的牙龈形态，再次调整临时修复体，使其对软组织产生轻度压力以塑造龈沟。

3. 愈合后，制作放射模板，摄 CT 片指导制作外科导板，定制个性化愈合基台，不翻瓣植入种植体。拔牙窝愈合需几周至几个月，允许准确塑造理想的修复体外形。根据理想修复体外形，制作透明树脂放射模板，以确定种植体植入位置并定制愈合基台。技工室制作透明树脂模板遵守以下准则：①计划牙冠外形有理想的唇侧突度，切嵴位置，并能确定唇侧龈缘；②增加侧翼以置入放射标记物（如牙胶），以利于采用双扫描技术；③导板采用牙支持模式，以保证种植体植入时稳定不移动。

患者戴放射模板行 CT 扫描，然后将模板置于同样角度进行扫描，根据选定的 CT 辅助设计软件选择合适的扫描参数（本病例选择 CT 辅助设计软件为：Nobel Guide，Nobel Biocare，Goteborg，Sweden）。

4. 用 CT 辅助设计制作的外科导板指导定制个性化愈合基台，引导种植体替代体在工作模型上就位。种植体植入后安放定制愈合基台能在种植体骨整合期间引导牙龈塑形。定制基桩的解剖外形为龈乳头提供支撑，辅助维持唇侧龈缘外形，避免环形切口周边龈缘退缩。此外，愈合基台为贴附于其上的龈组织提供支持，有可能诱导牙龈冠向增高。

外科导板内嵌有金属引导管，每一级钻针都有匹配的套管，以保证术者精确地植入种植体。金属套管也可辅助制作愈合基台、临时基桩和过渡义齿，有些医生还用其辅助制作终修复体。对

于此例患者，采用特制的转移杆插入套管并连接种植体替代体。修整工作模型为替代体就位预留空间，用导板确定替代体位置后，用石膏固定替代体于工作模型内，移去导板，可见替代体与临床医生植入骨内的种植体具有同样准确的位置、旋转角度和植入深度。

技师或修复医生用磨头在工作模型上制备出理想的龈沟外形，制作个性化愈合基台蜡型，扫描后计算机辅助设计（CAD）和制作（CAM）基台。研究发现在种植体植入后安放特殊设计的氧化锆愈合基台能有效促进牙龈生长。

另一种选择是采用成品氧化锆基台，该基台可以调改成凹形的龈下外形，在种植体植入前后也可以进行修整。

定制愈合基台应平齐龈缘，并尽可能缩小龈下突度以促进牙龈冠向生长，应能支持唇侧龈乳头且不产生压迫，从而在种植体骨整合期间维持龈乳头外形。牙龈愈合时通过形成纤维交联促进胶原纤维成熟，从而稳定牙龈外形。如有需要，可进一步调整临时基台对龈缘塑形。

5. 植入种植体，并安放定制的个性化愈合基台以诱导牙龈塑形。手术时，一些特殊工具必须齐全，包括外科导板、与所采用种植体系匹配的外科导板工具盒、定制愈合基台和金螺丝，此外还要个性化制作的定位导板，以保证种植体植入时的旋转角度，使其匹配定制的愈合基台。

因为种植体常嵌入鼻腔侧的皮质骨，故术区准备也包括鼻腔，然后给予局部麻醉。麻醉前口内试戴外科导板，最好术前几天先行试戴，必要时还可适当调整。导板就位后遵循序列备孔原则。先用牙龈环形切刀去除植入位点的牙龈黏骨膜，用序列麻花钻低速备孔，避免骨灼伤。由于导板和引导管的阻挡，而钻针和套管的直径高度匹配，水冷冲洗通常较为困难。按计划植入种植体，定位导板确定植入时种植体内连接结构的旋转角度，检视术区，如有必要，用相应器械或水冷激光清除软组织，然后定制基桩就位，旋紧固位螺丝。术后拍 X 线片检查基桩是否准确就位。

6. 种植体完成骨整合后，制作美学临时冠。取模后，在技工室制作临时修复体，其龈下部分外形呈凹形，外展隙深，以模拟最终修复体。

7. 临时冠诱导完成理想的美学效果后，制作最终修复体。种植体形成骨整合后，取种植体水

平印模，按照初始的美学模拟修复体制作临时冠，如有必要可适当调整以进一步塑造牙龈外形，维持唇侧龈缘位置，支撑龈乳头，并在软组织美学效果稳定后，制作终修复体。根据患者的美学要求，终修复体可采用全瓷基桩或金属基桩、全瓷冠或烤瓷冠。

生物薄型牙龈伴唇侧龈缘退缩

患者要求拔除一颗或多颗前牙，初始龈缘位置较理想位置根向退缩。通常的治疗流程是首先确定最终理想修复体的外形和边缘位置、切嵴、唇侧龈缘、邻间隙龈乳头位置，以及牙齿唇侧的倾斜度（图7-22）。冠向矫正已根向退缩的龈缘需考虑将牙齿冠向正畸牵引。如果有意识地冠向牵引牙齿，软组织通常会随之移动，保持在新的位置后，软组织会成熟并稳定于此位置。根据牙槽嵴的倾斜度和牵引的方向，唇侧骨壁可能保存，也可能无法保存。但软组织通常能外翻并变厚，且稳定在新的冠向位置。

确定计划修复体的理想位置

为了制订患者可能接受的理想治疗计划，修复医生必须决定终修复体的理想外形。如果患者计划拔牙，修复医生应先取模，试戴蜡型，并于其口内试戴满意。修复医生要制作一个理想的外冠，或去除原修复体并制作满足以下条件的临时修复体：①确定切缘的垂直位置。根据患者的年龄和唇形，正常切牙在静息时暴露2~4mm左右的切端。上颌前牙的切缘通常与下唇弧线协调。②确定中切牙的长宽。通常中切牙最长10.5~11mm，最宽8~8.5mm。切牙形状（如方形、卵圆形、尖圆形）和颈部邻间区外形（凸或凹形）共同决定了计划中的最终修复体。③确定唇侧龈缘位置。可根据中切牙的平均理想长度制作理想牙冠模板，以此决定在移动唇侧龈缘位置时所需采取的操作措施，从而完成理想的美学修复体。

确定唇侧龈缘的理想位置

终修复体必须确保唇侧龈缘的长期稳定。稳定的龈缘位置得益于以下因素：牙龈较厚，种植

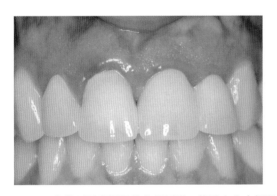

图7-21 A.术前正面观显示前上颌牙列，拔除左上中切牙和侧切牙，龈缘位置和切牙长度理想，牙龈较薄

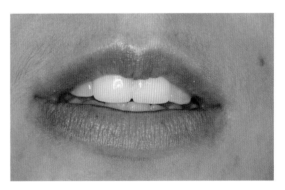

图7-21 B.静息位，牙齿显露3.5 mm，较为理想

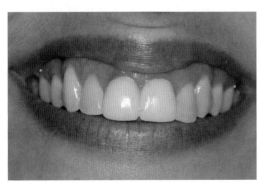

图7-21 C.笑线高，患者能接受露龈，上前牙切缘与下唇弧度协调

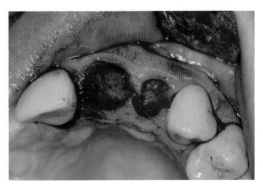

图7-21 D.做龈沟内切口，拔除牙齿，唇侧骨壁较薄

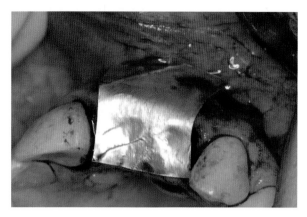

图 7-21　E. 剪裁包装缝线的锡箔片，以测量所需移植的结缔组织瓣大小

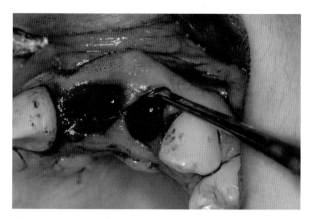

图 7-21　F. 做骨膜下隧道，在唇侧牙龈下形成袋状受植区，植入切取的结缔组织瓣，避免撕裂邻间隙龈乳头

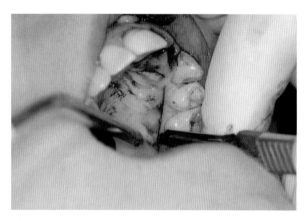

图 7-21　G. 做腭部切口，用刀片锐分离结缔组织上方的腭黏膜瓣，尽可能薄地翻起腭黏膜瓣以尽量保留较多的结缔组织

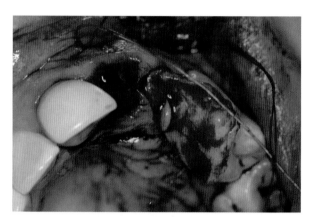

图 7-21　H. 获取结缔组织瓣后，用两根缝线分别牵引瓣的两个角，并固定于唇侧袋状受植区底部

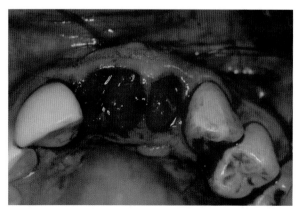

图 7-21　I. 将结缔组织瓣轻柔地置入袋状受植区底部，并修剪使其与拔牙窝外形吻合

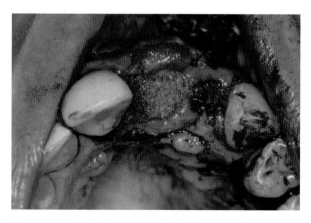

图 7-21　J. 将已固定的结缔组织瓣向唇侧翻起，用颗粒状人矿化骨紧密填塞拔牙窝

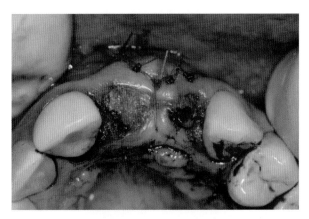

图 7-21　K. 结合垂直和水平褥式缝合固定结缔组织瓣，避免穿透全层与移植颗粒骨连通。愈合期内佩戴用真空压膜保持器固定的临时冠

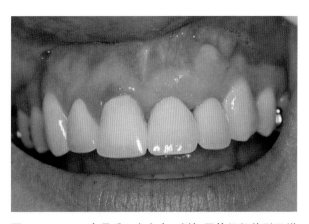

图 7-21　L. 3 个月后，左上中、侧切牙软组织外形已增厚，牙槽嵴外形得以改善，参照右侧上中切牙，左上中、侧切牙的龈缘位于理想龈缘冠方

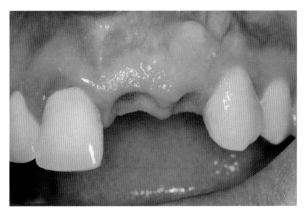

图 7-21　M. 近距离观察 Essix 临时冠所塑造的软组织形态，此时的美学效果可以接受，且长期预后良好，终修复体龈缘位置稳定

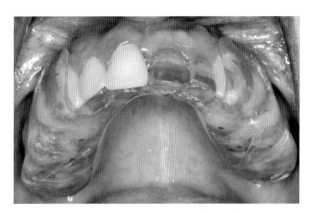

图 7-21　N. 用透明丙烯酸树脂复制出理想的牙冠，这种牙支持的修复体也用于两次 CT 扫描

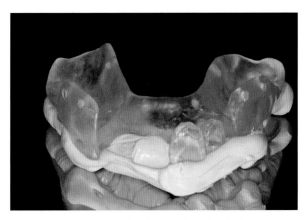

图 7-21　O. 在放射模板的侧面做 X 线阻射标记，便于计算机软件将模板与患者匹配

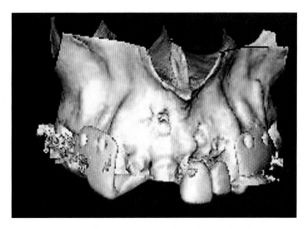

图 7-21　P. 将放射模板匹配患者的颌骨，使用 CT 设计软件根据牙齿位置虚拟植入种植体并确定其在骨内的角度、深度和具体位置

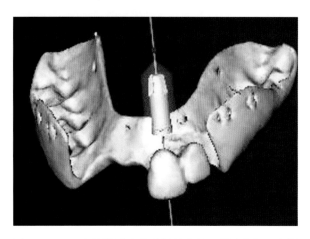

图 7-21　Q. 在设计图上去除颌骨来显示种植体与牙齿的具体位置关系

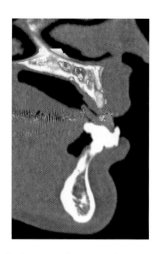

图 7-21　R. 骨移植后 4 个月，美学树脂冠就位，采用两次 CT 扫描技术，X 线剖面影像显示局部骨量充足

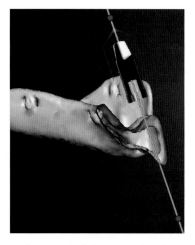

图 7-21　S. 应用 CT 治疗分析软件模拟在理想位置植入种植体，植入轴向稍偏切嵴腭侧，深度位于终修复体计划龈缘的根向 4mm 处，植体唇侧位于终修复体冠边缘腭侧

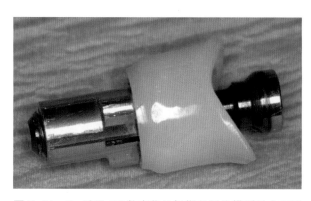

图 7-21　T. 采用 CT 数字化导板指导制作模型及人工牙龈，定制氧化锆愈合基桩，修复体就位。定制基桩在种植体植入后立即就位，并于种植体骨整合期进行牙龈塑形

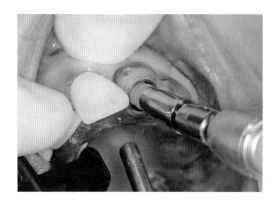

图 7-21　U. 按照 CT 数字化导板预备植入位点，无须切口翻瓣。将钻针连接套管并按照导板上的主引导管确定备孔和种植体植入方向。此处，合适的携带体联接种植体准确就位

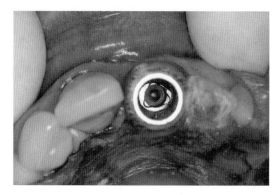

图 7-21　V. 通过导板从𬌗面看已就位的种植体，注意此时植体的就位方向是唯一的，与术前模型上种植体替代体的方向一致，并与定制的种植体愈合基台吻合

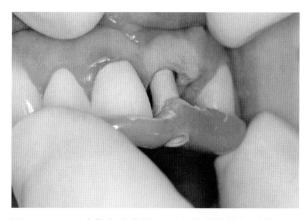

图 7-21 W.试戴定位模板以确定种植体植入时的旋转位置，如能准确就位、被动吻合，说明种植体旋转位置准确

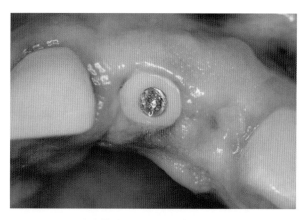

图 7-21 X.种植体植入后，定制愈合基桩就位。注意由于采用了数字化导板和不翻瓣技术，软组织无肿胀和损伤

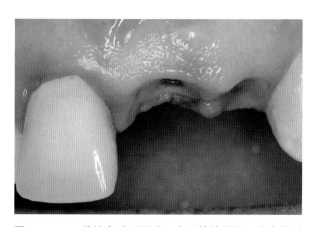

图 7-21 Y.种植术后正面观，定制基桩就位，注意其对邻面龈乳头的支撑

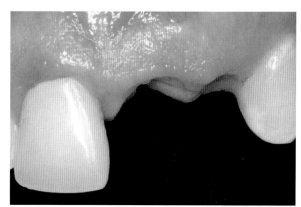

图 7-21 Z.3 周后，定制基桩被软组织覆盖，显示其良好的软组织相容性

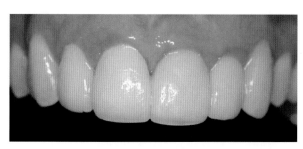

图 7-21 ZA.制作临时冠引导牙龈塑形，为终修复体做好准备

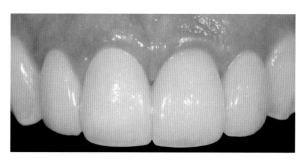

图 7-21 ZB.图示理想的唇侧龈缘位置，健康的生物厚型牙龈伴美学点彩（由 Paul Child 和 Tyler Lasseigne 医生完成修复）

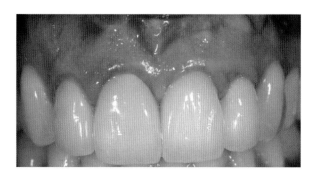

图 7-21 ZC.左中切牙和侧切牙修复 5 年后，患者因右中切牙和侧切牙有瘘管就诊

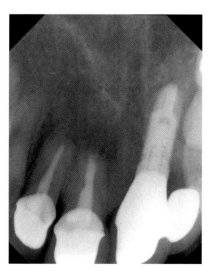

图 7-21 ZD.放射片显示在右切牙根尖区有大范围骨缺失，计划拔除患牙，在牙槽窝植骨，移植结缔组织，创造有利于最终修复的厚型牙龈组织

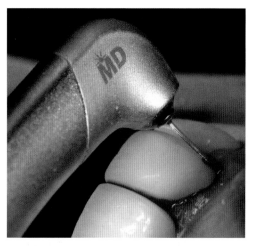

图 7-21 ZE.使用水冷激光在牙与菲薄而完整的牙槽骨间制备间隙

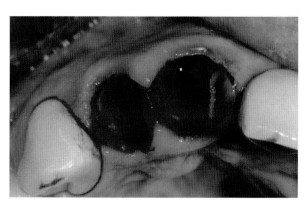

图 7-21 ZF.拔除患牙清理根尖病变

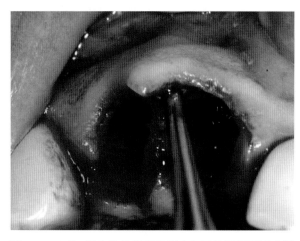

图 7-21 ZG.用小的骨膜剥离子在切牙的唇侧面形成骨膜下通道

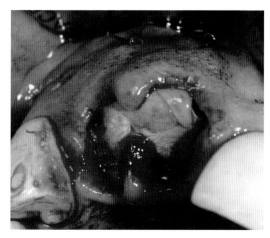

图 7-21 ZH.从右腭侧获取上皮下结缔组织，置于唇侧隧道，根尖缝合两针穿过移植组织将其固定在预期位置

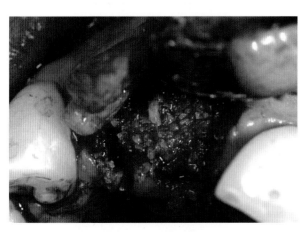

图 7-21　ZI. 牵拉结缔组织露出牙槽窝，植入同种异体骨使缺失骨再生

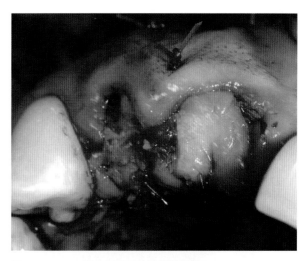

图 7-21　ZJ. 缝合结缔组织覆盖牙槽窝

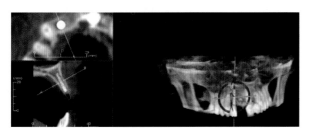

图 7-21　ZK. 5 个月后再次 CT 扫描，使用 CT 辅助设计软件（Anatomage）在右侧切牙位置模拟种植体植入

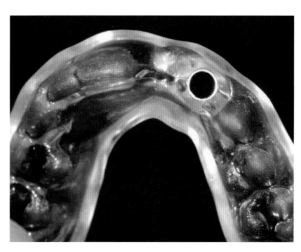

图 7-21　ZL. 利用 CT 数据制作数字化导板以便准确植入植体，并避免唇侧翻瓣

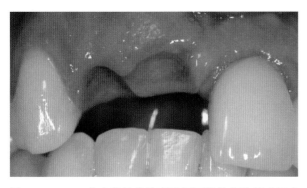

图 7-21　ZM. 患者种植前外观显示可摘修复体形成了良好的软组织外形

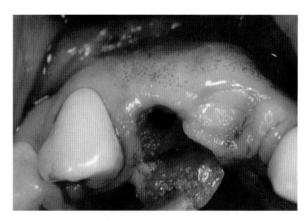

图 7-21　ZN. 在腭侧翻小瓣，使用数字化导板植入种植体，并放置解剖式愈合基台

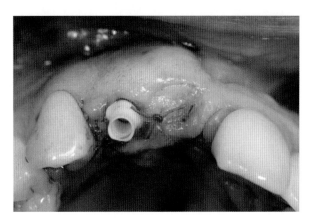

图 7-21　ZO. 上基台，用 4-0 铬线缝合切口。修复医生调磨基台高度，肩台与龈缘平齐

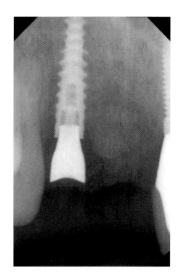

图 7-21　ZP. 术后放射片显示种植体精确植入

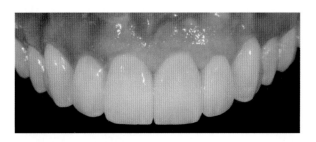

图 7-21　ZQ. 修复体美观（修复由 Tyler Lasseigne 医生完成）

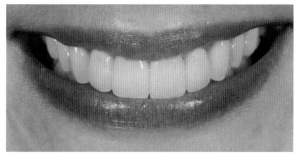

图 7-21　ZR. 修复体美观，患者整体外形美观

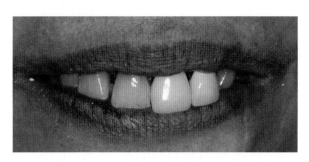

图 7-22　A. 术前正面观显示上前牙切嵴弧度与下唇不协调，在中度微笑时上前牙切端显露过多，且上前牙排列不整齐

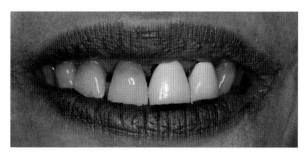

图 7-22　B. 在左上中切牙切端做标记以确定更美观的外形

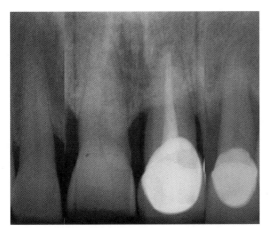

图 7-22　C.根尖片显示左上中侧切牙垂直骨吸收较多

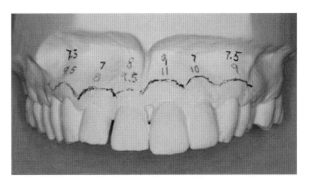

图 7-22　D.在诊断模型上标记出骨水平，按美学要求试排牙

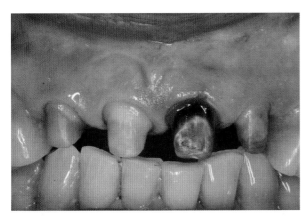

图 7-22　E.去除旧修复体，显露牙齿。调磨牙齿，制作新临时冠，主要用于诊断

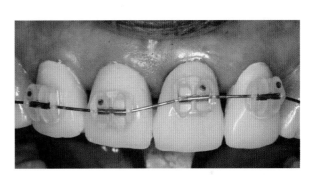

图 7-22　F.新临时冠显示左上中切牙唇侧龈缘较计划修复体根向退缩约 3mm，切嵴位置理想。据此确立了理想龈缘位置，正畸牵引左上中切牙，冠向移动龈缘

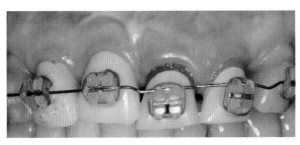

图 7-22　G.将牙齿稍过度冠向牵引，稳定于此位置直至牵引骨成熟。注意唇侧龈缘冠向过矫正约 2mm

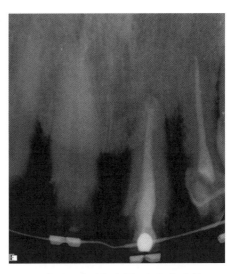

图 7-22　H.牵引牙齿过程中骨组织冠向生长

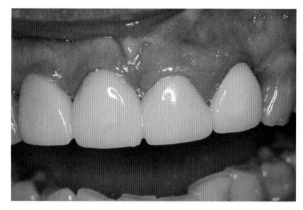

图 7-22　I. 去除正畸牵引装置，制作新的四单位临时冠

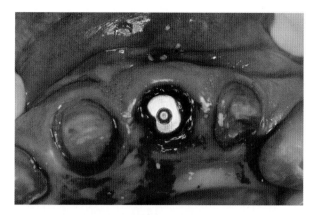

图 7-22　J. 去除临时修复体，拔除左上中切牙，植入种植体，因植体与牙槽窝骨壁结合紧密，无须植入人工骨粉

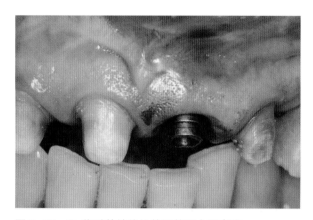

图 7-22　K. 临时基桩就位并调整到合适高度

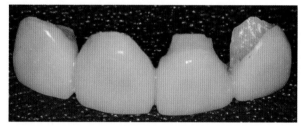

图 7-22　L. 四单位临时修复体组织面重衬就位于临时基桩上并黏结，调磨减轻咬合

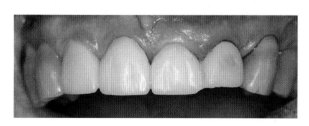

图 7-22　M. 2 个月后，患者拟行第二次种植，种植体周牵引形成的组织稳定

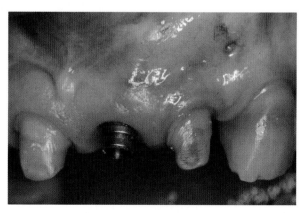

图 7-22　N. 去除临时冠，局部浸润麻醉，见左上中切牙种植体周软组织健康

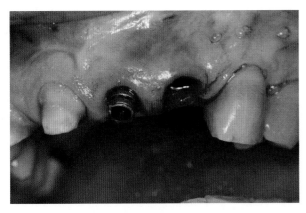

图 7-22　O. 拔除侧切牙，植入种植体，使其上端位于计划修复体唇侧龈缘下 3mm

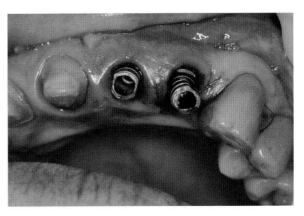

图 7-22　P. 临时基桩就位，调整临时冠拟进行重衬

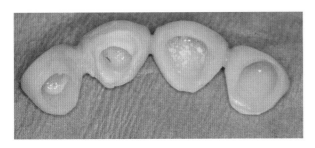

图 7-22　Q. 重衬四单位临时冠左上侧切牙区

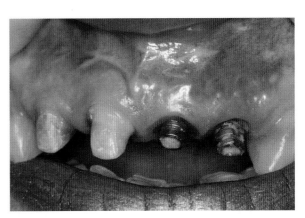

图 7-22　R. 4 个月后去除临时冠，制作定制基桩以利于软组织塑形

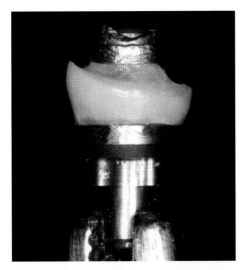

图 7-22　S. 在临时基桩上用复合树脂形成模拟天然牙的颈部外形

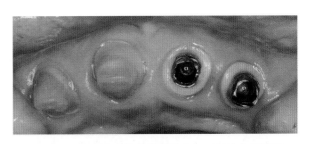

图 7-22　T. 定制的个性化基桩就位，开始软组织塑形

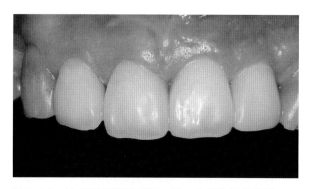

图 7-22　U. 制作新的临时冠，进一步塑造牙龈外形

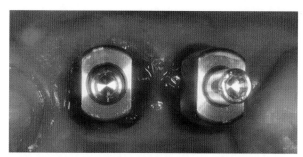

图 7-22　V. 牙龈塑形成熟后，取种植体水平印模，并在转移杆颈部用光固化复合树脂模拟个性化定制基桩外形，将患者口内的龈沟形状准确地转移到工作模型上，方便技师制作终基桩

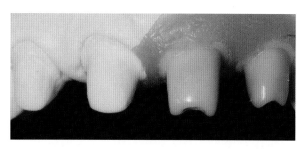

图 7-22　W. 技工室内制作终基桩蜡型，外形理想，比例合适

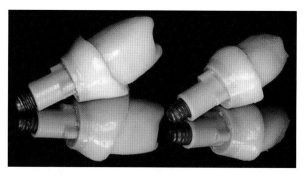

图 7-22　X. 终基桩蜡型，拟扫描后用 CAD/CAM 研磨制作全瓷终基桩

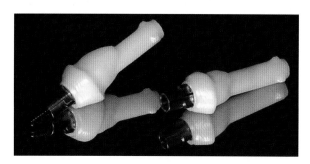

图 7-22　Y. 研磨完成的氧化锆全瓷基桩

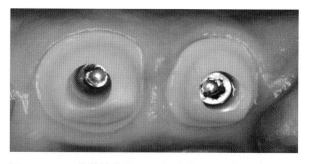

图 7-22　Z. 终基桩就位，观察到侧向压力造成的一过性牙龈缺血发白，此终基桩有助于龈缘和龈乳头的塑形

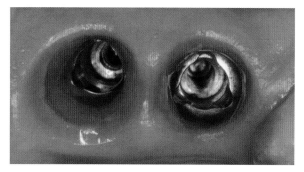

图 7-22　ZA. 个性化定制基桩形成的最终龈袖口形态

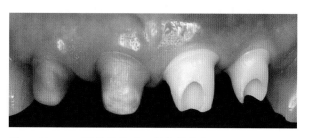

图 7-22　ZB. 取终印模前，终基桩就位

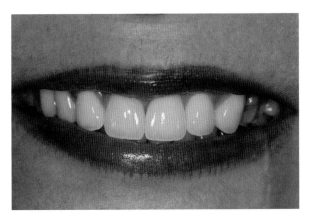

图 7-22　ZC. 最终修复体就位

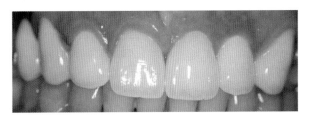

图 7-22　ZD. 终修复体恢复了患者的美学外观（修复和正畸由 Marco Brindis 完成）

体唇侧骨量充足，邻牙骨水平理想，种植体植入轴向稍偏腭侧且距终修复体唇面 2~3mm，在终修复体就位时适度冠向提升唇侧龈缘。

牙龈较厚的患者在唇侧骨吸收时常形成龈下袋，较薄者表现为牙龈退缩。所以应通过结缔组织移植来增加种植体颊侧软组织厚度，从而将薄牙龈转变为厚牙龈。

Kan 等 [52] 报道如果唇侧骨壁薄或缺失，而种植体已经植入，那么即使移植了结缔组织瓣，龈缘也可能会随时间推移而退缩。本文作者也有类似经验，患者唇侧骨壁越厚，在修复体完成后，牙龈退缩越少。如果患者唇侧骨壁薄伴薄牙龈，龈缘将会退缩。如果患者唇侧骨壁薄，龈缘可能退缩，外科和修复医生需适当过度矫正软组织外形。如果过度矫正了龈缘，即使较长时间后龈缘退缩，也能维持在相对可接受的水平。

如果邻间隙有骨缺损，当邻牙接触点距邻牙骨面距离超过 5~6mm 时，龈乳头无法充满邻间隙而显得较短。个别病例中，由于周围组织（包括龈乳头）问题也会导致龈缘不一致。治疗开始前明确邻间隙是否有骨缺损很重要，如有骨缺损，或者植骨予以矫正或者事先告知患者最终美学效果可能不太理想。

单颗牙种植时，尽量将其植入缺牙间隙的正中位置，并位于拟修复冠唇面的稍腭侧。如果植入过于偏唇侧，则唇侧冠修复空间不足，无法形成从牙龈中自然长出的美学效果。植入轴向应当在终修复体切嵴稍偏腭侧，如果轴向偏唇侧，则会压迫牙龈造成退缩。

作者的研究观察到在终修复体就位后的 2 年内，唇侧龈缘根向退缩约为 1mm。此种现象可能是由于结缔组织天然胶原的交联和收缩，或由于软组织在修复体表面建立了附着，或者表明最终建立了生物学宽度。目前尚无循证医学支持的实验研究明确此种现象的发生机制，但不管是何种机制，临床医生应预见到随时间推移唇侧龈缘将有少量退缩。

确定拟拔除牙齿的骨水平

种植体植入前必须明确是否有充足的骨以维持其稳定。此外，种植体应按计划修复体所确定的理想轴向植入。如果存在垂直骨缺损，种植体仍有可能获得机械固位，但由于嵴顶缺少骨支撑，所以很难处理软组织以获得理想效果。骨水平可通过根尖片、CT 扫描或牙周探诊确定。临床医生可能通过将根尖 X 线片叠加在临床图片上以将骨与修复体的关系可视化。骨水平也可以在诊断模型上确立并标记。如果骨水平和理想修复体相比有根向退缩，则需要予以矫正：①通过 Onlay 植骨完成，但可能存在较大困难；②通过截骨后再定位骨水平；③正畸牵引牙齿。

正畸牵引牙齿

美学区的牙齿牵引，即使拟牵出牙齿根尖只有少量骨存留（2~3mm），也能造成最终种植位点的显著变化，而缓慢的牙齿移动还能引导软组织同期冠向移动，这有利于后期的硬组织移植和唇侧龈缘的美学效果。

理想的唇侧龈缘位置可通过美学检查确定。黏结正畸托槽，安放有弹性记忆的弓丝，施加合适的牵引力，缓慢牵出牙齿（每个月 0.5~1.5mm），无须太长时间即可过度矫正唇侧龈缘。如有可能，推荐将软组织过度矫正 2mm。在牙齿牵引至预定位置后，用正畸保持器或临时义齿维持并稳定几个月，让牵引形成的新骨填充牵引出的骨间隙，然后再行种植或骨移植。

牵引出的牙齿需要逐渐磨削去切缘，如果先前未行根管治疗还可能要完成根管治疗，托槽也可能需要重新就位。

拔除牵引牙

如果牙齿按照垂直向与唇侧骨壁平行的方向牵引到新的位置，则很少会由牵引造成唇侧骨缺损，此时，拔除牙齿后唇侧骨壁可能得以保存。如果为生物厚型牙龈，可以在拔牙后即刻种植并完成临时修复。如果为生物薄型牙龈，推荐牙拔除同时行结缔组织移植。

如果牙齿牵引的轴向偏唇侧，唇侧骨壁将由于正畸力的压迫而吸收，此时，存在唇侧骨缺损。如果拔牙时存在唇侧骨缺损，那么必须植骨重建唇侧骨壁。

种植体植入后即刻临时修复

如果患者牵引牙的邻牙需要冠修复，那么原先的多单位临时冠桥可以调整后作为即刻临时修复。种植体植入时先去除临时修复体。做龈沟内切口拔除牙齿，通常不做垂直切口。唇侧翻瓣会破坏唇侧骨壁的血供。外科医生植入种植体，就位临时基桩，修复医生调整临时修复体的组织面以避免压迫，用临时黏结剂固定。如有需要，可以采用螺丝固位的临时修复体，但这样椅旁操作时间可能更长。外科医生和修复医生应当避免在种植术后再调整基桩和种植体，保证早期组织愈合不受干扰。

中切牙拔除后即刻临时修复：拔牙时放置终末修复基台（图 7-19）

患者因外伤折断右上中切牙，折断面在牙槽嵴顶下，计划拔除牙齿。患者希望行临时固定修复，术前评估显示其为厚型牙龈，骨量充足，可保证种植体的初期稳定性，且为 I 类咬合关系。取术前模型，在修整模型前真空压膜。如果种植体不能支持即刻临时修复，真空压膜可用来临时修复缺牙。治疗计划 B 即为采用真空压膜保持器，然后将拔除的牙冠置入其中。计划 A 是拔除牙齿，就位修复

基台和临时冠。将牙齿从模型上去除，正常排牙，塑料牙被磨空形成饰面，饰面放置在模型上，再取藻酸盐印模后灌注石膏模型，再在石膏模型上真空压膜，修剪压膜片，义齿饰面可置于理想的位置上。

局麻后采用牙齿龈沟内切口，用 Hirshfeld 20# 剥离子分开牙龈和骨面，使用水冷激光在牙齿周围形成凹槽，将小牙挺轻柔楔入牙齿，再采用牙钳并使用旋转力拔除牙齿，唇侧骨得以保存。

在腭侧牙槽窝的斜面上使用球钻定点，然后用先锋钻开始预备，再依次备洞，植入常规直径种植体（Ankylos B14 C/X; Dentsply Implants, Waltham,MA），植体肩台在牙槽嵴顶下 1mm，大约在龈缘根方 3mm 处。移除携带体后，选择修复基台，基桩与对颌预留 2mm 间隙，根据植体厂商推荐扭矩拧紧基台，在种植体与完整的唇侧骨板间的空隙放置异种牛骨，骨粉颗粒应达到冠的边缘处，缝合牙龈。

修复医生（John Colomb Ⅲ）在基台上放置塑料帽，塑料帽的边缘在暂冠和基台的界面处非常适合，其表面用磨头磨粗糙，然后涂黏结剂并光固化，用预先制作的真空压膜来辅助制作临时冠，流体树脂黏结义齿饰面与塑料帽，光固化后取出临时冠，在口外完成，修整多余树脂，在龈缘处修整，龈下区呈凹形。检查咬合确保无早接触，然后用临时黏结剂黏结，患者戴着固定临时修复体离开门诊。

种植体骨整合后的修复处理

在植入种植体后有三种情况

1. 种植体上覆盖螺丝，需要二期手术暴露种植体；

2. 种植体上愈合基台，愈合基台周围可能为厚型牙龈组织包绕；

3. 直接为临时修复体，则牙龈外形自然。

种植体上覆盖螺丝，需要二期手术暴露种植体

当植骨范围较大时，虽然植骨时有初期稳定性，但不是很好，则种植体常上覆盖螺丝。在切口被关闭或者在覆盖螺丝上使用胶原材料覆盖，此时创口通常愈合较好。二期暴露时应避免垂直切口，在美学区建议偏腭侧做切口并腭侧翻瓣以避免垂直瘢痕形成，在磨牙区则没这么重要。翻瓣后，上愈合基台，然后制作临时冠，逐步诱导牙龈成形。

种植体上愈合基台，愈合基台周围可能为厚型牙龈组织包绕

这些病例中，需要种植体来支持临时修复体。去除原有临时冠后，修复医生要制作新的临时修复体来塑形软组织，模拟出天然牙的牙龈形态。

移除临时基台，制取新的种植体水平印模，然后再就位临时基台。在技工室修整石膏模型，形成理想的龈缘形态，在新愈合基台的龈下区添加树脂，以推移组织来形成解剖式牙龈外形。去除原临时基台放置临时修复体，调整临时桥体。

随着时间推移软组织改建成熟后，制取新的印模，制作个性化基台来模拟天然基牙备牙后的外形，创造类似于天然牙的龈下形态。然后再制作新的临时修复体向外推移牙间龈乳头，按术前计划的设计完成暂冠。在局部组织有稳定的外形、功能和清洁时，就可以制作最终的修复体。

美学要求高，龈缘不协调，唇侧骨板薄，薄型牙龈

病例展示

患者男性，中切牙外伤后前突，唇侧骨缺失，龈缘根方退缩，高位笑线（图 7-23），15 年前前牙外伤，目前的体征表明左右中切牙移位，正畸治疗后重新稳定。受伤后 5 年，患者两颗中切牙行牙冠修复，由于牙龈退缩，牙冠长 12mm。过去的几年里，左中切牙有瘘管形成，牙龈又退缩 2mm。

CBCT 扫描显示唇侧骨和根尖骨缺损，左中切牙移位。患者笑线高，休息位切缘暴露 3mm，龈缘位置比右侧龈缘高 3mm，右中切牙牙冠长度为 12mm，龈缘位置比邻牙龈缘根向 2~3mm，牙龈呈薄型生物型。

问题列表

①左中切牙根尖区瘘管有分泌物；②唇侧骨板缺失；③薄型牙龈；④龈缘退缩；⑤临床牙冠长。

治疗目标

外形理想，无痛的牙齿修复过程。

治疗程序

①为改善牙龈边缘位置，用正畸牵引的方法来移动龈缘至可接受的位置；②牙齿牵引到计划

的位置，外科拔牙，缺损处植骨，移植上皮下结缔组织使薄型牙龈改变为厚型牙龈。

外科程序 1

做两侧尖牙间局部浸润麻醉，做牙齿龈沟内切口，避免伤及龈乳头，微创拔除患牙，使用薄的剥离子剥开软组织，刮匙去除肉芽组织。

先分离从右中切牙到邻近左侧切牙的黏骨膜以形成信封样袋，从左腭侧黏膜获取上皮下结缔组织来增厚牙龈，用圆针穿过唇侧牙龈到拔牙窝的骨膜下，并缝合移植的结缔组织的根方部分，再穿出到唇侧牙龈，移植的结缔组织轻轻贴附在袋内，并与唇侧组织缝合以维持位置。结缔组织长度应足够覆盖牙槽窝，将同种异体骨压实在拔牙位点，然后再缝合结缔组织到腭侧关闭创口。放置牙齿支持式的临时修复体，其龈端为凹形以防止压迫软组织，留出软组织长入的空间。

外科程序 2 计划

3 个月后患者拍 CBCT 判断新骨形成，发现软组织厚度理想，唇侧骨有少量缺损。使用 CT 治疗分析软件模拟放置需修复的牙齿，再制作导板以帮助种植体植入理想的位置，然后修改预成的氧化锆基台来形成凹形龈下外形，抛光基台表面有利于牙槽嵴顶的牙龈黏附。

外科程序 2

CT 数字化导板是根据软件环境下虚拟的理想修复体的位置来制作完成的。手术时，牙齿支持式的临时修复体被剖开取下。由于预期会植入较多骨粉，切口沿牙槽嵴延伸至邻牙的龈沟，翻开全厚瓣，暴露骨缺损，依照种植导板植入种植体，就位调改后的氧化锆基台，用螺丝固位。在种植体周围骨缺损处放置异种牛骨，用 4-0 铬线垂直缛式缝合龈乳头，在基台周围间断缝合。在固定临时修复前使用临时可摘修复，愈合期 4 个月后，取下氧化锆基台，取印模。制作氧化锆个性化基台并制作临时修复体，在临时修复体形成可接受的牙龈外形后，制作最终的全瓷冠，患者非常满意。

创伤患者的治疗，前牙脱位

临床检查

上颌前牙外伤脱位后，患者就诊时间通常为几小时到一周（框表 7-2）。患者可能有唇肿胀

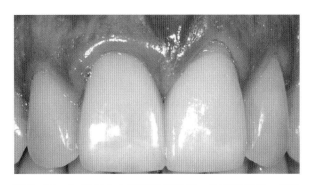

图 7-23 A.患者左中切牙牙龈退缩，根尖区瘘管，美学要求高，微笑时露龈 3mm

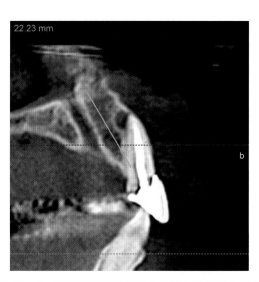

图 7-23 B.X 线断面影像显示由于过往外伤造成牙齿移位，唇侧骨缺失

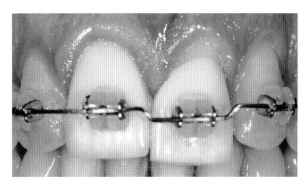

图 7-23 C.为移动龈缘至相邻中切牙的相应的水平，进行正畸牵引（正畸由 Bradley Gottsegan 完成）。软组织移动至邻牙龈缘下后结束正畸

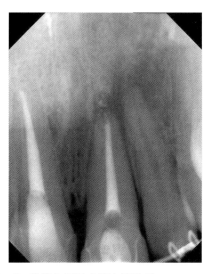

图 7-23 D.放射片显示患牙向下移动

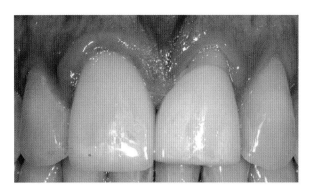

图 7-23 E.去除矫治器，保持 3 个月

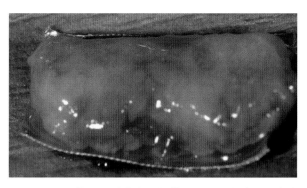

图 7-23 F.拔牙同时从左腭侧获取上皮下结缔组织来移植增厚左中切牙薄型牙龈

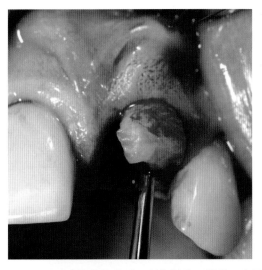

图 7-23　G. 牙齿微创拔除后，制备骨膜下隧道，在唇侧牙龈下置入移植结缔组织

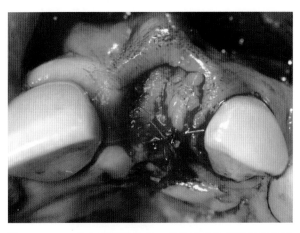

图 7-23　H. 植入同种异体骨，移植结缔组织覆盖异体骨

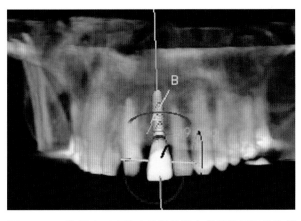

图 7-23　I. 使用 CBCT 治疗分析软件在虚拟的牙冠就位后再虚拟植入种植体。制作数字化导板来引导种植体植入

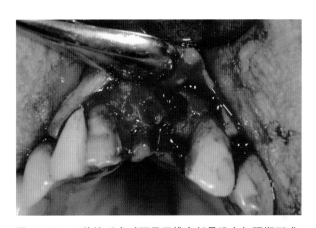

图 7-23　J. 种植手术时可见牙槽窝新骨没有如预期形成

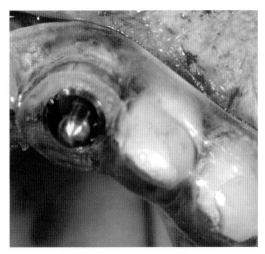

图 7-23　K. 使用 CT 数字化导板指导种植体植入，在种植体颈部重新植骨以恢复局部的外形

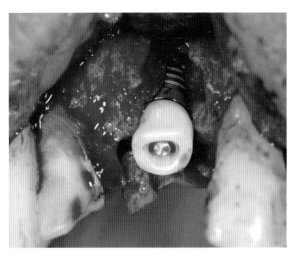

图 7-23　L. 按设计植入种植体，调磨氧化锆基台为牙龈水平的愈合基台，牙龈可在氧化锆上附着和生长

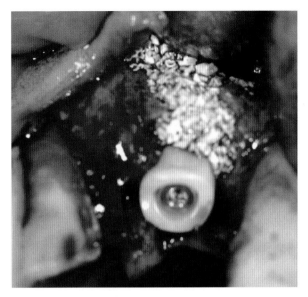

图 7-23　M. 在种植体唇面放置异种骨

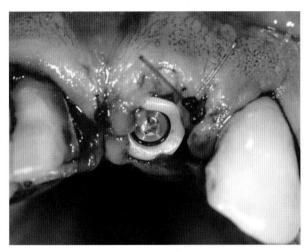

图 7-23　N. 关闭切口，部分暴露氧化锆愈合基台

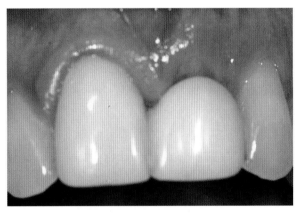

图 7-23　O. 在右中切牙做固定临时悬臂桥，预留牙龈愈合空间

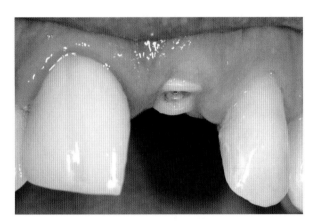

图 7-23　P. 手术后 4 个月，软组织部分覆盖愈合基台。软组织变厚，粉色，有点彩

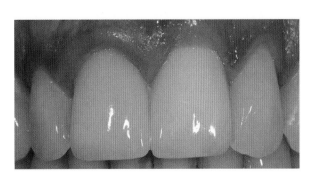

图 7-23　Q. 图示最终牙冠，牙龈水平与邻牙相差不超过 0.5mm

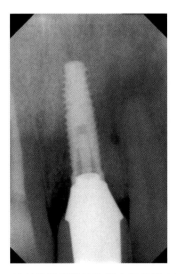

图 7-23　R. 放射片显示种植体周良好的骨水平

1. 唇腭侧骨壁完整。一旦骨折，需等折裂的骨壁愈合
后再行种植体植入，否则局部骨改建会影响愈合
2. 根尖下方有可用骨以保证种植体的初期稳定性
3. 种植区牙龈健康无撕裂、瘀斑或明显的血管损伤
4. 唇腭部的软组织无损伤，确保拟种植区的骨和软组
织有充足的血供来源
5. 有条件制作不对软组织产生压力的临时修复体，采
用 Essix 压膜固位的临时冠，或在水肿消退后仔细
制作不对软组织产生压力的可摘临时义齿

和面部瘀青，想及时修复缺失牙。患者可能也不想采用活动义齿或烤瓷桥修复，而且患者希望恢复到受伤前的模样。通常等软硬组织恢复健康后，植入种植体。

评　估

应当评估患者面部骨骼的复合伤，如颅骨、眼眶、面中部和下颌区。如果存在复合伤，应当等其愈合后再行种植体植入。对于主诉为外伤牙缺失的患者，邻近缺牙区的骨和软组织状态决定了治疗计划。生物薄型牙龈患者可能在植入种植体后牙龈明显退缩，所以应在改变薄牙龈为厚牙龈后再行种植。通常受伤区需愈合 2 ~ 3 个月，然后植入种植体的同时行结缔组织瓣移植以减少龈缘退缩。

牙脱位后尽早植入种植体的最大好处是缩短治疗时间，并有可能保存牙槽嵴外形，但是由于损伤程度也相应增加，所以软硬组织退缩和吸收也同样增加。临床医生应根据具体情况分析病例。

对于创伤患者，外科医生应确保采用正确的放射片以明确术区是否有根尖残留，唇侧骨壁是否完整、折裂或错位。为了拔除残留根尖或其他异物，需要翻起一个小的黏骨膜瓣，但外科医生应尽量保护骨膜以维持唇侧薄骨壁的血供。可以采用不翻瓣或腭侧瓣入路技术以保护唇侧骨壁血供。

病例展示

患者男性，75 岁，在散步时滑倒，导致面部水肿伴上颌左右中切牙和左上侧切牙折断（图

7–24），牙医推荐他做种植修复。X 线片显示骨壁完整，无折裂和错位。牙龈厚而健康，唇侧龈缘位置理想，笑线低，微笑时不露龈。

在患者就诊后，作者制订了治疗计划：植入 3 颗种植体，分别行单冠修复。

做小切口，拔除埋伏于牙槽骨内的侧切牙牙根，用超声骨刀辅助拔牙以保存唇侧骨壁。植入 3 颗种植体，注意在拔牙窝的腭侧骨壁上植入种植体。植体初期稳定性良好，其 ISQ 值为 75~79。植体唇侧骨间隙内植入同种异体矿化骨颗粒，因为唇线很低，牙槽嵴外形并不是考量因素。用小的骨膜剥离子将骨粉紧密地压入骨间隙底部。愈合基台就位以保存牙龈外形，采用 3mm 高愈合基台与唇侧龈缘匹配。牙支持式而不是组织支持式的可摘临时修复体就位，以避免对愈合基台产生压力。4 个月后，种植体完成骨整合，制作终修复体。

中切牙外伤脱位，唇侧骨板缺失

患者在车祸伤时中切牙完全脱位，伴唇侧骨板缺损和牙龈撕裂伤。患者立刻就诊，在外伤后几天就制作完成可摘临时修复。患者希望恢复到外伤前状态。

术前评估

评估患者的笑线水平、软组织水平、硬组织情况和整个口腔状况。拍 CBCT 检查骨质骨量。

患者牙缺失，牙龈撕裂，局部伴有明显的水平骨缺损。CT 横断面影像显示腭侧垂直向骨量充足而唇侧骨板缺损。

问题清单：唇侧骨缺损和牙齿缺失；牙龈撕裂；最终牙龈水平未知。

治疗计划：在牙槽嵴骨增量手术前患者愈合 4 周，如有骨吸收或不利的软组织愈合，应延缓至牙龈稳定健康后手术。

使用颗粒状异种骨并覆盖缓慢吸收的胶原膜来完成牙槽嵴增量手术。

技　术

局麻范围为上颌双侧尖牙区，腭侧浸润麻醉。用 15c 刀片做环牙龈沟内切口，正中切开牙槽嵴顶牙龈，用小剥离子（Hirshfeld 20#）轻柔微创剥离牙龈，用 7# 剥离子翻开全厚瓣，向上潜行

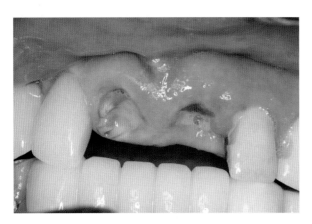

图 7-24 A. 患者初诊，受伤后 3d，左右中切牙和左侧切牙折断，软组织外形和色泽基本正常

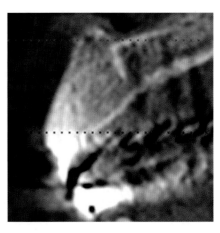

图 7-24 B. CBCT 横断面图像显示，根尖残留，腭侧骨量充足适合种植体植入，未见明显牙槽骨骨折

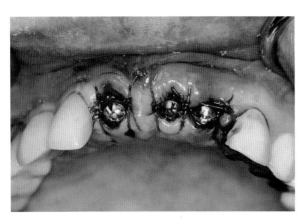

图 7-24 C. 术后即刻观，最小范围翻瓣拔除根尖，种植体植入每个拔牙窝腭侧骨壁内。共振频率分析仪测 ISQ 值显示，每颗种植体均在 75 左右。短愈合基桩就位以维持软组织外形防止坍塌。种植体唇侧骨间隙内植入矿化人工骨

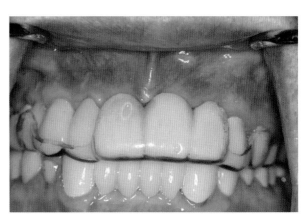

图 7-24 D. 临时冠就位，组织面调磨，与愈合基桩无接触

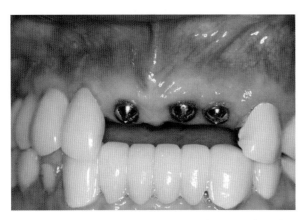

图 7-24 E. 4 个月后，种植体完成骨整合，愈合基桩被健康的牙龈所包绕。移去愈合基桩，每颗种植体的 ISQ 值均达到 78，显示良好的种植体 – 骨整合

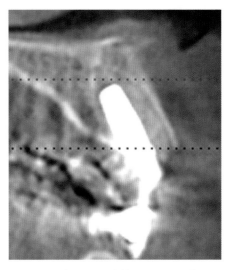

图 7-24 F. 种植体植入后的横断面 CT 图像显示，种植体植入位置理想，唇侧植骨维持了牙槽嵴的水平突度

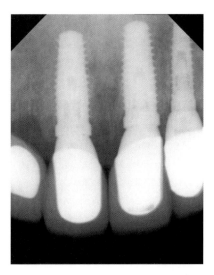

图 7-24　G. 终修复体就位后根尖片显示，种植体间骨水平得以维持，种植体上端平面周围有 0.5mm 的骨包绕。这些种植体（Prevail，Biomet 3i）用了平台转移的设计以减少嵴骨的吸收

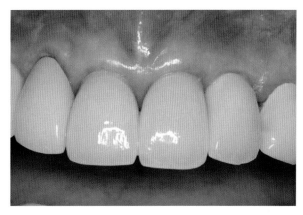

图 7-24　H. 终修复体显示软组织外形极好。（修复由 Kevin Schellhaus 医生完成）

分离至梨状孔，局部不做垂直切口，类似于信封样切口，瓣内局部做减张切口以无张力缝合创口，避免减张切口延伸至切牙位点外。裁剪 4-0 铬线的包装膜，用作胶原膜形状和大小的模板。以此修剪合适大小的胶原膜放在瓣内，紧靠瓣的内表面，放置 1.0 mL 的异种骨粉覆盖骨缺损处以再造牙槽嵴外形，骨粉放在骨面上、胶原膜下。拉紧瓣，用 4-0 铬线一期关闭伤口。使用 Essix 压膜临时修复体以避免压迫植骨位点，修整桥体呈凹面并预留 2mm 空间（考虑到术后可能的水肿）。

植入种植体

4 个月后，植入种植体并即刻修复。种植前在模型上放置植体替代体来制作临时修复体，替代体放在缺牙的牙槽嵴中间，唇侧表面要在最终修复体的腭侧 2mm，放上基台，并调磨出临时冠空间。临时冠与对颌牙有 1mm 间隙，避免咬合创伤。

外科植入种植体

在模型上制作种植导板以确保植体的正确植入。局部浸润麻醉后，在牙槽嵴顶做弧形切口来模拟唇侧基台周围组织外形，做腭侧垂直松弛切口并翻一小瓣，以免影响覆盖骨粉的唇侧软组织。用牙支持的种植导板来预备种植窝，植入种植体，其初期稳定性用共振频率分析仪（Osstell，

Sweden）或棘轮扳手的扭矩测试。将种植体调整到标定方向，类似于模型内的种植体替代体，通常内平面平行于唇面。放置基台，用手拧紧螺丝。修复医生放置和调改暂冠，以确保美观和脱离咬合。将暂冠临时黏结。

参考文献

[1]Amler MH, Johnson PL, Salman I. Histological and histochemical inves tigation of human alveolar socket healing in undisturbed extraction wounds. J Am Dent Assoc, 1960, 61:32-44.

[2] Amler MH. The time sequence of tissue regeneration in human extraction wounds. Oral Surg Oral Med Oral Patho, 1969, 127:309-318.

[3] Lekovic V, Kenney EB, Weinlaender M, et al. A bone regenerative ap-proach to alveolar ridge maintenance following tooth extraction: report of 10 cases. J Periodonto, 1997, 168:563-570.

[4] Lekovic V, Camargo PM, Klokkevold PR, et al. Preservation of alveolar bone in extraction sockets using bioabsorbable membranes. J Periodontol, 1998, 69:1044-1049.

[5] Block MS. Treatment of the single tooth extraction site. Oral Maxillofac Surg Clin North Am , 2004, 16:41-63.

[6] Berglundh T, Lindhe J.Healing around implants placed in bone defects treated with Bio-Oss: an experimental study in the dog. Clin Oral Im-plants Res , 1997, 8:117-124.

[7] Artzi Z, Tal H, Dayan D. Porous bovine bone mineral in healing of human extraction sockets. Part 1.

Histomorphometric evaluations at 9 months. J Periodonto, 2000, 171:1015-1023.

[8]Wetzel AC, Stich H, Caffesse RG. Bone apposition onto oral implants in the sinus area filled with different grafting materials: a histologic study in beagle dogs. Clin Oral Implants Res, 1995, 6:155-163.

[9] van Steenberghe D, Callens A, Geers L, et al.The clinical use ofdepro-teinized bovine bone mineral on bone regeneration in conjunction with immediate implant installation.Clin Oral Implants Res, 2000, 11:210-216.

[10] Block MS, Finger I, Lytle R. Human mineralized bone in extraction sites before implant placement: preliminary results. J Am Dent Assoc, 2002, 133:1631-1638.

[11] Becker W, Urist M, Becker BE, et al. Clinical and histologic observations of sites implanted with intraoral autologous bone grafts or allografts: 15 human case reports. J Periodonto, 1996,167:1025-1033.

[12] Robinson E. Osseous coagulum for bone induction. I Periodontol , 1969,40:503-510.

[13] Schallhorn RG, Hiatt WH, Boyce W. Iliac transplants in periodontal therapy. J Periodonto, 1970,141:566-580.

[14] Froum SJ, Thaler R, Scopp IW, et al.Osseous autografts: I. Clinical responses to bone blend or hip marrow grafts.J Periodonto, 1975,146:515-521.

[15] Gunther KP, Scharf H-P, Pesch H-J, et al. Osteointegration of solvent preserved bone transplants in an animal model. Osteologie , 1996,5:4-12.

[16] Block MS, Kent JN. Healing of mandibular ridge augmentations using hydroxylapatite with and without autogenous bone in dogs. I Oral Max-illofac Surg , 1985,43(1):3-7.

[17] Hallman M, Sennerby L, Zetterqvist L, et al.A 3-year prospective follow-up study of implant supported fixed prostheses in patients subjected to maxillary sinus floor augmentation with a 80:20 mixture of deproteinized bovine bone and autogenous bone. lnt I Oral Maxillojac Surg, 2005, 34(3):273-280.

[18] Hellem S, Astrand P, Stenström B, et al.Implant treatment in combination with lateral augmentation of the alveolar process: a 3-year prospective study. Clin Implant Dent Relat Res , 2003,5(4):233-240.

[19] Fugazzotto PA. GBR using bovine bone matrix and resorbable and nonresorbable membranes. Part l. Histologic results. Int I Periodontics Restorative Dent, 2003, 23:361 369.

[20] Fugazzotto PA. Report of 302 consecutive ridge augmentation proce dures: technical considerations and clinical results. Int I Oral Maxillofac Implants, 1998,13:358-368.

[21] Becket W, Dahlin C, Becket BE, et al. The use of e-PTFE barrier membranes for bone promotion around titanium implants placed into extraction sockets: a prospective multicenter study. Int J Oral Maxillofac Implants , 1994,9:31-40.

[22] Tarnow DP, Magner AW, Fletcher P. The effect of the distance from the contact point to the crest of bone on the presence or absence of the interproximal dental papilla. J Periodonto, 1992,163:995-996.

[23] Ryser MR, Block MS, Mercante DE. Correlation of papilla to crestal bone levels around single tooth implants in immediate or delayed crown protocols. J Oral Maxillofac Surg , 2005,63:1184-1195.

[24] Hurzeler MB, Zuhr O, Schupbach P, et al. The socket-shield technique: a proof-of-principle report. J Clin Periodonto, 2010,137:855-862.

[25] Rebele SF, Zuhr O, Hurzeler MB. Pre extractive interradicular implant bed preparation: case presentations of a novel approach to immediate implant placement at multirooted molar sites. Int J Periodontics Restorative Dent, 2013,33:89-96.

[26] Fickl S, Kebschull M, Schupbach P, et al. Bone loss after full thickness and partial-thickness flap elevation.J Clin Periodontol, 2011, 38:157-162.

[27] Le BT, Borzabadi-Farahani A. Labial bone thickness in area of anterior maxillary implants associated with crestal labial soft tissue thickness. Implant Dent, 2012 ,21:406-410.

[28] Nedir R, Bischof M, Szmukler-Moncler S, et al.Predicting osseointegration by means of implant primary stability. Clin Oral Implants Res, 2004, 15:520-528.

[29] Andersson B, Odman P, Lindvall AM, et al. Cemented single crowns on osseointegrated implants after 5 years: results from a prospective study on CeraOne, Int J Prosthodont, 1998, 11:212-218.

[30] Nir-Hadar O, Palmer M, Soskolne WA. Delayed immediate implants: alveolar bone changes during the healing period. Clin Oral Implants Res , 1998,9:26-33.

[31] Palmer RM, Smith BJ, Palmer PJ, et al.A prospective study of Astra single tooth implants. Clin Oral Implants Res, 1997,8:173-179.

[32] Block MS. Hard and soft tissue grafting for esthetic implant restorations//Babbush C. Dental implants: the art and science.Philadelphia: Saunders, 2000: 217-228.

[33] Block MS, Salinas TS, Finger IM.Incidence of hard and soft tissue grafts in esthetic maxillary implant restorations. I Oral Maxillofac Surg , 2000,58(8 suppl 1):77.

[34] Gher ME, Quintero G, Assad D, et al. Bone grafting and guided bone regeneration for immediate dental implants in humans. J Periodontol , 1994,65:881-891.

[35] Tritten CB, Bragger U, Fourmousis I, et al. Guided bone regeneration around an immediate transmucosal implant for

single tooth replacement: a case report. Pract Periodontics Aesthet Dent, 1995: 7:29-38.

[36] Gruber H, Solar P, Ulm C. Maxillomandibular anatomy and patterns of resorption during atrophy// Watzek G. Endosseous implants: scientific and clinical aspects. Chicago: Quintessence , 1996.

[37] Lang N, Becket W, Karring T. Alveolar bone formation// Lindhe J. Textbook of clinical periodontology and implant dentistry. 3. Copenhagen: Munksgard, 1998.

[38] Leckovic V, Kenney EB, Weinlaender M, et al. A bone regeneration approach to alveolar ridge maintenance following tooth extraction: report of 10 cases. J Periodonto, 1997,168:563-570.

[39] Block MS, Sclar T. Soft tissue esthetic procedures for teeth and implants//Block MS, Sclar T. Atlas of the Oral and Maxillofacial Surgery Clinics. Philadelphia: Saunders, 1999.

[40] Arlin ML.Immediate placement of osseointegrated dental implants into extraction sockets: advantages and case reports.Oral Health, 1992, 82:19-20, 23-24, 26.

[41] Littleton JT. Tomography: physical principles and clinical applications.// Gottschalk A, Potchen EJ.Golden's diagnostic radiology.Baltimore: Williams & Wilkins,1976.

[42] Mazor Z, Peleg M, Redlich M. Immediate placement of implants in extraction sites of maxillary impacted canines. J Am Dent Assoc, 1999, 130:1767-1770.

[43] Rosenquist B, Grenthe B. Immediate placement of implants into extraction sockets: implant survival. Int J Oral Maxillofac Implants , 1996,11:205-209.

[44] Schwartz-Arad D, Chaushu G: Placement of implants into fresh extraction sites: 4 to 7 years retrospective evaluation of 95 immediate implants, J Periodonto, 1997,168:1110-1116.

[45] Werbitt MJ, Goldberg PV. The immediate implant: bone reservation and bone regeneration. Int J Periodontics Restorative Dent, 1992, 12:206-217.

[46] Grunder U, Polizzi G, Goene R, et al. A 3-year prospective multicenter follow-up report on the immediate and delayed immediate placement of implants. Int J Oral Maxillofac Implants , 1999,14:210-216.

[47] Schwartz-Arad D, Grossman Y, Chaushu G.The clinical effectiveness of implants placed immediately into fresh extraction sites of molar teeth. L Periodonto, 2000,171:839-844.

[48] Wohrle PS. Single-tooth replacement in the aesthetic zone with immediate provisionalization: fourteen consecutive case reports. Pract Periodontics Aesthet Dent, 1998, 10:1107-1114.

[49] Gomes A, Lozada JL, Caplanis N, et al. Immediate loading of a single hydroxyapatite-coated threaded root form implant: a clinical report.J Oral Implanto, 1998,124:159-166.

[50] Baumgarten H. Personal communication, 2006.

[51] Block MS. Placement of implants into extraction sites// Block MS, Kent JN.Endosseous implants for maxillofacial reconstruction.Philadelphia: Saunders, 1994.

[52] Kan JY, Rungcharassaeng K, Sclar A, et al. Effects of the facial osseous defect morphology on gingival dynamics after immediate tooth replacement and guided bone regeneration: 1 year results. J Oral Maxillofac Surg, 2007: 65(suppl 1):13-19.

[53] Cardaropoli G, Lekholm U, Wennstrom IL. Tissue alterations at implant-supported single-tooth replacements: a 1-year prospective clinical study.Clin Oral Implants Res, 2006,17:165-171.

[54] Kan JY, Rungcharassaeng K, Lozada JL. Bilaminar subepithelial connective tissue grafts for immediate implant placement and provisionalization in the esthetic zone. J Calif Dent Assoc , 2005,33:865-871.

第 8 章

种植修复中的即刻修复

本章概要

接受种植治疗的患者大多数期望在植入种植体的同时进行即刻修复，以高效地修复其缺失的牙齿。尽管种植即刻修复缺少咬合功能，但恢复了牙体形态，因此更容易被患者接受，而且患者更倾向于选择固定临时修复体。因此在以患者为导向的种植治疗过程中，临床医生应尽量考虑即刻修复。当牙齿拔除后，缺牙区临时修复方式包括：

1. 牙支持式义齿，该牙支冠放置在透明丙烯酸制作的真空压膜保持器中。

2. 可摘义齿，通常称为"flipper"。

3. 将临时牙固定于正畸矫治器上。

4. 与邻牙相黏结的临时冠，该方式通常在种植外科手术后几周使用，以避免对术区的伤害。

5. 种植体支持式的固定义齿，通常在种植外科手术后几小时或者几天之内戴入。考虑到每位患者的具体需求和愿望，在种植体植入的同时进行即刻义齿修复对很多患者而言将是一个完美的解决牙缺失的方案。患者的依从性一定会非常好。然而，患者需要理解的是单颗牙或者多颗牙的临时义齿修复并不是为了恢复咬合功能，而仅仅是对患者软组织进行塑形及恢复美观。

单颗种植牙即刻修复方法

临时修复体为单颗牙修复的软组织成形提供了可靠的方法，同时为最终修复体的制作提供便利。在种植体植入前，口腔修复医生可以在椅旁或在技工室制作临时修复体。

这里讨论以下几种方法：

● 术前技工室预备基桩及制作临时冠。这种方案可缩短修复科医生的椅旁操作时间。首先制取印模，将种植替代体根据预先的设计置入模型中，然后在技工室内预备基桩和制作临时冠。在种植体植入同时，基桩和临时冠就位。如果需要的话，口腔修复医生将对其进行一定的调改，椅旁调整接触点和咬合（图8-1，8-2）。

● 椅旁预备基桩和制作临时冠。这种技术在种植体植入时，需要对基桩进行少量的预备。这就需要外科医生先做一些调改，再由修复医生精修。临时冠的制作由中空甲冠重衬后完成，患者的治疗需要种植治疗小组成员紧密协作，分工完成。而该方法的不足则是重衬这一步骤可能会导

致重衬材料进入术区从而影响创口的愈合。如果临时基桩能够轻易地取出，那么对临时冠的调改和重衬就可以在口外进行。由于目前有更好的即刻临时修复方法，所以不推荐使用这种方法。

● 使用成品基桩在椅旁制作临时冠。

● 外科医生和修复医生紧密协作，在患者手术的同一天完成即刻修复。拔牙前对患者取模并复制模型。第一个模型将用于制作真空压膜保持器，如果由于一些不可预料的原因导致基桩和临时冠无法立刻制作时，就可以采用这个备选计划，以保证患者在离开诊室时能够对其缺牙区进行恢复。这对于美学区域尤为重要。在第二个模型上首先去除欲拔除牙齿的牙冠部分。选择形态和颜色适合的人工牙进行排牙。然后用藻酸盐翻制模型，制作第二个真空压膜保持器。然后将前面排好的塑料牙齿进行修整，使其最终只留下唇侧部分，像一个"壳"或者"贴面"。种植体和基桩就位后将真空压塑保持器戴入患者口内将贴面与基桩进行黏结，使修复的牙齿处于牙列中合适的位置。

● 种植体或基桩的印模转移后，由技工室制作临时修复体，在数小时或几天内戴入患者口内。在种植体植入时，可以使用导模技术制作临时冠。使用一个常规的种植体转移帽或种植体携带体戴入患者口内种植体上，然后通过树脂使之与邻牙牙冠连接在一起，注意树脂不要进入邻牙倒凹。然后将连接转移帽或者种植体携带体的导模取出连接植体代型，再设法将其置于模型上（此时模型上种植体相应的位置有较大的孔洞），并用自凝胶和石膏将种植体替代体固定在模型上。修复医生或者技师可以利用模型调磨基桩和制作暂冠。暂冠制作完成后立刻就位于患者口内。一般来讲，当临时修复体戴入口内基桩上时，只需要轻微调整（图8-4）。

总体考虑

仔细地进行病例选择和精确定位种植位点可以获得成功的骨结合，避免种植失败。文献回顾显示，在单颗牙延期修复中，在最终修复前已经完成骨结合，根据具体种植方案和种植位点状况不同，其成功率可为94%~100%[1-4]。

即刻修复成功的条件包括以下几个方面：

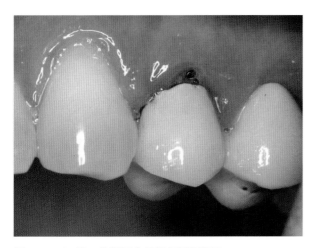

图 8-1　A. 第一前磨牙由于根折需要拔除

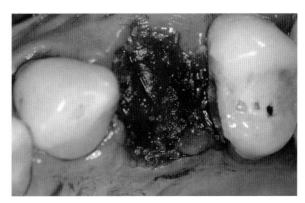

图 8-1　B. 牙拔除后，拔牙位点植入人类矿化骨，覆盖可吸收胶原膜 (CollaPlug, Zimmer Dental , Carlsbad, California)

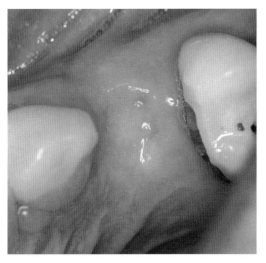

图 8-1　C. 拔牙后 4 个月，牙槽嵴具备良好的宽度，在种植体植入过程中不翻瓣或微小翻瓣

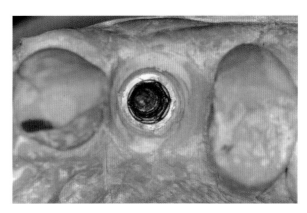

图 8-1　D. 制取模型，种植体的唇面位于邻牙唇面连线腭侧约 2mm，据此决定种植替代体的位置，内六边形连接结构有一面正对唇面

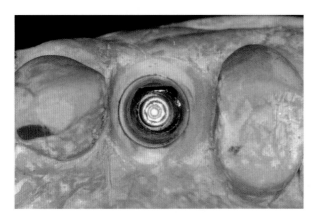

图 8-1　E. 选择穿龈高度为 2 ~ 3mm 的基台，通过轴壁平行度的微调使基台处于垂直位置，以确保临时冠的固位

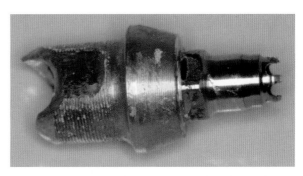

图 8-1　F. 修整固定基台。注意不要磨除基台上的扁平面，以提高临时冠的固位，同时，平行的轴壁也为临时冠提供良好的固位

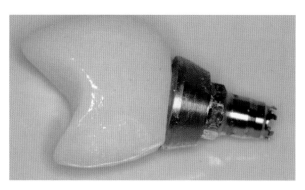

图 8-1 G.临时冠在基台上就位。注意临时冠的边缘形态，以促进牙龈健康

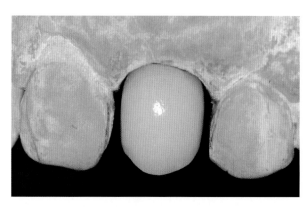

图 8-1 H.临时冠在模型上就位。注意与邻牙近、远中触点保持 0.5mm 的间隙，使外科操作有一定的灵活性，并使冠可以被动就位。修整临时冠颈缘，使牙龈与拔牙前龈缘形态一致

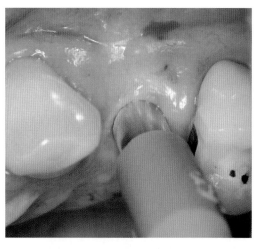

图 8-1 I.局麻下，在牙冠将要放置的精确位点使用软组织打孔器定位。外科医生可使用普通外科手术刀片对牙龈塑形，使其唇侧形成有曲线的外形。这样能够使牙龈与临时基桩和临时冠精确对位，不突出

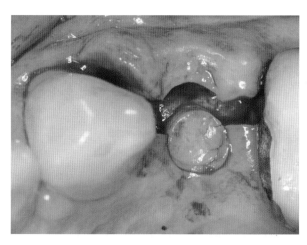

图 8-1 J.在软组织打孔后，用 15C 刀片沿牙槽嵴和邻牙龈沟做一个小切口，仅翻开牙槽嵴上方的骨膜，根据牙槽嵴外形，可以扩大翻瓣以确定种植体在骨内的植入位点，不建议做垂直切口

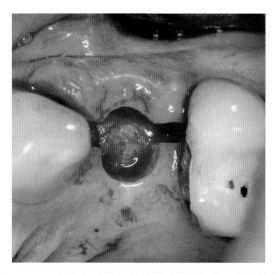

图 8-1 K.去除打孔器切割的圆形软组织块，在种植体植入前进一步检查牙槽嵴

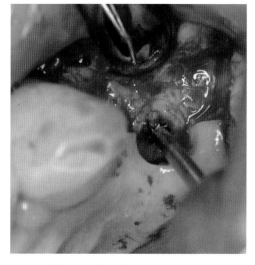

图 8-1 L.首先由球钻磨出一个凹陷，球钻在邻牙间牙槽嵴中分及颊舌向适当位置为种植体定位

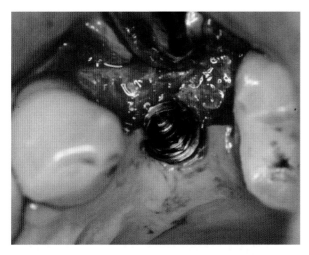

图 8-1　M.参考模型，种植体完全就位。注意内六边形连接结构有一面正对唇侧，可见术区骨组织充足

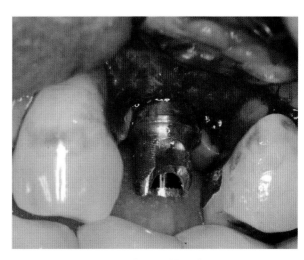

图 8-1　N.将技工室预备好的基台被动就位，用螺丝固定。在螺丝孔中放置棉球后，试戴临时冠

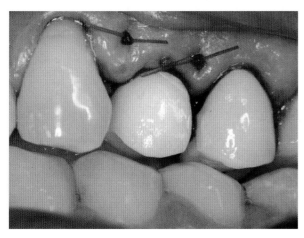

图 8-1　O.临时冠就位，在确定去除殆接触后，用临时黏结剂固定，垂直褥式缝合使牙龈正确复位

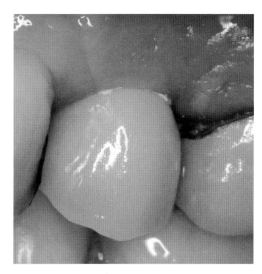

图 8-1　P.最终修复体完成 2 年后的情况

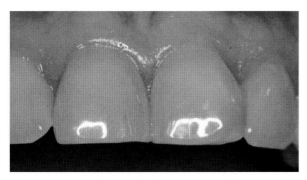

图 8-2　A.术前观，注意方形的牙冠和厚型牙龈，由于预期的牙龈退缩较少，提示该病例适合拔牙后进行即刻修复

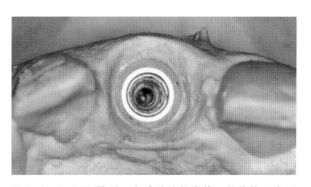

图 8-2　B.制取模型，安放种植替代体，替代体平台唇侧边缘距计划的牙冠外形线 2 ~ 3mm，高度低于计划的牙龈边缘 3mm

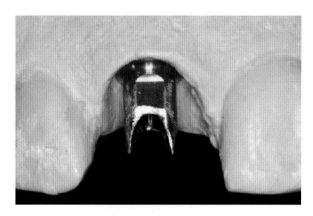

图8-2　C.安放金属基台，做必要的调改，以便于制作临时冠。注意保持基台表面粗糙，以利于黏结固位，并且保留抗旋转平面以加强牙冠固位效果

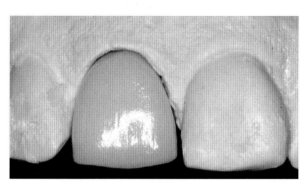

图8-2　D.在技工室制作临时冠。注意临时冠较邻牙短1mm，无殆接触。也要注意与邻牙很轻地接触，使之便于安放并避免来自邻牙的微动

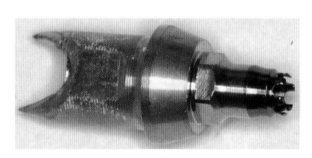

图8-2　E.临时基台稍作预备，其将在种植体植入时安放

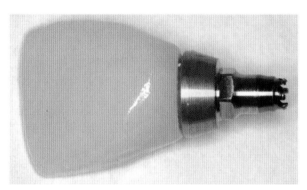

图8-2　F.临时冠就位于基台，抛光其边缘以促进牙龈的健康

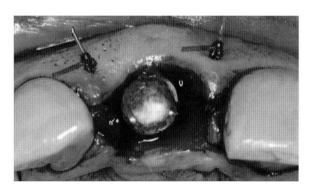

图8-2　G.外科手术时，做龈沟切口，不翻开骨膜。利用牙周膜切割刀拔除患牙。先用球钻在牙槽窝腭壁上定点，然后参照厂家说明逐级备洞，注意种植体长轴略偏向邻牙切缘腭侧。种植体植入后，通过共振频率指数确定其稳定性，安放基台，通过螺丝固定于种植体上。在螺丝孔中放置小棉球

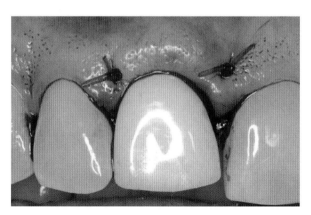

图8-2　H.安放临时冠，必要时调整咬合。采用垂直褥式缝合轻压牙龈使之与临时冠一致

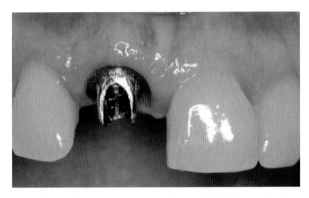

图 8-2　I.4 个月后，去除临时冠，评估基台。通常为了最终的美学效果需要重新更换基台。注意临时冠形成的极佳的龈沟形态

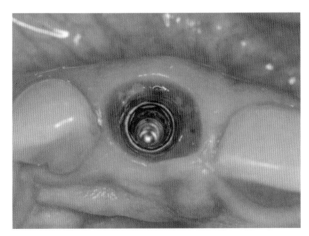

图 8-2　J. 移除临时基台，制取种植体水平的印模。注意龈沟形态，这便于制作最终修复体

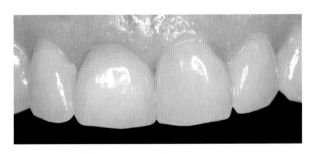

图 8-2　K. 随访 2 年后口内观

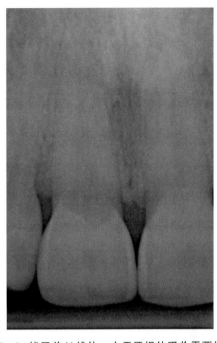

图 8-2　L.拔牙前 X 线片，由于牙根外吸收需要拔除患牙

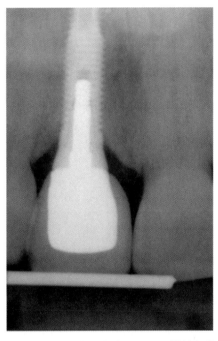

图 8-2　M. 2 年的随访 X 线片显示，牙槽嵴极佳，邻牙骨水平健康

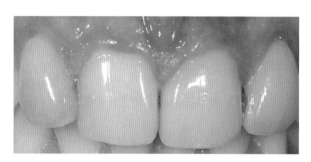

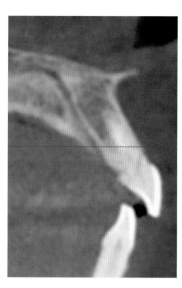

图 8-3　A.患者左侧中切牙冠折，裂纹一直延伸至牙槽嵴附近。治疗计划为拔除患牙后即刻种植并临时修复

图 8-3　B.术前横断面影像显示腭侧有足够的骨量植入种植体，计划使用角度基桩进行修复

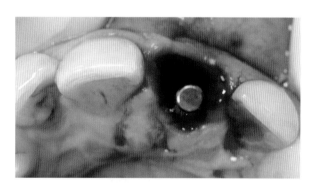

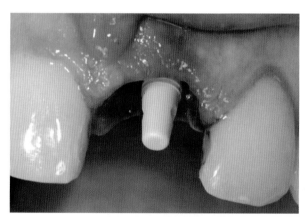

图 8-3　C.在手术过程中，做龈沟切口，在水冷激光的辅助下拔除患牙，保留唇侧骨质。龈乳头不要切断或者翻开

图 8-3　D.在种植体植入后，移除携带体。在无菌环境下使用基桩选配套装挑选基桩。该基桩高度为 6mm，穿龈高度为 1.5mm，为小直径直基桩。图示颈部外形令人满意

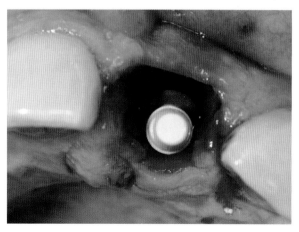

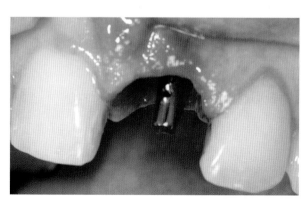

图 8-3　E.𬌗面观，基桩稍偏向将来修复体切缘的唇侧

图 8-3　F.使用基桩选配套装选取 15° 角度基桩，并连接在种植体上

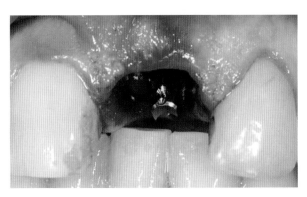

图 8-3 G. 图示高度 4mm，穿龈高度 1.5mm，角度为 15° 的基桩最为理想，留有 2mm 的咬合间隙

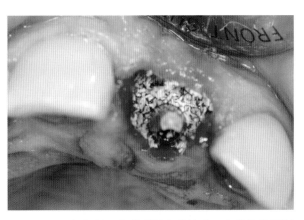

图 8-3 H. 在参照厂商说明固定基桩后，在种植体唇侧和保存的薄的唇侧骨板间放置异种骨粉

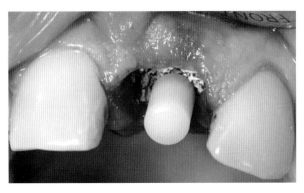

图 8-3 I. 使用与相应种植系统（Ankylos; Dentsply Implants, Waltham, MA）基桩匹配的塑料帽。该塑料帽能使临时修复体有极好的边缘适合性，从而不需要在边缘添加材料，以免形成悬突。这样能够避免材料侵入术区

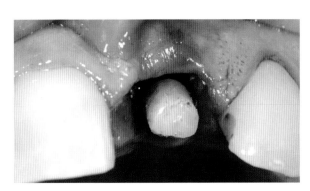

图 8-3 J. 通常需要调磨塑料帽以形成间隙。注意该塑料帽调磨后的腭侧面形态

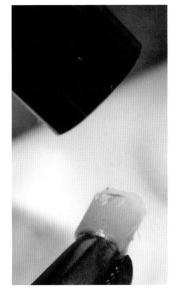

图 8-3 K. 塑料帽表面光滑，必须用钻头打磨使其表面粗糙，以便能够与树脂或者光固化复合物粘接。在塑料帽表面打磨粗糙后，可以采用光固化方式将其与树脂黏结

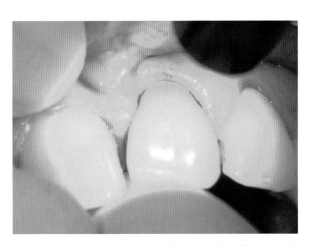

图 8-3 L. 将塑料帽放置于基桩上，将中空的人工牙通过手动或者预先制作的真空压膜保持器进行安置。通过光固化方式将牙和塑料帽黏结在一起

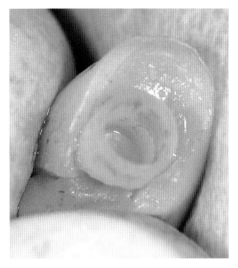

图 8-3　M.将塑料帽连同人工牙一起取出。如需添加更多的材料，可在椅旁进行口外操作

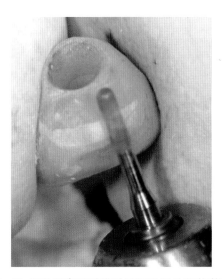

图 8-3　N.使用打磨机对临时牙冠进行外形修整，使其在龈下区域形成凹形

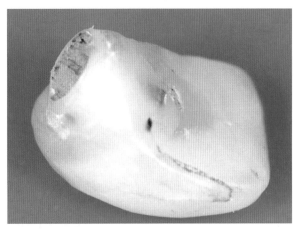

图 8-3　O.精修临时牙冠，然后进行黏结。在黏结前使临时冠有殆间隙，并与邻牙形成轻的触点

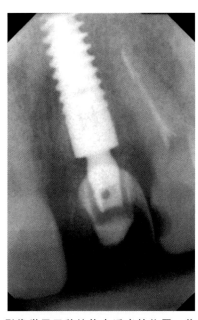

图 8-3　R.影像学显示种植体在适当的位置，临时冠有很好的外形和光滑的边缘

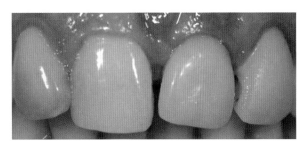

图 8-3　S.4个月后，患者准备戴入最终修复体

①有充足的骨高度、宽度和骨密度，以保证种植体植入后的稳定性。选择种植体长度和宽度时考虑的因素与延期种植修复相似。种植体植入过程中令人满意的扭矩或共振频率指数大于60均是种植体是否足够稳定以进行即刻修复的关键因素。

②有充足的近远中、颊舌向和咬合距离，可以放置一个符合解剖结构的修复体。如果临时修

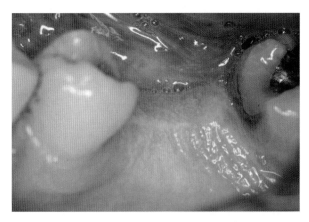

图 8-4　A.患者的治疗方案是在第一磨牙区植入 1 颗种植体，即刻安装 1 个非可调基桩。术前选择的基桩的穿龈高度要与 2mm 的牙龈厚度相匹配，颌间距离允许使用 5mm 高的基台

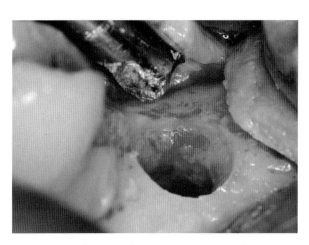

图 8-4　B.预备种植位点以植入 1 颗宽颈种植体 (Prevail, Implant Innovations, Palm Beach Gardens, Florida)

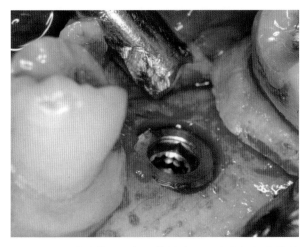

图 8-4　C.种植体植入与牙槽嵴齐平，在共振频率指数为 75 的条件下显示种植体极稳定

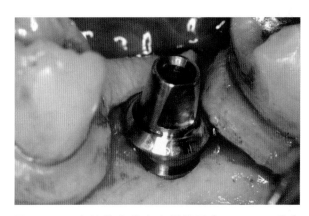

图 8-4　D.安放基台并由金螺丝固定。Provide 基台（Implant Innovations）边缘为预成的，这可以使转移帽精确置入

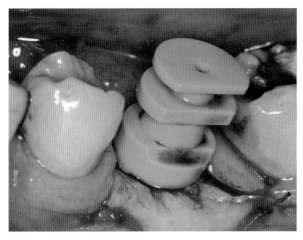

图 8-4　E.转移帽与基台边缘精密吻合

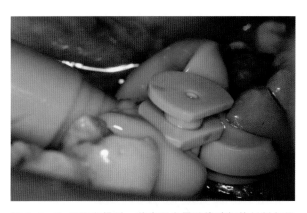

图 8-4　F.制取印模时，首先用少量硅橡胶轻体材料包绕转移帽（Aquasil, Dentsply/Caulk, Milford, Delaware ）

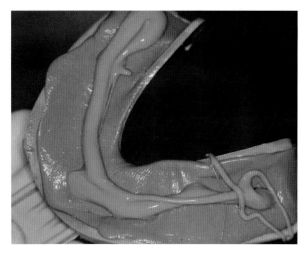

图 8-4　G.硅橡胶重体部分混合后放入托盘，其上加少量轻体印模材料

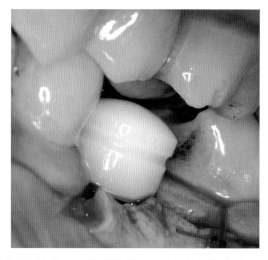

图 8-4　H.从口内取出印模后，用保护帽覆盖基台，防止损伤患者舌头

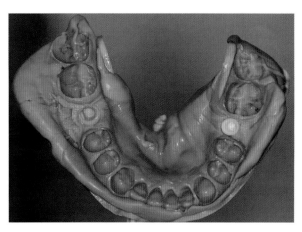

图 8-4　I.将转移帽埋于印模中，此患者两侧均植入种植体

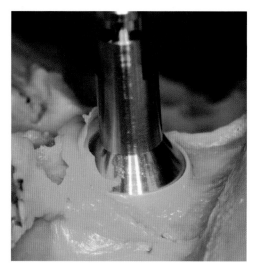

图 8-4　J.种植替代体与印模中的转移帽精确吻合

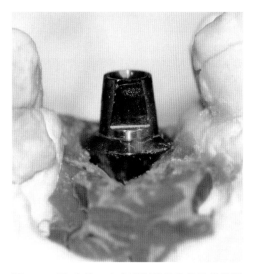

图 8-4　K.在技工室中灌制替代体就位的模型

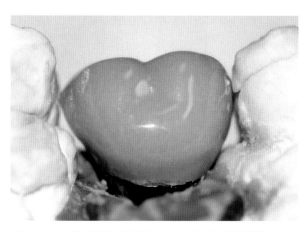

图 8-4　L.临时冠可以采用人工牙或中空甲冠制作

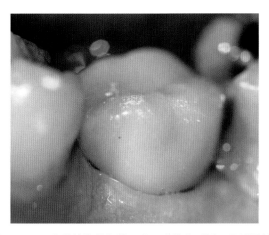

图8-4 M.在种植体植入数天内，安放临时冠，无殆接触

复体与对颌存在殆干扰，那就该选择延期修复而不能使用即刻修复。

③余留牙可以保持足够的垂直向高度，避免即刻修复体受到咬合负载。

④患者同意即使最软的食物也不用临时修复体咀嚼，优先选择流质饮食，持续8周。有严重副功能活动的患者也不适合即刻临时修复。

术前制作室预备基桩和制作临时冠

在患者决定进行即刻修复之后，种植体植入之前应进行充分的准备。CBCT扫描显示患者有足够的骨质进行种植体的植入。制取上下颌印模，在技工室完成准备工作后，再安排患者进行手术。在种植手术中，外科医生要用到基桩、固定螺丝、临时冠和放置了种植替代体的模型（图8-1，8-2）。

制作技术

该步骤在制作室进行，其具体操作类似于单牙修复体的制作（如切牙、磨牙等）。术前的美学评估与种植后延期修复相同。以下操作适用于即刻拔牙病例和常规种植。

1.制取上下颌印模，灌制人造石模型。

2.对需要拔牙的种植位点，在灌制的模型上去除所需拔除的牙，根据美学需要制作蜡型。在很多情况下不需要外科导板，在人造石模型上标记植入位点并备孔。在模型上修整种植替代体冠方的"穿龈"外形，以获得良好的临时修复体颈部形态。

3.在模型上标记种植体替代体垂直方向的位置，预计牙龈厚度为3mm。在下颌区域，牙龈厚度可为2mm。可通过CBCT确定牙槽嵴上骨的大致水平。在模型中种植体替代体理想的垂直向位置可以最终反映口腔内种植体的垂直向位置。

4.在模型上打孔放置替代体，孔必须足够大，以保证替代体被动性就位，将替代体置于适当的位置，以确保恰当的排列，垂直位置上种植体的顶端应该在预测的骨水平或距离龈缘3mm，替代体由氰基丙烯酸酯黏结剂、人造石、石膏或者光固化树脂黏结于孔中。并且种植体替代体的内部或外部固位型，例如六边形的内平面，有一个面的位置正对唇侧。当种植小组成员对种植体替代体的方向达成一致后，则种植体方向、基桩和临时冠的位置就基本确定了。如果种植体是锥状内连接，其旋转角度就无须考虑了，只需要通过扭矩控制基桩的稳定。

5.选择一个合适的基台放置在替代体上，在技工室进行调磨，以便于制作临时冠。另外一个选择则是直接使用基桩选配套装选择一个不需要预备的成品终基桩。很多牙医和技师用与天然牙预备相似的方法预备基桩，然而这是错误的。基桩结构上都存在扁平面和小固位沟，这些结构能够辅助冠的固位。在预备基桩时，应该考虑到垂直向的空间和唇舌面的调改，尽量保留基桩的固位形，不建议像备牙一样预备基桩。如果临时冠采用研磨制作，那么基桩预备体应有圆滑的肩台及外形。

6.基桩肩台位置应在牙龈水平，避免进入龈下过深，这样在种植体和暂冠就位后便于清洁。如果使用成品基桩和预成的塑料帽，基桩水平可以放置在更偏龈下。应使用一定方法避免龈下有残留的黏结剂，如使用印模材料复制基桩。黏结剂置入牙冠后先将其放置在复制的基桩上，去除过多的黏结剂。然后再将牙冠就位于口内，避免龈沟内有过多的黏结剂。牙冠与基桩若为螺丝固位，龈沟内就不可能残留黏结剂。螺丝固位的深边缘修复体可以通过修复体的颈缘来改善牙冠龈下区域外形，而不是通过基桩来进行软组织塑形，这样更为简单可靠。

7.在基桩上标记基桩的唇面方向，例如基桩上的平面，或基桩上的凹陷或沟槽以确保外科手术中精确地安装基桩。预备后的固定基桩表面应该较为粗糙，便于临时冠暂时黏结。临时基桩比终基桩的预备要稍短，使临时冠和对颌修复体间留有 2mm 间隙，防止咬合接触。

8. 基桩预备完成或选择好成品基桩后，利用中空人工牙或中空甲冠重衬，参照对颌模型决定其位置，调整临时冠避免咬合接触。在临时冠的近远中触点与邻牙要预留 0.5mm 间隙，便于戴牙过程中顺利就位及防止邻牙运动对种植牙产生微动。临时冠边缘应仔细抛光，以获得最佳的软组织反应。

9. 临时冠𬌗面留有螺丝孔，以便用螺丝将基桩固定在种植体上。另外，这给了修复医生一个选择——可以不用印模帽就制取印模。可以直接在口内取模，然后拆除固位螺丝，基桩和临时冠作为一个整体置于合适的种植体替代体上，然后置入印模中，灌制人造石，精确转移种植体和龈沟形态，省去了采用印模帽和树脂制作个性化取模桩的步骤。

外科流程

在植入种植体时，外科医生应该准备好临时基桩、临时冠，以及将基桩固定在种植体上的螺丝。正确放置种植体替代体的模型也有助于引导外科医生按正确方向植入种植体。

切　口

切口的设计要考虑种植修复体周围角化牙龈的情况，上颌单颗牙位点经常有足量的角化牙龈，可以允许小范围的牙龈环切、不翻瓣或微小翻瓣。如果牙还存留，仅环绕牙体做龈沟切口，避免在美学区域做垂直切口。下颌角化牙龈较少，种植位点有时需要进行角化牙龈移位以包绕种植体，因此需要做牙槽嵴顶切口。

中切牙拔除后即刻修复

临床常见中切牙拔除后即刻修复。此时患者唇侧骨板应完整，无活动性溢脓，且其颌间距离允许临时冠脱离咬合。如果咬合紧或深覆𬌗，临时冠必须截短，美学效果就会较差而难以接受。在一些情况下，应该在龈缘水平使用定制的解剖式或成品愈合基桩维持唇侧龈边缘形态。

图 8-2 中的患者治疗预期效果较好，因为她有完整的、厚的唇侧骨板，相对较厚的牙龈和方

形的牙齿，所以触点非常接近牙槽嵴，临时冠即使短 1mm（脱离咬合接触）也不太影响其美学效果。这种患者种植的预期成功率与常规种植相似。

切口限于牙体周围的龈沟处，未做垂直切口，不翻开骨膜，适当地翻开龈沟组织，仅将牙体与骨之间的界面暴露出来。使用水冷却激光技术、超声骨膜刀或牙周膜切割器械通过在骨和牙体间创造出一个槽沟，从而将牙体与周围骨质分离。在牙拔除后开始预备种植位点。一定要非常谨慎地拔除牙齿，保存完整的较薄的唇侧骨质是至关重要的！

手术过程从用小球钻或尖端锋利的钻头在拔牙窝的腭侧斜面上钻孔开始，该孔位于将来种植体植入位置的腭侧。然后用常规序列钻预备种植位点致密的腭侧骨质，这是因为种植位点的唇侧骨质密度较低（由于拔牙位点的原因）（图 8-5）。当该步骤完成后，种植体植入时中轴线通常稍偏向最开始由球钻在拔牙窝腭侧斜面钻开的小孔的唇侧。如果医生没有考虑到这个问题，在植入种植体时，种植体位置将会离唇侧太近，可能会影响上部修复体的制作，并导致唇侧骨质过薄而出现明显吸收，牙龈退缩，造成患者对种植效果不满意。

使用常规顺序完成骨孔的制备。如果骨质致密，可以通过攻丝钻在骨质上制备螺纹。植入种植体时要注意方向防止错位。种植体植入的深度、角度及位置应该考虑到最终牙冠的设计。将来的修复体的龈缘可用于确定种植体的深度，种植体通常位于颊侧软组织边缘根方 3~4mm 处。

在种植体植入后，如果临床需要可以制作导模，可以使用携带体或印模帽制作导模。外科医生在操作时应非常仔细，以避免相关材料流入术区。咬合记录材料在制作导模时非常有用。

安放基桩，用螺丝固定，然后安放临时冠，调改。

切口的设计应有利于软组织健康

上颌前牙缺失、牙齿被拔除或者有严重骨质缺损的患者可能在种植体植入前已经在种植位点进行了骨增量。在事先已经进行了牙槽嵴骨增量的患者中，外科医生可决定直接植入种植体，无须在增量区上方或者唇侧翻开软组织。因为植骨区的翻瓣可能翻起或破坏部分移植骨组织，而且会破坏及降低移植部位的血供，当然这也为在愈

合期间骨增量区周围成熟骨质形成之前早期植入种植体提供可能。牙槽嵴骨增量可能会有助于形成较厚的附着组织及美观的牙槽嵴形态，该效果能够持久保持，不会受到后续更多外科手术的影响。

在植入种植体时，不应该破坏通过重建获得的极好的软组织及牙槽嵴轮廓。在设计切口和翻瓣时应该避免在唇侧黏骨膜翻瓣，切口形状为弧形，以确保软组织与置入的基桩协调。腭侧软组织可被翻开，或者采用数字化手术导板引导种植手术以避免翻瓣，让唇侧软组织免于受损。

在涂布表麻膏后，局部浸润麻醉前庭沟和腭部。应该避免在同一位点注射大量麻药造成组织分离。用 30 号针头穿过颊舌（腭）侧牙龈探查骨，在不翻瓣的情况下明确牙槽嵴外形。如果术前使用 CBCT 可明确软组织下方的骨解剖结构，就无须直接探查。

麻醉起效后，使用外科手术刀或环形切刀精确地去除种植体植入位点的牙龈。如果有必要，可以在偏腭侧做垂直减张切口，以直接探查牙槽嵴腭侧斜面。在牙槽嵴顶的切口连同腭侧减张切口共同构成"Ω"形。

在植入种植体后，种植体的唇面位置应接近邻牙唇面连线腭侧 2mm，这 2mm 的距离可用于形成牙冠自牙龈穿出位置的外形。如果种植体植入位置过于偏向唇侧，牙龈会向根部迁移而不可能形成美观的修复结果。要确保种植体植入位置的精确性就必须准确定位嵴顶切口。

如果外科医生确认有充足的骨宽度植入种植体，种植位点的预备可以采用环形切刀去除牙龈，而不需要翻瓣（图 8-1）。种植位点采用标准的序列备洞，植入种植体。注意种植体的位置在计划修复体的龈缘下 3mm。种植体应旋转至连接结构与模型中替代体一致的位置。在使用不翻瓣方法时，可以在种植体携带体引导下将种植体植入正确的深度和方向。

当牙槽嵴较窄时，如果考虑通过小范围翻瓣植入种植体，可以用一个小号剥离子（如 Hirschfeld #20）仔细地沿邻牙牙周翻起全厚黏膜瓣，不要撕裂邻牙龈缘的软组织，无须做垂直切口。在翻开腭侧软组织后，暴露种植位点，如果需要可以用小剥离子探测唇侧骨膜下形态，确定其唇侧骨的倾斜度和是否存在倒凹。

暴露牙槽骨后，用球钻标记种植体植入位点，这个标记必须精确，因为所有序列钻都由此标记点开始。在单颗牙位点，种植体植入缺牙区中分与两侧邻牙等距。种植体位点的中心要考虑到种植体的直径，以精确植入种植体，避免唇向错位；对磨牙来说，种植体中心应使其位置在计划的修复体功能尖或中央窝下。类似于前牙病例，种植体的唇面应在最终修复体唇面的腭侧 2mm，以获得逼真的牙冠颈部外形和理想的轮廓。

在用球钻标记位点后，序列钻备洞，在完成第一钻孔后用方向杆确定种植体恰当的位置和角度。如果需要，可以用球钻很容易地进行修正并再次钻出引导骨孔。

种植体窝预备完成后，在序列备洞时，放置方向杆以确认种植体在理想的位置以理想的角度植入。外科医生视角应该垂直于术区以确定种植体在缺牙区中分以完美的角度植入。

如果在模型上制作暂时修复体，种植体放置时，内部或外部的连接结构的方向应与模型中替代体的方向一致。种植体应该基于美学方案放置在合适的垂直向位置，同时必须具有较好的初期稳定性。

在种植位点预备过程中，修复体部分应该浸泡在消毒液中。将基桩、临时冠、固位螺丝放在装有碘附（betadine）溶液的容器中，在种植体植入后，将各部分从消毒液中取出，用生理盐水冲洗。

应去除软硬组织干扰，以保证基桩在种植体内被动就位。如果基桩没有被动就位，过度的压力会转移到种植体螺纹，增加了种植体失败的风险。颌间距离在此刻确定，如果基桩在模型上没有充分截短，或种植体比计划的浅一些，基桩可能需要用高速手机在口外调改，临时冠在装入时也需要重衬。精确的模型预备可使基桩调改的发生率低于 5%。

基桩螺丝应用手拧紧，而不是扭矩扳手，因为在使用扭矩的过程中，很难在基桩上施加与之对抗的力量，这样可能伤及种植体组织界面。试戴临时冠，必要时调改触点，并确定整个殆运动中均无接触。在基桩中放置一小块暂封材料（如棉花、牙胶或其他软材料）防止临时黏结材料堵塞螺丝孔。黏结临时冠，清除边缘黏结剂，如有需要缝合牙龈。之前在牙槽嵴上的角化牙龈应重新复位于临时冠的唇侧表面。

椅旁基桩预备和临时冠制作

在口内调改基桩应使用新高速车针，且手法应轻柔。这样简化了种植牙治疗，使之与传统义齿修复相似，无须使用印模帽和其他部件，外科医生植入种植体安放基桩或基桩与种植体连接在一起的一段式种植体。如有需要，外科医生或修复医生进行简单的降低高度和唇舌侧外形修整，然后重衬中空甲冠（图 8-1，8-2）。

使用高速手机、新金刚砂针或碳钢钻，在充分冷却和轻压力下修磨不会将过多的热量传递到种植体和周围的骨组织，因此，如果操作恰当，预备基桩和一段式种植体的龈上部分是可以接受的，其优点在于技术简单，常规操作与牙冠预备相似，而缺点在于需要仔细协调两个部门的预约时间及基桩调改时使用轻柔手法。还有一个缺点则是在刚接受手术的位点使用重衬材料，材料可能会残留在软组织下方。当拔除牙齿进行即刻种植时，不推荐使用该技术，因为很有可能要进行植骨以充填种植体和牙槽窝之间的空隙。

这种治疗计划只需要很少的术前准备。在种植体植入前选择基桩应考虑牙龈的厚度和颌间距离，如果基桩选择得当，只需要少量调改。临时冠必须在种植体植入前选择，其色泽应与邻牙协调。植入种植体的外科技术与以前描述的相似。

置入终基桩以制作临时冠

依据这种观念，外科医生植入种植体后随即置入最终基桩。终基桩需要一个塑料帽，该预成保护帽能够与基桩紧密嵌合以保证周围牙龈健康。义齿中的人工牙是中空的，并采用用光固化树脂将其与塑料帽黏结。然后将人工牙连同塑料帽一起取出，牙医在口外利用树脂填补空隙。一般来讲牙冠颈部不宜过大，以使牙龈冠方爬行。如果牙冠龈缘部分凸度过大，将会导致牙龈向根方移行，导致预后不理想。牙冠龈下部分外形应呈凹型，最大化软组织厚度，随着时间推移，较厚的软组织将会阻止软组织向根方迁移。在触点和咬合确定后，临时冠应该用临时黏结剂仔细黏结。

为什么这样做？传统的种植步骤包括种植体的植入，覆盖螺丝或愈合帽的置入，去除愈合基桩以制取龈下种植体水平印模，愈合基桩的复位，基桩的置入及临时冠的制备以恢复软组织正常形态，然后重复以上步骤制作最终牙冠。在种植体植入的同时放置终基桩，之后唯一需要完成的步骤仅是制取基桩水平的印模及戴入最终牙冠。具有解剖式龈下外形的即刻临时牙冠可以进行牙龈塑形，因此最终牙冠应该在最短的时间内完成并能够消除基桩反复取戴造成的创伤。

病例展示

如图 8-3 所示，患者中切牙在牙槽嵴水平折裂。修复医生认为此患者进行牙冠延长、桩核冠修复的长期预后不如种植修复。该患者期望在种植体植入后采用固定临时冠修复。

术前影像学结果显示该患者在拔牙后，牙体腭侧有充足的骨质，能够在种植体植入后形成良好的初期稳定性。该患者术前准备包括：

1. 拔除牙齿前进行印模的制取。如果不能采用常规的固定临时修复体则采用真空压塑做活动临时修复。该方法可以使拔除牙齿的牙冠放置在 Essix 真空压塑保持器中，以避免患者离开诊室时拔牙区域没有临时牙冠的修复。

2. 制作第二个模型，将牙齿从模型上拔除。选择颜色和形态合适的人工牙，使其中空以适合牙弓中的无牙位点。将此牙用蜡固定在牙列中，用藻酸盐印模材料取模，制作真空压塑保持器。然后对保持器进行修整，在种植体及基桩置入后使用该保持器将人工牙固定在正确的位置，再用光固化树脂连接牙齿与修复帽。

外科手术方法

局部浸润麻醉完成后，做龈沟切口，然后做一个小的翻瓣以探查牙和骨质之间的界面。对于该患者，使用水冷却激光在骨和牙体之间制备一个凹槽。在牙冠取出后，使患牙先半脱位，然后完全拔除。

用小球钻在拔除位点牙槽嵴腭侧斜面预备出起始位点，然后采用麻花钻预备（图 8-5）。使用麻花钻沿着定点的位置，长轴偏向切牙切嵴的腭侧备孔。然后使用最终成形钻（final drill）完成备孔。接着使用攻丝钻（bone-shaping drill）低速攻丝，然后植入种植体（Ankylos; Dentsply

Implants, Waltham, MA）。种植体颈缘埋植在牙槽嵴顶根方 1mm 处。

使用基桩选配套装来选择终基桩。选择出的终基桩应该与对颌有 2mm 的𬌗间隙。如果种植体轴向略偏唇侧，则可以选择一个 15° 的角度基桩，使基桩偏向腭侧。用扭矩扳手使终基桩就位。在种植体与完整的唇侧骨质间放置异种骨粉移植材料。最后缝合牙龈。

在患者口内基桩上置入一个表面用钻针磨粗糙后的塑料帽，然后将牙面和真空压塑保持器戴入口内，牙面处于合适的位置，再用光固化树脂使其与人工牙黏结。将塑料帽连同人工牙一起取出，使用更多的光固化树脂完成临时冠的塑形和临时冠外形的调整。降低临时冠颈部区域外形，以防止其推牙龈向根方，临时冠龈下部分形状为凹形。然后在下颌各种运动状态下检查该牙的咬合情况。将聚四氟乙烯密封胶带放置于基桩上螺丝孔中，然后用暂时黏结剂黏结临时冠。

另外一种制作即刻临时修复体的方法是用种植系统携带体引导。在植入种植体后、携带体取出之前，使用树脂或者咬合记录材料制作导模。导模应该覆盖至少 2~3 颗邻牙。然后取出携带体，放入种植体替代体，使用光固化树脂将替代体固定在工作模型中。取出携带体，选择基桩并进行调磨，接着在技工室制作临时冠。临时冠边缘应

仔细抛光。在种植体植入后的 2~3h 内，就可以完成基桩和临时冠就位和固定。

修复医生或技工室用印模制作临时冠。这可减少医生所需要购买的种植部件的数量，也可减少牙医及患者的椅位操作时间。

导模是基桩或种植体的印模制取方式，用于将种植体的位置转移到模型上，再由模型制作临时修复体。导模可以使用螺丝固位的印模帽或一个与种植体基桩精密匹配的按压就位的印模帽来制作。如果携带体能稳固地与咬合记录材料连接在一起，则导模也可以使用种植体携带体来制作。然后将种植体替代体连接在印模帽或者携带体上。工作模种植位点应制备一个较大的孔洞，替代体通过光固化树脂、速凝的黏结剂或人造石黏结在模型上。如果采用常规方法进行取模，则按常规灌制模型。制作临时修复体时，需要对颌模型确定咬合，此外颜色匹配对制作美学修复也是必要的。导模技术可让技工室或牙医完成临时冠制作。

植入种植体后，在口内或在带有替代体的模型上采用基桩选配系统选择合适的基桩。这些基桩不作为实际部件使用，而只是确定基桩的类型。在这些试用基桩放置好后，检查𬌗位，以确保𬌗间隙至少为 2mm。基桩周围同样至少有 2mm 间隙。可以选择有不同穿龈高度的角度

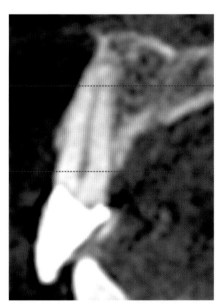

图 8-5　A. 中切牙 CT 矢状面面影像显示的牙体及牙槽骨

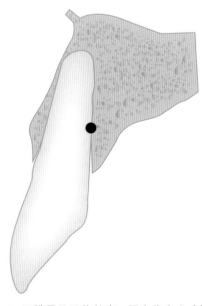

图 8-5　B. 牙槽骨及牙体轮廓。圆点代表小球钻或尖端锋利的牙钻最开始进入的位点

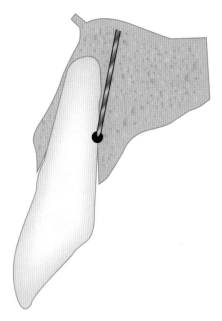

图 8-5　C. 首先使用直径约为 2.0mm 的先锋钻。预备的小孔代表种植体植入的最靠近腭侧边缘的位置

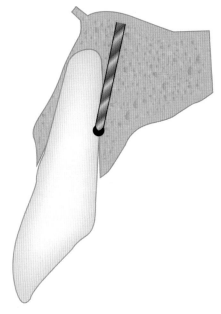

图 8-5　D. 在大多数系统中，应逐级使用不同尺寸的牙钻。牙钻依次逐级在第一个牙钻预备出的小洞处预备。在预备过程中，逐步去除拔牙窝中的骨质，但不能去除致密的腭侧骨质

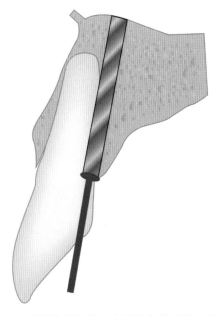

图 8-5　E. 最终的种植位点应该比先锋钻第一次预备的小洞更靠唇侧，原因是腭侧骨质更加致密及原来牙齿存在的位置缺少致密骨质。如果最初预备位点太靠近唇侧，那么最终种植体位置将会过度偏向唇侧，导致种植体位置不正，最终导致愈合不佳，不利于软组织恢复并造成唇侧骨质吸收

基桩或者直基桩。确定好型号后，订购实际基桩，置入口内。

外科及印模技术

种植体植入流程与其他单颗种植体一样，植入种植体，确定其稳定性后，将基桩放入种植体并用固位螺丝固定。用手拧紧固位螺丝。

在该病例中，临时修复体的制作方法都需要一些特定的步骤。与基桩精密匹配按压就位的印模帽就位。下一步为制取转移印模。如果基桩的龈缘位于龈上，在印模帽安放前就可以缝合切口，如果基桩的边缘位于龈下，且切口缝合紧密，印模帽可能出现就位困难。因此如果边缘在牙龈下方，那么先缝一侧切口，制取印模，然后再缝合另一侧。

根据厂商推荐，安放印模帽且与基桩边缘精密吻合。在口内试托盘后，口内转移帽周围置硅橡胶轻体材料（Aquasil, Dentsply/Caulk, Milford, Delaware），然后将重体部分放入托盘，将轻体印模材料覆盖于重体之上，确保印模覆盖的所有牙齿都有精确的印记，制取印模。在印模材料充分硬固后，将印模连同托盘中的印模帽一同从口内取出，将替代体放入转移帽，在技工室灌制模型。在患者离开前，用保护帽覆盖基桩，避免基桩锋锐的边缘伤及颊舌组织。

在技工室中，使用人工牙、中空甲冠或者临床医生自己选择的方式制作临时冠。将边缘处理平滑以保持牙龈健康，检查咬合关系，确保整个下颌运动中没有殆接触。根据技工室的效率和日程安排，临时冠在几小时或数天内完成。

如果计划进行即刻临时修复，但没有实施导模技术，那么需要谨慎处理患者。如果种植体安放的是一个愈合基桩，就能够在日后进行导模技术。去除临时的愈合基桩要注意不要反向移动种植体的初始位置。在这种情况下，通常推荐使用两件式愈合基台，基台在种植体上就位，再通过中央固位螺丝固定在种植体上。当去除时，用与固定基台的反向力取出螺丝，基台可以顺种植体方向直接取出，该过程基台在种植体上不会施加旋转力，导致种植体的逆时针运动。可以在种植体内放置塑料材质的临时基桩，将基桩通过螺丝固定在种植体上。在临时基桩上制作修复体可以多次卸下以抛光修复体边缘，修整修复体外形，使其有益于软组织健康（图 8-8）。

术后处理

嘱患者 8 周内不咀嚼坚硬、质韧食物，建议患者用对侧咀嚼，避免种植体负载，术后按处方服用抗生素和止痛药，如果患者控制菌斑有困难，则在种植体植入 1 周后使用稀释的洗必泰漱口水漱口。

牙龈的快速愈合，有助于患者尽快完成修复。经过种植体骨结合期后，制取终印模，然后制作最终的冠修复体，并根据临床医生偏好使用黏结固位或者螺丝固位。

潜在并发症

1. 由于骨形态的差异，种植体植入后角度与计划不同。如果种植体植入后与模型计划的角度或位置不同，必须调改预成的以模型为参照的暂冠，包括调改牙冠的龈缘外形线，防止牙龈向根方迁移。如果颈缘区突起，牙龈会退缩。比较好的方法是，降低美学修复体颈部区域外形，使牙龈边缘处于理想的位置。

2. 基桩太接近对颌，需要做基桩的调改。这种情况发生在种植替代体置入模型太深，而口内种植体植入与骨面齐平，导致基桩需要调整。从

种植体上取下基桩，用车针降低其高度，检查咬合间隙，标准的为 2~3mm，临时冠必须重衬以保证其有充分的固位力。

3. 临时冠应做咬合调改，使其无殆接触。这种情况很普遍，因为技工室没有留下充足的空间。下颌运动时至少也有 0.5mm 间隙。外科医生必须检查模型上的基桩和牙冠，评估咬合留出的间隙。如果需要，外科医生可以在种植术前降低殆面获得 0.5mm 间隙，这样不需要再做另外的调改，在手术过程中减少了椅旁操作时间。

4. 临时冠应去除邻面接触，使其被动就位。如果技工室制作的临时冠触点较紧，这些触点必须调磨，使牙冠被动性就位。如果产生紧接触，力会传递到种植体 - 骨界面，引起骨吸收而不是骨结合。

5. 临时冠松动，需要重新黏结。这种情况的发生多由于基桩短小或表面光滑缺少理想的固位形。通过在唇面磨出沟槽或使基桩表面粗糙，黏结固位就得到改善。

6. 由于负载不当，种植失败。种植体必须脱离咬合，患者不能咀嚼硬物。感染的发生与常规的二期种植修复相似，很少出现。

讨　论

种植即刻修复方案的确定必须有外科医生和修复医生的精诚合作。在上述技术的运用中，种植团队内部要有良好的沟通，确保选择适合的患者，在模型上正确地安放替代体，完成基桩的调改和临时冠的制备，外科医生才能快速将其置入患者口内。

团队工作时，理想的状况是所有成员都具备同样的经验，团队中有某个工作经验的成员要将他的知识传递给其他成员，并带领他们完成工作。在团队对模型上钻孔埋入种植体替代体的方法熟悉前，都需要由外科医生进行这项操作。如果种植体植入深度不当，可能发生对颌殆干扰，或种植修复体过短。如果种植修复体太短而产生美学上的问题，就必须在基桩安放后重衬修复体。

临时冠修复技术的优点之一在于形成了修复体的龈沟形态，因此，修复医生很少需要进行种植体位点的软组织成形。在种植体骨结合后，软组织改建成熟，允许最终修复体就位。软组织在

外科手术后已经愈合，外形稳定。

使用小直径或者小型基桩，可使修复医生很轻易地消除较小的种植体位置的偏差。用于选择基桩的选配套装能够精确地选择基桩，并能够使操作方式简单化，所有牙医只需接受很少的额外培训就可掌握。如果终基桩采用扭矩扳手就位，基桩将会因为内部锥形连接产生较大的摩擦力而

不容易取出。如果使用手动扭紧，终基桩能够取出，并对种植体本身风险更低。然而，如果在骨整合阶段松动了，那么临时冠将应取出，重新扭紧基桩。虽然这种情况很少发生，但常见于那些不听从临床医生建议、偶尔用临时冠咀嚼了硬质食物的患者（图8-6，8-8）。

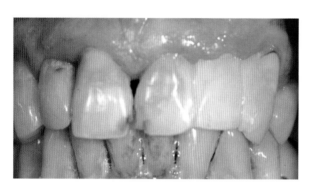

图8-6　A.该患者原计划行前牙牙冠修复，但发现左侧侧切牙折裂

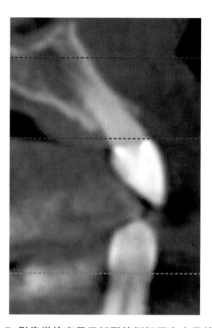

图8-6　B.影像学检查显示折裂的侧切牙有充足的骨质，种植体能够获得初期稳定性

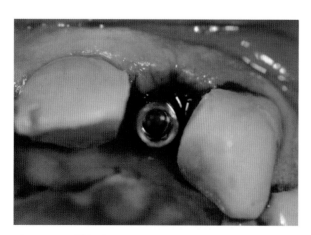

图8-6　C.做龈沟切口仅仅暴露牙和骨质的连接处。使用水冷激光将牙体从骨质分离，将牙拔除。在拔牙窝腭侧斜面植入1颗种植体。图中可见携带体。如果需要，携带体能够引导在模型上植入种植体替代体

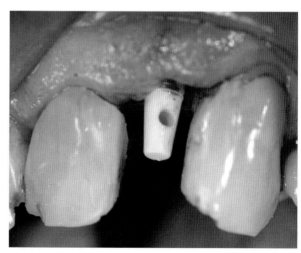

图8-6　D.在患者口中，携带体被取出，使用基桩选配套装来挑选直基桩。该图显示了在置入终基桩前的选配基桩

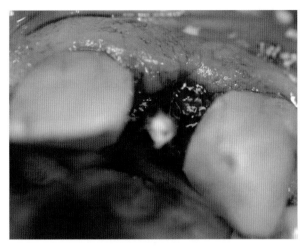

图 8-6　E. 使用与选配基桩相匹配的终基桩，按照厂商（Ankylos; Dentsply Implants, Waltham, MA）说明安放终基桩，固定在种植体上

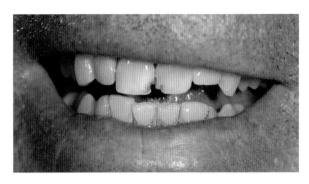

图 8-6　F. 制作临时冠，在种植体植入后 1h 内固定。固定临时义齿在患者口中就位，患者对其美观满意

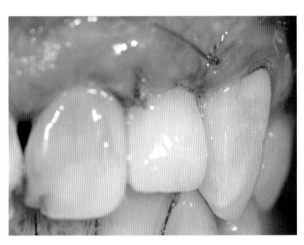

图 8-6　G. 患者在植入种植体和戴入临时冠 2d 后

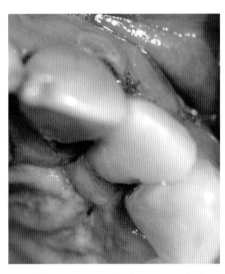

图 8-6　H. 殆面观显示使用复合树脂将塑料帽和人工牙黏结在一起

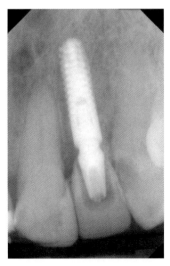

图 8-6　I. 根尖片显示塑料帽和基桩非常匹配

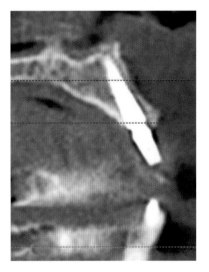

图 8-6　J. 横断面图像显示种植体位置良好，终基桩固定在种植体上

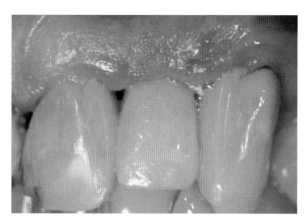

图 8-6　K.种植体植入和即刻修复 2 周后。注意良好的软组织形态

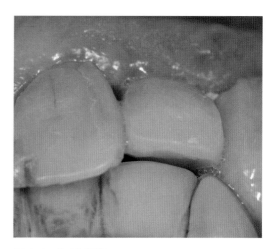

图 8-6　L.殆间隙

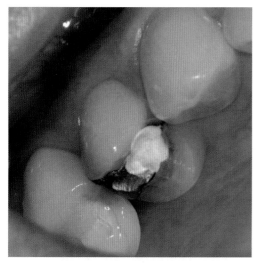

图 8-7　A.该女性患者右侧第一前磨牙垂直折裂。她希望采用固定修复，而不是可摘义齿修复

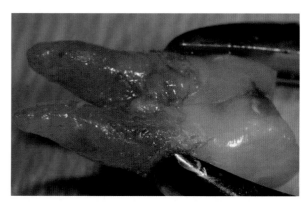

图 8-7　B.在龈沟做切口，然后在超声牙周膜刀的协助下无创拔除牙齿。注意牙体表面的垂直向折裂线

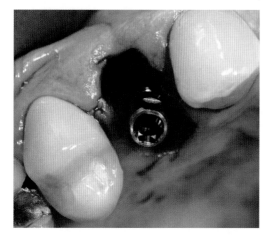

图 8-7　C.横断面图像显示前磨牙的腭侧牙槽窝很适合植入种植体，可获得最大的种植体初期稳定性，并且种植体与修复体轴向协调

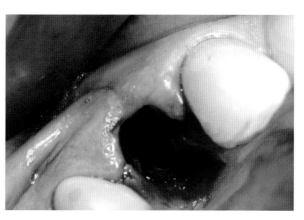

图 8-7　D.移除携带体。种植体位于唇侧和腭侧牙槽嵴下方 1mm 处

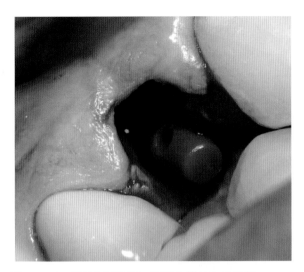

图 8-7　E. 因为牙冠较短，选配的基桩也应较短

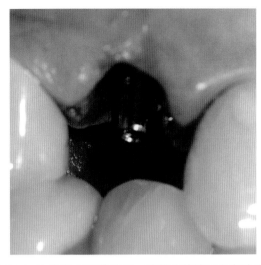

图 8-7　F. 将与选配基桩相一致的终基桩固定在种植体上。注意有 2.5mm 的殆间隙，以满足最终全瓷冠的需要

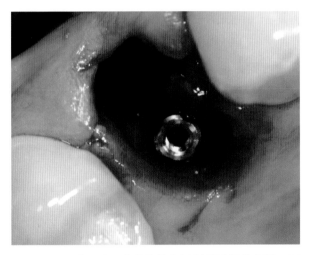

图 8-7　G. 殆面观示在种植体和唇侧骨质间的间隙，可见牙槽间隔和空虚的颊侧牙槽窝

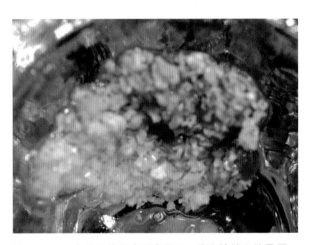

图 8-7　H. 在种植体位点预备期间，收集钻针上的骨屑。将该骨屑与异种骨粉混合，形成复合骨粉

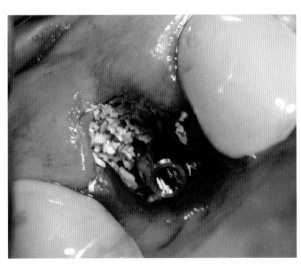

图 8-7　I. 骨粉被塞进种植体与牙槽窝骨壁的间隙中

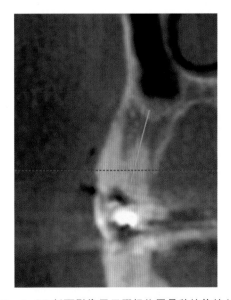

图 8-7　J. CT 剖面影像显示腭根位置是种植体植入的理想位置

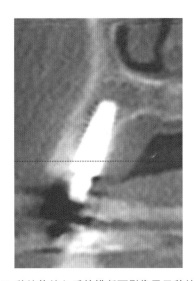

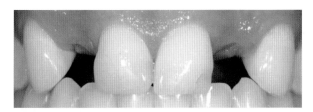

图 8-8　A.患者男性，27岁，侧切牙发育不全

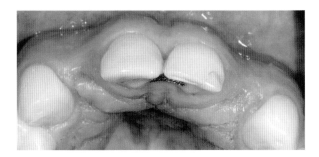

图 8-8　B.殆面观示牙槽嵴呈凹形

图 8-7　K.种植体植入后的横断面影像显示种植体植入腭根的位置。然后由修复医生为患者制作即刻临时修复体

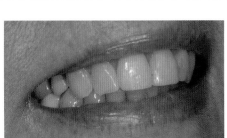

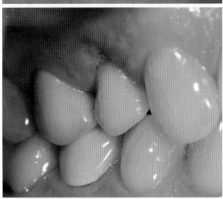

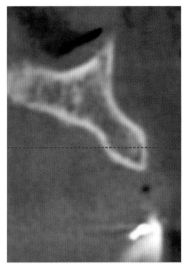

图 8-8　C.横断面影像显示较薄的牙槽嵴顶有足够的骨质用来植入种植体

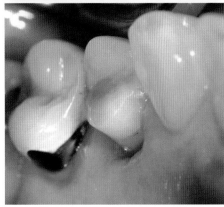

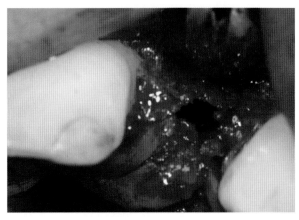

图 8-7　L~N.种植体植入和修复2周后。注意患者微笑时的美学外观，牙龈对具有良好外形边缘线的临时修复体反应非常好，临时冠与对颌牙无咬合

图 8-8　D.做龈沟切口和牙槽嵴顶切口。翻起全厚黏骨膜瓣。预备种植位点。与预计的一样，在预备种植位点后，唇侧骨质完整但是较薄

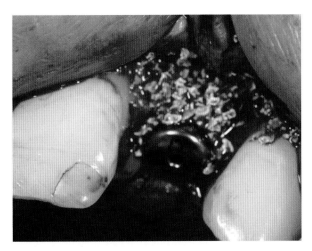

图 8-8　E. 在牙槽嵴顶下 1mm 植入 Ankylos A14 C/X 种植体。轻柔地放置一个小直径的愈合帽，不要用力，仅仅被动性就位即可。将牛骨粉覆盖在薄的骨质表面

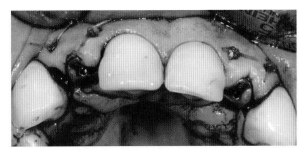

图 8-8　F. 采用 4-0 铬线关闭切口，垂直褥式缝合。按照计划愈合帽暴露在口内

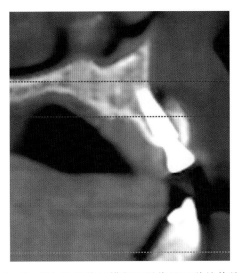

图 8-8　G. 植入种植体后横断面影像显示种植体植入及移植牛骨粉后牙槽嵴增宽

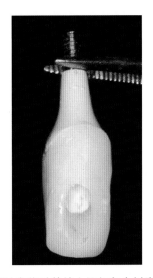

图 8-8　H. 通过在临时基桩上添加复合树脂来形成临时修复体

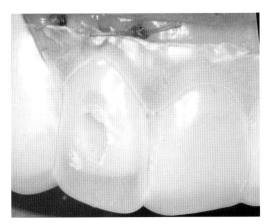

图 8-8　I. 使用真空成型保持器辅助制作临时修复体

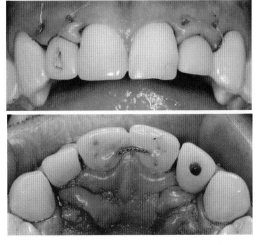

图 8-8　J、K. 临时修复体采用螺丝固位，其中一个为临时修复体唇侧外形，另外一个为殆面外形

347

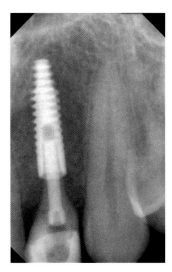

图 8-8　L. 术后 X 线片显示暂时冠就位且牙槽骨水平理想

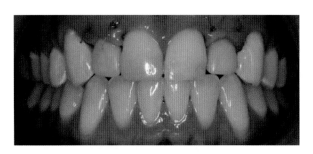

图 8-8　M. 暂时冠为螺丝固位，并且用复合树脂封闭螺丝孔，以增加美观

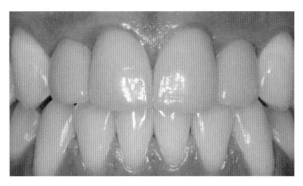

图 8-8　N. 修复完成可见牙槽嵴及牙龈形态良好（由 Mary Beilman 医生完成修复）

多单位种植牙即刻临时修复

　　临时修复体有助于软组织外形的形成，而且避免了临时可摘义齿，同时由于种植体是非埋植并有基桩就位，减少了二期手术的需要，所以多单位即刻临时修复优势明显，但医生必须花费额

外的时间做术前准备，在种植体植入后即刻安放及精修临时修复体[5-17]。

　　即刻修复一般指在种植体植入后，在数小时到 1 天内安装 1 个临时修复体。由于这些种植体独立于牙弓内，包含 2~5 个单位，所以种植修复体没有殆接触。

文献回顾：病案报道

　　Male 等[8] 报道了 49 例患者使用的 94 颗机械加工的自攻型植体（Mark Ⅱ，Nobel Biocare AB, Goteborg, Sweden）支持的 54 个固定修复体，种植体的植入范围从第一前磨牙到对侧第一前磨牙，其中 94% 是植入 Ⅱ 类颌骨。在这些修复体中，23 个是桥修复，其中上颌 14 个，下颌 9 个；另外 31 个是单冠修复，其中上颌 22 个，下颌 9 个。临时修复体在种植手术中安装，无殆接触。5 个月后进行有适当殆接触的最终修复体修复，在 1 年和 2 年的随访中，累积存留率为 96%，2 年后评估了 43% 的种植体，在新鲜拔牙位点的种植体有 4 颗失败，部分缺牙组和单颗缺牙组的结果无显著差异。作者得出结论，对于有螺纹的粗糙表面种植体，在非功能状态下，于上下颌美学区进行固定的临时修复是可行的。

　　Jaffin 等[9] 报道了植入无牙颌或部分无牙颌的 149 颗种植体，122 颗为喷砂或酸蚀处理的种植体，27 颗为机械加工的钛种植体。每一组植入的确切数量没有表述，临时修复体在种植体植入后 72h 内安放。在部分无牙颌患者中殆接触的类型未见具体表述。12 周后成功率为 95%，与延期负载病例相似。据报道，种植体的表面处理是一个关键因素，因为就即刻负载的成功率而言，相对光滑的机械加工种植体（83%）显著低于表面粗糙的种植体。因为在这一系列病案中，大多数患者是无牙颌，因此，如果要将这些发现应用到部分无牙颌患者中，还需要了解更多的相关细节。

　　Testorie 等[10] 给 32 例部分无牙颌患者植入 101 颗种植体（Osseotitie, Implant Inovations, Palm Beach Gardens, FL），骨质情况不同，位置不同，每个缺牙区至少植入 2 颗种植体进行修复。14 例患者的 52 颗种植体在术后 24h 内行无殆接触的即刻负载。在这一组中，上颌植入了 27 颗种植体，下颌植入了 22 颗，两组累积存留率相似，即刻负载组为 96.15%，早期负载组为 97.96%。作者认为，种植体支持的固定局部修复体可以采用即刻无咬合负载，其修复效果与早期负载的种植体相似。即刻非功能负载成功的标准包括：①良好的骨质；②良好的种植体初期稳定性；③理想的种植位点；④种植体与缺失牙一一对应，且每个修复体中至少有 2 颗联合修复的种植体；⑤有邻牙存在，并提供殆支持；⑥没有副功能运动。

Degidi 和 Piattelli[11] 比较了即刻功能负载和即刻非功能负载的种植体，有 152 例患者植入了 6 个系统的 646 颗种植体。由于局部缺牙组的大量失败病例，在研究的第 1 年，研究方案不得不改变，所有无牙颌及局部缺牙患者均采用即刻修复。在植入的 422 颗种植体中，187 颗为拔牙后即刻种植，235 颗为愈合后种植。116 例患者的 224 颗种植体采用即刻非功能负载，58 例患者为多颗牙跨度，58 例患者为单颗牙。在即刻功能负载组，6 颗失败（1.4%）；在即刻非功能负载组，2 颗失败（0.9%）。对于局部无牙颌患者，作者建议：①种植体修复采用即刻非功能负载；②修复单位数量与种植体数量比例应尽可能为 1，以防止临时修复体弯曲和折裂，从而引起种植体微动和纤维包裹。

Rocci 等[12] 在下颌后牙局部固定桥修复中，对 TiUnite（Nobel Biocare AB, Goteborg, Sweden）和表面机械加工的 Brånemark 系统种植体采用即刻负载进行比较。22 例患者接受了 66 颗 TiUnite 表面处理种植体支持的 24 个固定桥，所有患者均在植入当天修复。另外 22 例患者接受 55 颗机械加工种植体支持的 22 个固定桥，也于植入当天修复，所有的修复体均为 2~4 个单位桥，在负载的前 7 周，有 3 颗 TiUnite 和 8 颗机械加工的种植体失败。研究结果是 1 年后 TiUnite 组累积成功率为 95.5%，相应的机械加工表面种植体累积成功率为 85.5%。这个研究显示，在下颌后牙区即刻负载的局部固定桥修复中，TiUnite 表面处理的种植体比相对光滑的机械加工表面的种植体成功率高 10%。

Glauser 等[13] 对 38 例患者植入 112 颗有螺纹表面粗糙的种植体（Brånemark System Mark IV TiUnite, Nobel Biocare AB）。修复类型包括：20 个单冠修复，30 个固定局部修复，1 个下颌

全口固定修复。种植体大多（88%）植入后牙区，且主要在疏松的骨质中（76%），患者组间差异不显著，所有的 51 个修复体安装后即刻以最大牙尖交错位全咬合接触，负载 1 年后，累积成功率为 97.1%。

在 2004 年，Nikellis[14] 等给 40 例患者植入 190 颗种植体，其中 12 颗用于 5 例局部缺失 2 颗或 2 颗以上牙齿的患者。虽然所有种植体均在植入 72h 内通过临时冠负载，但局部缺牙患者具体咬合方案没有详述。作者的负载标准是：初期稳定性的临床评价，即扭矩 >32N·cm，1 ~ 2 年后，所有 12 颗种植体均存留，认为成功率为 100%。

Nordin 等[15] 在 19 例部分缺牙患者的上颌后牙区植入 59 颗 SLA 表面处理的种植体，在 15 例部分缺牙患者的下颌后牙区植入 53 颗种植体。在种植体植入平均 9d 后，安装最终修复体。上颌失败 1 颗。作者认为，在使用粗糙表面种植体修复上、下颌后牙区部分牙缺失时，即刻负载的方案可以获得较好的治疗结果。

种植体植入后必须有机械稳定性，共振频率指数 >60 与即刻种植修复的成功相关。另一种措施是将植入时扭矩 >30N·cm 作为一个限制性因素。然而，目前仍缺少相关的对照研究来验证这些理论。

即刻种植修复应在设计上消除微动。Pillar 等[16] 论证了当微动升至 150μm，种植体对应的是纤维结合而不是骨结合。Brunski[17] 同意这个观点，并指出微动 >100μm 时，创口为纤维愈合而不是骨沉积（表 8-1）。

一般原则

首先由种植团队各成员检查患者，之后确立修复的目标，包括种植体支持的固定修复体。将诊断模型上殆架及制作蜡型，其中蜡型模拟修复常用于评估可用骨及制作外科导板和临时修复体。

对于多单位即刻临时修复，以下有 2 种较好的方法：

1. 在术前使用 CT 制作的外科数字化导板在模型中植入种植体替代体。然后在基桩上制作临时修复体，均以模型为参照。在外科手术的同时放置基桩，然后放置临时冠，根据需要对临时冠进行微小的调改。

表 8-1　局部缺牙患者即刻负载种植修复成功的关键因素

因素	基本原理
充足的骨量和骨质为种植体提供初期稳定性	消除微动及种植体的双皮质参与增加了骨结合成功的可能性
粗糙的种植体表面	文献显示有粗糙表面的种植体比机械加工的种植体更易成功
2~3 个月的非即刻功能负载	文献提示非功能临时修复体是防止咬合过载的关键
种植体的数量	文献回顾提示应使用"种植体缺失牙——对应"方案。尚无科学证据支持即刻负载的种植固定桥
防止过度咬合负载，并减少种植体水平向受力	避免夜磨牙患者即刻负载和尽可能采用种植联冠修复

2. 在植入种植体的同时使用基桩选配系统选择终基桩。放置终基桩，通过戴入与之匹配的塑料帽，再将人工牙黏结在塑料帽上来制作多单位修复体。该操作在椅旁进行。另外一个选择是使用种植体携带体导模技术，引导种植体替代体置入模型，然后再进行终基桩的选择，并在技工室制作临时修复体。如果团队协调良好，在植入种植体的 2h 内便可戴入临时修复体。

CT 数字化导板技术

在以下的病例中描述的技术为将种植替代体放入模型，预备基桩，基桩由螺丝固定就位，然后制作临时修复体。采用 CT 扫描，参照虚拟种植手术制作外科导板，根据 CT 制作的导板在模型上放置替代体。手术过程中，由于有 CT 的精确扫描，可以采用不翻瓣技术或简化的方法，减小患者的术后反应。

计算机加工外科导板，通过螺丝固定临时冠的上颌前牙区病例（图 8-9)

该病例中患者原有的患牙无法修复，有 5 颗前牙需要恢复。拔除患牙后拔牙窝植入人矿化骨。戴入可摘临时修复体。

愈合 12 周后，在诊断模型上制作美学蜡型，并在技工室用透明的丙烯酸树脂压膜片压膜。将压膜得到的放射用导板覆盖于牙槽骨上，将 6 个 X 线阻射标记物置于义齿修复体边缘处，然后行 CT 扫描。

使用特定的软件程序根据 CT 扫描结果制作外科导板。将包埋标记物的放射用导板放入患者口中，进行扫描。第二次就放射导板本身进行扫

描。将来自 CT 扫描的 DICOM 数据保存在 CD 上，然后患者回家，等外科导板和临时修复体准备好后安排手术。

根据所选的软件程序，将 CD 放入计算机，合成每次扫描的数据，并创建一个平面，然后形成与之垂直的两个平面。全景图也由软件重建产生，种植体被放入一个横断面图像中。从软件所收录种植体库选择种植体的制造商及种植体的直径、长度及形状，然后由计算机设计外科导板，将最终设计方案的电子数据上传给制造商。采用快速原型技术完成外科导板，金属导向管的放置使种植体能精确植入，外科导板与余留牙密合可以为种植体的植入精确定位。

主治医师收到外科导板后，即开始制作临时修复体，将导板置于工作模上，在种植位点做标记，用牙钻预备替代体植入的位点。替代体植入的深度由之前的软件设计决定，使用外科导板作为参照。然后将螺丝固位的基桩放入替代体中，做必要的预备。

利用诊断蜡型做参照，制作临时修复体。修复体的舌侧留空，使其能在外科手术时被螺丝固位的基桩黏结。另一种方案是制作精密的临时修复体，在植入种植体后可根据需要进行调改。

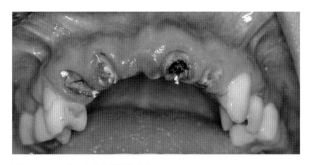

图 8-9 A. 前牙残根拔除术前

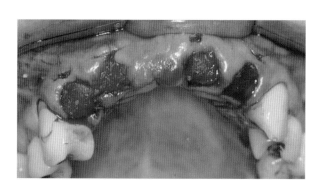

图 8-9　B.患牙拔除后,牙槽窝植入人矿化骨

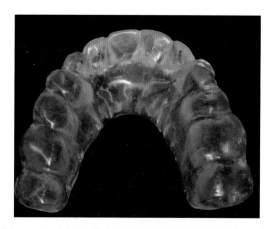

图 8-9　C.在技工室中采用透明丙烯酸树脂进行真空压塑复制美学蜡型并以此作为手术导板

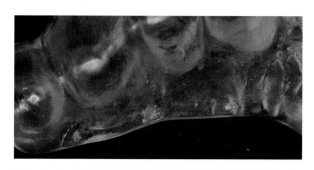

图 8-9　D.将小的放射阻射标记物放置在放射导板中,远离𬌗平面。标记物应该放在一个平面上,不与来自余留牙齿的修复体伪影冲突,因此安放的位置应在导板的边缘或腭侧

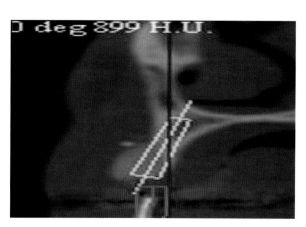

图 8-9　E.计划中种植体的矢状面图像,种植体的直径、长度和形状依赖于每个解剖部位所选择的具体种植体。黄色代表种植体,蓝色代表虚拟的外科导板影像

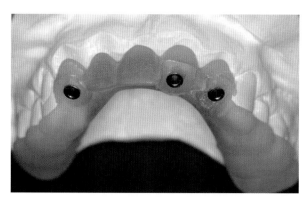

图 8-9　F.根据虚拟外科的设计传输电子信息制作外科导板。外科导板与余留牙列吻合,金属导向管为种植体精确植入定位

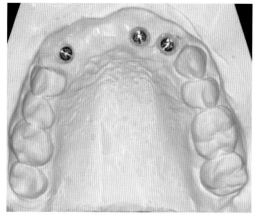

图 8-9　G.将外科导板置于工作摸上,利用其作为种植替代体放置的导板

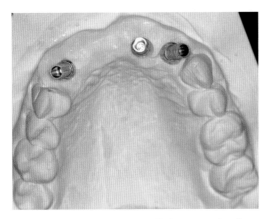

图 8-9　H. 将基桩放入替代体中，必要时调磨

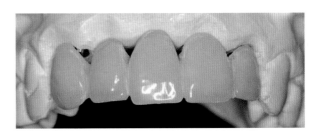

图 8-9　I. 模拟美学诊断蜡型制作临时修复体，舌侧留出开口，允许临时冠黏结到由螺丝固位的基台上

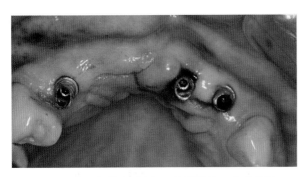

图 8-9　J. 利用外科导板植入 3 颗种植体，安放基桩

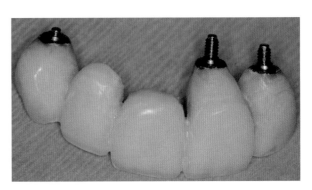

图 8-9　K. 临时修复体与基台用树脂黏结，然后为促进牙龈成形，在技工室由技师在修复体上添加丙烯酸树脂并使之平滑

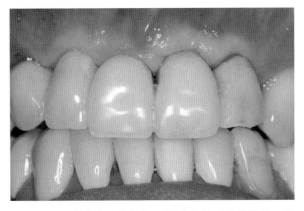

图 8-9　L. 安放临时修复体，通过螺丝固定种植体，注意在螺丝轻轻拧紧后牙龈变白（Tyler Laseigne 医生完成修复）

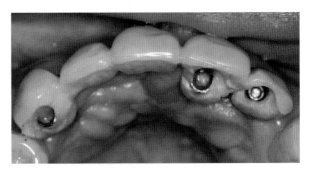

图 8-9　M. 殆面观显示修复体为螺丝固位

患者躺上椅位，麻醉，确定种植体位点，放置导板，用先锋钻标记位点，用环形切刀切除牙龈，在外科导板引导下预备种植位点，安放基桩，并确定基桩就位。临时修复体覆盖基桩之上，用树脂将修复体与基桩黏结。在技工室可以使用过量丙烯酸树脂，然后将其打磨平滑，并形成一定的轮廓，颈部与种植体颈部外形一致。将修复体通过螺丝固定，拧紧后出现牙龈轻度压白，等压白消失后再次拧紧，直到充分就位。

在数小时内，患者就获得了极佳的美学效果，必要时螺丝固位的修复体可于术后随时取下精修。螺丝固位的另一个优点是压力由修复体和固位螺丝作用于软组织，这种方法的不利因素是力量可能被传导到种植体上。如果不加注意，种植体可能因过载而不能形成骨结合。这种方法常在使用软组织环形切刀、手术刀或激光做大范围的牙龈切除后，软组织充分松弛时使用，这样有助于龈沟成形和防止应力导致的种植体失败。

CT 引导的即刻临时修复

上颌前牙牙列替换

患者原有的天然牙可能出现继发龋，需要去除和替换。这些患者有的牙可以修复，有的需要拔除，要尽早开始制订种植计划，结合拔牙、拔牙位点植骨和种植体支持的修复体来改善最终治疗的预后效果。

患者跨度较长的固定桥修复体出现继发龋，需要去除现存的修复体并评估牙列状况。口腔修复医生必须判断哪些牙可以修复，哪些牙不能。种植团队合作进行即刻可摘义齿修复。外科医生拔除所选定的患牙，根据需要进行牙槽窝内植骨，如果牙槽嵴水平向宽度的问题可能危及最终的美学修复还可能需要进行牙槽嵴增宽术。拔牙创愈合 3 个月后，用 X 线阻射材料复制临时修复体并进行 CT 单次扫描，或者用透明丙烯酸复制供双次扫描。完成扫描后，将 DICOM 数据导入治疗设计软件。

该患者（图 8-10）有 4 颗牙必须替换，包括左、右中切牙，左侧侧切牙和左侧尖牙。由于空间的限制和患者的高笑线，决定植入 3 颗种植体修复 4 颗牙。中切牙的大小可以允许种植

体的间距至少为 3mm，种植体的颈部平台直径为 4mm，种植体的长度要达到鼻底，所设计的植入角度使种植体的轴向在模拟修复体的切缘舌侧，种植体的唇面在计划修复的牙冠颊侧边缘线腭侧 2mm，由 CT 治疗设计软件（Simplant Pro; Materialise, Brussels, Belgium）完成的这个方案需经团队全体成员认可。

将方案通过电子传送给数字化导板制造商，制作外科导板。患者的模型也一同寄出。制造商会扫描模型以制作导板。导板上有 3 个导向管。由于患者咬合平衡且稳定，决定行无殆接触的即刻临时修复。

将种植替代体和相关种植修复体部件连到数字化导板上对应的位置，并确认这些部件与外科导板的导向管精确一致。下一阶段是制作临时修复体，它将在种植体植入后即刻戴入。根据需要预备临时基桩，制作一个四单位固定暂时修复体。

为获得有较好美学效果的临时修复体，修复医生必须使用诊断性蜡型来确定牙齿的位置。制取患者模型后进行修整，然后制作模拟修复体蜡型，再给患者试戴确认，然后将其复制成人造石模型。用硅橡胶制取该模型的印模来指导临时修复体的制作。正确放置带有种植体替代体的外科导板，精确定位工作模型中替代体，标记种植位点，在模型中打孔，导板在模型上就位，用人造石固定替代体。然后取下导板，与种植体水平转移印模相似将替代体留在模型中。将临时基桩安放在替代体上，并进行预备，使其适合于前述的硅橡胶导板。然后制作适合临时基桩的四单位修复体且抛光边缘。移除硅胶印模，显示在患者实际植入种植体前基桩上的修复体。

外科流程

手术当天，治疗小组都在现场。患者面部用碘附溶液消毒，术前患者已用抗生素含漱 3d 以减少细菌数量。局部浸润麻醉，取下临时修复体，将种植导板放在预备的牙体上，并评估无牙区牙槽骨。将外科导板覆盖牙体，通过来自牙体的固位力和手指压力固位。

手术时首先用环形切刀切除一个小圆形牙龈，在去除牙龈后，用颈部成形钻钻去骨，在牙槽嵴非平整的状态下，这一点非常重要。之后，

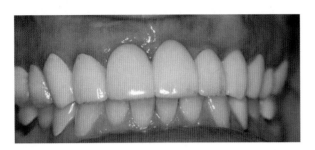

图 8-10　A. 患者将拆除旧的长跨度固定修复体，然后制作临时修复体，并用暂时黏结剂固定

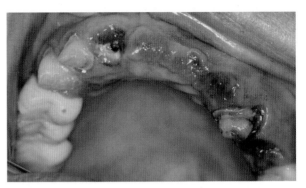

图 8-10　B. 临时修复体拆除后，显示 8 号牙腐烂，11和 13 号牙牙根表面有肉芽组织覆盖

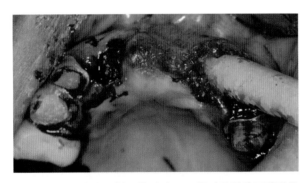

图 8-10　C. 在小翻瓣下拔除患牙，通过黏骨膜下隧道技术为左侧中切牙、侧切牙和尖牙区薄牙槽嵴植骨

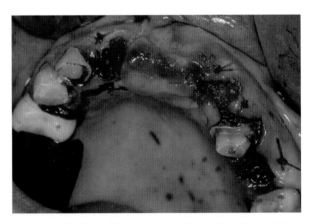

图 8-10　D. 缝合拔牙位点，拔牙位点覆盖可以短期吸收的胶原敷料（CollaPlug, Zimmer Dental, Carlsbad, CA），这样可以保护局部创口，并维持附着龈的对称性

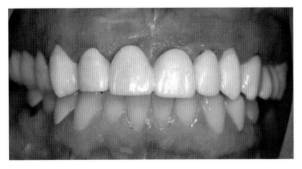

图 8-10　E. 临时冠被复制成一个 X 线阻射材料。在这个病例中，用的是含有硫酸钡的丙烯酸树脂（15% 体积比），也可以用其他材料，如 X 线阻射树脂

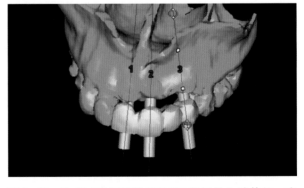

图 8-10　F. 将 CT 扫描的 DICOM 数据录入计算机，方案完成。在这个病例中，模拟植入 3 颗种植体。这种三维图像可以显示最终支持修复体的种植体的空间位置

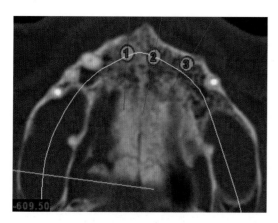

图 8-10　G.轴向显示种植体计划的植入位置在皮质骨范围内

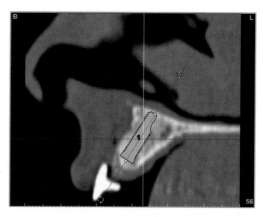

图 8-10　H.其中1颗种植体方案中的矢状面图像，显示其角度和深度，这使计划的牙龈边缘到种植体平台有3mm距离，图像还显示了种植体腭侧与切缘的外形线

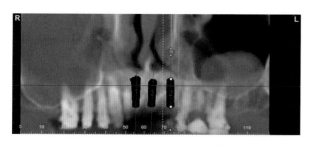

图 8-10　I.CT 设计软件能重建出一个模拟种植体就位后的全景片，这个图像可以确保种植体间不要太近或伤及邻牙

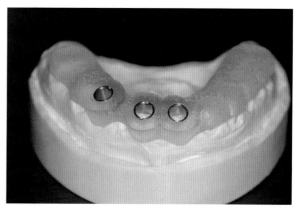

图 8-10　J.导板根据牙体预备的模型快速成型，其为牙支持，并覆盖了上颌牙弓内所有的牙。由于余留牙稳定的咬合状态，没有定制固位螺丝

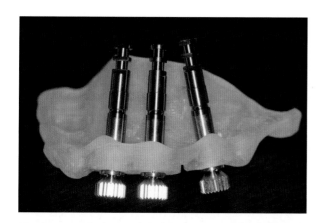

图 8-10　K.将种植替代体连接到特定的修复连接体上，其与导向管相适合。放入外科导板的导向管中，在导向管上标记小沟槽，这样可以识别和匹配种植体内抗旋转结构的旋转方向

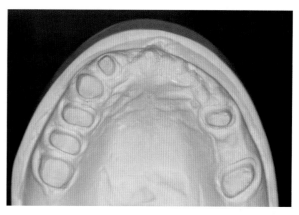

图 8-10　L.制作导板前，制取一个患者牙体预备后的模型，用于制作诊断性美学蜡型

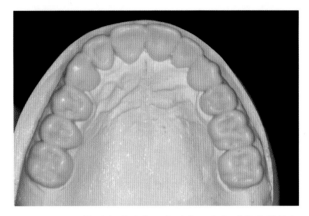

图 8-10 M. 蜡型完成后在口内试戴，患者对美学效果和上颌牙列修复计划认同后，翻制蜡型的人造石模型

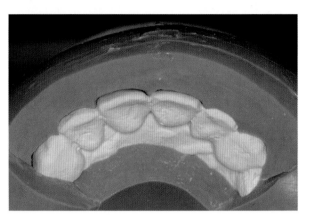

图 8-10 N. 硅橡胶制取计划中前牙形态的外形线，用于制作临时的和最终的修复体

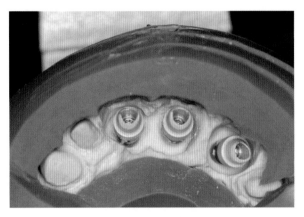

图 8-10 O. 将替代体连接在外科导板上，在工作模上打孔，再将替代体被动性放置在工作模内，由人造石固定，去除修复用的连接体，临时性基台置于替代体上，进行保守的预备，使其适合硅橡胶内修复位置

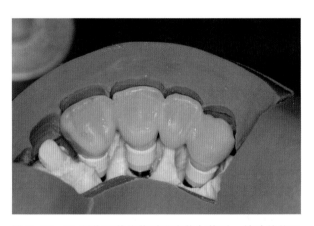

图 8-10 P. 制作四单位临时固定修复体后，被动就位于临时基台上，这是使用诊断蜡型的硅橡胶导板作为一个指示装置

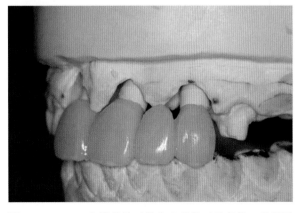

图 8-10 Q. 工作模的临时基台上的临时修复体，外科导板用于种植替代体的定位

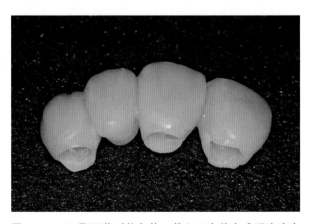

图 8-10 R. 取下临时修复体，戴入口内前在碘附溶液中消毒

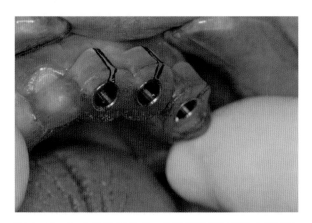

图 8-10　S. 在外科手术时，外科导板通过浸泡在碘附溶液中消毒。在模板上确认用来对齐种植体的很小的沟槽，在模板颊侧制备小的沟槽，并用标记笔标记沟槽的外形线。局部浸润麻醉后，放置导板并压紧，保证其极好的稳定性

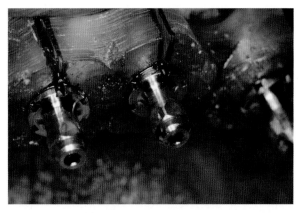

图 8-10　T. 逐级备洞，先植入 1 颗种植体，然后再植入剩余的 2 颗。每一颗种植体携带体上的沟槽都需要旋转到与模板上标记的沟槽一致，这样使临时基台旋转位置与工作模上计划的一样

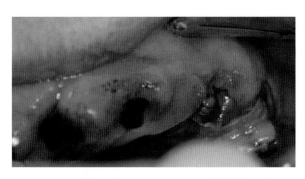

图 8-10　U. 种植体植入和对齐后，去除携带体，移去导板，冲洗种植位点，去除骨屑和软组织碎片

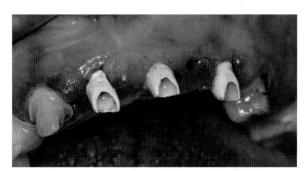

图 8-10　V. 基台在种植体上固定，保持其位置，确认其与在工作模上一样。如有需要通过直视、扣诊和拍片确认基台就位

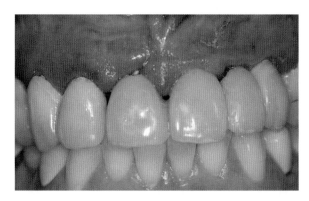

图 8-10　W. 调戴临时修复体。对于此患者，在临时修复体中，后方远中面应做微小调改，在临时修复体就位并确认无殆接触后，用暂时黏结剂黏结临时修复体

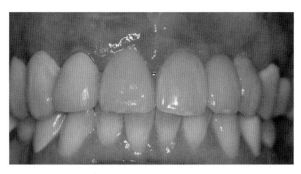

图 8-10　X. 种植术后 1 个月，注意软组织愈合良好

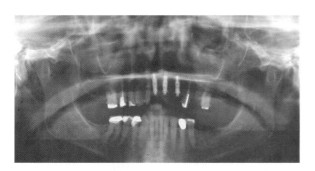

图 8-10 Y. 术后全景片

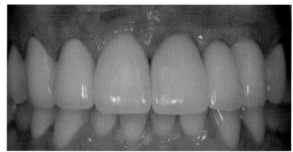

图 8-10 Z. 最终修复体，瓷基台全瓷冠修复 (Ace Jovanoski 医生完成修复)

选用适当的钻针套管逐级备孔，植入 1 颗种植体，种植体深度与导向管一致，沟槽彼此对应，然后再植入余留的种植体。外科医生确认沟槽对齐，以确保基桩和修复体与计划一致（图 7-7 T）。在植入种植体后，将种植体携带体的螺丝拧松，取下携带体，移除外科导板，检查种植位点、冲洗。如有必要，修整软组织边缘。如果种植体埋置较深可能需要做骨骨修整，使临时基桩能准确就位。基桩安放方向同模型相同，用手拧紧螺丝固位。安放临时修复体，由于模型和患者口内存在微小差异，临时修复体上可能需要做一些小调改。修复体就位后，确定无咬合接触，修复体由临时黏结剂固定（图 8-10 W）。

必要时给予患者抗生素和止痛药，做口腔卫生指导并在每次复诊时进行强化。在数周内，这些患者就会拥有较好的美学外形（图 8-10 X）。术后放射片显示种植体在计划的位置，在种植体植入 4 个月后，行最终修复（图 8-10 Y、Z）。

在拔牙同时，使用终基桩在椅旁对美学要求高的患者左中切牙、侧切牙和尖牙进行即刻临时修复

多单位天然基牙固定修复体的患者在他们成年后经常会有原基牙失败的可能性及拔牙的需求。如果患者之前没有佩戴活动义齿的经验，那么大多数人都希望能够避免佩戴可摘义齿，所以更倾向于采用即刻临时固定修复。e 图 8-1 中的患者左侧中切牙作为一个近中基牙，该基牙连同作为远中基牙的左侧尖牙，共同承担一个三单位固定桥，而侧切牙为桥体部分。这两颗基牙均有继发龋及小的垂直折裂。计划将其拔除，植入种植体，在椅旁制作和安装即刻固定修复体。患者

非常高兴能在植入种植体的同时进行即刻固定临时修复。

术前计划包括 CBCT 扫描以确定种植体的长度和角度，制作术前模型。评估显示需要 3 颗种植体植入剩余的骨质中，在尖牙种植时要特别注意梨状孔的位置。制取模型以选择 3 颗人工牙，然后制作三单位固定式修复体。制作导板以便调磨后的人工牙能准确就位，此时再使用复合树脂黏结基桩和人工牙就简单快捷许多。当制作多单位的临时修复体时，在牙就位时使用相关辅助措施稳定人工牙非常重要。

外科医生和修复医生在外科手术和修复过程中均应在场，为患者在一次就诊时同时提供外科手术和修复两方面的治疗。对患者口腔局部麻醉后，做龈沟切口并在切牙位点处做牙槽嵴顶切口。翻瓣暴露骨质，在超声波牙周膜刀的协助下可较容易地拔除牙齿。

同 CT 治疗分析软件中虚拟种植体植入一样，将 3 颗种植体植入拔牙窝腭侧斜面上。植入种植体并在该过程中使用方向杆确定角度，植入位点备孔要比种植体本身小一些，以增加种植体的初期稳定性。植入种植体，使用携带体协助确认种植体是否平行植入。可在此时使用携带体制作导模以便由技工室制作临时修复体，本病例由基桩选配套装来选择基桩。

植入左侧尖牙，暴露梨状孔边缘以引导外科医生植入种植体。移除携带体，使用基桩选配套装来选择基桩，基桩肩台边缘在牙龈龈下 1mm 处，龈间隙至少 2mm。在 3 个种植位点置入基桩。较薄骨质的区域移植异种骨粉，并在空虚的拔牙窝放置同种异体骨粉。使用 4-0 铬线采用垂直褥式缝合关闭切口。

使用与基桩匹配的塑料帽帮助临时修复体固位。将塑料帽表面粗化，通过光固化树脂与人工牙黏结。将人工牙处于合适的位置，每一个牙冠单独用复合树脂黏结。口外添加复合树脂，牙冠龈下外形呈凹形。然后将 3 个牙冠用光固化树脂以夹板固定方式固定在一起。确认修复体表面光滑，并在殆间隙确认后，将修复体黏结。修复体处于非负载咬合状态下 4 个月后，制作终印模，使用终基桩制作 3 个单冠，而终基桩是在植入种植体的同时连接在口内种植体上的。

种植体植入后转移种植体位置关系的上颌后牙区病例

患者女性，由于第一前磨牙折裂需要拔除（图8-11），这颗前磨牙是固定桥前方基牙，患者希望采用种植体支持的修复体修复缺牙。她的治疗计划包括分割桥体，拔除患牙，在拔牙位点后方植入 2 颗种植体，术后 4 个月暴露后方的 2 颗种植体，前磨牙位点再植入 1 颗种植体，并行此区的即刻临时修复。

拔除患牙时，环绕前磨牙龈沟做切口，向后延伸至牙槽嵴顶，在磨牙区做垂直松弛切口。第一前磨牙折裂，拔除患牙并在其后方植入 2 颗种植体，拔牙位点颊侧骨缺损，但其腭侧、近远中骨尚存，形成一个三壁骨缺损，植入人类矿化骨，松弛骨膜，达到创口完全关闭。

4 个月后，在第一前磨牙处植入种植体，行即刻修复。术前测量的牙龈厚度和颌间距离显示基桩选用 2mm 的穿龈高度和 5mm 的高度。这样与对颌牙留下至少 2mm 的空间。术前定购术中使用的部件包括：

- 3 个基桩
- 3 颗用来将基桩固定到种植体上的金螺丝
- 3 个与基桩匹配的印模帽
- 3 个用来在手术和修复体安装期间避免组织损伤的塑料保护帽
- 3 枚基桩匹配的替代体

局部浸润麻醉后，用环形切刀暴露后方的 2 颗种植体，安放基桩，这样可以利用已植入的种植体作为引导为第 3 颗种植体精确定位。因为要在种植体就位后安装基桩，所以使用环形切刀先去除种植位点的牙龈，再通过嵴顶切口连接邻牙和相邻种植体的龈沟，不使用垂直切口。

植骨区愈合良好，可以植入 1 颗直径为4mm、颈部为 4.8mm 的种植体。用先锋钻确定精确的种植位点后，放置方向杆。种植体的颈部距离计划的牙龈边缘 3mm，这比相邻种植体略偏向根方。种植体植入后，共振频率指数为 76，安装"不可调"基桩，由金螺丝固定。切口由 4-0 铬线垂直褥式缝合，使牙龈略外翻并冠向复位。

这些类型的"不可调"基桩有特定的转移帽，这些转移帽按压就位后可以与基桩精密吻合。用

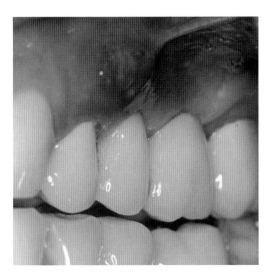

图 8-11　A.患者第一前磨牙折裂，此牙为固定桥（24~27）的前端基牙

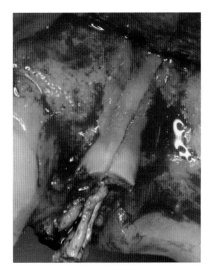

图 8-11　B.切口环绕第一前磨牙颈部，联合后方牙槽嵴顶切口到第二磨牙，在第二磨牙前方做垂直松弛切口。前磨牙牙根明显折裂

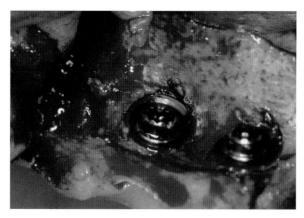

图 8-11　C.轻松拔除患牙，轻轻搔刮拔牙位点肉芽组织。在第二前磨牙和第一磨牙位点植入 2 颗 Prevail 种植体（Implant Innovations, Palm Beach Gardens, FL），种植体直径为 4mm，长 11.5mm，颈部宽 4.8mm

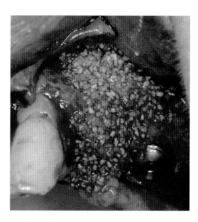

图 8-11　D.冲洗拔牙位点，植入 0.5mL 人类矿化骨，拔牙位点做骨膜松弛，达到减张缝合。不放置修复体，以避免压迫术区

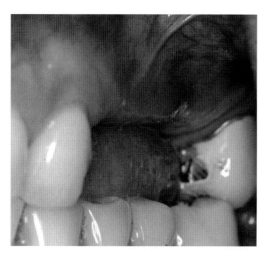

图 8-11　E.4 个月后，拟在植骨位点植入种植体并行即刻修复

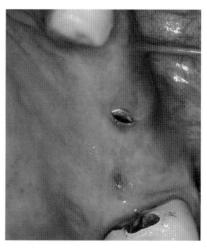

图 8-11　F.殆面观显示，第二前磨牙区种植体略有暴露

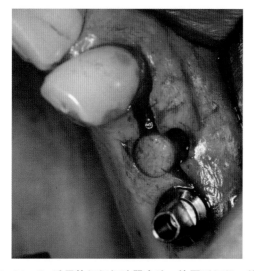

图 8-11　G.采用软组织打孔器去除一块圆形组织，使植入种植体后安装的基台周围能被动性封闭。做一个环绕前方尖牙和后方种植体的半程龈沟切口，以直视植骨区域

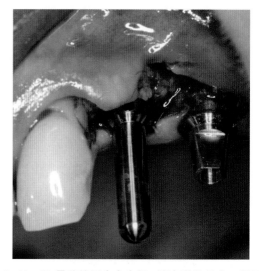

图 8-11　H.骨移植区愈合良好，预备种植位点，邻牙的基台在种植位点预备前安放，引导种植体植入，用导向杆确定种植体的精确方向

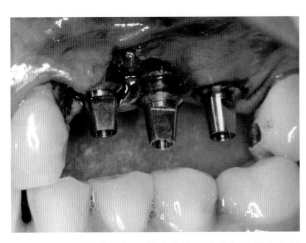

图 8-11　I. 种植体植入且基台就位，为修复体留有充足空间，采用两个垂直褥式缝合关闭切口

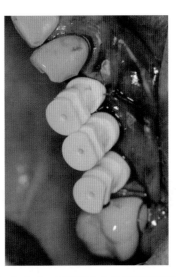

图 8-11　J. 在 1min 内精密吻合的印模帽安装就位，这是一种简单有效的转移方法

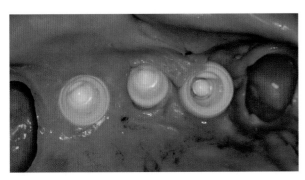

图 8-11　K. 制取闭合式转移印模，将印模帽转移至印模中

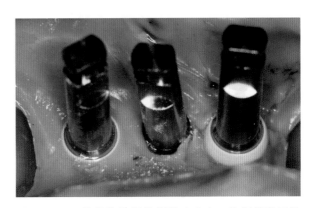

图 8-11　L. 替代体与印模帽精确吻合，将印模送至技工室，制作临时修复体，根据技工室的安排，没有咬合的修复体在几小时或数天内送回（Prosthetics by LSU school of Dentistry dental students）

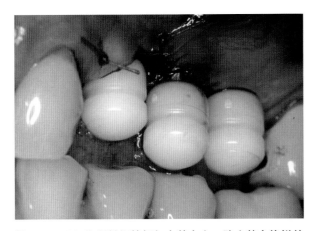

图 8-11　M. 将塑料保护帽扣在基台上，防止基台锋锐的边缘伤害毗邻的软组织

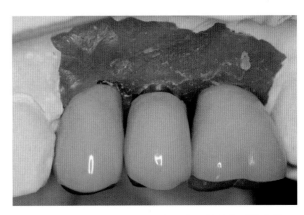

图 8-11　N. 模型灌制后，制取一个三单位临时修复体

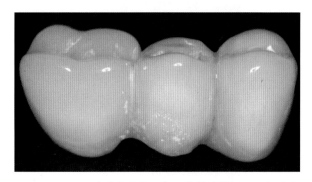

图 8-11　O. 3 个单位连在一起，修整边缘促进牙龈稳定

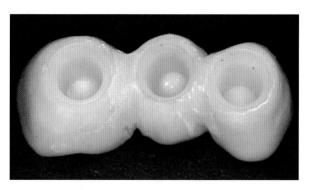

图 8-11.P 桥体内面观，显示用于制作临时修复体的精密吻合的预成塑料帽

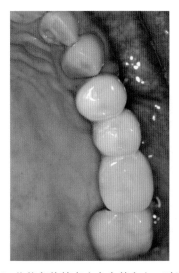

图 8-11　Q. 将修复体精密吻合在基台上，殆面观显示修复体的弧形

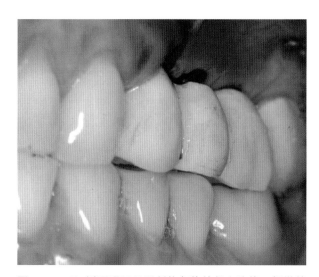

图 8-11　R. 侧面观显示即刻修复体的龈上边缘，轻微的殆接触仅在后方已完成骨结合的种植体上

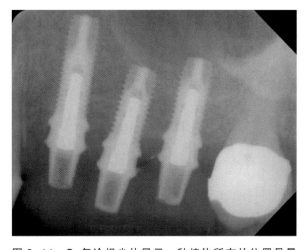

图 8-11　S. 复诊根尖片显示，种植体所在的位置骨量充足

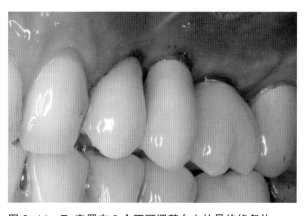

图 8-11　T. 安置在 3 个不可调基台上的最终修复体

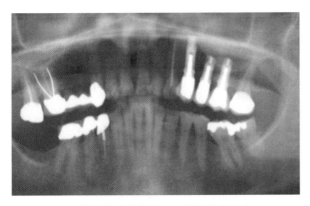

图 8-11　U. 最终的放射片显示牙槽骨没有丧失

闭口式印模技术制取印模。印模材料硬固后，将托盘连同印模帽一起取出，替代体与印模中的印模帽应精密吻合，将塑料保护帽在患者口中扣在基桩上以避免基桩锐利的边缘导致创伤。

将印模连同对颌模型和修复体的比色信息送至技工室，灌制模型，制作一个临时固定修复体，无𬌗接触。这个临时修复体在种植体植入 7d 内安装。

这种技术的椅旁操作包括植入种植体、插入基桩并用螺丝固位、精密吻合印模帽、制取印模及安放保护帽等等，不需要做椅旁的调改。印模托盘是用于取藻酸盐印模的传统托盘，印模使用的是稠的重体和不需要混合的轻体。戴入临时修复体过程包括去除保护帽，用时不超过 1min，然后将修复体与基桩吻合。检查咬合，如有需要进行调改，由于印模的精确性，只要做很少的调改。如果患者能遵循进软食的医嘱，可以黏结临时桥。

在植入种植体的同时放置终基桩，使用基桩选配系统来选择基桩及临时修复体 (图 8-12)

患者前磨牙及磨牙两基牙折裂，固定桥通过这两颗基牙固位。横断面图像显示需要拔除的基牙唇侧骨质丧失，在桥体区域牙槽嵴较窄。治疗计划包括两次外科手术。第一次是拔牙及牙槽嵴增宽术，患者应被告知根据愈合情况在 4~6 个月内没有临时修复体来修复缺失牙齿。第二次外科手术为植入种植体及即刻修复。

第一次外科手术

局部麻醉（包括在骨质较薄的桥体区域浸润麻醉）后，做龈沟切口及在前面区域做减张切口。做牙槽嵴顶切口，使之与龈沟切口连接。翻开全厚的黏骨膜瓣。使用小的组织钳牵拉黏膜瓣，用 Dean 剪刀切开骨膜以使骨膜切口能够在没有张力的状态下关闭。该步骤在手术早期完成，以便在骨移植前止血。将同种异体矿化皮质骨粉置入拔牙窝内。选择一种吸收较慢的胶原膜（Osseoguard; Biomet 3i, Palm Beach Gardens, FL）并修整外形，在无菌盐水中浸泡。将胶原膜放置在瓣的骨膜侧。在薄的牙槽嵴骨质上方及膜下方放置异种骨粉。采用 4-0 铬线关闭切口。不在患者口内戴入临时修复体。

第二次外科手术

在愈合 4 个月后，患者返回诊室接受种植

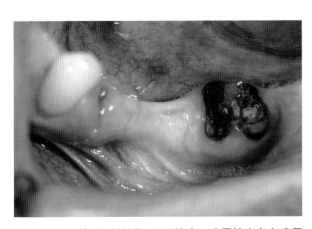

图 8-12　A. 左侧下颌后牙区牙缺失。该男性患者有残留的第一前磨牙根尖及残缺的第二磨牙。第一磨牙及第二前磨牙缺失。触诊示牙槽嵴宽度较窄

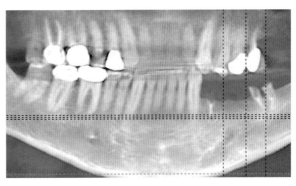

图 8-12　B.CBCT 扫描后重建的全景片显示根据对颌情况需要植入 3 颗种植体

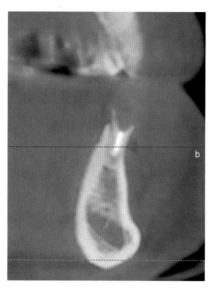
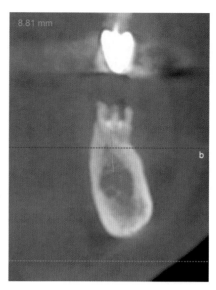

图 8-12　C、D.横断面影像显示牙槽嵴狭窄，在植入种植体前需要行牙槽嵴增宽术

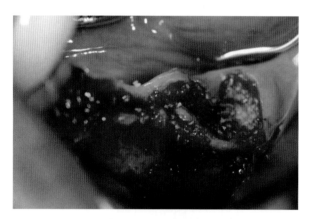

图 8-12　E.在近中做减张切口联合龈沟切口及牙槽嵴顶切口，翻开全厚黏骨膜瓣。拔除前磨牙根尖及第二磨牙残根。桥体区域如同预期的一样牙槽嵴宽度狭窄。第一前磨牙区域也狭窄。在拔牙窝放置同种异体骨粉（矿化骨），进行骨膜减张

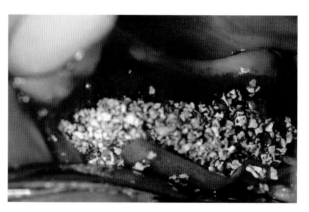

图 8-12　F.在骨膜下方放置胶原膜（Osseoguard;Biomet 3i, Palm Beach Gardens, FL），并在膜下方的骨质上面放置牛骨粉以增宽下颌骨侧方宽度

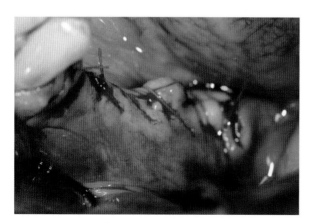

图 8-12　G.用 4-0 铬线在无张力状态下关闭切口

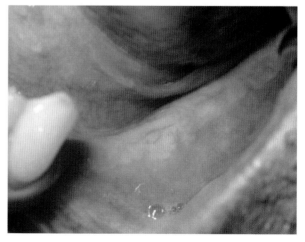

图 8-12　H.在牙槽嵴增宽 3 个月后，牙槽嵴骨量足够，能够进行种植体植入

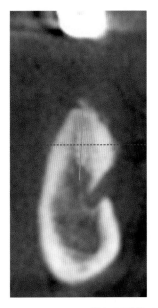
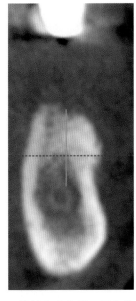

图 8-12　I、J. 横断面影像显示牙槽嵴宽度充足，适合种植体植入

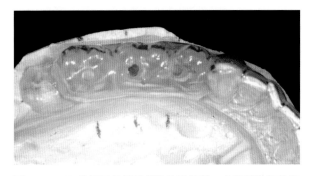

图 8-12　K. 使用牙的蜡型制作外科导板，在预期种植体植入的位置钻孔（孔径与选择的种植系统先锋钻直径相匹配）

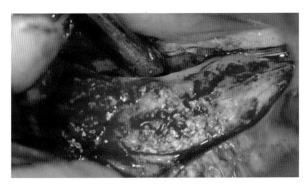

图 8-12　L. 在外科手术时，使用牙槽嵴顶切口暴露牙槽嵴。可见植入的骨组织维持在原位，与正常骨质硬度相似

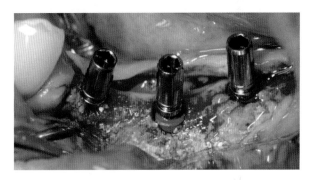

图 8-12　M. 按照计划植入 3 颗种植体，前面的种植体稍有一定角度，以避开神经襻

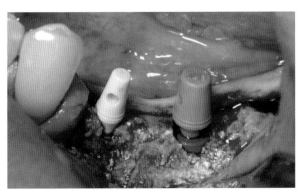

图 8-12　N. 通过基桩选配系统选择基桩，基桩的位置和方向要与拟修复的牙齿位置协调

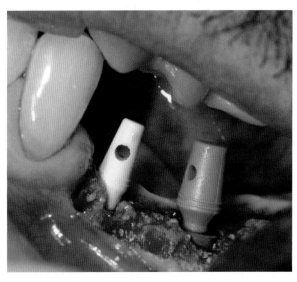

图 8-12　O. 在评估选配基桩时至少需要有 2.5mm 的殆间隙

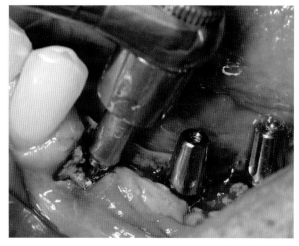

图 8-12　P. 选择与选配基桩一致的终基桩，根据厂商推荐用 25N·cm 的扭矩扭紧终基桩

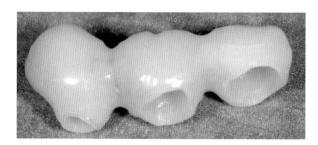

图 8-12　Q. 将匹配基桩的塑料帽粗化，并使用丙烯酸树脂制作三单位夹板式临时修复体

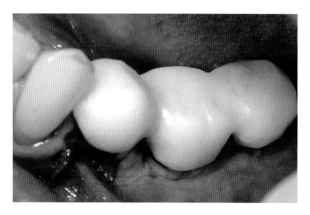

图 8-12　R. 使用临时黏结剂将临时修复体黏结在基桩上

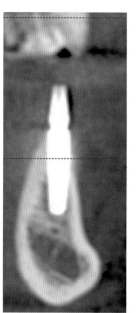
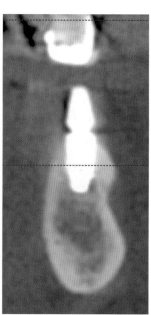
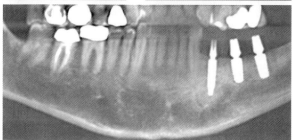

图 8-12　S~U. 种植后影像显示种植体在骨增量后的下颌骨中位置合适

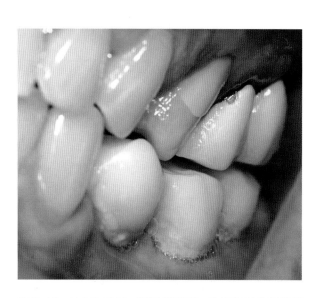

图 8-12　V. 4 个月后，制取终印模。注意修复体与对颌无咬合

体植入及即刻修复。修复医生已制作了一个模板以制作临时修复体及引导植入种植体。在局部浸润麻醉后，做牙槽嵴顶切口及前方小的松弛切口。翻瓣并在每个缺牙位点分别植入 1 颗种植体（Ankylos）。最终计划为在患者口内戴入 3 个单冠，每个单冠有 1 颗种植体支持。

CBCT 扫描图像提供了选择种植体的信息。因为骨质较薄，所以在前面区域选择 1 颗直径较窄的种植体。种植体应有一定角度以避开颏孔。中间和后面的种植体较宽，选择的下颌后牙区域的基桩比上颌前牙位点的小直径基桩更宽。利用完成的美学蜡型来制作引导种植体植入的外科导板，以避免种植体在牙齿邻接点植入及使种植体位于牙工作尖下方。种植体植入深度控制在与牙槽嵴齐平，而不是在牙槽嵴顶以下，这是因为存在下牙槽神经。

植入种植体后，使用基桩选配套装选择最合适的终基桩。选择的基桩能使最终修复体的龈缘处于牙龈水平，并有 2mm 的𬌗间隙。置入基桩，根据厂商推荐用扭矩扳手扭紧终基桩，然后关闭切口。

每一个基桩的塑料帽表面都经过粗糙处理以增强机械固位。在种植体上方放置塑料帽，制作临时修复体，没有必要在塑料帽基桩界面根方使用重衬材料延长牙冠。将三单位临时冠连在一起成为临时修复体。在临时修复体与塑料帽黏结后，在口外完成修复体外形的最终成形及修整。修复体处于非负载咬合状态。患者在离开诊室时口内已戴入美学修复体，有助于形成龈沟。4 个月后，使用专门的印模帽制取基桩水平的印模，并制作 3 个最终修复体。

使用终基桩及 CT 引导的前牙骨增量的固定修复

患者有多颗基牙进行桩核冠修复，以保存患牙，随着时间推移，可能需要根尖切除术及牙冠延长术来保存患牙，避免佩戴可摘义齿。如果这些牙齿出现问题，就需要拔除这些患牙。但在此之前的多次治疗会导致骨质丧失，因此，在植入种植体前需要牙槽骨重建。

该患者需要拔除上颌右侧中切牙、左侧中切牙及左侧尖牙。左侧侧切牙之前已经拔除，是失

败固定桥的桥体部分。患者的修复医生认为她的左侧前磨牙、右侧尖牙及侧切牙能够修复。该医生预备了牙体，制作了一个长跨度固定桥作为临时修复体。修复计划为拔牙并使用骨粉行牙槽嵴增宽术。植骨区域愈合后，使用 CT 数字化导板引导种植体植入并即刻临时修复，以使最终修复体获得最佳的龈沟形态。

第一次外科手术

在局部浸润麻醉后，在需要拔除的牙体及 2 颗远中邻牙周围做龈沟切口。用 15c 刀片做切口。使用 Hirschfeld#20 骨膜分离器轻柔地翻开牙龈。翻瓣向上至梨状孔边缘，采用信封样式翻开全厚黏骨膜瓣，不做垂直松弛切口。用剪刀进行骨膜减张以便之后的无张力关闭切口。

在超声骨刀的协助下拔除患牙。尽量保存剩余骨质，然后用刮匙在该位点去除肉芽组织。不进行滋养孔的制备。选择慢吸收胶原膜，将其沿着瓣的内侧放置。在拔牙窝放置人矿化骨，在牙槽嵴顶处放置异种骨粉以增加牙槽嵴宽度。采用 4-0 铬线关闭切口。将一个八单位固定临时修复体放入口内并临时黏结，右侧尖牙、侧切牙、左侧第一和第二前磨牙为该固定桥提供固位。患者应注意避免咀嚼较硬的食物。该患者伤口正常愈合。

在行牙槽嵴增宽术大约 4 个月后，取出临时修复体，采用 CBCT 扫描，同时还要扫描去除临时修复体的石膏印模。在植入种植体时可以利用邻近预备的基牙以固定牙支持式的 CT 导板。使用 CT 治疗设计软件（Materialise）将虚拟的牙齿放入缺牙间隙中，完美地模拟出患者的咬合关系。然后据此在增宽的上颌骨中虚拟植入种植体。根据牙齿模型、预备后的牙体及虚拟的电脑设计方案制作 CT 数字化导板。

第二次外科手术

外科手术计划是不翻瓣植入种植体以避免对之前行牙槽嵴增宽术的区域造成创伤。在行牙槽嵴增宽术 7 个月后对患者进行局部浸润麻醉。取出临时修复体。将导板放置在牙齿上方。使用软组织环切刀切除牙龈、先锋钻，以及推荐的序列钻备骨孔并植入种植体。将 4 颗种植体（Ankylos）

367

分别植入右侧和左侧中切牙、左侧侧切牙及左侧尖牙位点。将植体植入后移除导板。

使用基桩选配套装选择终基桩。按照厂商的推荐置入终基桩并用扭矩扳手扭紧。重衬该八单位修复体，以使其适合终基桩。备孔前的牙龈环切术切除了小的圆片状牙龈组织。临时修复体呈牙体的形状，延伸至龈沟，有时需要做切口及小的翻瓣以将临时冠放至合适的位置。拔牙后即刻种植时无须此操作，但是在使用CT导板不翻瓣植入种植体时则很有必要。如果有必要，推荐在种植位点做牙槽嵴顶中部的切口，并向腭侧翻开软组织以避免唇侧有瘢痕影响美观，并便于放置解剖形态正确的临时修复体。

4个月后，取出临时修复体，去除龈沟中过多的牙龈组织，并重衬临时修复体。龈沟恢复1个月后，制作最终单冠修复体。

参考文献

[1] Anderson B, Odman P, Lindvall AM, et al. Cemented single crowns on osseointegrated implants after 5 years: results from a prospective study on CeraOne. lnt J Prosthodont, 1998, 11: 212-218.

[2] Jemt T, Laney WR, Harris D, et al. Osseointegrated implants for single tooth replacement: a 1-year report from a multicenter prospective study. Int J Oral Maxillofac Implants, 1991 ,6:29-36.

[3] Schmitt A, Zarb GA.The longitudinal clinical effectiveness of osseointegrated dental implants for single-tooth replacement. Iht J Prosthodont , 1993,6:197-202.

[4] Ekfeldt A, Carlsson GE, Borjesson G. Clinical evaluation of single tooth restorations supported by osseointegrated implants: a retrospective study. Int J Oral Maxillofac Implants, 1994, 9:179-183.

[5] Astrand P, Engquist B, Anzén B, et al. Nonsubinerged and submerged implants in the treatment of the partially edentulous maxilla. Clin Implant Dent Relat Res , 2002,4:115-127.

[6] Bornstein MM, Lussi A, Schmid B, et al. Early loading of nonsubmerged titanium implants with a sandblasted and acid-etched (SLA) surface: 3-year results of a prospective study in partially edentulous patients. lnt J Oral Maxillofac Implants , 2003,18:659-666.

[7] Szmukler-Moncler S, Piattelli A, Favero GA, et al.Considerations preliminary to the application of early and immediate loading protocols in dental implantology. Clin Oral Implants Res, 2000, 11:12-25.

[8] Maió P, Rangert B, Dvarsater L. Immediate function of Brfinemark implants in the esthetic zone: a retrospective clinical study with 6 months to 4 years of follow-up. Clin Implant Dent Relat Res , 2000,2:138-146.

[9] Jaffin RA, Kumar A, Berman CL. Immediate loading of implants in partially and fully edentulous jaws: a series of 27 case reports. J Periodontol , 2000,71:833-838.

[10] Testori T, Bianchi F, Del Fabbro M, et al. Immediate non-occlusal loading vs early loading in partially edentulous patients. Pract Proced Aesthet Dent, 2003, 15:787-794.

[11] Degidi M, Piattelli A. Immediate functional and non-functional loading of dental implants: a 2- to 60-month follow-up study of 646 titanium implants. J Periodontol, 2003 ,74:225-241.

[12] Rocci A, Martignoni M, Gottlow J.Immediate loading of Brånemark System TiUnite and machined-surface implants in the posterior mandible: a randomized open-ended clinical trial. Clin Implant Dent Relat Res, 2003, 5(suppl 1):57-63.

[13] Glauser R, Lundgren AK, Gottlow J, et al. Immediate occlusal loading of Brånemark TiUnite implants placed predominantly in soft bone: 1-year results of a prospective clinical study.Clin Implant Dent Relat Res, 2003 ,5(suppl 1):47-56.

[14] Nikellis I, Levi A, Nicolopoulos C. Immediate loading of 190 endosseous dental implants: a prospective observational study of 40 patient treatments with up to 2-year data. Int J Oral Maxillofac Implants, 2004, 19:116-123.

[15] Nordin T, Nilsson R, Frykholm A, et al. A 3-arm study of early loading of rough-surfaced implants in the completely edentulous maxilla and in the edentulous posterior maxilla and mandible: results after 1 year of loading. Int J Oral Maxillofac Implants , 2004,19:880-886.

[16] Pillar RM, Lee GM, Maniatopoulus C. Observations on the effect of movement on bone ingrowth into porous surfaced implants. Clin Orthop Relat Res , 1986,208:108-113.

[17] Brunski JB. Biomechanical factors affecting the bone-dental implant interface.Clin Mater , 1992,10:153-201.

第 9 章
前牙美学种植修复

本章概要

种植美学修复意味着不仅要有美观的修复体，还要形成正常的软组织外形[1-2]。在临床上，很少能看见牙槽骨完全没有破坏且软组织健康的种植位点，大多数要求前牙种植修复的患者都需要通过不同的外科手术来改善骨和软组织不足。本章主要介绍了美学区域骨组织不足的外科处理原则，第10章讨论了美学区域软组织不足的重建。

牙发育异常、龋坏、外伤后内吸收或外吸收、根管治疗并发症、牙周病所致的牙槽骨吸收，或者牙－牙槽骨外伤等都可以导致牙齿缺失或被拔除。这些情况都会导致局部种植位点骨量不足，从而影响种植治疗。临床常见颊侧骨壁的缺失，以及天然牙根形丧失。缺牙区牙龈较薄常导致局部点彩消失和牙龈颜色改变，而牙龈透明度增加会使种植体和基桩的颜色从牙龈透出来。

中切牙种植修复美学的关键因素

临床医生必须明确影响前牙种植美学的关键因素，中切牙美学修复中的这些原则也可以应用于其他牙齿。

微笑时，中切牙的美观是相当重要的（图9-1）。牙龈问题，如牙龈退缩、裂开、垂直切口导致的瘢痕、牙龈乳头缺失、角化牙龈不连续及牙龈的厚度都会影响最终的美学效果。只有恰当处理这些问题才能达到良好的美学效果，而不是简单的种植体加牙冠。以下是影响单颗中切牙种植美学修复的关键因素（图9-2）：

1.骨：评估时需要精确地测量牙槽嵴的宽度及高度，包括牙槽嵴顶、牙槽嵴中分及牙槽嵴根方区域，还要考量牙槽嵴的正常外形和天然牙根形。

2.软组织：软组织的评估包括拔牙前的龈缘位置、牙龈的质地和生物类型，以及龈乳头缺失与否。

3.笑线：笑线的水平和轮廓既可能掩盖一些牙龈问题（低笑线），也可以使一些小问题变得很明显（高笑线）。

4.牙齿颜色：一些牙齿可能较白，而另一些可能发黄并有着色。

5.对称性：前牙牙列的对称性非常重要，缺乏对称性会导致美学效果欠佳。

6.种植体位置：如果种植体过于偏唇侧，则美学效果不可能很好。精确的种植体植入位置是美学修复的关键。种植体的植入深度必须精确以获得美观的牙冠外形，并有利于维持种植体水平的骨量，使种植体周围骨质稳定，不会随着时间推移变化很明显。

骨和软组织

种植体四周都有骨包绕，在拔牙后腭侧骨通常不会吸收。如果由于龋坏、腭侧牙槽嵴下的牙根外吸收或者创伤所致的牙缺失，常常需要Onlay或内置式植骨来恢复垂直骨高度。

如果近中或远中邻面骨由于邻牙的问题导致吸收、龈乳头缺失，则需要通过正畸殆方牵拉邻牙来恢复骨及龈乳头高度。也可将邻牙拔除，并通过牙槽嵴重建来达到一定的美学改善。

根尖片可以用来评估邻牙的牙槽嵴水平。如果骨水平在釉牙骨质界（CEJ）或者距其1mm以内，牙龈乳头一般不会丧失。Ryser等[3]发现影响最终修复体龈乳头最关键的是邻接点与邻牙邻面骨的距离。因此，根尖片及拔牙前的龈乳头位置是评估最终美学效果的基础（图9-3~9-8）。

骨丧失常发生在颊侧骨面（图9-5，9-6）。如果颊侧骨丧失与理想的牙龈边缘距离在3mm以内，可以直接植入种植体，对美观的影响较小，但前提是拔牙前颊侧龈缘正常。如果拔牙前牙龈出现退缩，则需要通过正畸殆方牵拉牙齿来改善龈缘位置。

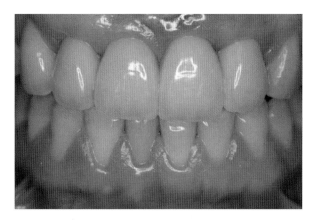

图9-1 患者牙及牙龈对称，牙龈边缘正常。牙齿的大小比例凸显了该患者的中切牙，侧切牙牙龈边缘处于适当的垂直位置。7，8为种植体，10为桥体，9~11为固定桥

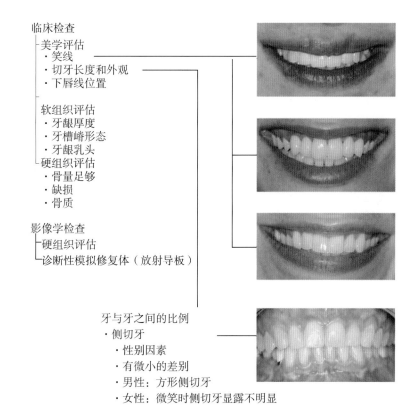

临床检查
└ 美学评估
　　· 笑线
　　· 切牙长度和外观
　　· 下唇线位置

　软组织评估
　　· 牙龈厚度
　　· 牙槽嵴形态
　　· 牙龈乳头
　硬组织评估
　　· 骨量足够
　　· 缺损
　　· 骨质

影像学检查
└ 硬组织评估
└ 诊断性模拟修复体（放射导板）

牙与牙之间的比例
· 侧切牙
　　· 性别因素
　　· 有微小的差别
　　· 男性：方形侧切牙
　　· 女性：微笑时侧切牙显露不明显

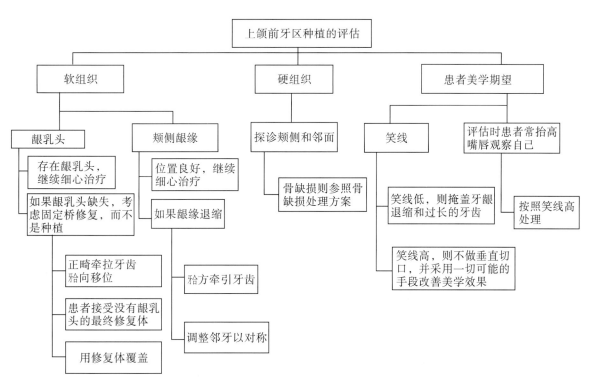

图 9-2　A、B.上颌前牙区种植的评估

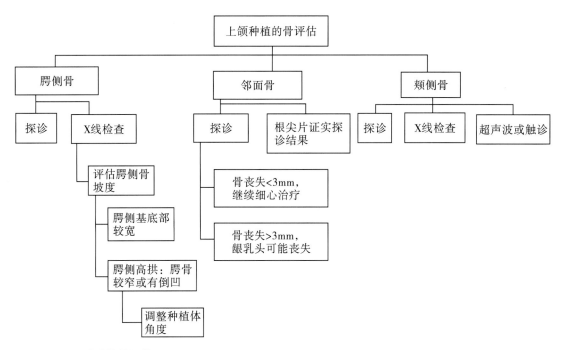

图 9-3　上颌种植的骨评估

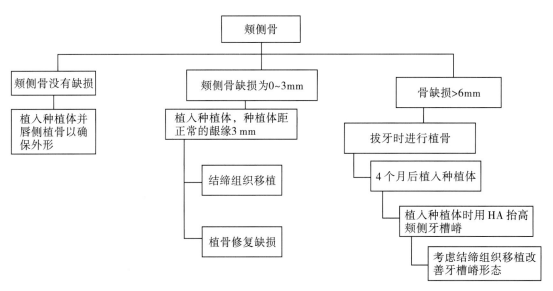

图 9-4　上颌种植的颊侧骨处理策略

颊侧骨丧失 3~6mm

颊侧牙槽骨的缺损范围可以很小,可以是窄的、线形的、宽 U 形的骨缺损,也可以是整个颊侧骨壁的缺损。如果缺损成较窄的线形,可直接放入种植体,同时进行同种或异种骨的植入,也可以在种植体与牙槽骨壁间填入同种骨,而利用异种骨在颊侧骨板外做 Onlay 植骨。

颊侧骨完全丧失

这种情况则需要进行颊侧骨板重建,以使种植体可以在正常位置植入。在拔牙时,可以考虑行颗粒状骨植入来促进骨形成,这对于后期形成骨结合是非常有必要的。当有大面积的颊侧骨缺损时,在植入同种异体骨的同时,在表面覆盖薄层的异种骨以恢复牙槽嵴的外形。

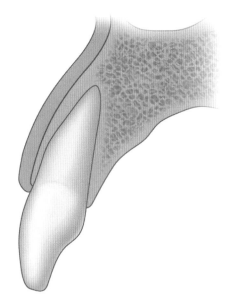

图 9-5　正常的牙龈、颊侧牙槽骨和牙的关系

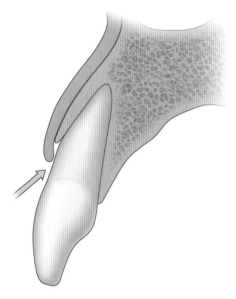

图 9-6　由于颊侧骨丧失导致的牙龈退缩

牙龈较厚的患者即便骨丧失严重也不会出现明显的牙龈退缩，颊侧龈缘仍较为理想。这种患者治疗效果一般较好。但如果患者牙龈较薄，并伴有骨丧失和牙龈退缩时，往往预后一般。这种情况一般需要结缔组织移植来恢复软组织的厚度。如果没有正确处理，修复结果往往是牙齿过长。此时为了美观常常需要对邻牙进行牙冠延长术。

种植体过于颊向错位常导致牙龈向根方移行，牙龈发生退缩（图 9-7A、B）。在美学区域当一个牙冠放置于偏向唇侧植入的种植体上方时，过厚的龈方外形会导致龈缘向根方退缩。此时为了美观，只有拔除原种植体。

拔牙后即刻种植

拔牙后即刻种植的优势包括：
1. 缩短拔牙到最终修复的时间。
2. 降低某些外科手术的风险。

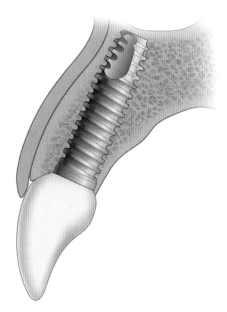

图 9-7　A. 种植体位于修复体表面的腭侧约 2mm，这样才可能有自然、美观的牙龈位置

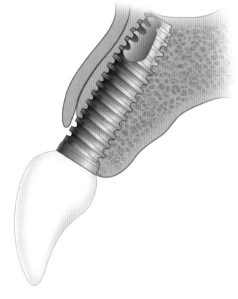

图 9-7　B. 如果种植体偏向唇侧，唇侧骨壁吸收，牙龈向根方退缩，修复效果欠佳

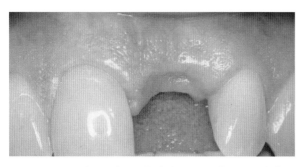

图 9-8 A.患者 55 岁，2 年前由于牙折缺牙。患者戴活动义齿，牙龈较厚

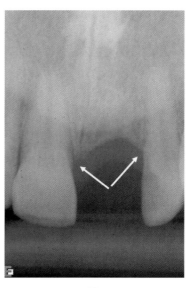

图 9-8 B.根尖片显示牙槽嵴与邻牙釉牙骨质界水平

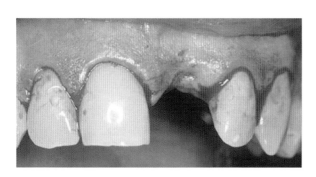

图 9-8 C.局麻后做龈沟切口，延伸至双侧前磨牙

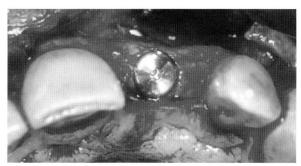

图 9-8 D.种植体植入合适的位置，其颊面在邻牙颊面的腭侧 2mm。注意缺牙区的牙槽嵴较平

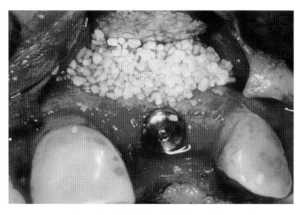

图 9-8 E.为了达到较好的美学效果，在唇侧植入不可吸收的 HA

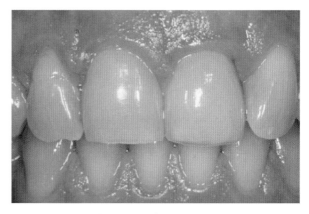

图 9-8 F.最终效果显示龈缘一致,牙根外形对称协调(由 Avishai Sadan 医生完成修复)

3. 利用剩余颊侧骨和植入移植物来保持牙槽嵴外形。

4. 利用凹形的或者外形修正的愈合基台来进行软组织成形。

5. 在特定的情况下，可以进行固定临时义齿修复而不需要活动临时义齿。

美学区即刻种植有严格的解剖标准。如满足，则可选择拔牙后即刻种植。

软组织应当健康，无炎症。若牙龈有脓性分泌物或瘘管，或根尖有炎症时，应当先解决急症。若牙龈边缘靠近根方，如不考虑正畸治疗，则应延迟种植。

应当有足量的骨来维持种植体初期稳定性。CT 检查是检测美学区骨量的标准方法。断面图像可以显示骨量和骨密度。CT 检查可以精确至 0.5mm，以便制订准确的治疗方案。根尖片显示了根尖的炎症情况和骨的牙槽嵴水平。如果骨丧失在 3mm 以内，可以考虑拔牙后即刻种植。在拔牙时可以进一步核实颊侧骨壁的情况，种植体要位于牙槽窝的腭侧适当位置，种植体的颊侧表面要在邻牙的颊侧表面的腭向 2mm。

上颌前牙区的即刻种植需要根尖方向有足量余留骨。较厚的腭侧骨可允许种植体从拔牙窝的腭侧壁进入并固定种植体，颊侧骨壁也应完整无缺损。若颊侧骨缺失或有较大的缺损，可进行植骨以获得满意的最终修复效果。在许多种植位点，腭侧骨形态因较厚的基底部形成一个三角形。而有些患者牙槽嵴过薄，不能过多地利用腭侧骨，这种情况需要等拔牙窝骨愈合之后再行种植手术。牙槽嵴薄的患者，可在拔牙窝内植入同种异体骨，当合并有颊侧骨板吸收时，在拔牙窝颊侧骨板的颊侧利用异种骨行 Onlay 植骨来维持牙槽骨的外形。

笑线（图 9-2）

男性患者一般不会暴露龈缘，尤其是老年男性患者。上唇的笑线一般会露出大部分中切牙。上牙的切平面与下唇的弧线一致。

对于低笑线患者，牙齿的高度和龈缘的位置对美观的影响不大。女性患者微笑时一般会暴露更多的牙龈，为 2~3mm。对女性患者而言，牙龈暴露是年轻的象征，这类患者中切牙的对称美

显得更为重要。如果种植体的龈缘更偏向根方，则需要对两颗中切牙进行牙根延长术。临床医生应当同时注意到女性患者微笑时前磨牙和磨牙的暴露。

患者可能有两种原因导致暴露过多牙龈，其一是骨骼畸形，上颌前牙区垂直高度过大。这些患者的牙齿往往高度正常，如中切牙为 10.5~11mm。纠正这种发育不良，只有采用截骨术将上颌前牙区牙槽骨重新定位。如果嘴唇过短，可以考虑嘴唇延长术，这种情况下，嘴唇延长是比单纯的骨手术和二者结合更佳的一种治疗手段[4]。

另一个重要因素是牙齿萌出不足造成牙冠过短。这些牙齿结构完全正常，只是颈缘被牙龈所覆盖。这种情况的治疗一般采用牙冠延长术[5]。此类患者进行种植时也要考虑到这一点。种植手术前应当知道种植体颈缘的准确位置（龈缘下 3mm）。术前计划要通过计算机在照片上确定最佳的龈缘位置。牙冠延长术时要注意使用外科导板精确控制牙龈位置，误差不超过 0.5mm。

邻牙的颜色

老年患者牙齿往往已经着色，新的种植体牙冠如果能够模仿其着色，牙冠长度也与天然牙一致，则美观效果佳。在图 7-9O 中的患者，其最终修复体的颜色比邻牙略白，这是因为他计划对余留牙进行美白治疗。牙齿间缝隙也能被患者接受。如果相邻牙齿出现牙龈退缩，则需要牙本质瓷、龈色瓷修复。因此，每个患者修复时都要考虑到与周围牙齿匹配。

前牙的对称性

前牙从左至右应该对称，每颗牙齿与对侧同名牙在颜色、形状、透明度、高度、宽度和轮廓等方面都应该匹配。而且，龈缘的位置也要匹配协调。即便某些牙齿龈缘退缩、形态不佳，如果能达到对称，患者也是可以接受的。

如果单颗种植体的龈缘与对侧同名牙不一致，就需要进行矫正。最常见的问题就是龈缘的位置，此时可以采用牙冠延长术。形态问题可能是种植体唇侧错位或者制作的修复体不佳所致。位置不良的种植体应拔除，植骨后进行种植。

种植体的位置

对于单颗种植牙，假定需要修复的牙齿宽度与间隙的宽度一致，种植体与两侧天然牙的距离要一致。但如果要在局部预留间隙，则要精确定位种植体。有时需要通过正畸手段调整间隙或者重新制作邻牙的修复体。

种植体的颊面应该位于修复体颊面的腭侧约2mm处，其中心则要更偏腭侧。种植体不能过于偏唇侧，因为基桩和牙冠需要足够的间隙来塑形。如果种植体过于偏腭侧，则基桩和冠的厚度将超过牙龈的生理性范围，会导致牙龈退缩和根向移位。此时，如无大的问题可不处理。如果种植体过于唇侧错位则需要拔除位置不良的种植体，植骨后进行种植。如果种植体偏向腭侧超过2mm，常常只需调整修复体，不会出现严重的美学问题。

预后相关因素

影响单颗种植修复体美观的因素主要有龈缘、颊侧骨壁的缺失和种植体的位置。

拔牙前或拔牙愈合后的龈缘

拔牙前颊侧牙龈的位置是影响最终美学效果的一个关键因素。如果牙龈不健康或者呈现充血状态、有肉芽组织，那么种植后龈缘将偏向根方。在这种情况下，如果有可能应将牙齿拔除等待牙龈恢复健康。健康的牙龈对于种植修复后理想的颊侧牙龈位置非常重要。

如果龈边缘位于邻牙龈缘的根方1~2mm，修复完成时的龈缘也不可能变好。若采取本章所介绍的措施，该问题可能会得到有效的解决。为了矫正龈缘，可以采用正畸𬌗方牵拉牙齿或者进行截骨术将牙齿和骨冠向移位，或在种植区使用凹形的龈下愈合基台，并在基台周围植骨。这些手术将颊侧骨向冠向移位，牙龈也将随之冠向移动。种植体植入后，在种植体与颊侧骨壁之间的空隙内填入异种骨，并使用凹形的龈下愈合基台来促进软组织增厚与形成。

然而，由于费用、美观和时间问题，许多患者不想进行正畸治疗。患者也可能由于创伤等因素不愿意进行截骨治疗。大多数患者宁愿通过邻牙的冠延长术来解决这个问题。

通过观察拔牙前龈缘可以预测修复完成后的龈缘，即便患者颊侧有广泛的骨缺失且牙龈较厚。但要注意以下几个方面：①术中减少创伤，无张力关闭创口；②暂时性和最终的修复体颈缘都不过度膨大；③种植体的颊侧在修复体颊面的腭侧2mm，这样可以达到较好的美学效果。相反，如果龈缘创伤过大、关闭创口张力过大、缝合过密、同期手术过多、种植体过大或错位，都会影响美观效果。

颊侧骨缺失

牙齿拔除后，颊侧可存在骨缺损。理想的植骨效果能够恢复"根形"。当颊侧骨缺损增加，植骨区愈合时往往呈平面，因此，需要进行软组织移植或者植入不可吸收性材料。当牙槽嵴暴露时，如果发现骨量足以进行种植，但缺乏根形，这时可以在颊侧植入不可吸收性HA来形成根形（图9-8）。

当单颗中切牙缺失时，需要检查各个牙面的骨情况。在近中及远中邻牙近缺隙侧的骨是支持龈乳头的结构。该结构是龈乳头缺失与否的关键[3]（图9-9）。

腭侧骨水平对于修复牙槽嵴的水平向宽度极为重要。如果腭侧骨高度不足，则很难修复垂直向的骨缺损。在这种情况下，有多种选择方案：固定桥修复，Onlay植骨和内置式植骨，牵张成骨等。

支持颊侧牙龈的颊侧骨板修复后可以为种植体提供支持。由于颊侧骨板较薄，因此颊侧骨缺失很常见。薄的颊侧骨可能因为牙周病、龋坏、牙折和磨损而发生吸收。如果牙拔除后没有植骨，则颊侧骨吸收会导致牙槽嵴宽度不足。

吸收后的牙槽嵴可以通过植骨恢复到邻牙牙槽嵴的宽度，但是，一旦牙槽骨吸收，则很难长期维持牙槽嵴的凸度和外形。在牙龈较厚的病例中没有这类问题（图9-10），但在薄生物型患者中存在较大的问题。这些问题常常可以通过仔细的牙冠外形设计来解决。暂时冠在重塑理想的牙龈结构中非常重要。

牙齿拔除前通过正畸方法𬌗向牵拉牙齿可以将不美观的根方退缩的牙龈移向𬌗方理想的位置。牙齿牵拉时，如果牙齿直接向颊侧移动，则

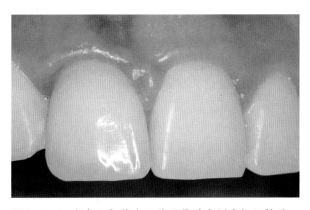

图 9-9 A.患者 7 年前由于外吸收致右侧中切牙拔除，完成种植体植入后用骨及屏障膜进行颊侧骨增量，如图为修复后 5 年的情况

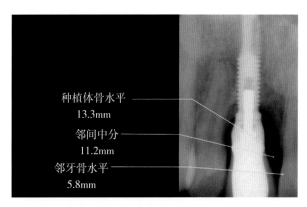

图 9-9 B.修复后 5 年的根尖片显示种植修复体的邻接点与种植体邻间骨面（靠近种植体的位置及种植体与邻牙邻间骨中点的骨平面）的距离过大。但由于邻间靠近邻牙的骨面与邻接点的距离是 5.8mm，因此牙龈乳头得到支持，美观效果尚可

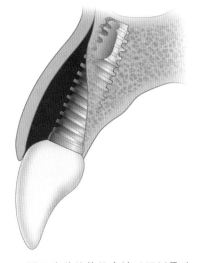

图 9-10 A.图示为种植体位点缺乏唇侧骨壁。该病例需要在种植体植入前进行植骨以使种植体能够植入理想位置

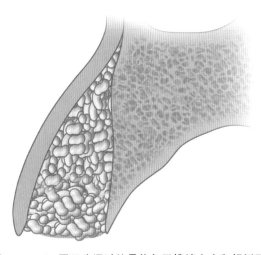

图 9-10 B.图示为通过植骨修复牙槽嵴宽度和颊侧牙龈形态。植骨可以在拔牙后立即进行

颊侧骨壁会吸收。拔除牙齿后，牙龈形态很好，但会出现颊侧骨缺损，这需要进行植骨。由于龈缘已经矫正到理想的位置，因此预后较好，可获得良好的美学效果。

种植体周围牙槽嵴骨改建可以导致颊侧牙龈的根向移位。当种植体与基桩直径相同且具有光滑的颈缘时，骨改建后骨水平一般位于基桩种植体界面 2mm 以下。颊侧牙龈会退缩约 2mm。改变种植体基桩界面设计或者种植体颈缘采用粗糙表面可以保护牙槽嵴，由于颊侧骨没有吸收，因此牙龈退缩概率较小。与改变种植体基桩界面设

计相同，界面周围仍需要适当空间来诱导足够厚的牙龈组织。

种植体位置

对于单颗种植牙的植入，要考虑到两个重要因素。首先，种植体要位于近远中向中点。这对于最终修复体的对称性非常重要。如果间隙过大，要通过诊断性排牙确定种植体的具体位置。

其次，种植体的颊舌向位置也是美学效果的关键影响因素。如果种植体颊向错位，其龈缘必然比预期的更偏根方，会使颊侧牙槽骨吸收或裂

开。种植体颈缘、基桩和修复体都将偏颊侧。种植体的颊面要位于修复体颊面的腭侧2~3mm，也就是在近远中邻牙唇面连线的腭侧2~3mm。

诊断、治疗计划和外科技术

患者初次就诊时，通过修复医生和外科医生共同诊断来制订治疗计划。通过对患者的模型进行诊断性排牙来确定缺失的软硬组织量，根据预期的修复体位置决定是否进行软硬组织移植[6-12]。可以用虚拟排牙来模拟牙齿的位置，无须使用研究模型和诊断蜡型，可根据虚拟成像来指导制作牙冠并在患者口中试戴。今后，数字技术将逐渐指导整个市场。

对100个采用传统的种植二期治疗方法进行治疗的单颗上颌前牙种植病例的研究发现，只有不到20%的患者不需要软硬组织移植。另外20%的患者单颗前牙骨量足够，但软组织不足，故需要种植术后进行软组织移植。绝大多数病例都需要软硬组织移植[13]。

门诊种植患者一般需要拔牙或者已完成拔牙。当计划在拔牙后采用种植修复时，临床医生一般需确定是采用即刻种植，还是延期种植[10,14-18]。当局部有炎症症状时，一般不立即进行种植。这些症状包括出现肉芽组织、增生、充血的牙龈、根尖周透射影、浆液性或脓性分泌物。如果美学区域在种植后出现炎症可能会导致严重的牙龈问题，很难达到美观的修复结果。因此，对于这种情况，在拔牙术后8周进行延期种植是最为安全的方法。但是，延期种植可能导致颊侧骨的丧失，因此应对临床情况做准确的判断。

无论选择哪种拔牙方式，都应当考虑到拔牙术后颊侧骨板的吸收程度。若不做即刻种植，应当在拔牙窝内放置成骨材料。颊侧的Onlay异种骨植骨可以维持牙槽嵴形态，并减少受植区的骨吸收。异种骨的的降解速度很慢，即使其下方的颊侧皮质骨吸收，也可以很好地保持牙槽嵴的外形。

上颌前牙拔除时，仅做龈沟切口，不做垂直松弛切口。轻轻将牙齿脱位，保留剩余的颊侧骨，然后用刮匙轻轻去除肉芽组织，仔细探诊余留的骨组织。牙槽窝在8周后形成编织骨。如果颊侧

骨缺失，拔牙后立即进行无机牛（或马）骨移植可以防止愈合期后（3~4个月）需要大量骨移植（图9-11）。对于缺失的牙齿可以用活动局部义齿、将临时桥体黏结于邻牙或者使用真空压塑保持器进行暂时修复。

大多数病例的首要选择是在即刻种植的同时，置入美学临时修复体。若无法按此计划进行，临床又没有解剖式愈合基台，则可先安放龈下结构为凹面的常规愈合基台，随后再换成解剖式愈合基台。

大多数上颌前牙软硬组织不足，需要进行软组织和硬组织增量手术。牙龈乳头显示了邻牙牙槽嵴水平[11,19]。仔细评估邻牙牙槽嵴骨水平，使外科医生和修复医生能够准确告知患者预期的龈乳头形态。例如，当中切牙牙槽嵴水平在其釉牙骨质界根方，从侧切牙的邻接点到骨面的水平超过7mm时，很难达到理想的龈乳头美学效果[19-21]。在这种情况下，术前告知患者预后效果非常重要。同时对于邻接点与牙槽骨距离超过7mm的距离的患者，要采用保护龈乳头的切口，而不要进行龈沟切口及翻瓣。

切口设计

对于美学区单颗牙种植，切口的位置可以影响种植修复的结果。要尽可能少翻开龈乳头。如果龈乳头被多次翻开，龈乳头萎缩将严重影响种

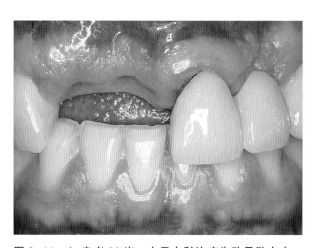

图9-11 A.患者29岁，由于内科治疗失败导致右中、侧切牙在5个月前拔除。她希望采用美学修复（包括左上牙），其问题主要是牙龈退缩、左侧侧切牙桥体位置牙槽嵴倒凹、右侧缺牙区牙槽嵴水平向缺损

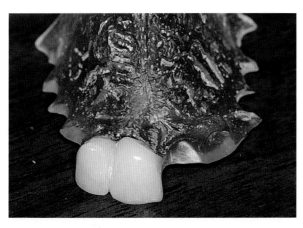

图 9-11　B. 用 30％硫酸钡（重量比）和丙烯酸树脂制作模拟修复体，患者认可其美学效果。患者在诊断分析过程中都可以佩戴该义齿

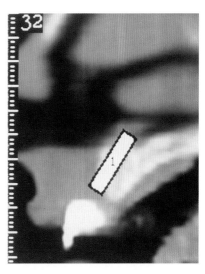

图 9-11　C.CT 扫描重建图像，可见种植体植入中切牙区域后冠方螺纹暴露

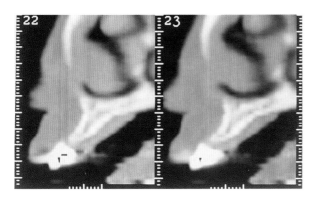

图 9-11　D. 重建的 CT 图像显示左侧侧切牙有 4mm 的水平向缺损。采用软硬组织联合移植来治疗这个缺损，延期进行种植体植入

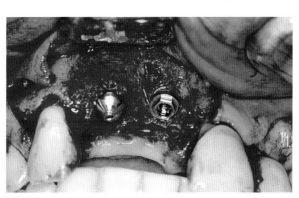

图 9-11　E. 使用嵴顶切口及颊侧垂直向松驰切口。种植体植入后右中切牙种植体冠部螺纹暴露。在桥体区域，进行桥体修整以容纳植骨材料，做嵴顶切口，骨膜下潜行翻瓣植入 HA

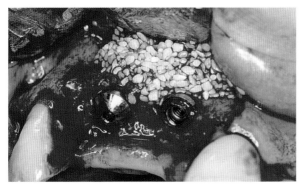

图 9-11　F. 致密的颗粒状 HA 置于种植体颊侧螺纹暴露处（也可以用牛骨）

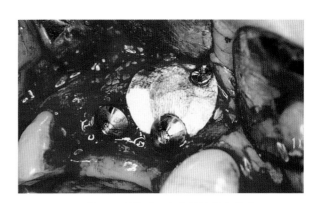

图 9-11　G. 将不可吸收膜固定在种植体和骨上

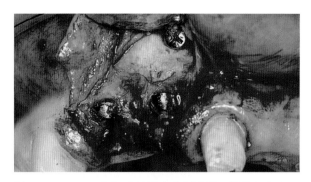

图9-11 H.3.5个月后翻瓣去除屏障膜，并植入上皮下结缔组织。图中为膜移除前的情况

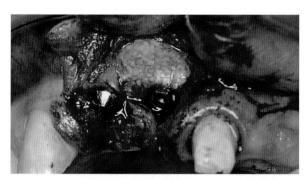

图9-11 I.去除固定膜的覆盖螺丝和螺钉后，取出屏障膜

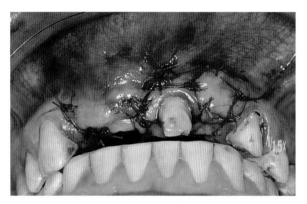

图9-11 J.在腭部获取上皮下结缔组织并植入右侧中切牙区及左侧侧切牙桥体区，以进一步改善牙槽嵴形态

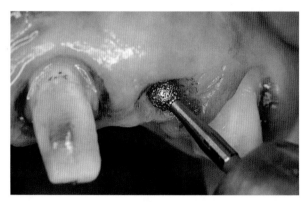

图9-11 K.在左侧侧切牙区用金刚砂钻制备一圆凹，这样可以使桥体模拟天然牙

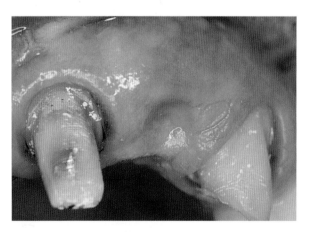

图9-11 L.桥体位置的外形

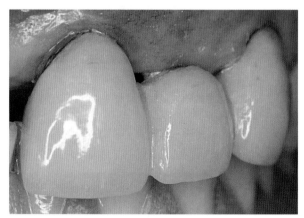

图9-11 M.治疗前左侧外形

植修复的美观，并需要进行相关的手术来矫正。因此，龈沟内切口多用于种植体植入时，而在后期的软组织手术则采用嵴顶小的、不涉及龈乳头的切口。并在腭侧做垂直松解切口，以避免唇侧切口及之后不美观的愈合创口。

同时，前面所叙述的邻牙的牙槽嵴水平也是影响切口设计的关键因素，如果邻牙牙槽骨吸收超过2mm，则修复体的邻接点与牙槽嵴之间的距离可能超过7mm，这时就需要采用避开龈乳头的切口。当邻牙牙槽嵴位置正常，则可以采用龈沟切口。随后的软组织移植可以采用小的垂直切口，以保证种植体位点没有垂直瘢痕。

植入种植体时遵循以下原则可有效预防并发症的出现：

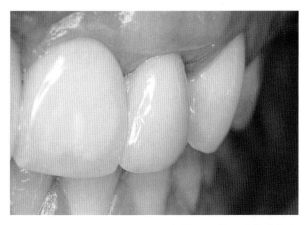

图 9-11　N. 上颌左侧的最终修复体。桥体区域骨增量有助于修复体的美观

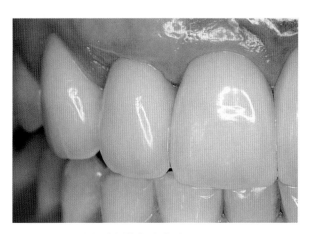

图 9-11　O. 上颌右侧修复完成后

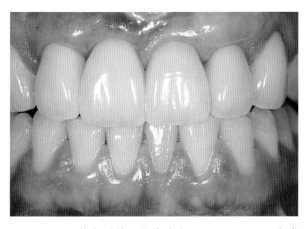

图 9-11　P. 修复后的正位像（由 Gerald Chiche 完成修复）

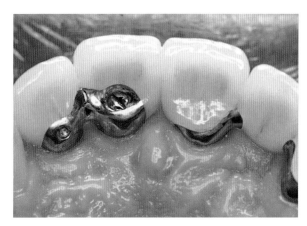

图 9-11　Q. 修复后的殆面像

1. 种植体要在龈缘以下 3mm，避免在美学区使用具有光滑颈部的种植体或非平台转移的种植体基台界面设计，因为这有可能造成 1~2mm 的牙槽骨丧失，继而导致唇面牙龈的退缩。

2. 种植体的角度要稍偏修复体切嵴的腭侧。

3. 种植体的颊侧边缘应该在将来修复体龈缘颊面的腭侧至少 2mm。

对于颊侧需要植骨用以大面积牙槽骨重建的患者，特别是根尖区牙槽骨的重建，术中需要翻瓣。手术过程中，首先局麻。也可采用龈沟切口（包括龈乳头翻开），但要向受植区远中延伸两个牙单位，且根方翻瓣至梨状孔。翻开全厚黏骨膜瓣以后，将种植体植入理想的位置。首先置入外科导板，用球钻在牙槽嵴上确定植入点，先锋钻备孔，再用深度测量杆确定种植体的轴向。

此时，骨孔应略偏腭侧，尤其是较薄的牙槽嵴。如果过于偏颊侧，则会暴露种植体颊侧。受植区舌侧骨板的暴露，可以允许医生在原先的植入位点基础上再偏向舌侧，以防止种植体放置位置偏向颊侧。如果种植体过于偏颊侧，则需要重新定位植入点。然后进行逐级备孔。植入种植体，其尖端正对鼻底和梨状孔。仔细检查种植体位点，如有可能在制备骨孔时通过钻针或者吸引管的筛网收集骨碎屑。

种植体尖端 1/3、中 1/3 和颈 1/3 都可能有骨缺损，有时伴发穿孔和裂开，这些区域要求硬组织移植以阻止上皮向下生长及潜在的软组织问题。而且覆盖在种植体上的薄的牙槽骨不足以恢复牙槽嵴的外形和模拟根形，这就需要骨组织移植来达到较好的美观效果[22-24]。

影响治疗效果的决策因素

图 9-12 显示了上前牙种植中外科医生和修复医生所面临的主要选择，当然这也适用于颌骨其他位置种植。

第一个选择是牙槽骨量的问题：宽度是否足够？高度又是否足够？术前的口内检查、诊断性排牙和放射学检查（如全景片，根尖影像及 X 断层影像）可以给外科医生提供足量信息（图 9-13）。

1. 如果牙槽骨宽度和高度都足够，种植体植入时无须植骨。

2. 如果宽度足够而高度不足，则需要在种植体植入前行 Onlay 植骨或者其他骨再生手术。

3. 对于骨高度足够的薄牙槽嵴，如果牙槽嵴宽度略大于或小于种植体直径，则进行种植体植入并同期植骨。颊侧表面植骨有助于塑造根形，以提高最终修复的美学效果。

4. 如果垂直骨高度不足而且牙槽嵴较薄，则要在种植体植入前进行 Onlay 植骨或其他骨再生手术。

5. 如果骨嵴极薄，不能保证种植体植入时的稳定性，这时无论有无垂直向的骨缺损都要考虑 Onlay 植骨或其他骨再生技术，然后才能植入种植体。

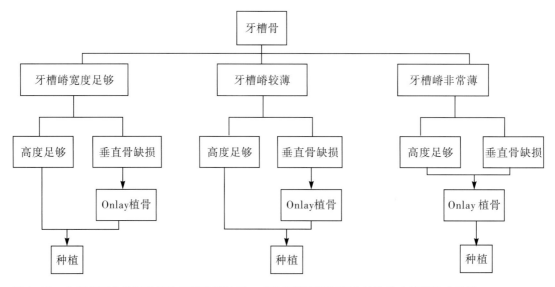

图 9-12　上颌前牙美学区种植治疗的决策过程。对于牙槽嵴薄但高度足够的病例的治疗见图 9-19

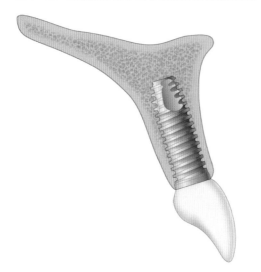

图 9-13　A. 理想的牙槽嵴有利于种植体的植入。种植体的位置在切嵴腭侧

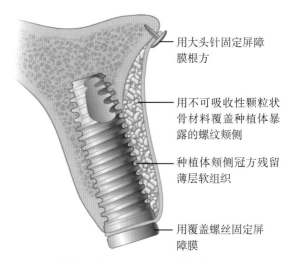

图 9-13　B. 种植体植入后冠方缺少骨覆盖，一种治疗方法就是植入不可吸收性颗粒状植骨材料，如牛骨或合成的 HA，然后覆盖膜并用覆盖螺丝和钛钉固定。这可以阻止上皮向下生长，以及随后出现的软组织问题

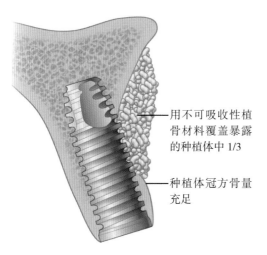

图 9-13　C. 种植体中分缺少骨覆盖，需要植入颗粒状 HA，通常不需要覆盖膜

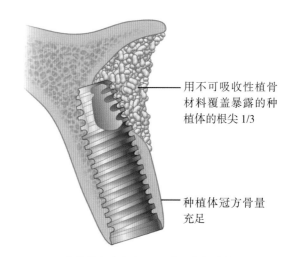

图 9-13　D. 种植体根尖部倒凹，种植体根尖部没有骨覆盖，需植入致密的 HA，通常不需要膜覆盖

足量的骨宽度和高度

对于具有足量骨宽度和高度的病例，可以采用最小的外科切口完成种植，而无须颊向垂直切口。避免在颊侧表面进行垂直切口，以防止产生瘢痕，改善最终的美观效果。在暴露种植体时，可以采用环切技术或者弧形切口，使最终修复体周围的牙龈没有瘢痕。

手术过程中，局麻前拍摄术前口内照片，并在等待麻药生效的时候检查牙槽嵴形态，试戴外科导板。局麻的范围应包括梨状孔边缘以麻醉鼻底，因为许多前牙种植体尖端达到鼻底。

具有足量宽度和高度的牙槽嵴，其骨水平通常达到邻牙釉牙骨质界。此时，骨嵴水平与修复体触点距离通常 <7mm，因此即便采用龈沟切口翻开龈乳头，其术后龈乳头的美观也没有问题。

根据医生的个人偏好可以选择两种切口，一种是做嵴顶切口并翻开腭侧黏膜，保留颊侧组织。制备骨孔时看不到颊侧皮质骨。这种方式要求术者经验丰富，感觉灵敏，可以确定种植体的尖端是否在骨质内或者颊侧有无穿孔。

第二种方法是采用嵴顶切口，两侧龈沟切口延伸 2~3 颗牙。翻开全厚黏骨膜瓣至梨状孔边缘和前鼻棘。该切口的优点包括术区可以直视，同时避免了垂直切口。不利之处在于要翻开龈乳头，最后还要缝合到原位。该技术的关键是操作轻柔，避免龈缘的牵拉，最后无创缝合关闭切口。龈乳头采用垂直褥式缝合使龈乳头准确复位。如条件允许，为了获得良好的牙龈外形，应尽可能减小切口和减少对组织的创伤。

重建牙槽嵴顶的组织，先用 15c 刀片做龈沟切口，将刀片紧靠牙齿，切断牙龈附着而不去除龈沟附近组织。做这些切口时应避免切除龈乳头，应仅切除龈沟深处的附着。

再用一小的骨膜剥离子翻开牙龈及龈乳头，注意勿大力牵拉牙龈边缘。如果在局麻时局部骨膜组织已经分离，则剥离时创伤较小。一般需要几分钟才能完成分离黏骨膜，要防止粗暴操作。

腭侧翻瓣时，做一与种植体唇侧边缘相吻合的半圆形切口，并做垂直切口，向腭侧翻瓣，保持颊侧软组织的完整性。

翻开骨膜后用球钻在牙槽嵴顶中央确定植入点，在该点植入种植体后要保证颊侧和腭侧具备足量的骨组织。外科医生需要保证植入点至唇侧有足够的骨质厚度，而不会过薄导致骨吸收。确定植入位点后，置入外科导板，逐级制备骨孔，并确保种植体颊侧在修复体唇面的腭侧 2mm，颈缘位于预期的龈缘下 3mm。然后植入种植体。因为许多上颌前牙需要角度基桩校正轴向，因此，种植体的连接结构要置于适当的位置，这样其角度基桩可以正向腭侧，如六面连接体要保证有一面正对颊面。

牙槽嵴较薄，高度足够

牙槽嵴的形态不佳可能导致种植体植入后在种植体的根尖、中分或牙冠区域中任意一个或几个区域的骨质过薄。外科医生要意识到潜在的骨

质较薄的区域，通过植骨来恢复外形，防止龈缘塌陷。（图 9-14~9-16）

牙槽骨过薄

牙槽骨骨质较薄比较常见。相较于种植体直径，牙槽嵴的宽度可比其略宽 1~2mm，也可能小于种植体直径，或出现宽度足但植入位点骨量不足等情况。牙槽嵴略大于种植体的直径时，种植体颊侧骨质较薄，或者骨质膨出，这样会出现

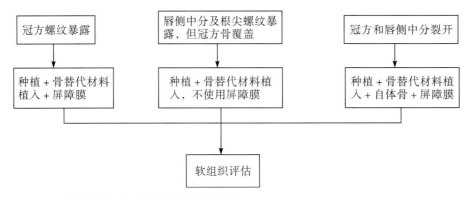

图 9-14　牙槽骨较薄而高度足够时种植决策过程

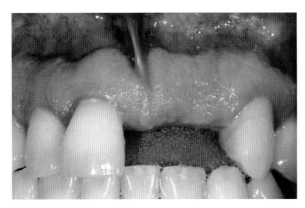

图 9-15　A.患者 50 岁，男性，左侧切牙缺失 15 年。在使用牙挺拔除牙齿后，曾于拔牙窝内植骨。现患者希望进行固定美学修复治疗

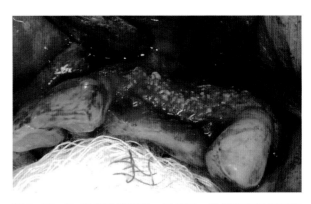

图 9-15　B.患者牙槽嵴窄，需植骨。做嵴顶切口和龈沟切口，翻开全厚瓣

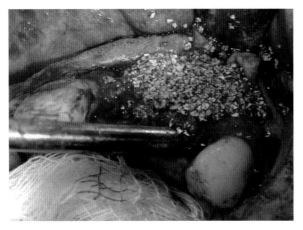

图 9-15　C.根尖区的骨缺损区利用异种骨进行植骨，并覆盖可持久保持的胶原膜

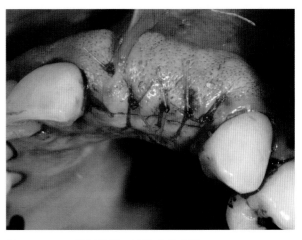

图 9-15　D.松解骨膜，无张力缝合切口

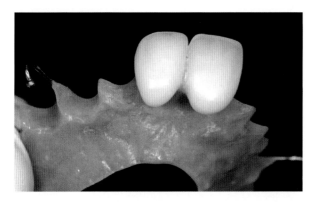

图 9-15　E. 制作活动可摘临时义齿，义齿对牙槽嵴有轻压力，佩戴 8 周。桥体的龈端对牙槽嵴顶的黏膜有一定的压力，以模仿龈沟形态

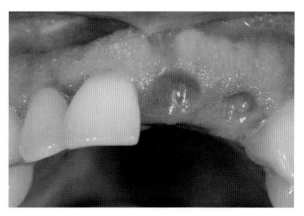

图 9-15　F.Onaly 植骨 6 个月后的牙槽嵴形态

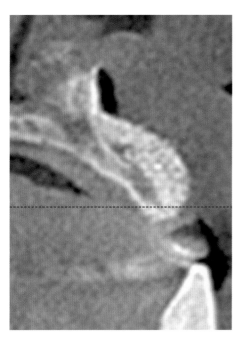

图 9-15　G. 横断面扫描显示牙槽骨增量后可进行种植手术

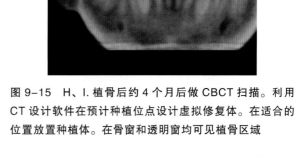

图 9-15　H、I. 植骨后约 4 个月后做 CBCT 扫描。利用 CT 设计软件在预计种植位点设计虚拟修复体。在适合的位置放置种植体。在骨窗和透明窗均可见植骨区域

骨质吸收，随后螺纹暴露。这种情况下，通过不可吸收性植骨材料进行植骨，如无机牛或马骨。但不需要屏障膜，因为种植体表面有骨存在（图 9-17）。若出现较大的骨缺损，则可根据临床需要使用屏障膜。

　　若牙槽骨的宽度不足，将影响种植体的初期稳定性。这种情况下，可选择在种植手术前植骨。

这些病例往往要经历数次手术，包括种植体植入前的植骨手术；种植同期再行软硬组织移植；或在种植体骨整合后进行软组织移植或者利用暂时冠塑形软组织。

　　特定形状的愈合基台形成成熟的较厚的牙龈。如图 9-15 所示的患者，他有较高的美学要求。患者数年前因外伤导致失牙和牙槽骨缺损，需要

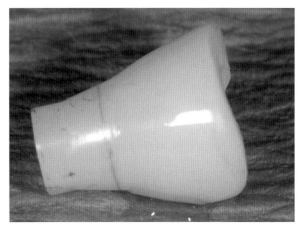

图 9-15　J. 为促进软组织成形，使用氧化锆制作愈合基桩。龈下区域做成浅凹形外形

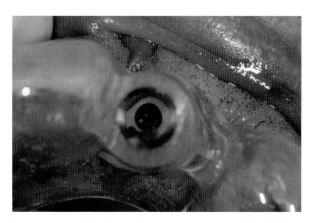

图 9-15　K. 在腭侧做小切口，在基于 CT 数据的导板引导下，植入种植体

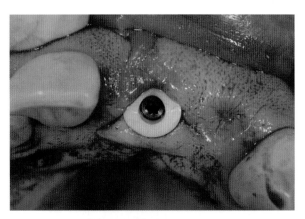

图 9-15　L. 植入种植体和基桩

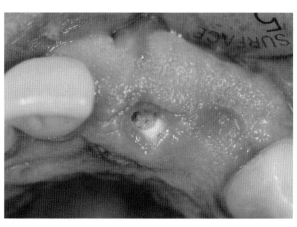

图 9-15　M.4 个月后，口内照片显示软组织生成，已覆盖大部分氧化锆基桩

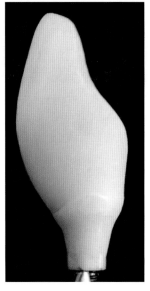

图 9-15　N. 暂时冠及其龈下形态

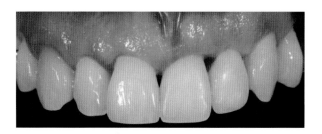

图 9-15　O. 戴入新的临时冠，软组织外形自然

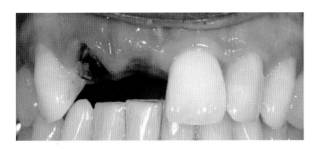

图 9-16　A.患者女性，58 岁。右上侧切牙折断，既往已行根管治疗和桩核冠修复。原修复体为右上侧切牙和左上中切牙为基牙的三单位固定桥。术前 CBCT 扫描成像显示侧切牙拔除后骨量充足，但右上中切牙颊腭侧骨较薄

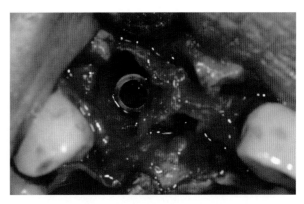

图 9-16　B.做龈沟切口和嵴顶切口，翻瓣，暴露需拔除牙齿和右上中切牙区萎缩的牙槽骨。拔除右上侧切牙。植入直径 3.4mm 的 Ankylos 种植体 (Dentsply Implants, Waltham, MA)。治疗计划是先使用临时基台，待种植体骨结合、移植骨稳定后，做 3 个单冠修复体

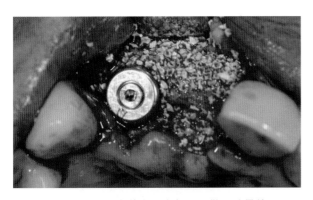

图 9-16　C.安放愈合基台，在颊腭侧做异种骨的 Onlay 植骨。松解骨膜，无张力缝合切口。4 个月后，做种植体和左侧中切牙为固位体的临时固定桥

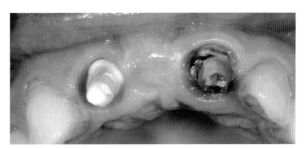

图 9-16　D.待植骨稳定后，移除临时桥，计划在右上中切牙位植入种植体。由于职业的关系，患者植骨后等待了 16 个月后才进行右上中切牙的种植手术，可见牙槽嵴形态丰满

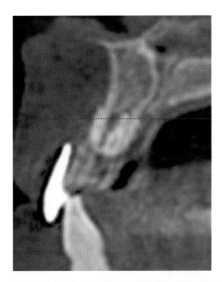

图 9-16　E.CT 横断面扫描显示颊腭侧植骨后的骨量

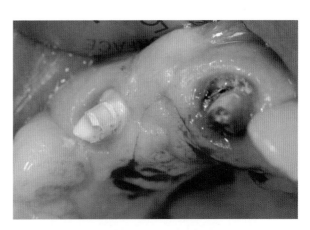

图 9-16　F.局麻后做小切口，腭侧翻瓣。切口形态类似"Ω"形

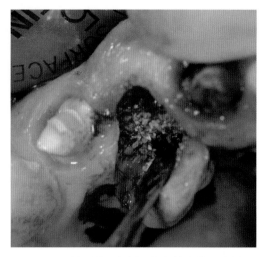

图 9-16　G.腭侧翻瓣，颊侧牙龈保持完整。翻瓣后可见腭侧骨板，结合 CT 影像，指导种植体的植入方向

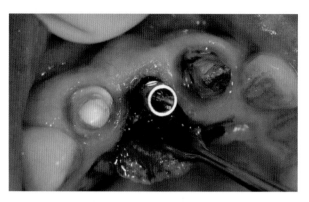

图 9-16　H.口内可见种植体上的携带体，显示种植体植入位置严格遵循计划，略偏腭侧

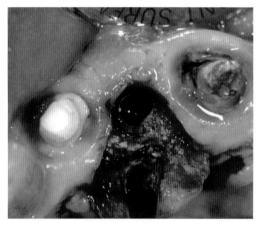

图 9-16　I.移除携带体，可见种植体被牙槽骨包绕

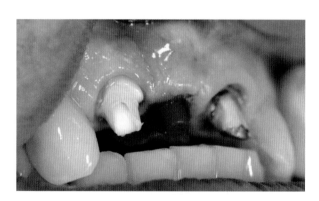

图 9-16　J.利用基台选配套装选择 1 枚小直径的基台，穿龈高度 1.5mm，长度 4mm，保留 2.5mm 的咬合空间

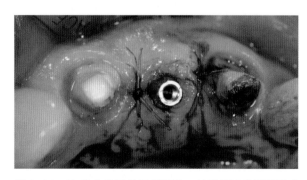

图 9-16　K.做小范围的牙龈切除，以便创口关闭后形成较好的软组织外形

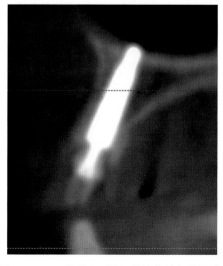

图 9-16　L.术后 CT 显示种植体植入位置良好

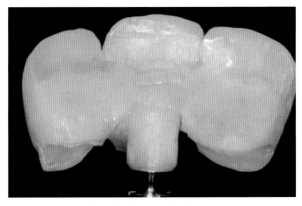

图 9-16　M.做三单位的临时桥，利用基台选配套装选择基台及与基台相配套的塑料基台套，利用塑料套将临时桥与基台相连

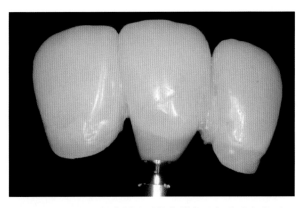

图 9-16　N.利用复合树脂对修复体龈下部分进行塑形，以利组织愈合

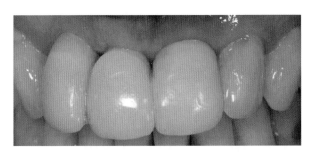

图 9-16　O.戴入三单位的临时修复体。修复体的外形和楔状隙有利于软组织生成和塑形

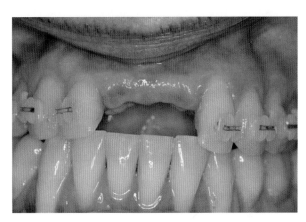

图 9-17　A.术前可见中切牙缺失，患者通过正畸排齐侧切牙。制作诊断性修复体用于 CT 扫描和治疗计划的制订

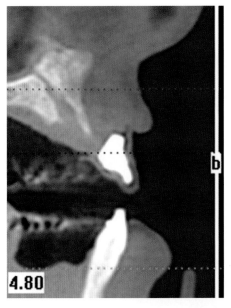

图 9-17　B.断面影像可见右中切牙近中牙槽嵴较薄

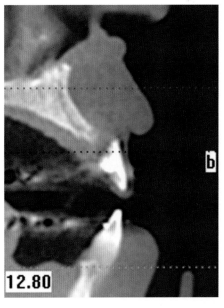

图 9-17　C.断面影像为右中切牙的中间略偏远中

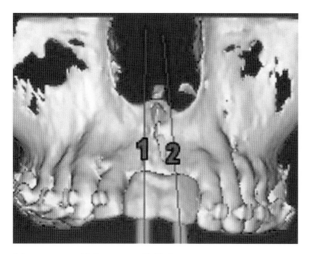

图 9-17　D. 用 Simplant 软件（Materialise，Brussels，Belgium）分析 CT 扫描数据。图中显示虚拟植入 2 颗种植体，外形尚可

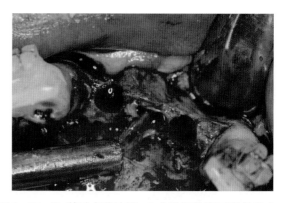

图 9-17　G. 基于术前计划，2 个种植体窝已预备完成。切口采用嵴顶切口及侧切牙尖牙的龈沟内切口。翻开全厚黏骨膜瓣到梨状孔，可见牙槽骨较薄，腭侧切牙管也要暴露。制备骨孔时收集骨质结合异种骨进行植骨。松解骨膜以便无张力关闭创口

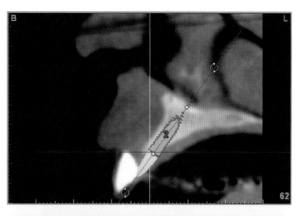

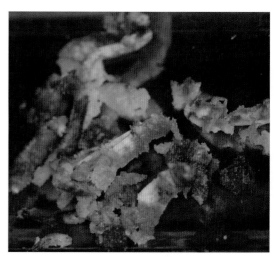

图 9-17　H. 钻孔过程中收集的骨碎屑

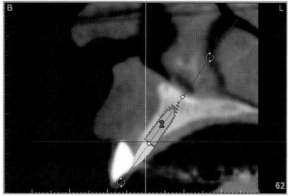

图 9-17　E、F. 断面影像显示在中切牙位置植入 2 颗种植体。种植体直径较小，必须在种植同期进行颊侧骨移植

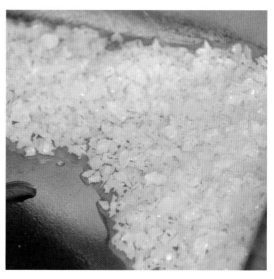

图 9-17　I. 用盐水湿润牛骨颗粒（Endobon，Biomet 3i，Palm Beach Gardens, Florida）

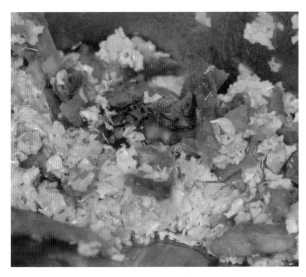

图 9-17　J. 将自体骨与异种骨按 50：50 混合，或者至多 20：80 混合，要彻底混匀两种材料

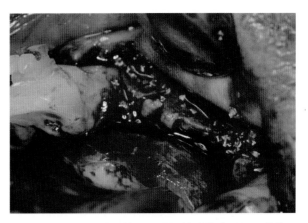

图 9-17　K. 植入种植体和植骨材料后的殆面观。黏膜下置入胶原膜（Osseoguard，Biomet 3i）。位于胶原膜下的植骨材料要压紧，紧贴骨面。胶原膜根部要修剪置于梨状孔边缘，殆方没有必要再卷入腭侧骨膜下。尽管植骨材料植入前鼻棘水平，但其常常会向殆方稍稍移动

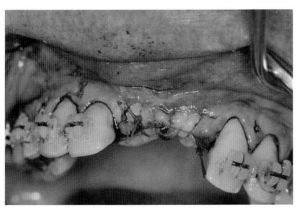

图 9-17　L. 切口用圆针无张力缝合。依据医生的个人偏好采用可吸收或不可吸收缝线缝合

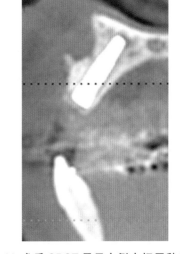

图 9-17　M. 术后 CBCT 显示右侧中切牙种植体位于骨中，颊侧为植骨材料所覆盖

牙槽骨增量手术。用粒状骨行 Onlay 植骨，最终获得良好的牙槽嵴外形和丰满的软组织形态。在外科导板下植入种植体，放置愈合基台，软组织成形后，获得患者满意的修复效果。

　　在 CT 指导下植入种植体，原计划进行即刻暂时修复体，但因考虑患者无法遵守关于食物种类的严格医嘱，且为了获得良好的软组织形态，手术后放弃即刻暂时修复体，选择氧化锆制作的解剖愈合基台。在手术导板引导下植入种植体，然后放置愈合基台。在愈合期软组织在基台上方

成形。该患者的修复体符合患者的期望。

种植体冠方骨质覆盖，但中分或根方的螺纹暴露

　　一些患者在种植体的冠部具有足够的骨组织，但牙槽嵴处的倒凹导致种植体中部或尖端的螺纹暴露。

　　翻瓣后暴露牙槽嵴的颊侧和腭侧，预备骨孔并植入种植体。如果在中分和尖部出现螺纹暴露，可采用不可吸收性合成材料或者牛骨修复缺损，

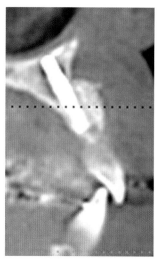

图 9-17　N.断面影像显示固定在正畸弓丝上的左侧中切牙与种植体位置协调，这与预期治疗计划一致

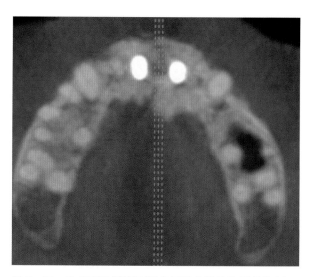

图 9-17　O.CBCT 横断面影像显示种植体和骨的位置

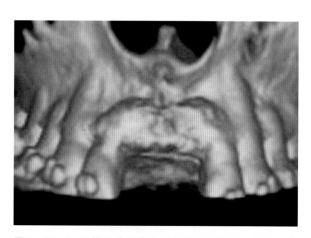

图 9-17　P.三维重建影像显示植骨后的情况。等待 4 个月的愈合期，进行结缔组织移植以增加牙龈厚度

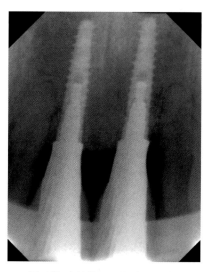

图 9-17　Q.最后的放射片显示骨水平良好。注意种植体之间的骨嵴较平，因此中切牙之间龈乳头有轻微缺损

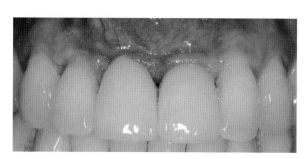

图 9-17　R.修复完成后。患者的笑线覆盖颊侧牙龈边缘，她十分满意最终的修复体

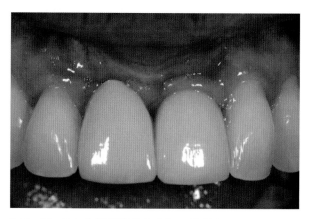

图 9-17　S.3 年后龈缘稳定（与 R 比较）

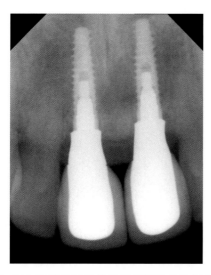

图9-17　T.3年后的影像学检查显示种植体周骨水平稳定。注意种植体间的骨水平与种植体基桩界面持平，骨组织没有高于这个界面

但可以不使用膜。原因包括：①种植体冠部具有骨覆盖；②骨膜可以保证植骨材料在种植体中份及尖部1/3；③牙槽嵴倒凹可以作为天然屏障防止植骨材料的移动。

植骨后进行骨膜松解及骨膜上组织分离，以达到无张力缝合（图9-18）。

种植体冠方螺纹暴露

总的来说，若牙槽骨骨壁过薄，有导致冠部螺纹暴露的可能时，建议先做骨增量增加牙槽嵴宽度，然后择期植入种植体。冠部螺纹的暴露会导致牙龈退缩，影响美观，因此，作者强烈建议先行骨增量手术，待稳定后再行种植手术。

牙槽嵴翻瓣暴露后，临床经验可以帮助医生判断是种植加同期植骨还是先进行植骨再延期种植。如果种植体能够植入后稳定，不出现微移动，则可以进行GBR。

对于薄的牙槽嵴，首先用球钻确定种植体的位置。特别要强调的非常重要的一点就是，骨孔要略偏腭侧以确保种植体的稳定性。当然，偏向腭侧的种植体也要位于预期修复体的范围以内。一般采用2.0mm直径的先锋钻在种植位点钻孔到所需要的深度，经常达到鼻底。然后用骨膨胀器逐级扩大骨孔。然而，当骨膨胀器直径加大后，因皮质骨不易膨胀，颊侧骨板骨折的可能性加大。最终，根据厂商推荐的备孔顺序，骨孔预备完成，

植入种植体。此时，种植体应该初期稳定性良好，但种植体的颊侧颈缘螺纹出现暴露。这时需要用膜覆盖来固定种植体颊侧颈部的植骨材料。如果想预后更加肯定，可先进行植骨再延期种植（图9-19）。

牙槽嵴非常薄，不足以固定种植体，但高度足够

一些患者由于牙槽嵴太薄，种植体植入后无法达到初期稳定。这时鼻底根尖区骨质也许可以用来稳定种植体，但是临床医生并不确定在这种情况下种植体能够形成骨整合。这种病例可以采用Onlay植骨，前面章节已对此进行过讨论。

美学区域薄的上颌牙槽骨种植体植入并同期骨增量技术

一般有4~5mm的牙槽嵴宽度种植体可以顺利植入，但该区有明显的骨量不足。患者可能由于外伤、严重牙周病、根尖切除术失败导致上颌中切牙缺失，他们通常希望进行单冠修复，而不是固定桥。这些患者通常腭侧牙槽骨高度充足，但常常伴有水平向牙槽骨缺损，而且牙龈较薄，还会出现牙龈瘢痕、邻牙错位。图9-17中的病例是高笑线、美学要求高的患者的前牙种植修复。

患者年轻时牙齿受过外伤，随后做过根管治疗和两次根尖切除术。患牙由于牙根变短、颊侧骨缺失而松动，拔除后未做植骨手术，而采用活动义齿修复，但患者对此不满意。3年后，患者进行检查并考虑进行种植单冠修复。由于侧切牙错位，且牙根弯向缺牙区，故采用正畸手段矫正侧切牙至正常的解剖位置。

将患者模型上𬌗架，诊断性排牙，口内试戴。患者同意修复治疗计划，使用真空成形法制作导板。硫酸钡（体积15%）与丙烯酸树脂混合置入导板中，然后进行CBCT检查，分析断面影像。然后将CBCT数据（DICOM）导入计算机使用软件进行分析。

采用CT分析设计软件（Materialise, Brussels, Belgium）将根尖部分影像选择并分割，硫酸钡放射阻射牙冠重新着色，以便移除该影像可以单独观察牙槽嵴或者保留该影像。然后利用断面影像模拟植入两颗细种植体（直径3.25mm，长15mm），种植体的位置和轴向要便于进行修复。

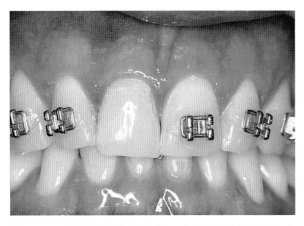

图 9-18　A. 该正畸患者 26 岁，由于 12 岁外伤所致上颌右侧中切牙继发性外吸收。他笑线较高，希望进行美学修复。探诊流脓，首先进行微创拔除牙齿

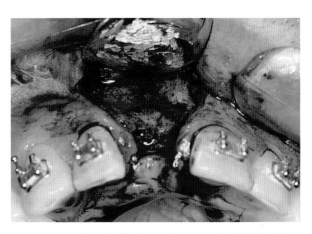

图 9-18　B. 采用避开龈乳头的切口，辅助垂直切口暴露牙槽嵴

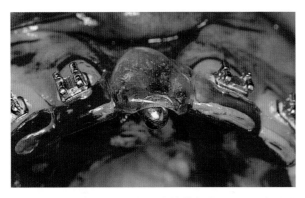

图 9-18　C. 戴入外科导板，先锋钻备孔，置入深度测量杆可见种植体轴向合适

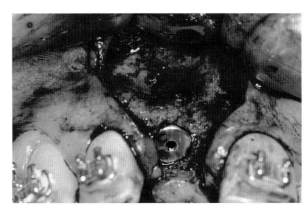

图 9-18　D. 种植体完全埋在牙槽骨中，旋入覆盖螺丝。与邻牙相比牙槽嵴依然有水平向缺损

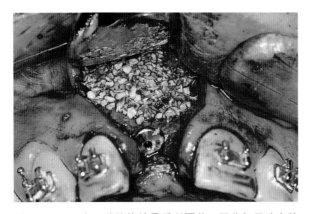

图 9-18　E. 由于种植体被骨质所覆盖，因此仅用致密的颗粒状植骨材料改善牙槽嵴颊侧外形

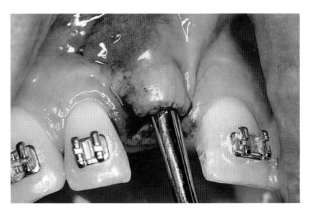

图 9-18　F.3.5 个月后，牙槽嵴仍有少许缺损，提示需要进行游离结缔组织移植。由于未使用屏障膜，遂在嵴顶做小切口（不作垂直切口）植入结缔组织改善牙槽嵴外形

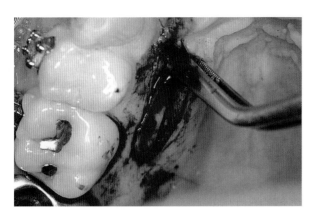

图 9-18　G. 腭侧获取上皮下结缔组织

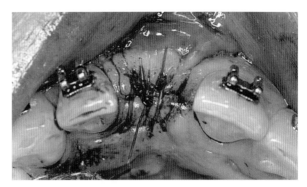

图 9-18　H. 将结缔组织置入移植床，在前庭沟方向水平褥式缝合固定结缔组织，嵴顶间断缝合关闭创口

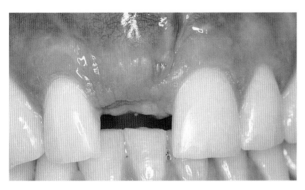

图 9-18　I. 移植 6 周后牙槽嵴形态良好

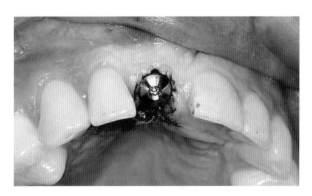

图 9-18　J. 采用环切技术暴露种植体，放入 5mm 高的直愈合基台。注意颊侧软组织在愈合基台向颊侧施压下变白，这进一步改善颊侧牙槽嵴形态。2 周后戴入暂冠

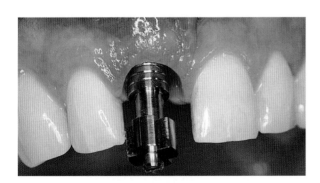

图 9-18　K. 暂冠戴入 5 周后，牙龈形态与天然牙一致。置入转移桩，但其颈部与龈沟形态不一致

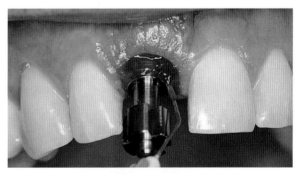

图 9-18　L. 用光固化树脂填充转移桩与牙龈之间的空隙，紫外光固化。取模时龈沟外形可以完全反映在模型上，这允许制作精确的修复体龈下外形

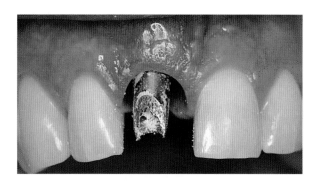

图 9-18　M. 戴入基桩

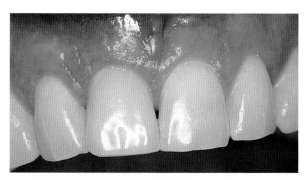

图 9-18　N. 终修复体就位，软硬组织移植后局部牙龈结构对称（由 Thomas Salinas 医生完成修复）

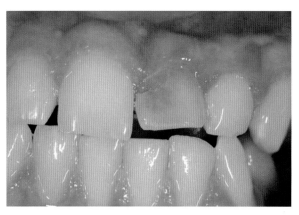

图 9-19　A. 术前示左上中切牙因内吸收而导致牙体透明。患者 6 年前因打篮球导致该牙半脱位，并做根管治疗

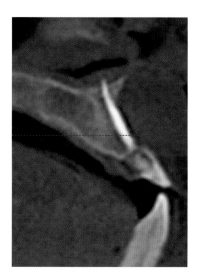

图 9-19　B.CT 扫描剖面图示牙体结构丧失，根充材料尚在。颊侧有明显的骨缺损

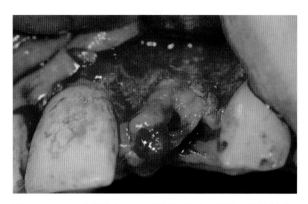

图 9-19　C. 做龈沟切口，延伸至邻牙。翻瓣，松解骨膜。拔除患牙，并保留剩余软组织和根充材料周围的薄层骨

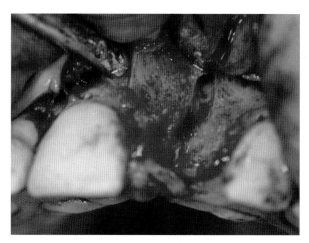

图 9-19　D. 移除根充材料，清理骨面

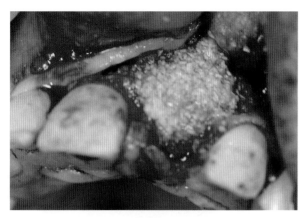

图 9-19　E. 植入矿化的同种异体皮质骨

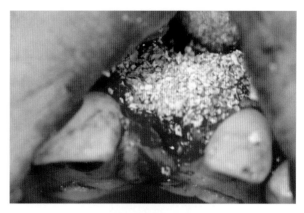

图 9-19　F. 再将异种骨覆盖在同种异体骨上做 Onlay 植骨。不使用膜覆盖。无张力缝合切口

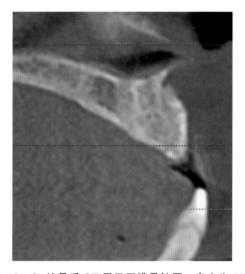

图 9-19　G. 植骨后 CT 显示牙槽骨较厚，高度为 12mm

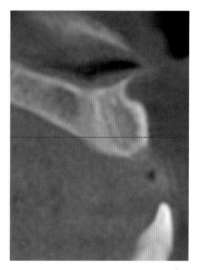

图 9-19　H.1.8 年后复诊。CT 剖面图显示骨愈合良好，致密的异种骨类似于皮质骨

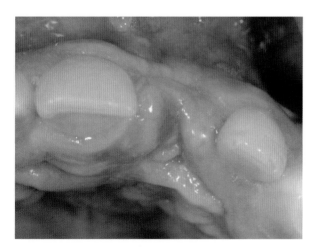

图 9-19　I. 缺牙区牙槽骨及软组织形态良好

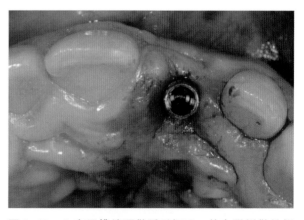

图 9-19　J. 在牙槽嵴顶做弧形切口，并在腭侧做松解切口。腭侧翻瓣，植入 Ankylos B11C/X（Dentsply Implants, Waltham, MA）种植体。种植体的选择是基于牙槽嵴的宽度和至鼻底 12mm 的高度

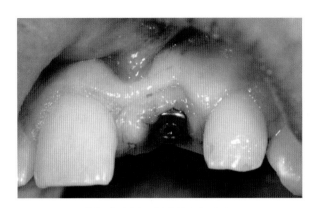

图 9-19　K.放置愈合帽，促进软组织愈合

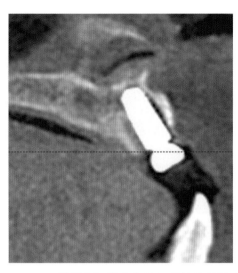

图 9-19　L.CT 横断面扫描成像显示种植体位置理想，颊侧骨板完整。植入种植体 4 个月后行最终修复

种植体的近远中向位置略偏远中 0.5mm，腭侧完全与骨接触，唇侧骨板较薄。

根据这些信息，外科治疗计划修定为种植并同期植骨，采用自体骨混合牛骨，然后应用可吸收屏障膜覆盖（吸收时间为 6 个月以上）。

手术时，将正畸弓丝去除，在上颌双侧尖牙之间进行浸润麻醉，用 15c 刀片进行嵴顶切口，以及侧切牙和尖牙处龈沟内切口。用 Hirschfeld 20＃骨膜剥离子仔细翻开颊侧牙龈，防止撕裂牙龈影响术后黏骨膜瓣的关闭。黏骨膜翻瓣根方要到梨状孔。翻开腭侧黏膜，暴露切牙孔及腭侧骨板。按计划制备骨孔，钻孔时注意收集骨碎屑，置入消毒容器中，然后与牛骨混合。

用剪刀在组织瓣的根部松解骨膜，注意切口在骨膜内，不要伤及肌肉层。松解骨膜时，可能出血，这时可以通过压迫来止血。将纱布置于瓣的下方约 5min。注意，止血非常重要，因为术后出血会导致血肿，血肿会使切口崩塌；而且可能作为感染的来源；移植材料还会在血肿中移动。

按照计划制备骨孔，注意骨孔正确的角度和深度。角度要略偏向修复体切嵴的腭侧，深度为预期的龈边缘下 3~4mm。种植体植入后，每颗种植体稳定系数大约为 70，旋入覆盖螺丝。

修剪胶原膜，使其与植骨区域匹配。在黏膜下置入胶原膜，将自体骨与牛骨混匀后植入胶原膜下，要压紧并紧贴颊侧骨面和种植体上。植入的骨材料使塌陷的牙槽嵴变得丰满。种植体根尖

部位于骨内，因此植骨部位主要位于种植体的冠方 2/3。关闭创口时，作者一般首先用垂直缛式复位龈乳头，然后缝合关闭嵴顶切口。无张力缝合非常重要，许多医生没有足够松解骨膜，这会导致切口崩塌。另一个切口崩塌的重要原因是未充分止血。术后 CBCT 和照片显示精确的种植体植入位置和良好的植骨情况。

上颌侧切牙先天缺失是常见的病例之一。这种病例缺牙间隙较窄，但骨宽度充足。对于骨宽度充足但冠部略窄的情况，可进行翻瓣，不使用垂直切口。患者为一对双胞胎兄弟，均为侧切牙先天缺失，二者牙槽骨均凹陷，但骨量充足。兄弟中一人未进行植骨，因修复医生认为修复体龈下空间充足。另一人进行了异种骨 Onlay 植骨，来增量和增厚软组织。

做嵴顶切口和龈沟切口，翻瓣，植入窄颈种植体。有些临床医生认为修复体的龈下形态可以使凹陷的牙槽骨变得丰满。目前大家较为认同。随着牙龈厚度减少，牙龈边缘形态开始出现一系列问题，包括点彩、牙龈颜色及基桩颜色可以穿透薄层牙龈等。使用异种骨 Onlay 植骨或上皮下结缔组织移植可以获得良好的修复效果。颊侧的异种骨移植可以重建牙槽嵴形态。上例中可以看出进行 Onlay 植骨后两位患者最终修复效果的差异，这种微小但肯定的差异值得思考。在该病例中，如果使用同种异体骨移植会导致移植物再吸收，并使牙槽骨形态扁平。

因邻牙邻面骨缺损导致牙龈乳头丧失

为了保留牙齿，患者就诊前可能接受过一系列相关治疗，包括多根牙的根管治疗、根尖切除术，或者在骨量不足的情况下即刻种植，然后再进行组织再生手术。经过这些复杂的治疗过程，邻牙表面会丧失一部分骨质，导致该区域的牙龈退缩。对于这种邻近缺牙间隙的缺损，传统根面覆盖治疗常常效果较差，这主要是因为局部严重的颊腭侧及邻间的骨丧失。

图 9-20 中的患者进行了一系列针对侧切牙的治疗，包括 3 次根尖切除术，1 次种植手术，3 次植骨手术，均失败后拔除侧切牙，局部出现了严重的美学问题。这些治疗由一名外科经验不足的医生进行，最终导致侧切牙区水平向的骨缺损和与中切牙邻面约 3mm 的牙龈退缩。术前检查包括修复区牙的形态和长度、笑线、骨量及牙龈边缘的评估。

基于术前检查，决定最终牙龈位置和牙齿形态，确定组织缺损的范围。可以肯定的是，骨缺损导致了牙龈退缩。

问题列表

1. 暂时修复体过大
2. 左侧中切牙和侧切牙间牙龈乳头丧失
3. 左侧中切牙和侧切牙间有骨缺损
4. 切口瘢痕过多

治疗方案

1. 重新制作暂时修复体，促进桥体下软组织的再生
2. 正畸牵引中切牙，促进软组织冠方移动
3. 拔除左侧中切牙，植入种植体以保护根间骨组织，左侧侧切牙区植骨以解决水平缺损
4. 戴入新的暂时修复体后，行软组织移植以扩增牙龈组织
5. 再次制作新的暂时修复体，促进桥体下软组织成形
6. 设计种植支持的中切牙带侧切牙桥体的单端桥

治疗步骤 1：制取上颌印模，翻制石膏模型。在模型牙龈缺损区填入丙烯酸树脂，以便将来在该处形成一个空隙。根据石膏模型，制作一个薄层的真空吸塑模板，修剪边缘，戴入口中，在牙龈缺损区会形成一个空隙，因模板的边缘封闭良好，该区域为负压状态。降低桥体的高度，为牙

龈的增生提供空间。患者全天佩戴真空模板，3 周后，牙龈退缩改善 1.5mm（图 9-20）。

治疗步骤 2：为了改善牙龈退缩，正畸牵拉中切牙使牙龈向冠方移动。该中切牙牙根短，以后将拔除，并行种植手术。该区域还需要额外的骨移植，其冠方还需要软组织移植。在种植手术前，将中切牙牵引至适当的位置并保持 3 个月。根尖片显示局部骨组织形成。

治疗步骤 3：局麻下，做左侧中切牙和尖牙的龈沟切口，并与嵴顶切口相连，翻瓣，拔除左侧中切牙。暴露左侧侧切牙区的唇侧骨缺损区至梨状孔边缘内。中切牙位植入 1 颗 Ankylos A14 C/X 种植体（Dentsply Implants, Waltham, MA）。选用该种植体的原因是其凹形的基桩外形，且植体周围和顶端均有助于骨稳定。将牛骨植入凹形骨缺损区。松解骨膜，缝合切口。患者口内戴入真空吸塑暂时修复体，桥体对牙龈无压力。

治疗步骤 4：骨整合后，在种植体上戴入临时单端固定桥。桥体对牙龈有一定的压力，以形成龈沟形态，并以此判断局部存在的缺损大小。可以肯定的是，患者牙龈增厚，可以解决牙龈薄和退缩的问题。在桥体和种植体唇侧做前庭沟切口，然后向嵴顶及腭侧剥离黏骨膜。在左侧上腭区取骨膜下结缔组织。将缝线从受植区腭侧进，穿过结缔组织移植物，再从腭侧穿出，以此将结缔组织固定在牙槽嵴的嵴顶。4 个月后，从上颌结节处取结缔组织并通过腭侧法进行移植以增厚牙槽嵴区。修整暂时修复体外形，患者的修复治疗效果已达 90%。虽然中切牙和侧切牙之间牙龈乳头的恢复仍有不足，但总体来讲，患者对现有的形态和外观比较满意。

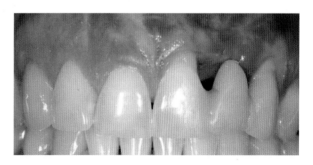

图 9-20　A. 患者侧切牙曾经历过 3 次根尖切除术、1 次失败的种植手术和 2 次失败的植骨手术，最终拔除，现存在严重的缺损和美学问题，患者希望进行美学修复。邻近左侧中切牙处有 3mm 的牙龈退缩，并有 I° 松动

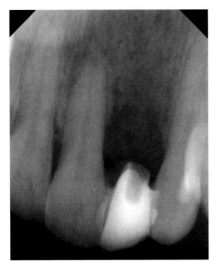

图 9-20　B.根尖片显示左侧侧切牙区近中切牙处有明显的骨缺损

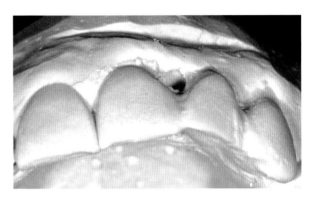

图 9-20　C.最初的治疗方案是，制作临时黏结桥，桥体龈端有间隙。取印模，灌注石膏模型

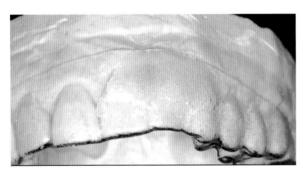

图 9-20　D.在模型上软组织缺损区覆盖丙烯酸树脂，并制作真空模板。这样在真空模板和牙槽嵴之间会有空隙。空隙产生的负压可以使牙龈在 2~3 个月内有一定的增生

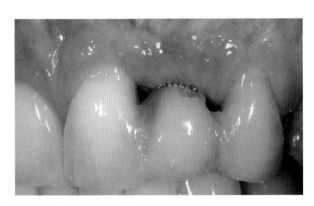

图 9-20　E.3 个月后，牙龈冠向移动

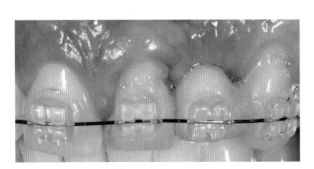

图 9-20　F.正畸治疗，将左侧中切牙和牙龈乳头冠向移动 3mm

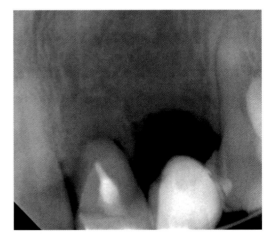

图 9-20　G.影像学检查 3 个月后正畸牵引促进了牙间骨的形成

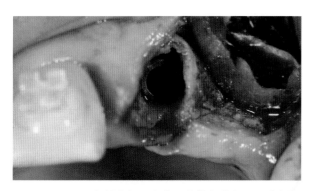

图 9-20　H. 于左侧中切牙和尖牙处做龈沟切口，在侧切牙处做嵴顶切口。拔除中切牙。翻瓣，可见侧切牙区颊侧凹形的骨缺损

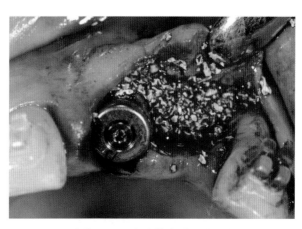

图 9-20　I. 当使用凹形愈合基台时，该型种植体可以保留其颈部的骨并引导骨向种植体顶端形成。该图显示放置愈合基台后，在骨缺损区植入牛骨

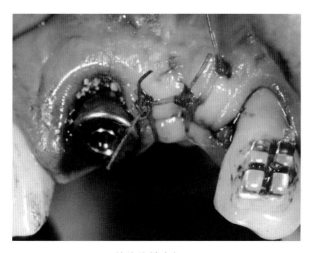

图 9-20　J. 用 4-0 的铬线缝合切口

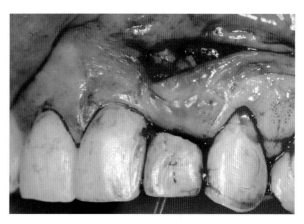

图 9-20　K. 愈合后显示左侧侧切牙区牙龈较薄。做前庭沟切口，在骨膜下向牙槽嵴顶隧道剥离。在原先植骨的区域植入牛骨，并从腭侧切取结缔组织进行移植来增厚牙龈。修整临时修复体桥体外形，以适应移植区的形态

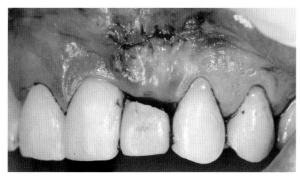

图 9-20　L. 缝合前庭沟切口。注意左侧中切牙临时冠远中软组织的增厚情况

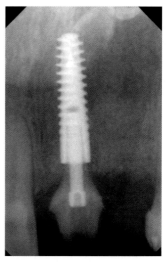

图 9-20　M. 影像学检查显示骨水平在种植体冠方

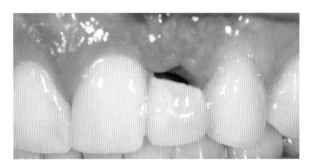

图9-20 N.6周后软组织形态大大改善

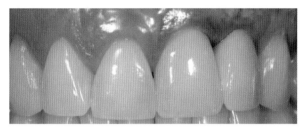

图9-20 O.最终修复2年后

骨缺损大于3mm或颊侧骨全部丧失，需骨移植以重建缺失的颊侧骨板，并在正确位置植入种植体

这类患者通常有牙科治疗史，导致颊侧牙槽骨的丧失。在种植手术前，需要重建软硬组织。这种情况下，同样需要进行美学评估，包括笑线、牙槽嵴形态、骨量及软组织厚度的评价。一个完善的治疗方案可以有效指导修复治疗。这些治疗步骤同样适用于伴根尖周囊肿牙拔除术后需种植修复治疗的患者。

评估标准：影像学检查、照片及病历资料需完整记录并保存。

1. 被拔除牙的龈缘位置

2. 被拔除牙的牙龈厚度

3. 受植区腭侧和根尖区至牙槽嵴的骨量

4. 有无其他外源材料，如被挤压出来的根充材料、根尖切除术中的残余材料、桩材料或折裂的牙碎片等

5. 是否有化脓或瘘管

6. 口腔卫生状况和其他病理状况

如果患牙龈缘偏根方，可以考虑截短并殆方牵引，详见图7-24。

治疗步骤1：大多数此类患者在拔牙后需要软硬组织移植，因此，首先要做的是植骨，使局部骨缺损得到持久稳定的修复。

无论骨缺损大小，植骨方法都一致。局麻下做龈沟切口，在骨缺损区翻开全厚瓣。翻瓣时手法要轻柔，防止瓣撕裂。

拔除患牙，应尽可能保留任何可以保存的颊侧骨。因余留的颊侧骨有利于移植骨的固定。去除拔牙窝内的肉芽组织等所有软组织，详见图7-3。

推荐在骨缺损区使用直径小于1mm的矿化同种异体移植物。将粒状骨填入一个去除尖端的1ml的塑料注射器内，利用注射器将粒状骨注入缺损区。先注入少量，压实，用纱布吸干。再注入少量并压实，塑形成自然牙槽嵴的形态。在粒状骨和颊侧瓣之间放置2mm厚度的异种骨。缝合切口。如有必要，可以在拔牙区放置胶原材料来防止上皮爬入，并提升美学效果。由于这些区域容易发生慢性炎症，可在牙龈较薄的情况下（如外伤的病例）使用胶原膜。

暂时修复体桥体龈方距牙槽嵴顶2mm，为牙龈冠方移动提供空间。

治疗步骤2：异种骨移植可以在不借助软组织移植的情况下增厚牙龈。根据医生的临床需求，牙龈薄的患者可以在种植手术的同时或择期单独进行结缔组织移植。

由于拔牙前的情况通常较差，所以种植手术时可能需要额外的软组织移植，或牙槽骨增量手术：

a. 种植手术同时需要进行牙槽骨增量手术：CT和其他检查可以发现牙槽骨欠丰满而成扁平状。在种植手术时，做嵴顶切口，做小范围翻瓣，部分翻开或完全不翻开龈乳头。植入种植体，放置龈下凹形愈合基桩。在原先骨增量的基础上利用异种骨做Onlay植骨。缝合时使软组织瓣紧贴愈合基台。使用垂直褥式缝合法缝合牙龈乳头，使其外翻。

b. 因牙龈较薄，在种植同时需行软组织增量手术。CT显示骨量充足，但临床检查发现牙龈较薄且无点彩。这种情况下，可做小的嵴顶切口，从腭侧翻瓣，做颊侧隧道剥离，在隧道内植入结缔组织，不做唇侧垂直切口和牙龈乳头翻瓣[26-27]。利用

腭侧骨参考植入种植体，以保留完整的牙龈边缘作为植入深度的参照。这种方法需要术前 CT 扫描成像来帮助术者掌握正确的种植体植入位置。如果临床医生想手术更加精确、创伤小，可做微小翻瓣，并在基于 CT 数据完成的数字化导板指导下，植入种植体。

在这些牙槽骨重建的病例中，愈合基台的使用可以促进软组织愈合和重建。龈下凹形愈合基台可以增厚牙龈，防止牙龈退缩，并能在临时修复体的共同作用下形成良好的牙龈外形。

所有病例有赖于解剖型临时修复体或愈合基台的使用。它们的使用可以促进理想牙龈外形的形成，并简化将来的治疗步骤（图 9-15）。

种植体的腭侧翻瓣植入术

当患者需要进行牙槽骨增量手术来获得足够的牙槽嵴宽度和外形时，临床医生可能选择从腭侧翻瓣以防止唇侧牙龈退缩。使用腭侧翻瓣植入需对黏膜下骨的外形有充分的了解。

该病例（图 9-21）展示了单颗种植体的腭侧翻瓣植入术。患者由于中切牙外吸收导致颊侧骨板缺失。考虑到进行修复可能出现牙龈退缩，在治疗前通过正畸方法向殆方牵拉牙齿以过度矫正颊侧牙龈位置。在诊断性模型上将种植体置于理想的位置，根据其位置制作螺钉固位的愈合基台，将其周围彻底抛光，防止菌斑沉积，保持牙龈健康。

在拔牙时，首先浸润麻醉，然后在牙体周围做龈沟切口以便将其拔除。与术前预期的一样，天然牙颊侧缺少骨质，拔除后可以看到牙根外吸收和根尖周肉芽肿。植入同种异体移植物，用止血胶原覆盖。拔牙后 4 个月 CBCT 显示颊侧牙槽嵴外形良好。采用腭侧路径植入种植体。

在植入种植体时，颊侧和腭侧做浸润麻醉。用 15 号刀片在邻牙腭侧龈沟切口，延伸至缺牙区，向腭侧翻开全厚黏骨膜瓣暴露腭侧牙槽骨。腭侧骨可以引导种植体植入，要记住种植体的轴向在修复体的切嵴略偏腭侧。种植体颈缘在颊侧牙龈下 3mm。根据种植体携带体上的刻度判断种植体的深度和种植体基桩连接结构的位置。种植体植入后，安装制作好的愈合基台。术后的 X 线扫描显示愈合基台没有完全就位，故重新放置愈合基台。X 线片显示颊侧牙槽嵴形态良好。种植

体植入 4 个月后进行修复。颊侧牙龈的最终位置非常理想。但如果没有植骨，通过翻开颊侧组织瓣或者制作的愈合基台在愈合过程中压迫牙龈，牙龈边缘将向根方移位。

牙槽骨增量手术后进行种植，可使用小翻瓣设计，以促进良好的软组织成形。第 7 章中图 7-11 中所示的病例就是中切牙位骨凹形缺损。恢复 4 个月后，CT 扫描评估骨量，制订手术方案。颊侧软组织形态、外观、厚度正常且有点彩。在腭侧小范围的组织翻瓣下，利用基于 CT 数据制作的数字化手术导板指导种植体正确植入。这种方法可实现微创植入。安放基桩和暂时修复体。4 个月后最终修复。

基于模型虚拟手术引导种植体植入

在切牙区域植入种植体要求特别注意种植体的空间位置和角度，以防止其伤及邻牙结构，引起颊侧错位及翻瓣后对深度控制不当。利用美学模拟修复来制作放射模板和外科导板减少了种植体错位植入的可能。美学模拟修复指示了理想的种植体位置。图 9-22 中的病例展示了利用模拟修复体来指导种植替代体在模型上植入理想位置，再用金属套管（类似于数字化导板中的部件）制作外科导板，该圆柱体及钻针套管的使用与基于 CT 数据的数字化导板一样。

患者左中切牙和侧切牙牙根吸收，先行正畸治疗将其向冠方牵引。基于模型分析，种植体距邻牙 2mm，种植体与种植体之间距离 3mm。再将金属套管固定在导板上来指导种植体植入。

种植医生需要将 3 个元件连接在一起来制作外科导板。种植体替代体可以连接在修复体元件上，而引导钻针的圆柱体可以置于修复体元件上。这样就允许引导钻针的圆柱体精确连接在模型上的种植体替代体。然后用丙烯酸树脂将圆柱体连接在导板上。这样不仅可以引导种植窝的制备，还可以引导种植体的植入。在外科手术时，将含有钻针引导杆的外科导板戴入口内。数字化导板所使用的钻针套管也用于手术中辅助制备骨孔。先锋钻完成备孔后，将平行杆置入骨孔内观察种植体的位置和方向。种植体携带体有助于种植体精确就位。

植入种植体后，从腭部获取上皮下结缔组织置于颊侧组织瓣下方来改变牙龈的厚度，增加美学效果。

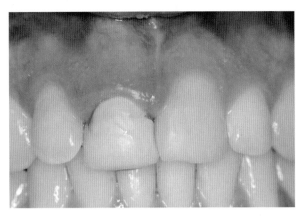

图 9-21　A.治疗前通过正畸方法向殆方牵拉牙齿以过度矫正右侧中切牙颊侧边缘牙龈位置（2mm）。牙根颊侧骨板缺失，植入种植体后牙龈可能退缩

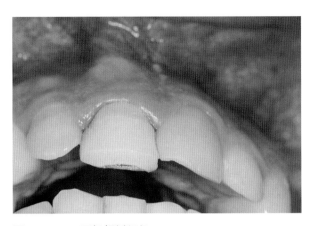

图 9-21　B.牙根颊侧组织

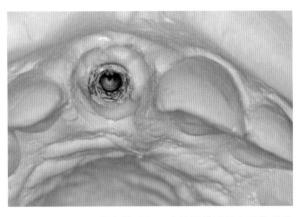

图 9-21　C.拔牙前在模型上正确位置模拟植入种植体替代体

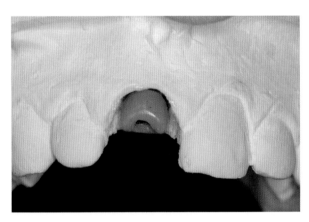

图 9-21　D.定制的愈合基台有助于在愈合期支持龈乳头形成

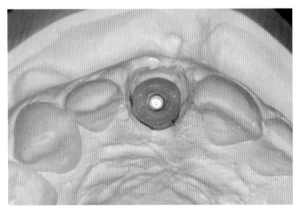

图 9-21　E.模型殆面观可见颊侧略平，以防止推颊侧牙龈向根向移位

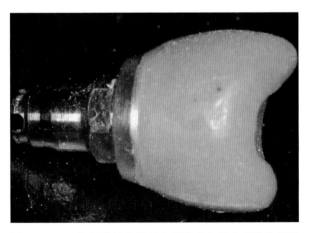

图 9-21　F.基于种植体基桩定制的愈合基台光滑的龈缘可以保持牙龈的健康

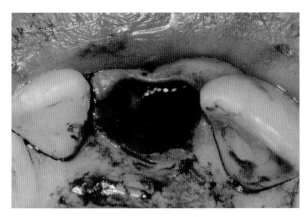

图 9-21　G. 只在牙齿周围做切口拔除牙齿，对龈乳头没有损伤。颊侧骨板缺失，在牙齿拔除后颊侧牙龈立即塌陷

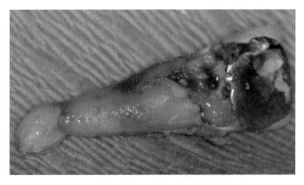

图 9-21　H. 牙齿拔除后可见根尖周肉芽肿，伴随骨丧失出现明显的牙根外吸收

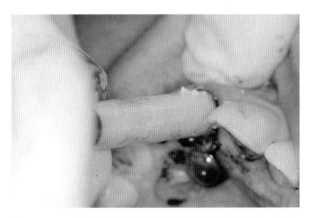

图 9-21　I. 去除牙齿和牙槽窝内的肉芽组织后，植入 1mL 同种异体移植物。图中所示 1mL 注射器（去除头部）就是用于将植骨材料注入牙槽窝

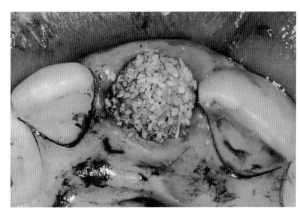

图 9-21　J. 在拔牙窝中将植骨材料压紧，以恢复拔牙前的凸度

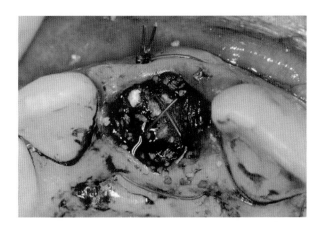

图 9-21　K. 将胶原压成片状（CollaPlug, Zimmer Dental, Carlsbad, California）覆盖在植骨材料上。用 4-0 铬羊肠线在胶原上进行交叉缛式缝合以固定植骨材料

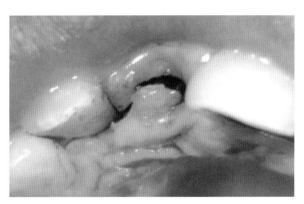

图 9-21　L. 由于愈合后颊侧牙龈组织形成，其厚度、纹理和外观较为美观，本病例采用腭侧路径植入种植体。术前 X 线扫描显示颊侧骨板愈合好，在种植体植入时要使其平行于颊侧骨板。在略偏腭侧做切口暴露牙槽嵴，然后植入种植体

405

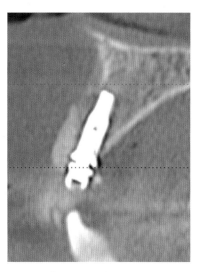

图 9-21　M. 种植体植入后的 CBCT 断面影像。注意由于愈合基台没有就位，需立即重新安置愈合基台。植入拔牙窝的植骨材料已经修复了颊侧牙槽嵴。由于颊侧牙槽嵴形态较好，因此种植体植入选择腭侧路径

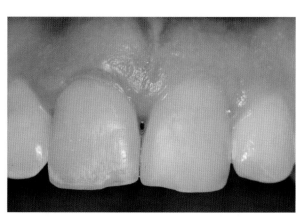

图 9-21　N. 修复体就位，注意龈缘位置正常（由 Ace Jovanoski 医生完成修复）

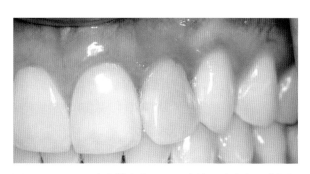

图 9-22　A.26 岁女性患者，因原先的正畸治疗导致左侧中切牙和侧切牙根尖吸收而松动。患者笑线高，有较高的美学需求

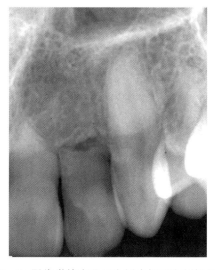

图 9-22　B. 影像学检查显示左侧中切牙和侧切牙牙根吸收。检查可见龈沟内牙龈附着正常

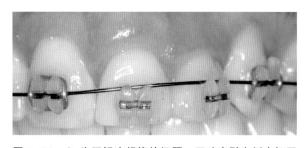

图 9-22　C. 为了解决龈缘的问题，正畸牵引左侧中切牙和侧切牙并固定 3 个月

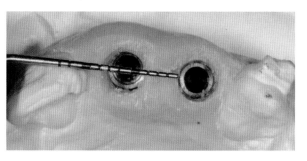

图 9-22　D. 在模型上仔细设计两种植体的位置间隙。将模型的中切牙和侧切牙去除，将两个植体代型放置在适当的位置，使得种植体之间有 3mm 间隙，种植体与邻牙间 2mm 间隙。考虑将两颗种植体间隔 6 周序列植入，以便尽量保存骨质

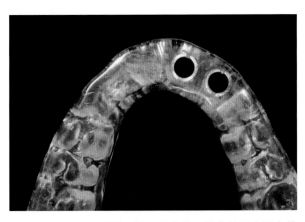

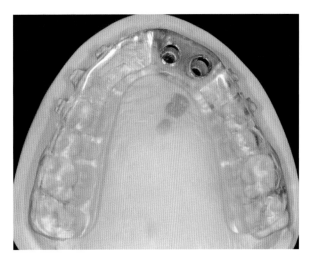

图 9-22　E. 制作外科导板，并在植入位点放置金属套管（通常用于数字化导板）

图 9-22　F. 在模型上试戴带有金属套管的外科导板。该外科导板为牙支持式，覆盖整个上颌牙列

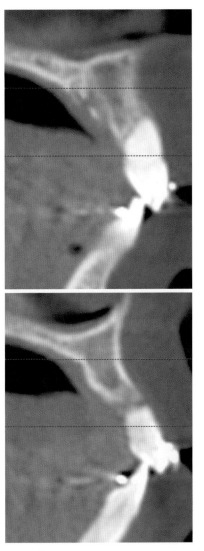

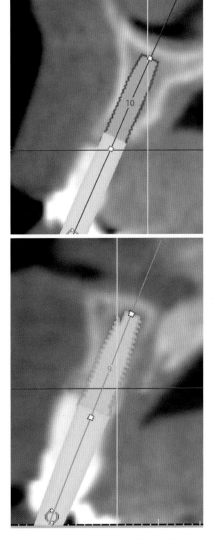

图 9-22　G、H.CT 剖面图显示牙齿对应的骨量

图 9-22　I、J. 利用 CT 设计软件模拟种植体植入的方向和位置。在这个过程中，决定种植体的型号

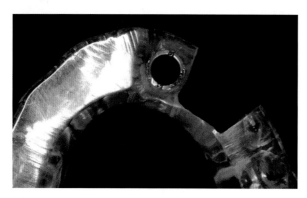

图9-22 K.首先植入中切牙位的种植体。因侧切牙需保留6周，因此去除侧切牙位的套管

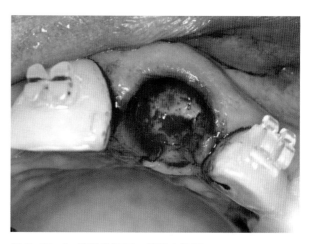

图9-22 L.做龈沟切口，拔除中切牙

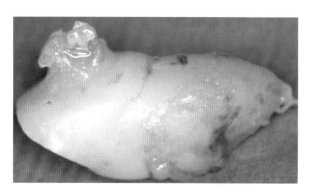

图9-22 M.拔除的中切牙牙根明显缩短。原先吸收的根尖位置已被骨充填

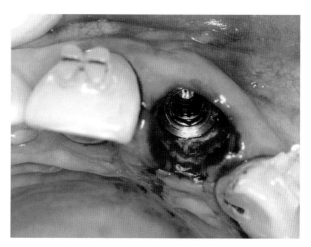

图9-22 N.在该病例中，由于龈缘冠向移位，种植体植入深度为距龈缘4mm

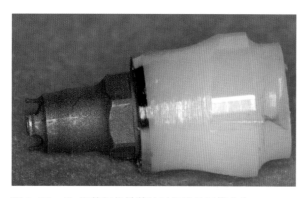

图9-22 O.调整氧化锆基桩以促进软组织愈合

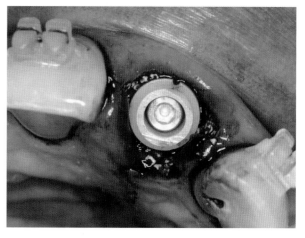

图9-22 P.置入氧化锆基台利用螺丝固位。在颊舌向骨缺损区填塞骨粉

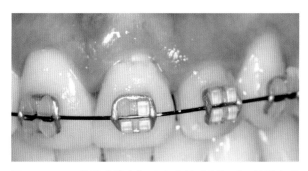

图 9-22　Q.将拔除的中切牙磨空并重新塑形，放置在基台之上，利用正畸钢丝固位。避让龈缘区，防止牙龈根向移动

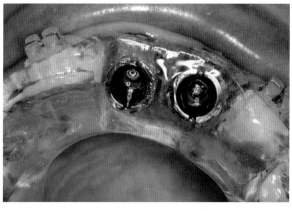

图 9-22　T.口内戴入导板可见种植体和愈合基台的位置完全与计划一致。使用外科导板可以降低错误的发生率

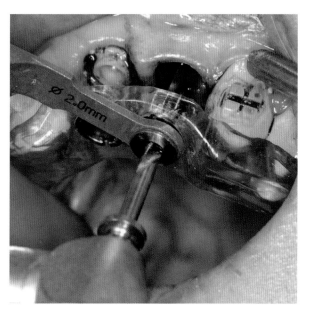

图 9-22　R.6 周后，拔除左侧侧切牙，在外科导板指导下植入种植体

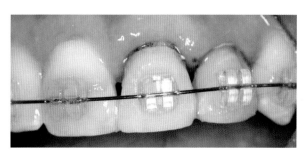

图 9-22　U.将拔除的侧切牙冠掏空作为临时修复体，并固定在正畸弓丝上

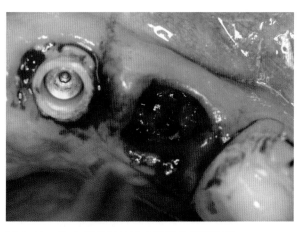

图 9-22　S.先锋钻的钻孔在理想的预定位置

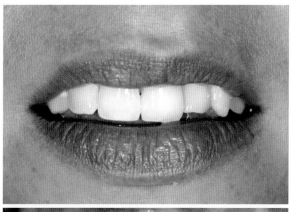

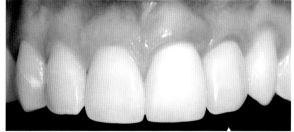

图 9-22　V-W.最终修复体拥有极佳的美学效果。龈缘位置理想

上颌前牙列发育不全

恒牙列发育不全的患者多伴侧切牙、尖牙和前磨牙缺失。当患者成年后，会因乳恒牙牙冠大小比例不调导致牙间隙问题。同时，由于恒牙未萌缺少功能性刺激，可能会有更多颊侧或腭侧骨缺损。通常先对缺失牙位做影像学检查。正畸治疗后，可进行 CT 检查。有必要先植骨来恢复受植区的牙槽骨宽度。

患者可通过美学蜡型观看最终的修复效果。再用白色的牙科材料复制诊断蜡型，并在口内试戴。当患者满意后，翻制模型，指导正畸医生将牙移动至适当位置。然后进行植骨和种植手术。通过预计的最终修复体的位置作为外科导板来指导种植体的植入是很重要的。它可以指导外科医生将种植体植入正确的垂直位置，对于该患者来讲，即种植体顶端距牙槽嵴顶 2mm。没有诊断蜡型的指导，种植体的位置可能会过浅。这在患者口内有残留乳牙时较为常见。

垂直骨高度不足

垂直骨高度不足一般不会妨碍种植体的植入，但如果骨质垂直高度不能修复，则很难达到较好的美学修复效果，因为牙龈位于正常水平的根方（图 9-23）。在制订治疗计划时，应先决定是否使用龈色修复材料或进行一系列恢复牙槽嵴高度的手术。

垂直骨高度不足可以采取多种再生手术（图 9-24）。牵张成骨可以提高牙槽骨垂直高度，但目前尚缺少长期的临床证据。许多外科医生介绍屏障膜辅助的垂直骨再生，但其技术要求高，医生需经过系统的学习并有特殊的经验才能成功应用。因水平向的牙槽骨增量手术可以增加其上方软组织的厚度，所以术后可以增加 1~2mm 的骨垂直高度。

另一种可以解决牙槽嵴垂直高度不足的技术是块状皮质松质骨的 Onlay 植骨，骨块可以取自髂骨、颏部和外斜线。对于许多患者，口内取骨是最为常用的一种办法，因为容易获得，术后并发症发生率较低，且避免了在医院行全身麻醉。

术前精确评估所需移植的骨块厚度非常重要。相对较薄的骨块（<4mm）可以从外斜线获得。较厚的骨块可以从颏部获得[25]。可以采用单个的块状骨而不加颗粒骨，也可以使用较小的骨块来

支持屏障膜，然后在膜下加颗粒骨[23]，其方式的选择取决于医生和患者的意愿。

术前计划

如果患者在上颌前牙区有或者怀疑有垂直向骨缺损，则要进行诊断性模拟修复，其可以准确模拟种植体和修复体的位置，然后用 20%~30% 的硫酸钡与丙烯酸树脂混合复制预期修复的牙齿。也可以用马来乳胶充填的壳冠或者牙色 X 线阻射树脂制成的修复体。CT 扫描可以用来指示种植体理想的位置和角度，并提供了所需移植骨的量和宽度。通过 X 线检查，种植治疗小组可以完成治疗计划，告诉患者详细的治疗方案，包括计划的手术、手术的风险、治疗的时间（包括暂时修复体）及花费。患者接受并签署手术同意书，然后开始手术。

受植区预备

对于 Onlay 骨块移植，原则上讲切口应该远离移植区。但在上颌前牙区，切口过于腭侧及前庭沟都会出现问题。切口过于偏向腭侧，则可能导致创口崩塌，原因是嵴顶区域组织血供不足。前庭沟切口则导致瘢痕形成，一些患者还会导致前庭沟变形。基于作者和其他学者的经验，建议采用嵴顶切口。然而，当 Onlay 植骨涉及 6 个牙位时，前庭沟切口往往更加安全。如果采用"信封样"的切口设计，则切口要从一侧磨牙延伸至另一侧磨牙。对于一些患者，经验不足的医生可以在距离移植区 1 颗牙以外做垂直切口，这样术

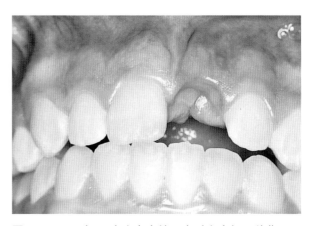

图 9-23　A. 该 14 岁患者在她 8 岁时左中切牙外伤，牙再植后一直行使功能。牙冠折断后，修复医生发现牙根周围骨组织极少，遂拔除牙根。患者父母要求进行骨移植并行种植单冠修复。患者及其父母对美学要求高。患者戴有临时性的活动义齿，可以达到较好的美观效果，其可以用来复制含硫酸钡的诊断性导板，在进行 X 线检查时戴用

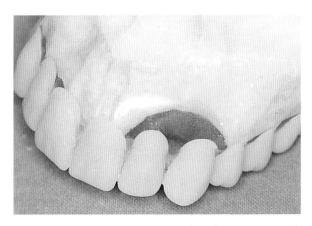

图 9-23　B. 模型模拟了缺牙区垂直骨缺损。必须要重建牙槽嵴外形才能使修复体美观自然

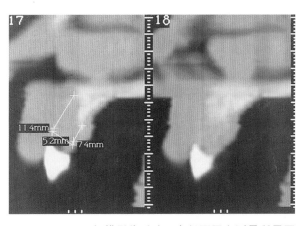

图 9-23　C.CT 扫描影像重建。在剖面图上测量所需要的骨量。基于影像分析，选用颏部作为取骨部位

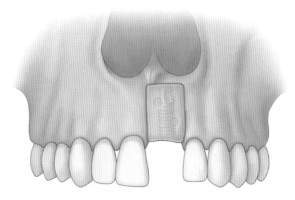

图 9-23　D. 局部 Onlay 植骨的示意图。植骨愈合后进行种植体植入

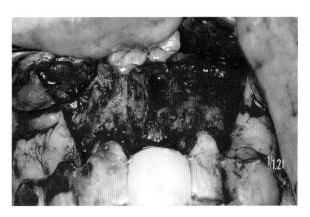

图 9-23　E. 做嵴顶切口，在缺牙区两侧一个邻牙远中做垂直向切口，翻开全厚黏膜瓣。置入外科导板，可以看到缺损的大小

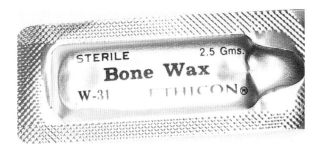

图 9-23　F. 消毒的骨蜡可以用来制作移植骨块的模板

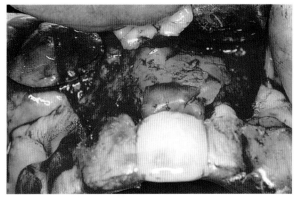

图 9-23　G. 将骨蜡置入缺损区并塑形。然后取出并测量大小，以帮助精确取骨

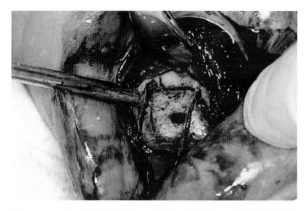

图9-23 H.颏部取骨时，做前庭沟切口，然后钝性锐性分离到达颏部骨面。然后翻开骨膜暴露双侧颏神经和下颌下缘。在本病例，取部分下颌骨边缘作为牙槽嵴移植的冠方部分。用细的裂钻标记出取骨范围，然后进行骨块切割

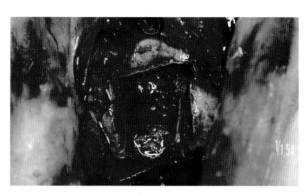

图9-23 I.用直的或弧形的薄骨凿来辅助取下骨块，用拉钩牵开下缘软组织，以便骨凿可以进入下颌边缘。然后将HA置入颏部缺损区，分层缝合。要注意肌肉纤维的复位，用微创缝线缝针缝合黏膜

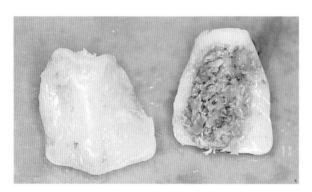

图9-23 J.将获取的骨块修整成骨蜡大小，骨块上可见松质骨

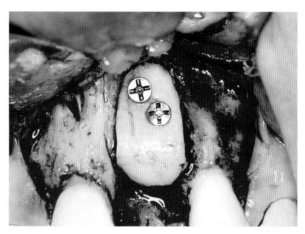

图9-23 K.将骨块植入受植区，注意对移植床做微小调整使其与骨块匹配，同时出血也有助于骨块成活。用2个1.5mm的螺钉固定骨块，然后松解骨膜，用不可吸收缝线无张力关闭创口

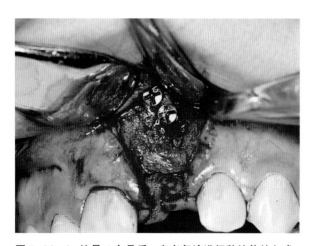

图9-23 L.植骨4个月后，患者复诊进行种植体植入术。采用保护龈乳头的切口，暴露植骨区域，可见骨块重新血管化

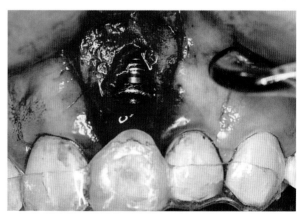

图9-23 M.使用新的外科导板指引种植体植入。植入后颊侧冠部有2个螺纹暴露

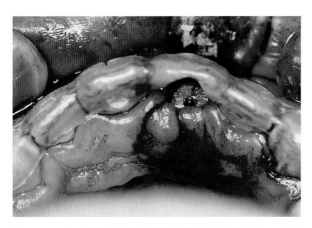

图 9-23　N. 殆面观可见种植体按照外科导板植入。如果不进行植骨，种植体不可能在理想位置植入

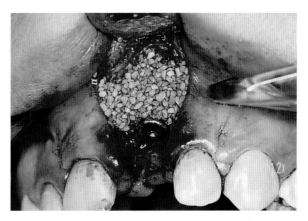

图 9-23　O. 将少量致密颗粒状 HA 植入颊侧螺纹暴露处，不使用屏障膜。种植体植入 6 个月后，暴露种植体发现植入的 HA 形成了良好的牙槽嵴外形

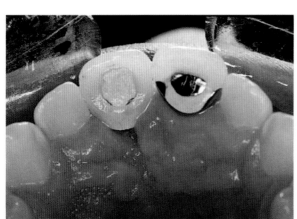

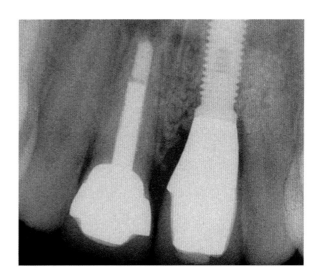

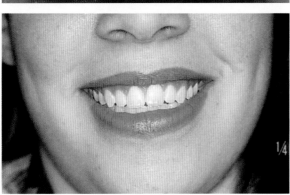

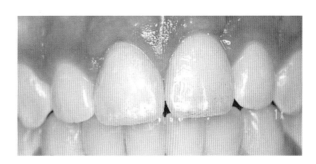

图 9-23　P~S.3 张临床照片和 1 张放射学照片显示了最终的治疗效果。患者螺丝固位的修复体达到了患者及其父母对美学的要求（由 Roger Vitter 医生完成修复）

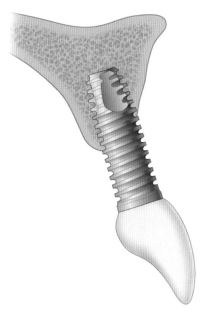

图 9-24　A. 图示牙槽骨高度不足与所需要的种植体、牙冠长度的关系

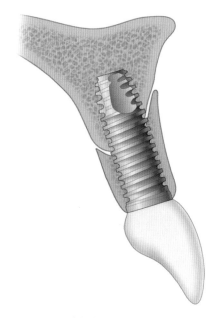

图 9-24　B. 块状骨 Onlay 植骨后进行种植

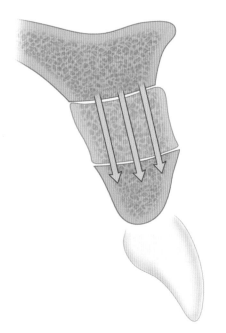

图 9-24　C. 截开的骨块可以进行牵张成骨

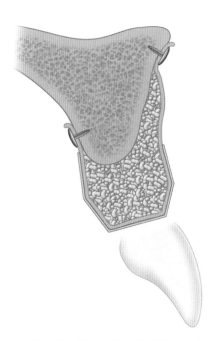

图 9-24　D. 使用颗粒骨和加强型屏障膜塑形（可以防止外形崩塌）。6~9 个月后去除屏障膜，植入种植体

区暴露就更为容易。

　　上前牙区进行局麻，做切口，翻开全厚黏骨膜瓣暴露术区。翻开龈乳头时要特别轻柔，防止潜在的损伤。暴露受植区以后，置入外科导板，然后用骨蜡塑形牙槽嵴，测量骨蜡大小作为取骨的参照。

　　植入移植骨块时，要小心调整受植区使骨块与受植区匹配。临床需要判断需要修整受植区还

是骨块。受植区表面可能不规则，骨块与受植区难以形成较好的接触界面。这时受植区要修整成具有直的边缘，统一的形状如塌陷、隆起、或平的外形。将植骨块修整成与之匹配的形状。这一步的关键是去除尽可能少的骨质，保留尽可能多的受植区骨质，骨块内侧保留尽可能多的骨松质和骨髓。

　　当骨块固定在受植区后，要去掉其锐利的边

缘，防止其对覆盖在骨质上面的黏膜的损伤。用不可吸收缝线、圆针缝合切口。仔细对位垂直切口是减少瘢痕的关键。

目前，用块状骨修复垂直骨缺损有两种技术。第一种为使用单块骨重建整个缺损，其优点是可以不使用膜，缺点是增加了切口崩塌的发生率（尤其对于大的植骨块）。目前很少有临床研究探讨此种移植方法的长期效果。

第二种方法是利用一个较小的骨块修复垂直骨缺损，然后在其上覆盖颗粒骨，最后用不可吸收性膜固定移植材料和增加骨形成。该方法的优点是促进了移植组织的血管化，因为皮质骨较少。然而，由于使用了屏障膜，对于经验不足的医生常会出现创口裂开。以下讨论主要是基于第一种方法，即单块骨移植。

单块骨移植必须满足一些条件。单块骨必须足够大，以至于能够覆盖整个骨缺损，从而不需要放置更多的颗粒骨。移植的骨质内表面应该有骨髓。同时移植的骨也应该足够大，因为在种植体植入及最终修复体戴入之前有少量的吸收。

从颏部和外斜线取得的骨质，皮质骨较厚而松质骨较少。受植区要预备以增加移植组织的血管化。一般采用球钻在骨皮质上钻 0.25~0.5mm 的骨孔。血管化通常从骨块的松质骨面开始，然后皮质骨被逐渐吸收、替换，一般称之为"匍匐性骨置换"。血供主要在受植区与骨块的交接面，而较少来源于颊侧。在种植体植入前预留足够时间是十分必要的，否则，骨块可能失去血供。小的骨块比大的骨块更容易失去血供，因为后者与自体骨接触面积较大，血管化也更好。由于下颌颏部和下颌升支的骨皮质比髂骨更难被置换，因此需要等待 4~9 个月进行种植。髂骨由于松质骨较多、皮质骨较薄，其血管化更快，因此吸收更快。对于髂骨，4 个月后即可进行种植。

外斜线取骨

外斜线取骨一般在第三磨牙区进行浸润麻醉，并辅助进行下颌侧面的麻醉，通常不麻醉下牙槽神经，这是由于保持下牙槽神经功能可以在取骨过深时患者出现不舒服的感觉来提醒医生，以阻止损伤下牙槽神经。

如果磨牙存在，沿着磨牙龈沟做切口，然后与外斜线一致斜向下。注意在磨牙后垫区避开舌神经。然后翻开全厚黏骨膜瓣暴露磨牙后垫区和

下颌侧方。用小裂钻按照需要的骨块加 2mm 大小在骨面做标记。增加 2mm 是为了补偿角度和钻针的大小以使最终的骨块大小合适。用卡尺进一步确定骨块的大小以后进行切割，注意控制切割深度，防止伤及下牙槽神经。下颌骨侧面切割可以采用球钻、裂钻、往复锯，主要看临床可以提供的工具。

然后用小的骨凿确定骨面切割是否完全，并用骨凿劈松骨块。获得的移植骨块用盐水纱布包裹，然后检查取骨区，用可吸收缝线缝合。在取骨区植入其他植骨材料没有必要。然后将骨块修整以匹配受植区。

颏部取骨

颏部取骨前，医生应该采用头颅侧位片分析颏部的骨髓及颊侧和舌侧的骨板角度。许多患者如果给予镇定剂会感觉到更舒适。依据医生个人偏好，切口可以在前庭沟或者下前牙龈沟进行。

在下颌颊侧浸润麻醉及下颌舌侧边缘注射麻药以麻醉下颌舌骨神经。达到满意的麻醉效果后，进行切口并翻瓣。

做前庭沟切口，切口要从一侧前磨牙到另一侧前磨牙。注意鉴别并保护颏神经。采用钝分离或锐分离暴露下颌骨。切开骨膜时要特别注意识别颏孔位置和下颌骨下缘。用合适的拉钩暴露术区后，用裂钻标记移植的骨块。注意上缘切口距下切牙根尖应至少 5mm，最好 10mm，以防止其过敏。侧方切口应至少距颏孔 5mm，最好 8~10mm，以防损伤下牙槽神经。

确认标记的骨块略大于需要的骨块 2~3mm，然后用裂钻钻孔，由于取骨区没有重要的结构，因此切口可以直接到达所需的深度。在颏部，由于皮质骨较厚，因此切口要略深于前述的外斜线取骨。完成切口以后，用小的骨凿仔细移除骨块。根据颏部的解剖，将骨块远中的切口略微倾斜有助于骨凿进入切口并取出骨块。该技术与取颅骨相似。注意避免过大的力量，以防下颌骨骨折。取出骨块后，检查取骨区，控制出血。一般缺损不需要进行植骨，但如果需要，也可以植入异体骨、可吸收膜覆盖，用可吸收大头钉固定。当颏部取两块骨时，在正中联合的位置要保留少许骨以保护侧面外形。

然后分层缝合切口，如果采用前庭沟切口，则要仔细复位颏肌以保证其功能。采用可吸收缝

线、圆针缝合黏膜，以防止黏膜撕裂。然后颏部加压包扎以防止局部产生血肿，血肿可以导致局部瘢痕过度形成，使颏部和颏下软组织变形。术后给予抗生素和止痛药，因为颏部取骨术后会出现中等程度的疼痛（图9-23）。

即刻负载和单次手术方案

现代种植相关的治疗主要源于Branemark等学者的工作，他们科学地论证了植入种植体后再经过一段时间的愈合期再进行负载的有效性。在20世纪70年代和80年代初，一段式的、螺纹状的、钛浆喷涂的种植体用于覆盖义齿的即刻负载。植于下颌前牙区的"瑞士螺钉"展现了很好的长期成功率。

其他单次手术的种植体系统（即无须种植体暴露手术）逐渐出现，随着时间的推移，该类种植体系统取得了良好的效果和口碑。Straumann种植体系统，与"瑞士螺钉"和Branemark有本质区别，其长期的临床数据显示，单次手术的种植体，如果不进行即刻负载，可以成功运用于口腔内任何位置。

近年来越来越多的学者关心上颌美学区域的种植治疗，通过即刻负载或者类似于天然牙颈部的愈合基台帮助种植体颈部软组织的形成。后者是假设愈合基台可以改善软组织的反应，使最终的修复体更为美观（图9-25，9-26）。

单次手术或者上颌前牙的即刻修复也有许多禁忌证。如果1颗牙齿需要拔除，并考虑在拔牙后立即进行种植体非埋植式植入，则要符合以下条件：①局部没有溢脓和分泌物；②牙龈组织健康，没有过多的肉芽组织；③根尖无不可控的透射影；④周围骨组织足够，无须软硬组织移植。

临床医生有以下选择：①拔牙后等待8周，再采用前述的治疗方案；②拔牙后等待8周，采用小创口植入种植体，然后连接愈合基台或者暂冠；③拔牙后立即种植并戴入暂冠。

拔牙后采用单次手术方案进行种植

种植后即刻修复治疗的术前计划为制作外科导板帮助种植体准确植入。外科医生应与修复医生紧密协作，确保种植体能够植入理想位置。种植手术时，修复医生要在现场以确保种植体在正确的位置植入并在术后进行暂时冠修复。外科医生必须与患者进行治疗计划的讨论，使其明白如果种植体植入时出现骨穿孔，则必须使用传统的治疗方案。

该术式的切口主要局限于嵴顶和龈沟内，尽量少翻开颊侧和腭侧黏膜。在局部浸润麻醉后，做切口并翻瓣。颊侧解剖主要是在颊侧做骨膜下隧道以确定颊侧骨板具体情况。完成后置入外科

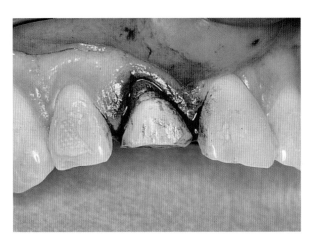

图9-25 A.患者45岁，右中切牙多次进行根管治疗，包括根尖切除。由于外吸收需要拔牙。经过正畸将牙齿向殆方牵拉4mm以提升局部的软硬组织，治疗计划是拔除牙齿，立即植入种植体，然后置入特制的愈合基台

图9-25 B.局麻后在牙周围做切口

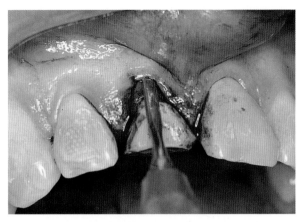

图 9-25　C. 用牙周膜切割器帮助拔除牙齿。将牙周膜切割器插入牙周间隙分离牙齿，注意在颊侧切割时要特别小心轻柔

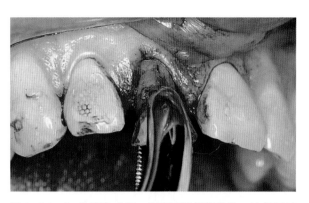

图 9-25　D. 分离完成后，牙齿即可轻轻拔除，这样可以保护周围牙槽骨

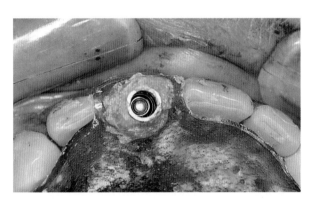

图 9-25　E. 外科导板可以辅助种植体植入理想位置。图中可见先锋钻完成钻孔后，置入平行杆。平行杆正好在外科导板孔洞的中央。一般要先用球钻在拔牙窝的腭侧骨壁上备孔作为先锋钻的钻入点，因为先锋钻很难准确定位

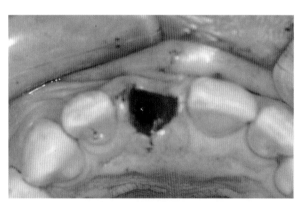

图 9-25　F. 从拔牙窝可见种植骨孔

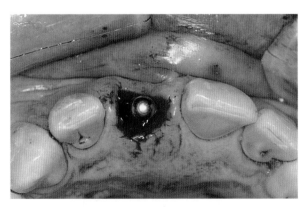

图 9-25　G. 平行杆显示种植骨孔的位置正确

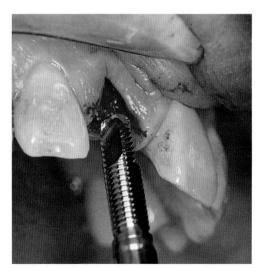

图 9-25　H. 种植体连接在种植体携带体上，种植体直径 3.75mm

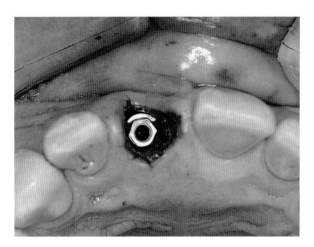

图 9-25　I. 种植体植入合适的深度

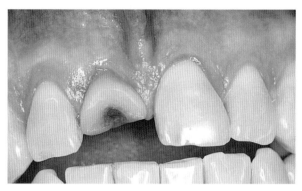

图 9-25　J. 置入解剖式的愈合基台，6 个月后，取出愈合基台再置入暂冠

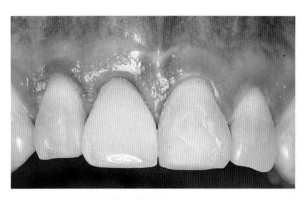

图 9-25　K. 最终的修复体就位（由 Ariel Rodroski 医生完成修复）

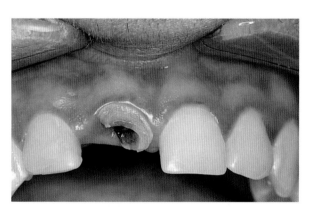

图 9-26　A. 患者 24 岁，修复医生发现上颌右中切牙无法修复，牙龈看似健康，但探诊流脓，遂决定拔除该牙

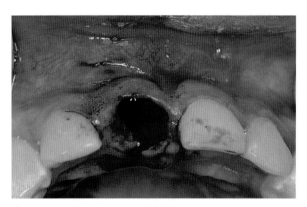

图 9-26　B. 微创拔牙以保护颊侧骨

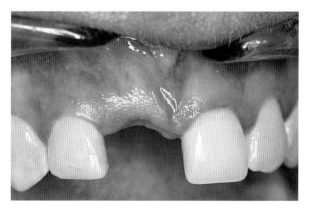

图 9-26　C. 拔牙 8 周后拟植入种植体，扣诊发现牙槽嵴冠部和根部均无塌陷。牙龈颜色正常，愈合良好，龈乳头美观

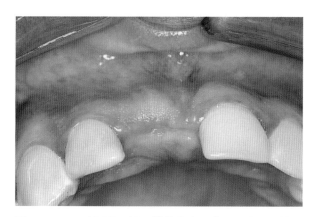

图 9-26　D. 殆面观可见牙槽嵴宽度正常，没有明显的植骨指征

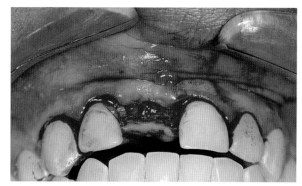

图 9-26　E. 在尖牙与尖牙之间进行麻醉，做嵴顶切口并龈沟内切口，翻开全厚黏骨膜瓣

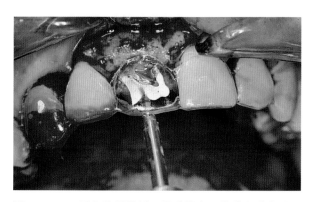

图 9-26　F. 置入外科导板，用球钻在牙槽嵴上确定植入位点

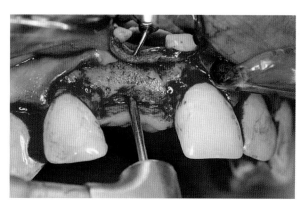

图 9-26　G. 先锋钻备孔时要防止唇侧穿孔

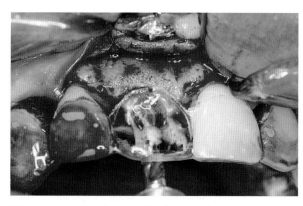

图 9-26　H. 随后在外科导板引导下逐级备孔，以保证种植体的精确植入

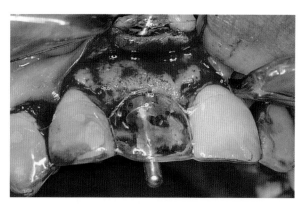

图 9-26　I. 备孔完成后置入平行杆观察骨孔位置和方向

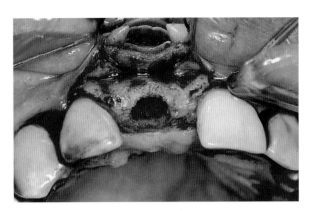

图 9-26　J. 图示嵴顶的种植孔

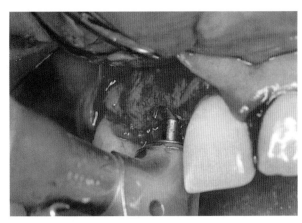

图 9-26　K. 由于局部骨质过多，遂应用种植体颈缘成形钻备孔，以便种植体边缘位于龈下 3mm

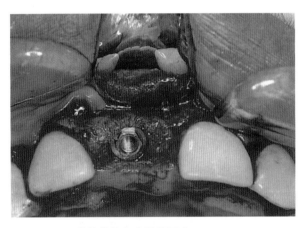

图 9-26　L. 种植体植入合适的深度

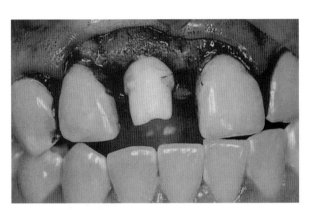

图 9-26　M. 置入瓷基桩，由于需要做少许调整，取出基桩后在口外连接在种植体替代体上调磨

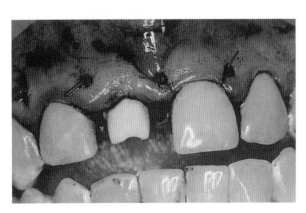

图 9-26　N. 将调磨好的基桩连接在种植体上，然后缝合软组织。垂直缛式缝合关闭龈乳头

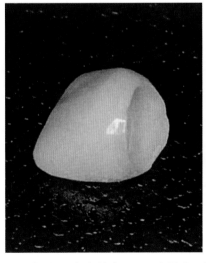

图 9-26　O. 选用匹配颜色的壳冠，适当调改，加丙烯酸树脂戴入口内，去除多余的材料

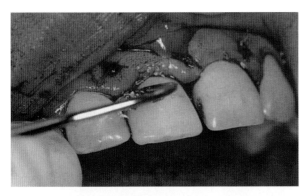

图 9-26 P.将暂冠调磨抛光后暂时黏结，去除多余的黏结剂

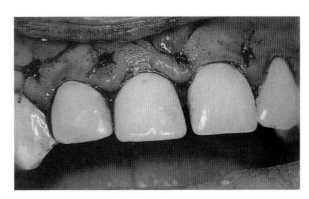

图 9-26 Q.注意暂冠没有咬合接触，修复体只有美观作用

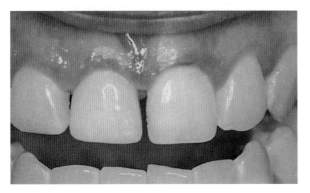

图 9-26 R.2 周后显示愈合良好，6 个月后完成永久性修复（由 Thomas Salinas 完成修复）

导板，用球钻确定植入位置。这一步非常重要，可以使种植体在牙槽嵴中间植入，避免颊侧牙槽骨过薄。然后用先锋钻备孔，使种植体的颊侧在预期修复体切嵴的腭侧。逐级完成备孔，植入种植体。注意种植体内与基桩连接体的抗旋转结构的具体位置。同时种植体的深度要位于理想水平。

种植体植入并经修复医生确认方向后，试戴基桩，并在口外调改高度和外形。一些患者也可以术前在模型上制备基桩和暂冠。然后紧固基桩，戴入暂冠。然后调𬌗，使患者在愈合期脱离咬合。如果患者从事举重等运动，则采用解剖式或个性化制作的愈合基台来进行牙龈塑形，可以减小植体受力。最后垂直缛式缝合关闭龈乳头。

治疗总体考虑因素

图 9-27 的病例展示的是美学区常见病例，治疗过程中的细节可以决定最终的修复效果。术前对患者软硬组织状况的评估决定了手术方案。种植体直径、植体与牙槽骨之间的骨整合情况，基桩的选择及修复体材料的选择等均是能否获得长期良好修复效果的影响因素。

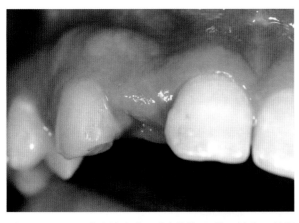

图 9-27 A.25 岁女性患者，右侧侧切牙先天缺失，希望进行美学修复

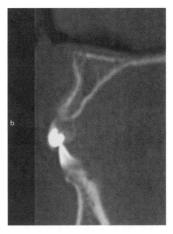

图 9-27 B.CT 横断面扫描成像显示骨高度充足。若植入直径 3.4mm 的种植体，种植体周围骨壁过薄。患者余留牙较短，咬合深，因此决定使用二段式种植体，并使用活动的暂时修复体

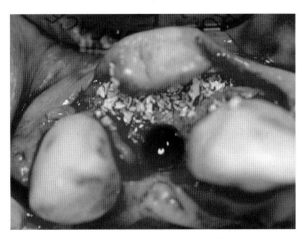

图 9-27 C. 做龈沟切口，嵴顶切口。不做垂直切口。保守翻瓣。使用骨膜剥离子翻开骨膜。植入 Ankylos A14C/X 种植体 (Dentsply Implants, Waltham, MA)。利用牛异种骨进行水平向的牙槽骨增量手术。放置覆盖螺丝。使用 4-0 铬线缝合切口

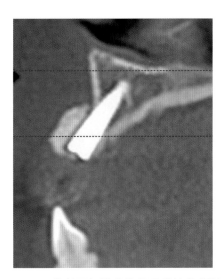

图 9-27 D. CT 横断面扫描成像显示种植体颊侧水平骨增量后的牙槽骨

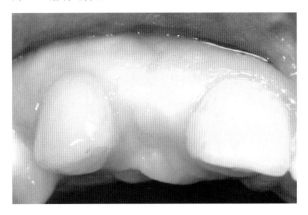

图 9-27 E. 4 个月后的牙槽嵴形态

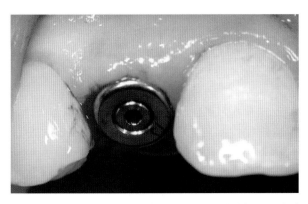

图 9-27 F. 做直径 2mm 的切口，移除覆盖螺丝，安放愈合基台

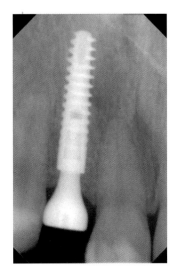

图 9-27 G. 4 个月后的影像学检查，显示种植体顶端至冠方骨形态良好

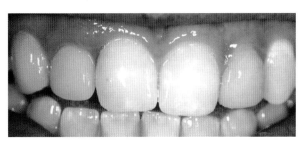

图 9-27 H. 戴入暂时修复体，促进牙龈成形

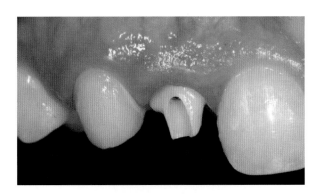

图 9-27　I. 在修复体黏结前，安放最终的基桩

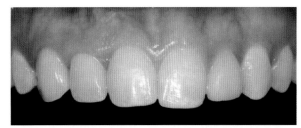

图 9-27　J. 修复体就位后显示良好的软组织形态（Marco Brindis 提供）

结　论

下列方案预期效果好，并发症发生率低：

①美学模拟修复显示了软硬组织移植的需求，基于此制订出治疗计划；②在种植体植入时进行硬组织移植最为普遍，然后使用愈合基台、临时修复体来获得满意的修复效果；③大约在 3.5 个月后进行上皮下结缔组织移植，以改善和提高软组织的质地；④在种植体植入 5 个月后或者软组织移植 6 周后最终修复。

参考文献

[1] Henry PJ, Di Raimondo R, Luongo G, et al. Osseointegrated implants for single tooth replacement: a prospective five-year multicenter study. Int J Oral Maxillofac Implants, 1996,11:450-455.

[2] Schmitt A, Zarb G. The longitudinal clinical effectiveness of osseointegrated dental implants for single tooth replacement. Int J Prosthodont, 1993, 6:197-202.

[3] Ryser M, Block M, Mercante D.Correlation of papilla to crestal bone levels around single tooth implants in immediate or delayed crown protocols. J Oral Maxillofac Surg, 2005,63:1184-1195.

[4] Perenack JD, Biggerstaff T. Lip modification procedures as an adjunct to improving smile and dental esthetics. Atlas Oral Maxillofac Surg Clin North Am , 2006,14:51-74.

[5] Nasr HF.Crown lengthening in the esthetic zone. Atlas Oral Maxillofac Surg Clin North Am , 1999,7:1-10.

[6] De Lange G. Aesthetic and prosthetic principles for the single tooth implant procedure: an overview. Pract Periodontics Aesthet Dent , 1995,7:51-61.

[7] Fugazzotto PA, Ryan R. Biology of implant esthetics: tooth replacement in the anterior maxilla. J Esthetic Dent, 1997,9:248-254.

[8] Garber D. The esthetic dental implant: letting the restoration be the guide.J Am DentAssoc , 1995,126:319-325.

[9] Grunder U, Spielmann HP, Gaberthuel T. Implant-supported single tooth replacement in the aesthetic region: a complex challenge. Pract Periodontics Aesthet Dent , 1996,8:835-842.

[10] Salama H, Salama M, Garber D, et al.Developing optimal peri-implant papillae within the esthetic zone: guided soft tissue augmentation. J Esthetic Dent , 1995,7(3):125-129.

[11] Tarnow D, Eskow R. Considerations for single-unit esthetic implant restorations. Compend Contin Educ Dent , 1995,16:778,780,782-784.

[12] Weisgold AS, Arnoux J-P, Lu J. Single-tooth anterior implant: a word of caution. I. J Esthetic Dent , 1997,9:225-233.

[13] Block M, Salinas T, Sadan A. Unpublished dàta, 2000.

[14] Arnoux JP, Weisgold AS, Lu J. Single-tooth anterior implant: a word of caution. II. J Esthetic Dent , 1997,9:285-294.

[15] Becket w, Becker B. Guided tissue regeneration for implants placed into extraction sockets and for implant dehiscences: surgical techniques and case reports. Int J Periodontics Restorative Dent , 1990,10:376-391.

[16] Block MS. Placement of implants into extraction sites// Block MS, Kent JN. Endosseous implants for maxillofacial reconstruction. Philadelphia: Saunders, 1995.

[17] Lazzara R. Implant placement into extraction sites: surgical and restorative advantages. lnt J Periodontics Restorative Dent , 1989,9:332-343.

[18] Tarnow D, Fletcher P.The 2 to 3 month post-extraction placement of root form implants: a useful compromise. Implants Clin Rev Dent, 1993, 2:1-5.

[19] Tarnow D, Magner A, Fletcher P. The effect of the distance from the contact point to the crest of bone on the presence or absence of the interproximal papilla. J Periodontol,

1992,63:995-996.

[20] Beagle J. Surgical reconstruction of the interdental papilla: case report. Int J Periodontics Restorative Dent , 1992,12:145-151.

[21] Grunder U. The inlay-graft technique to create papillae between implants. J Aesthet Dent , 1997,9:165-168.

[22] Buser D, Dula K, Belser U, et al.Localized ridge augmentation using guided bone regeneration. I. Surgical procedure in the maxilla.Int J Periodontics Restorative Dent, 1993,13(1):29-45.

[23] Buser D, Dab, lin C,et al. Guided bone regeneration in implant dentistry. Carol Stream. IL Quintessence, 1994.

[24] Evans CI, Karateew ED, Rosenberg ES. Periodontal soft tissue considerations for anterior esthetics.Aesthet Dent , 1997,9:68-75.

[25] Pikos M.Onlay grafting the posterior mandible. Paper presented at the AAOMS Dental Implant Conference. Chicago, 1998.

[26] Langer B, Calagna I. The subepithelial tissue graft.J Prosthet Dent , 1980,44: 363-367.

[27] Langer B, Calagna LJ. The subepithelial connective tissue graft, a new approach to enhancement of anterior cosmetics. Int J Periodontics Restorative Dent , 1982,2(2):22-33.

第 **10** 章
美学区种植体周围软组织的处理

本章概要

在种植体植入及所有硬组织移植完成后，还应确定是否需要处理软组织（图 10-1）。可能需要结合其他手术来完成种植位点的修整或者调改现存的修复体，以达到最终修复体的美学效果。治疗前模型上的模拟修复或者正在使用的暂时修复体都可用于评估是否需要软组织处理以修复牙槽嵴外形或者对牙龈边缘进行矫正。

临床检查是十分必要的，尤其要特别注意局部的解剖和修复细节（框表 10-1）。检查后如果发现有手术的必要，则选择特定的软组织处理方式来矫正软组织缺损或者改变牙龈边缘的位置，以呈现对称、美观的笑容。软组织缺损与牙龈组织较薄有关，可以通过结缔组织移植修复。当结缔组织厚度正常或者轻微增厚时，其纹理、质地、颜色及外形就与相邻的正常牙齿相似。

对于薄型牙龈，往往会透出种植体的颜色，此时牙龈表面光滑，缺少点彩。角化牙龈缺失或者牙槽嵴的瘢痕也需要通过结缔组织移植，或结合应用其他软组织手术来解决。手术的时间一般取决于临床医师。如果同期行多种手术（如软、硬组织移植），会导致局部血供问题，随后会出现移植组织的坏死和牙龈的退缩。结缔组织的血管化是成功的关键。如果没有血管化，则会发生坏死，在取出坏死组织后，牙龈会出现瘢痕，并发生退缩，严重影响最终的美学效果。

本书推荐的方法是首先完成硬组织移植，种植体同期植入（第 10 章），之后再行单独的软组织移植。结缔组织移植 6 周后，采用小切口暴露种植体，如环形切刀。在部分病例采取种植体植入或者暴露时结缔组织移植可能取得满意的效果，但是一旦血管化没有完成，则必然发生组织坏死。

种植体植入 3 个月后，评估种植体局部的软、硬组织形态是否与邻近的天然牙类似。从咬合面很容易观察种植体根部的突度是否足够。如果突度不够，则要考虑进行相应的增量手术。如果扩增的组织量 <3mm，则通过软组织可以获得 2mm 的增量，而通过修改最终的修复体龈下颊侧突度可以获得额外的 1mm。如果缺损的量超过 3mm，则要考虑进行硬组织移植，因为单个牙位软组织移植超过 3mm，往往血管化不佳，其疗效也不可预知。移植软组织的血管化失败会导致牙龈退缩，出现严重的美学问题。因此临床医生应

该仔细考虑软组织移植的正确时机和方式。

有时候需要结合多种方式完成软组织增量手术。软组织增量手术包括上皮下结缔组织移植、种植体暴露时腭侧旋转瓣法或者邻近的腭侧软组织移位术。对于大多数患者，在种植体暴露前 6 周行单独的上皮下结缔组织移植即可获得满意的组织量和牙龈外形。如果需要增加 1~2mm 的软组织量以减少牙龈的通透性，可以在种植体暴露时行腭侧旋转瓣术。需要注意的是，腭侧组织的厚度常常限制了可扩增的软组织量。

牙槽嵴外形重建的软组织处理

上皮下结缔组织是从腭侧获得的片状结缔组织（图 10-2），该技术最初由 Langer 等[1-3] 提出，并用于纠正牙槽嵴塌陷和进行牙根覆盖，通常不需要去除腭侧的上皮组织[4-5]。上皮下结缔组织用途广泛，其适应证如下：

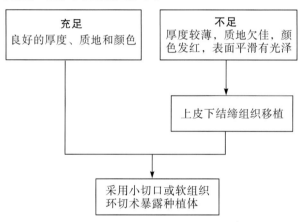

图 10-1　上皮下结缔组织移植重建牙槽嵴外形的软组织评估决策树

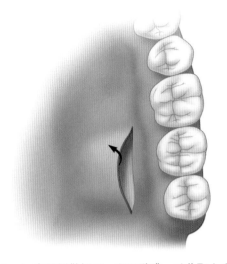

图 10-2　A. 在腭侧做切口，翻开黏膜，以获取上皮下结缔组织

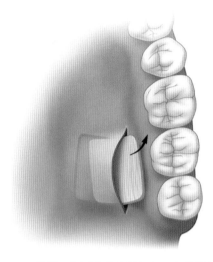

图 10-2　B. 获得理想厚度的结缔组织。复位腭侧黏膜瓣

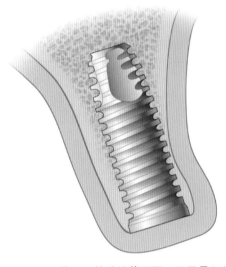

图 10-2　C. 上颌前牙区的种植截面图，可见骨组织厚度足够，但唇侧有塌陷

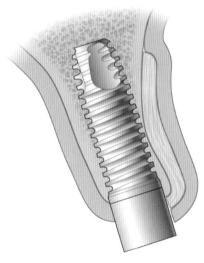

图 10-2　D. 翻开牙龈后植入结缔组织，可见颊侧组织外形丰满，有一定凸度

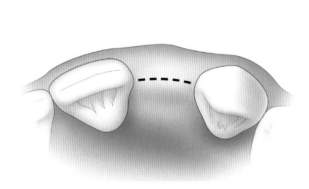

图 10-2　E. 在种植体区域或者需要牙槽嵴外形重建的嵴顶区域做一切口

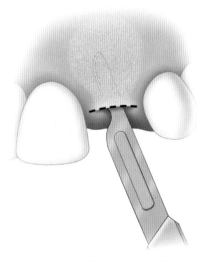

图 10-2　F. 用 15c 号刀片在骨膜水平潜行分离黏膜，深度一般为 10~12mm，其根方的宽度要大于切口的宽度

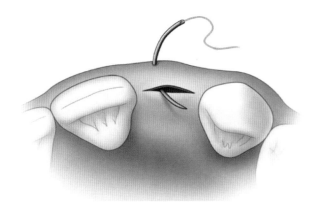

图 10-2　G.将获取的结缔组织修整形态。用圆针从颊侧前庭进入受植区，再从嵴顶切口出来

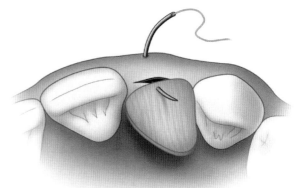

图 10-2　H.将缝针穿过结缔组织，再从切口进入，然后从前庭入针点附近出来

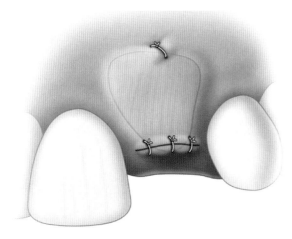

图 10-2　I.缝合前庭沟，垂直向固定结缔组织，再间断缝合封闭受植区，将结缔组织固定在受植区，以达到扩增牙槽嵴的目的

1.增加牙龈厚度，以防止种植体的金属色影响美观：龈下结缔组织移植可以增加 1~2mm 的牙龈厚度，这取决于移植量、愈合阶段的组织挛缩。

2.改善嵴顶牙龈质量：结缔组织移植可以改善菲薄、红色、光滑发亮的牙龈，使其厚度增加，颜色为粉红，并呈现正常的点彩。

3.增加软组织的颊侧凸度，以改善最终的美学效果：通过结缔组织移植可以增加 1~2mm 的牙嵴宽度，这将有助于获得美观、协调的软组织外形。

4.增加牙龈的厚度，以便于修复医生对牙龈的精细调整：牙医能够为美学修复体创造完美的牙龈形态。牙龈厚度的增加给予修复医生进行美学修复的空间。

5.增加垂直向高度：上皮下结缔组织可以直接置于牙嵴顶上，以增加牙槽嵴高度（1~2mm），目前对其提升牙槽嵴高度的最大量还不知晓。

上皮下结缔组织移植以增宽牙槽嵴

对于牙种植来讲，上皮下结缔组织移植可以用于改善颊侧软组织外形。通过增加牙槽嵴牙龈的厚度，常常可以使其与邻近的牙龈呈现相似的形态。当牙齿和骨缺失后，局部的牙龈厚度及其结缔组织的质量往往发生改变。牙龈看上去更红、更有光泽，缺乏正常的纹理、色调。在结缔组织移植后，这些会得以改善，与邻近的牙龈呈现相同的外形、颜色。

应用上皮下结缔组织移植来重建种植体区域的外形的前提条件是，天然牙已经拔除，软组织和硬组织的形态和量都发生了变化（见前面章节中有关硬组织的讨论）。插入式的软组织移植可以提供 2~3mm 宽的组织量，但其会随着时间的延长而发生收缩，失去 20%~40% 的厚度[6]。因此，临床医生要考虑到这个问题，当然，目前还没有与此相关的科学数据，而且患者间也存在差异。

软组织移植的时机

插入式结缔组织移植的时机取决于临床医生。一些医生在种植体植入时采用类似于引导膜置入的方式放入片状结缔组织。在种植体植入或者暴露时进行软组织移植的优点是减少了手术的次数。

而同期移植的缺点是减少了潜在的血供。上

皮下结缔组织的血供一般来源于其上方或下方的软组织。当同期植入时，结缔组织的下表面往往直接覆盖于种植体、经过骨内手术等创伤的骨或其他移植材料，因此血供较差。如果移植物血管化不佳，就会发生坏死，造成切口崩塌，残留的移植组织碎片从创口排出。愈合后会发生牙龈退缩严重影响美观。

因此，较为保守的办法是进行单独的软组织移植。这样，外科医生可以较好地处理移植床的组织，保证移植组织的血供，以增加移植的成功率，减少坏死的发生。

尽管在硬组织移植时植入软组织可以达到较好的效果，但作者发现在种植体暴露或者硬组织移植时进行软组织移植，其并发症的发生率高达25%。

那么何时才是最佳的手术时机呢？如果临床医生只是想改变局部软组织的质地，那么软组织手术应该延后至种植治疗的后期。对于美学种植修复，其长期效果和成功率非常重要。作者推荐在种植体植入后3.5个月进行软组织修复，加上软组织术后6周的愈合期，共需要5个月的时间才能进行种植体的暴露手术。

腭侧旋转瓣技术

腭侧旋转瓣技术是利用局部的组织进行颊侧牙槽嵴增量，最初由Abrams[7]将该技术应用于重建缺牙区牙槽嵴。Tarnow和Scharf[8]则对该术式进行了改良，用于种植体暴露时颊侧小缺损的修复。Block[9,10]也描述了该方法的应用。

腭侧旋转瓣技术操作简单，疗效肯定。首先在牙槽嵴上做1个平行于牙槽嵴的切口，勿伤及龈乳头。再向腭侧中分做2个垂直切口，沿嵴顶切口向腭侧翻开一薄的上皮瓣，再沿垂直切口直切到骨膜，同时在瓣的腭侧蒂部切断结缔组织。然后将附着在腭部的结缔组织翻开，并内卷到颊侧骨膜下，以增加颊侧的软组织量。

目前，腭侧旋转瓣技术的适应证较窄，原因主要是采用上皮下结缔组织移植可以得到2mm的增量，而腭侧旋转瓣法大多只能得到1mm的牙龈增量，间或可以得到2mm的增量。因此，腭侧旋转瓣法多用于颊侧较小的缺损，以改善牙龈较薄的状况，防止暴露种植体的金属色，或者用于2mm的水平向软组织缺损（图10-3）。该

技术可用于种植体暴露。如果手术处理得当，可以保存牙龈乳头，且不出现瘢痕（切口在腭侧，较少涉及唇侧）。但如果患者腭侧皱褶过厚，则腭侧翻瓣困难，此时要考虑游离的皮下结缔组织移植。

腭侧旋转瓣法对外伤脱落、无牙槽骨损失的牙齿较为适用。此类患者在外伤时都有轻微的牙龈损伤，愈合后牙龈通常较薄（图10-3）。

诊断检查发现牙缺失合并少许骨丧失。牙龈撕裂常导致愈合后牙龈陷入牙槽窝。美观的暂时活动义齿修复，可以为外科导板的制作提供参照。在确认该修复体的美观效果后，患者需要签字表示接受整个手术治疗计划，包括植入种植体，一段时间的愈合期，在种植体暴露前或暴露后行软组织移植。

牙外伤缺失后至少8周才可植入，切口设计与其他手术无异。如果触点离牙槽嵴<6mm，可以采用龈沟内切口。如果触点与牙槽嵴距离大于6~7mm，则推荐采用保护龈乳头的切口[11]。翻瓣后，如果骨量足够，进行种植体植入。修整外科导板后，其龈缘可以用于指示种植体的植入深度和颊舌向位置。通常种植体的颈缘要位于龈缘下3mm，然后无张力缝合切口。

愈合期发现牙龈较薄。4个月后，种植体的金属色透过牙龈，严重影响了后期的美学修复。根据暂时修复体的位置，发现水平向缺损约2mm。对于这个范围的缺损，可以通过腭侧旋转瓣法获得至少1mm的增量，还可以通过修整最终修复体的龈下颊侧外形获得1mm。腭侧旋转瓣

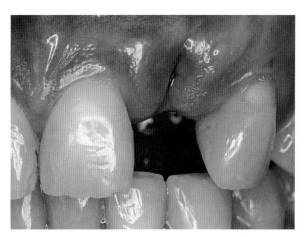

图10-3 A.患者40岁，左侧侧切牙因外伤缺失，外伤导致少量骨缺损，牙龈塌陷

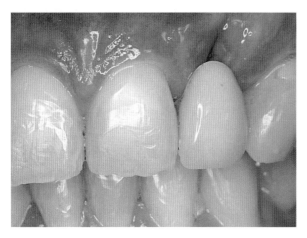

图 10-3 B. 美观的暂时活动义齿修复，可以为外科导板制作提供参照。该患者笑线较高，暴露牙龈

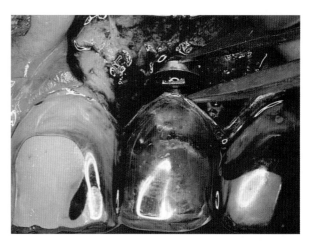

图 10-3 C.2 个月后，翻瓣植入 1 颗直径为 3.25mm 的种植体，其边缘距龈缘为 3mm。外科导板修整后，其龈缘可用于指示种植体的植入深度

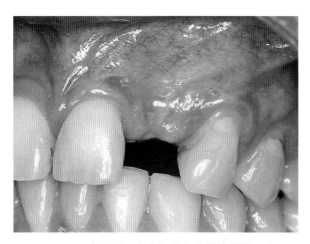

图 10-3 D.4 个月后，患者即将行种植体暴露手术。图中可见牙龈较薄，种植体的颜色隐约可见

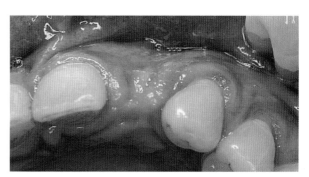

图 10-3 E. 殆面观可见较小的水平向缺损，注意牙龈较薄

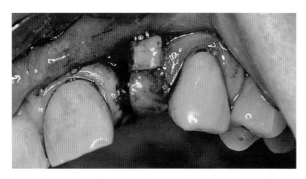

图 10-3 F. 在种植体暴露同期行腭侧旋转瓣法。腭侧的结缔组织将转入唇侧和嵴顶的全厚瓣下方，重建牙龈的形态、纹理和透明度

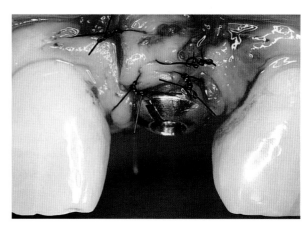

图 10-3 G. 采用水平缛式缝合将腭侧上皮结缔组织固定在颊侧黏膜下，安装牙龈形成器。瓣的冠根向位置非常重要

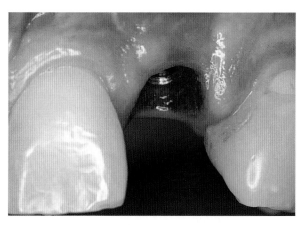

图10-3　H.移除牙龈成形器后，戴入暂时性修复体。3个月后，去除暂时性修复体，可见牙龈纹理和质地很自然

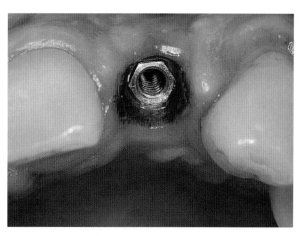

图10-3　I.殆面观可见健康的牙龈

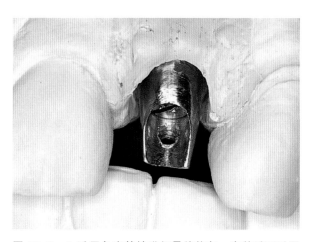

图10-3　J.采用角度基桩进行最终修复，在其舌面采用螺丝固位

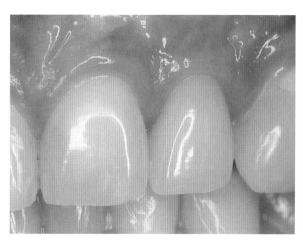

图10-3　K.戴入最终修复体。牙龈纹理、质地和颜色均很自然，没有发现种植体和基桩透色

法可以增加牙槽嵴软组织厚度，消除种植体透出的金属色。该手术可以在种植体二期手术时应用。

待局部麻醉起作用后，在嵴顶略偏腭侧做1个切口（保留牙龈乳头），腭侧中分做2个垂直切口，向腭侧翻瓣，在腭侧瓣的蒂部切断结缔组织，然后翻起腭部的结缔组织瓣。在颊侧应避免做松弛切口，以避免形成瘢痕。沿着腭侧翻起的结缔组织瓣再向颊侧骨膜下翻开，形成袋状腔隙，再将腭侧结缔组织翻折进颊侧骨膜下，增加颊侧的牙龈量。在颊侧固定转入的腭侧结缔组织，缝合时要避免过多的垂直向张力，以防止牙龈边缘向根方移位。

放置牙龈成形器后需要进一步缝合固定牙龈的位置。腭侧垂直切口也要做适当固定。如果患者需要戴暂时修复体，要做适当的调整，以防止对创区的压力过大。

创口愈合4周后，可以对牙龈做精细修整。愈合完成后，可行最终修复。

种植体暴露时的腭侧组织移位术

当种植区域有足够的骨组织时，要谨慎评估患者是否需要软组织移植。不是每个患者都需要通过软组织移植来达到美观的效果。当骨量充足时，牙龈组织的厚度、颜色和质地往往可以满足常规的种植体暴露。此时，做嵴顶切口，腭侧的角化黏膜可以移位到基桩和修复体颊侧，也可以采用环形切刀暴露种植体。只有当触点与牙槽嵴的高度 <7mm 时，翻瓣时才可以考虑翻开牙龈乳头。

单独进行上皮下结缔组织移植术

对于上前牙美学区域，上皮下结缔组织移植的目的是为种植二期手术做准备。在种植体暴露过程中，可以采用环形切刀或刀片去除种植体上方圆片状覆盖牙龈或采用小的半圆形切口而不做垂直松弛切口。

在局部麻醉前评估受植区所需的结缔组织大小和形态是十分关键的。软组织移植物可以覆盖在牙槽嵴上，沿着牙槽嵴的弧度或者偏颊侧。此时，如果有暂时性修复体，就可以引导软组织移植。

术前照片可以记录术区局部的外形。注射麻药时要防止黏膜过度膨隆。

受植区准备：单纯的上皮下结缔组织移植

如果只进行单纯的上皮下结缔组织移植，而不涉及引导膜的取出，则要求切口较小，一般无须垂直向的松弛切口，特别是有经验的临床医生（图 10-2），这样可以防止瘢痕的形成。如果术区存在以前形成的瘢痕，则可以在软组织移植手术中进行适当处理以减轻瘢痕的程度，或者当软组织移植增加其厚度后再采用牙龈整形手术。

局麻后做嵴顶切口，切口可略偏腭侧，以便于将来种植体暴露时做切口或者行软组织环切。切口接近但不包括牙龈乳头。然后采用 15c 刀片向缺损区分离，越过角化龈与非角化龈结合部到达前庭。可以采用锐性分离，也可以采用钝性分离，其位置在种植位点的颊侧。袋状的受植区应该位于骨膜上，但又要保证其上黏膜的厚度，防止黏膜穿孔。受植区略大于移植物，呈梨形，根部较大，侧壁至少到邻牙的邻颊线角，冠部较小。

然后将锡箔纸修剪成受植区的大小。按照后面描述的方法在腭侧获取结缔组织后，修整为锡箔纸大小，植入受植区，然后缝合固定。

上皮下结缔组织的获取

结缔组织的获取可以采用开放技术，也可以采用非开放技术。开放获取技术是先通过 2 个垂直切口和 1 个横向切口在腭侧翻开上皮组织瓣，再切取其下方的结缔组织（图 10-2），而非开放技术则无须翻瓣，袋状腔隙的形成仅需要 1 个横向切口，而不需要垂直切口。在袋内做 4 个直达骨膜的平行切口后，可获得腭黏膜下方的结缔组织。

开放技术

采用开放技术获取结缔组织时，通常在腭侧做切口，翻开上皮组织瓣，然后再切取其下方的结缔组织（图 10-2B）。通常做 3 个切口：1 个为离龈缘 2mm 的水平向切口，可以切至骨面，也可以为便于翻瓣不切至骨面。另外 2 个为垂直切口，位于水平切口的两侧，其决定了获取结缔组织的宽度，一般来讲，要求其宽度大于受植区约 2mm，以免所得组织太小。然后采用 15c 刀片进行分离翻瓣，注意刀片要平行于腭部黏膜，翻开的黏膜瓣要尽量薄，这样才能保证其下的结缔组织有足够的厚度。根据所需结缔组织的大小在瓣的根部向骨面做切口，再沿结缔组织的 4 个边缘均切至骨面，用骨膜分离器从骨面翻开结缔组织瓣，即可获得所需的结缔组织。注意施加在组织上的压力要尽量小。采用压迫或者缝合法进行腭侧创口的止血，用圆针、4-0 的铬羊肠线缝合腭侧创口。

供区的远中边缘有丰富的血管，可能出血，尤其是当取出较大块组织时[4-5]。此时，应确定出血位置，采用缝合或者烧灼止血，也可以采用其他止血材料缝在局部，给予组织一定的压力，但压力过大会导致组织坏死。

非开放技术

采用非开放技术获取上皮下结缔组织是由 Bruno 提出并推广的[4-5]。该技术只需要做 1 个水平切口，而无须垂直切口（图 10-4，10-5）。该技术术后并发症少，所获得的软组织在入口处较厚，而在瓣的深部则较薄。

局部麻醉并待麻药吸收后，沿腭侧龈缘 2~3mm 做 1 个水平切口（防止龈缘坏死），切口的长度要宽于所需要的结缔组织长度。第 2 个切口与第 1 个切口平行，距离为 1~2mm，根据所需组织瓣的大小向腭侧深部做分离，一旦分离

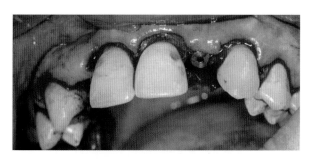

图10-4　A.双侧侧切牙种植修复。在乳牙拔除后和正畸完成后数年，种植体植入。采用龈沟内切口，避免垂直切口

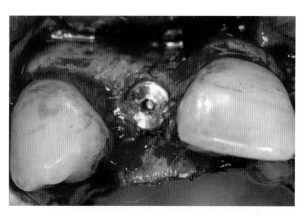

图10-4　B.由于牙槽嵴较窄，在种植体植入后，需要进行HA骨增量手术

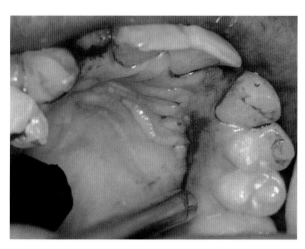

图10-4　C.做腭侧切口以获得结缔组织

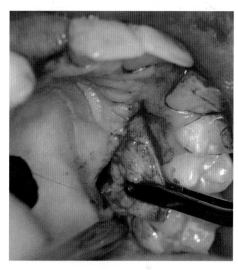

图10-4　D.分离腭侧黏膜后，切断和取出结缔组织

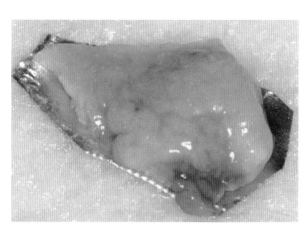

图10-4　E.修整结缔组织以与受植区匹配

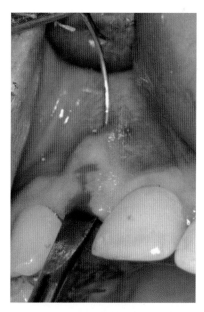

图10-4　F.采用15c刀片制备受植区，受植区由切口延伸至根方约10mm。使用4-0缝线从非角化黏膜进入受植区袋内，再由嵴顶切口穿出

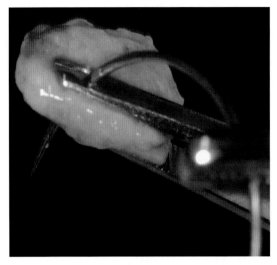

图 10-4　G. 使用 Korn 组织镊协助缝针穿过移植组织

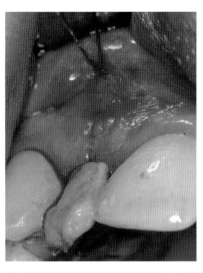

图 10-4　H. 再让缝线由嵴顶进入受植区，由前庭穿出

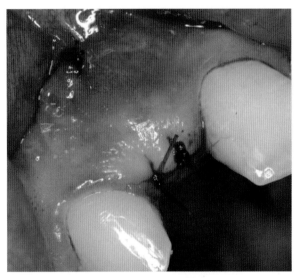

图 10-4　I. 移植的组织已就位，可见移植区变得丰满。前庭缝合可以固定移植的组织，用间断缝合关闭嵴顶切口

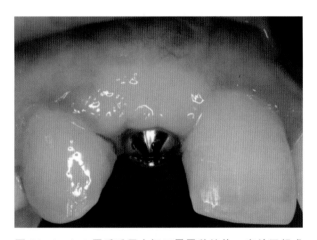

图 10-4　J. 6 周后采用小切口暴露种植体，安放牙龈成形器。注意牙龈因受压变白

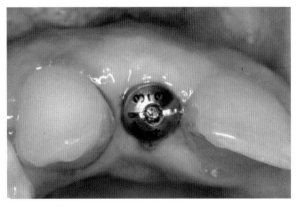

图 10-4　K. 𬌗面观可见牙槽嵴宽度明显增加

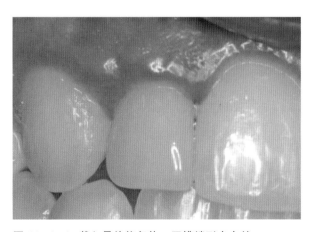

图 10-4　L. 戴入最终修复体，牙槽嵴形态自然

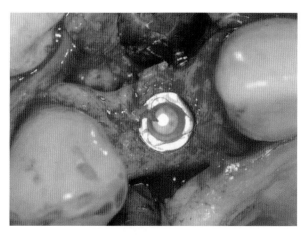

图 10-5　A. 做牙槽嵴并龈沟切口后植入 1 颗小直径种植体，注意牙槽嵴形态塌陷。该患者不进行 onlay 植骨

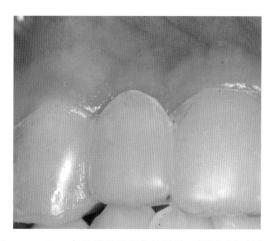

图 10-5　B. 3 个月后植牙区依然塌陷。需要进行软组织移植才能达到理想的美学效果

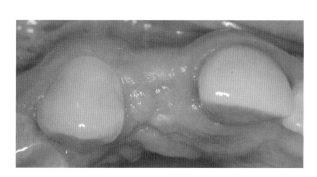

图 10-5　C. 殆面观可以清楚地显示牙槽嵴塌陷

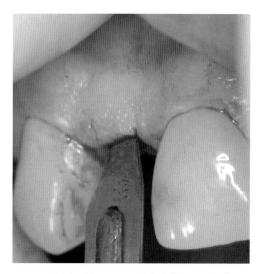

图 10-5　D. 局麻后用 15c 刀片分离软组织，准备受植区。图中显示刀口向远中分离

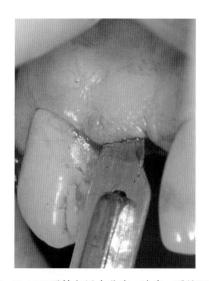

图 10-5　E. 刀口反转向近中分离。注意，受植区要略深，以保证颊侧软组织厚度

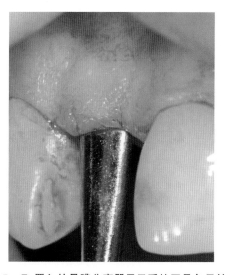

图 10-5　F. 置入的骨膜分离器显示受植区具备足够空间

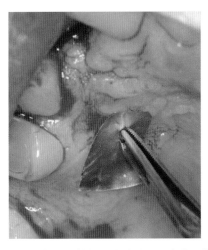

图 10-5　G. 用锡箔纸修剪所需移植组织大小, 将其置于腭侧以指导移植组织的获取

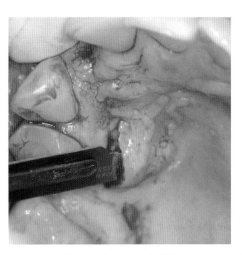

图 10-5　H. 在平行于龈缘 3mm 处做切口。15 号刀片潜行分离黏膜, 要注意刀片与黏膜表面靠近, 保证其下结缔组织的厚度。15 号刀片刃长 10mm, 与通常所用的软组织宽度一致

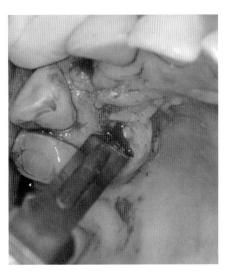

图 10-5　I. 在潜行分离完成后, 刀片转 90° 在组织瓣的边缘切透骨膜

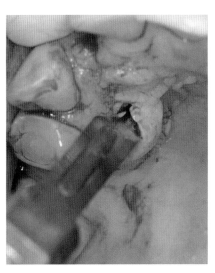

图 10-5　J. 组织瓣的 4 个边都要切透骨膜, 用刀片做前部的切口

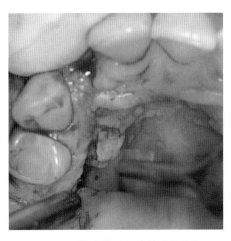

图 10-5　K. 用刀片在靠近牙齿的边缘做切口

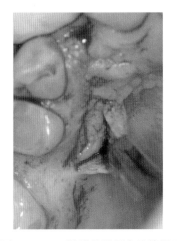

图 10-5　L. 最后是腭侧中分的切口

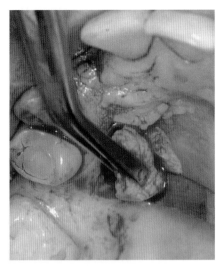

图 10-5　M. 用无创组织镊夹持，骨膜分离器剥离结缔组织

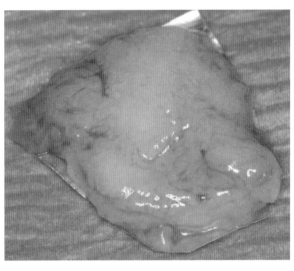

图 10-5　N. 根据锡箔大小修整组织块

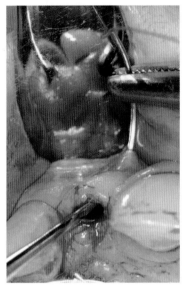

图 10-5　O. 为了固定移植组织，将缝针从非附着龈进入受植区然后从嵴顶切口出来

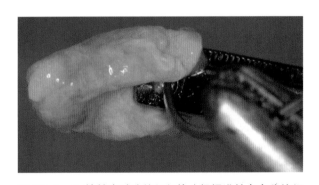

图 10-5　P. 缝针穿过移植组织块（根据进针点在移植组织的相应位置）

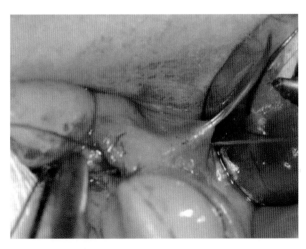

图 10-5　Q. 缝针再进入嵴顶切口从前庭沟穿出

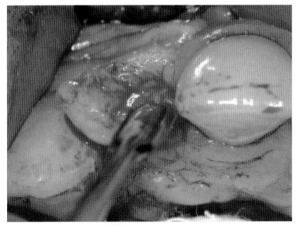

图 10-5　R. 将组织块轻轻地置入移植区

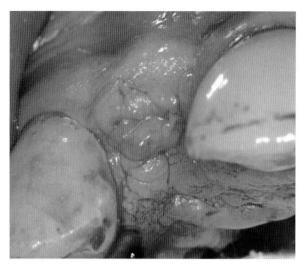

图 10-5　S.移植物植入后，移植区平整

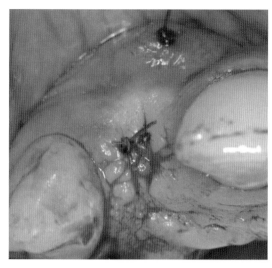

图 10-5　T.用缝线打结固定移植块。间断缝合封闭嵴顶切口

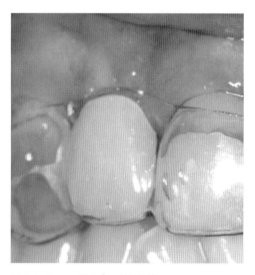

图 10-5　U.置入暂时修复体

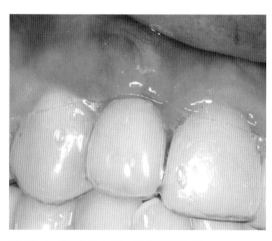

图 10-5　V.术后 1 周，根部外形自然

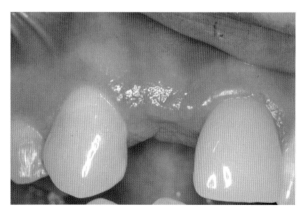

图 10-5　W.移植 6 周后，颊侧牙龈厚度至少 1.5mm，呈现出正常的颜色和点彩

后其切口与骨面间的组织达到所需的结缔组织大小，就在第 2 个分离切口的近远中及腭侧深部切透至骨面，然后用骨膜分离器分离结缔组织。止血，用可吸收缝线缝合。

处理和修整结缔组织

取出片状的上皮下组织后，复位固定上部的腭侧上皮瓣，防止腭部没有上皮覆盖。所获得的组织片主要由纤维结缔组织组成，还包括骨膜、脂肪细胞、小血管和神经。在做腭部缝合处理时，用盐水纱布包裹取出的组织。

移植组织应该修整平，脂肪也可以保留，只要其不影响移植组织的表面形态。这样才能保证受植区愈合后表面平滑，否则愈合后将凹凸不平。因此，获取平滑的结缔组织，并在植入前采用剪刀使其表面平整是非常重要的。

移植组织的周围要按照锡箔纸的大小修整，一般将其置于锡箔纸上，用锋利的剪刀或刀片修整。修整后，移植组织应该与受植区精确匹配。剪刀应与移植组织表面保持平行以使其表面光滑，保证移植物外形光滑规则。因此，移植物能够精确地置入预备的位点，且外形光滑，能够使其上覆盖牙龈呈现完美的最终形态。在上皮下结缔组织修整合适后，其应该与种植体位点相匹配，没有多余的部分。

上皮下结缔组织的植入

移植的结缔组织应该置于其理想的位置。通过缝线紧紧地固定在局部，要注意防止血肿的形成。精确的缝合、受植区边界清楚和恰当地置入移植块以防止其折叠，这几个因素共同决定了移植组织良好的垂直向位置和方向。

为了固定移植组织，通常从前庭方向采用1~2针缛式缝合来固定。缝针从前庭进入受植区从嵴顶切口出来，穿过移植组织后再从嵴顶切口进入受植区，从前庭穿出，其目的为固定结缔组织的垂直向位置。然后用间断缝合法关闭嵴顶切口，缝合牙龈、移植组织和腭侧组织（图10-6~10-8）。如果做了垂直切口，关闭时要注意其美学效果。

种植体植入后，活动修复体应做一定的缓冲。而软组织移植后活动修复体无须缓冲，因为多数情况下还存在一定的间隙，除非其过度压迫在移植组织上。如果妨碍到软组织的形成，黏结的暂时修复体也要做一定缓冲。一般来讲，如果修复体给予种植体轻微的压力，将有助于最终修复体的美观。而过大的压力则会导致切口裂开，移植组织吸收。

上皮下结缔组织移植及同期去除不可吸收性膜

种植体局部采用不可吸收性膜做植骨手术时，不可吸收性膜通常由覆盖螺丝和2个根方的

大头钉、螺钉固定，这时需要手术去除膜和固定的大头钉、螺钉等（图10-9、10-10）。该手术去除膜和固定膜的大头钉、螺丝并可同期植入结缔组织。如果采用"信封样"的切口设计，一定要防止牙龈乳头的损伤。

局部麻醉后，在膜的位置做嵴顶切口。切口要避开龈乳头，一般需要做松弛切口。即便种植体植入时采用的是龈沟切口，也建议采用避开龈乳头的切口，因为这样可以使龈乳头圆钝。做垂直松弛切口时刀片要倾斜，这样在植入结缔组织后组织瓣还可以对位缝合。

在引导膜表面常常形成一层致密的纤维组织，要切开该层才能暴露屏障膜。一般可以保留该层组织，切除反而会影响软组织。膜完全暴露后，去除覆盖螺丝和固定膜的大头钉、螺丝。

将膜轻轻完整取下露出其下的移植组织，移植物应该达到一定硬度且牢牢地附着在种植床上。要防止膜的残片遗留在局部，进而导致潜在的异物反应。移除膜后，将覆盖螺丝复位。用锡箔纸修剪成所需移植物的大小。然后在腭部根据该锡箔纸的大小取得合适的结缔组织。再将结缔组织直接放置在移植的骨材料上面，颊侧黏膜覆盖。

颊侧瓣复位后，缝合时先在根方缝合固定移植组织。然后在嵴顶用间断缝合固定颊侧瓣、结缔组织和腭侧黏膜。以上缝合采用4-0的可吸收缝线、无创圆针来完成。嵴顶缝合完毕后，仔细对位缝合垂直切口，注意创口缝合要略微外翻，防止瘢痕形成。

种植体周黏膜的冠方复位技术

由于诸多原因，种植体周围的龈缘往往位于邻牙牙龈的根方。在美学区单颗前牙的修复中，龈缘的对称性与美学非常重要。龈缘不协调往往源于以下原因：①种植体植入太深，其颈缘距龈缘的距离超过5mm；②牙槽嵴和种植体的牙龈薄；③在种植体暴露时，龈缘撕裂，愈合不良；④过多的骨缺失，植骨量不足；⑤出现不良的愈合情况，如感染。

外科医生和修复医生可以考虑采用以下方法来纠正龈缘不一致的问题[12-16]：①可以应用颊侧瓣的冠方移位[13]，但效果往往不理想，因为瓣有向根方退缩的趋势。②同牙根的覆盖手术一样，

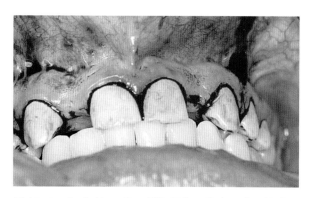

图 10-6　A.患者 35 岁，侧切牙先天发育不全。拔除侧切牙后准备种植。采用嵴顶切口结合龈沟内切口。做类似于"信封样"翻瓣暴露牙槽嵴

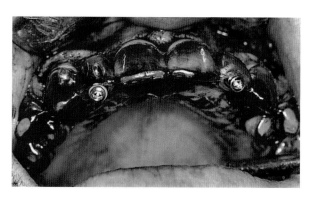

图 10-6　B.种植体植入后可见种植体轴向与外科导板的关系

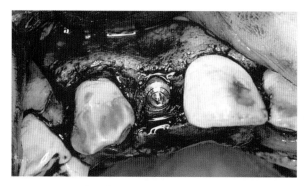

图 10-6　C.种植体置入龈缘下 3mm。局部有一塌陷，但由于缺损仅 3mm，可以通过软组织移植获得，因此不需要进行硬组织移植

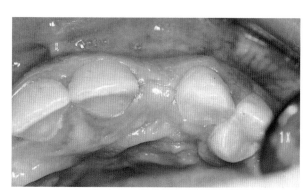

图 10-6　D.3.5 个月后，可见牙槽嵴缺损

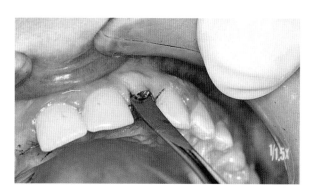

图 10-6　E.做牙槽嵴切口，用 15c 刀片作潜行分离，再用骨膜分离器探测深度、大小

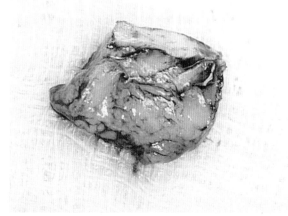

图 10-6　F.腭侧获得 10mm×15mm 的结缔组织，将其一分为二，植入两侧位点然后缝合

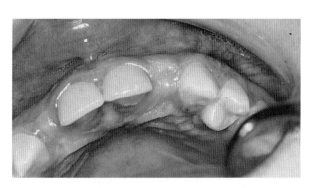

图 10-6　G.6 周后，移植处显示牙槽嵴外形自然，可以用于将来的美学修复

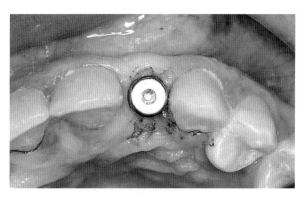

图 10-6　H. 用直径为 2mm 的半圆形小切口暴露种植体，将六角螺丝刀穿过小切口旋出覆盖螺丝。然后放置 5mm 直愈合基台。可见牙槽嵴外形改善

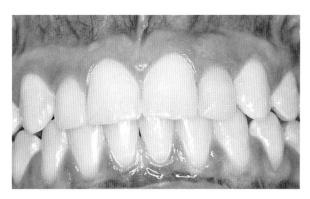

图 10-6　I. 戴入最终修复体。图中所示没有瘢痕，牙龈质量和颜色自然（由 Thomas Salinas 医生完成修复）

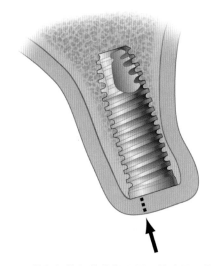

图 10-6　J. 软组织植入前的剖面图，箭头显示嵴顶切口

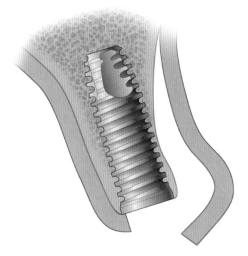

图 10-6　K. 图示受植区预备，其底部至少位于牙槽嵴顶根方 10mm

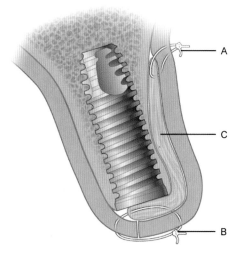

图 10-6　L. 图示移植完成后情况。A 前庭定位缝合；B 嵴顶间断缝合；C 移植组织

441

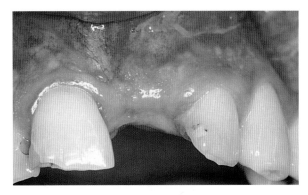

图 10-7　A.患者 32 岁，上颌左中切牙由于外伤脱位 10 年后出现内吸收。拔牙后 4 个月可见右侧中切牙近中出现 2mm 的骨质吸收。与邻牙相比，牙槽嵴有 3mm 的水平向缺损

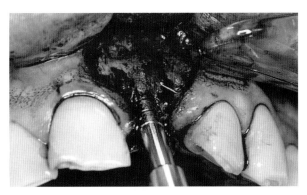

图 10-7　B.做避开牙龈乳头的切口结合垂直向的松弛切口。牙槽骨宽 4mm，需要行骨膨胀。先用先锋钻备孔，然后逐级使用骨膨胀器扩张骨孔。图中为 3.2mm 直径的骨膨胀器

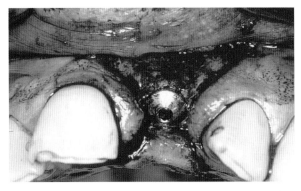

图 10-7　C.植入 16mm 长、3.8mm 宽的螺纹状种植体。种植体周围骨量尚可，外科医生认为骨膨胀后牙槽嵴外形尚可，因此没有考虑硬组织移植

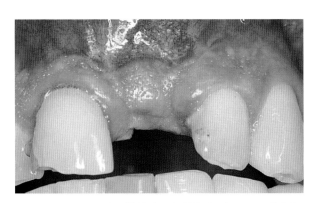

图 10-7　D.2 周后牙槽嵴水平向缺损超过 2mm，计划行软组织移植

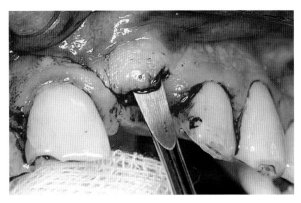

图 10-7　E.做嵴顶切口，然后潜行分离。图示受植区 10mm 深，根方约 10mm 宽，嵴顶为 4mm 宽

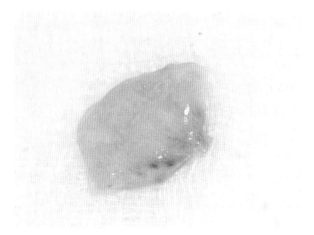

图 10-7　F.从腭部获取上皮下结缔组织

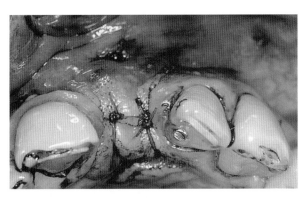

图 10-7　G. 结缔组织植入受植区，前庭沟缝合固定移植组织，嵴顶间断缝合关闭创口

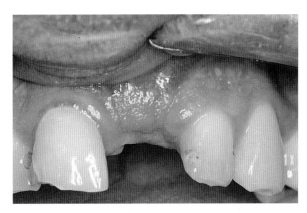

图 10-7　H. 结缔组织移植后 6 周，种植体暴露前口内观

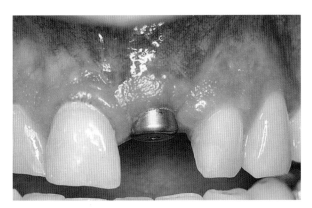

图 10-7　I. 采用环形切刀技术暴露种植体。置入 5mm 高的牙龈成形器

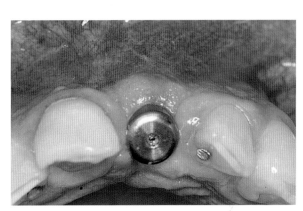

图 10-7　J. 牙龈外形与邻牙相似

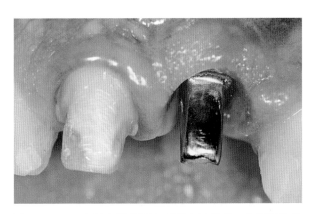

图 10-7　K. 右侧中切牙预备后拟全冠修复，左侧最终的基桩就位

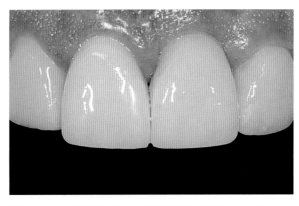

图 10-7　L. 修复体完成，牙龈健康、美观（由 Thomas Salinas 和 Avishai Sadan 医生完成修复）

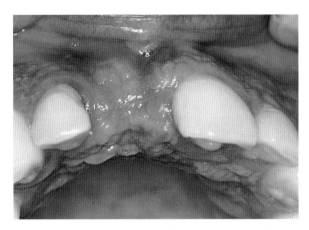

图 10-8　A.患者 34 岁，8 周前因外吸收和牙周炎拔除右中切牙。缺牙区牙龈纹理、质地异常，并有 3mm 的水平向缺损

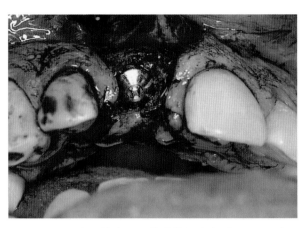

图 10-8　B.由于触点至牙槽嵴的距离超过 7mm，采用避开牙龈乳头的切口并结合垂直向切口暴露牙槽骨。植入一枚 3.8mm×16mm 的种植体，牙槽嵴有缺损，根方出现穿孔

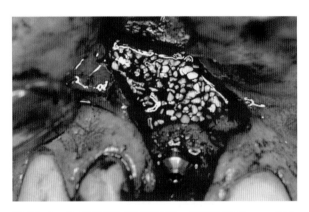

图 10-8　C.局部植入致密的 HA，其厚度约 2mm。因为种植体的冠方被骨覆盖所以没有采用屏障

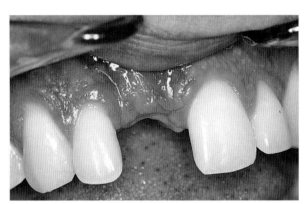

图 10-8　D.4 个月后，修复医生建议行软组织移植改善牙龈质地和牙槽嵴外形

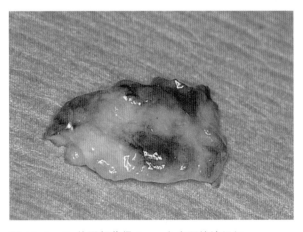

图 10-8　E.从腭部获得 2mm 上皮下结缔组织

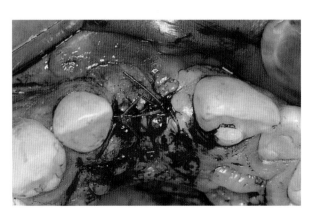

图 10-8　F.预备受植区后，置入软组织并缝合固定

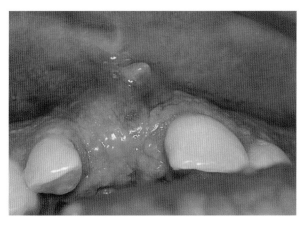

图 10-8　G.软组织移植后 6 周的口内殆面观。可见牙槽嵴形态改善，但比相邻的牙槽嵴宽 1.5mm

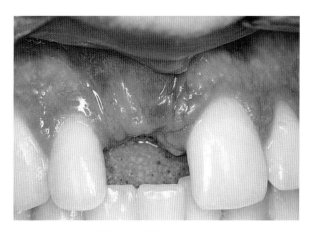

图 10-8　H.牙龈的质地有所改善

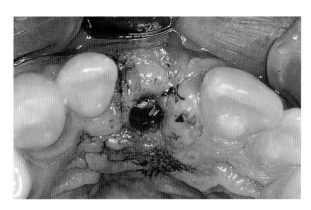

图 10-8　I.环切技术暴露种植体。环形切口略偏腭侧，这样可以使嵴顶组织向唇侧移位

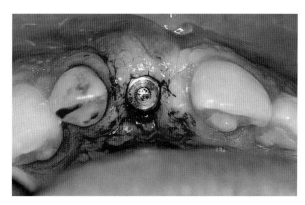

图 10-8　J.置入牙龈成形器，可见牙槽嵴外形有所改善

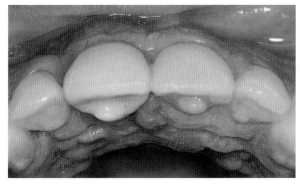

图 10-8　K.戴入终修复体，其外形调整可以帮助改善局部软组织的不足

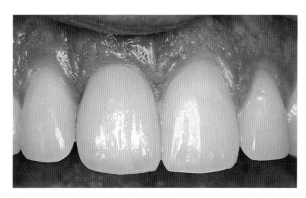

图 10-8　L.最终的修复体颊面观，可见牙龈外形正常、纹理健康

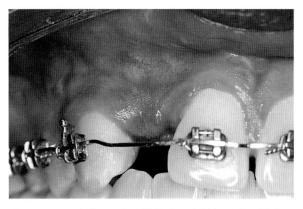

图 10-9　A. 患者 25 岁，笑线高，右侧切牙先天缺失，存在明显的水平向牙槽嵴缺损。术前正畸治疗开辟出 5.5mm 间隙，邻牙牙根竖直

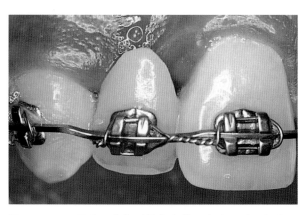

图 10-9　B. 图中示将暂时性修复体固定在正畸弓丝上。从修复体的位置可以呈现牙槽嵴的缺损范围

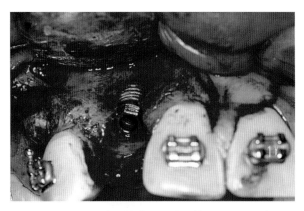

图 10-9　C. 翻开嵴顶黏膜植入种植体，可见有几个螺纹暴露

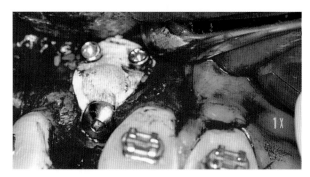

图 10-9　D. 颗粒状植骨材料和不可吸收性膜用于引导组织再生。用覆盖螺丝和小的螺钉进行膜的固定

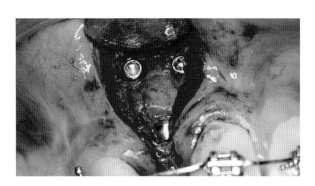

图 10-9　E. 两周后，采用避开龈乳头的切口暴露膜，移除不可吸收性膜

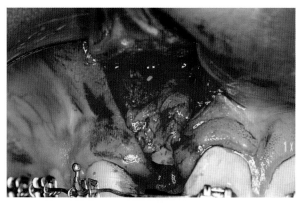

图 10-9　F. 移除膜后，将从腭部获得的结缔组织修整并置于该处

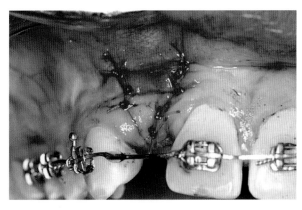

图 10-9　G.用可吸收线缝合关闭创口,将结缔组织固定在颊侧瓣和腭侧组织上

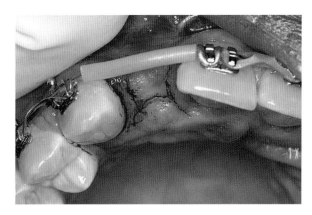

图 10-9　H.6 周后应用小切口暴露种植体

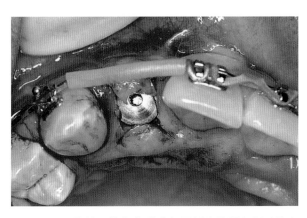

图 10-9　I.将嵴顶的角化黏膜向唇侧移位置入暂时性愈合基台

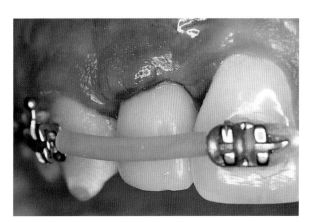

图 10-9　J.两周后戴入暂时冠,可见颈部牙龈过多

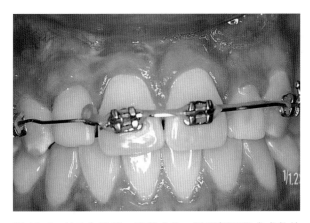

图 10-9　K.5 个月后,牙龈成熟。围绕暂冠形成成熟的牙龈外形

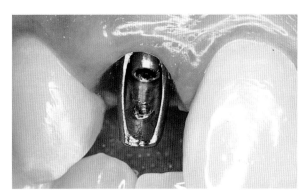

图 10-9　L.最终的基桩就位

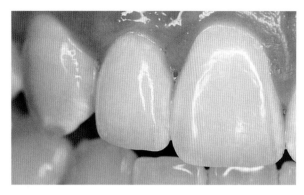

图10-9 M.经过硬组织、软组织移植后最终的修复体。牙冠自然，未见种植体、基桩的金属色透出

上皮下结缔组织也是一种选择，但是一些龈下修复材料不利于软组织覆盖的情况例外。③半月形瓣[12,14-16]，同样用于牙根覆盖的简单的术式，也可以应用于种植体周围组织。

最好采用暂冠修复一段时间，牙龈改建成熟，达到稳定状态后行龈缘处理手术。因为牙龈改建成熟后其位置较为稳定，这时进行冠方移位往往预期效果较好。半月形瓣技术较为简单，对患者的创伤也小于结缔组织移植。但是结缔组织移植对于以前曾经因为垂直切口导致牙龈瘢痕的情况较为适用，因为移植后局部牙龈厚度增加便于后期进行瘢痕去除手术。

通过上皮下结缔组织移植恢复种植体周软组织边缘位置并消除瘢痕

术前测量所有上前牙的龈缘位置，测量牙齿近远中线角、中分处切嵴与牙龈的距离。这些结果可以用来制订精准的龈缘冠方移位和牙冠延长等手术计划。只有这些数据收集完全后才能进行手术。

一旦确定了龈缘的移动位置，先进行局麻，去除暂时修复体（图10-10），基桩保留原位。用15c刀片做切口并潜行分离颊侧黏膜，刀片的长度可以用于指示受植区的深度。注意刀片应尽量靠近骨膜，以防止上层黏膜过薄或者穿孔。如有必要，受植区的范围要延伸至龈乳头下方。可以用12b弯刀片分离龈乳头下方。当龈乳头附近有瘢痕时，可以考虑用弯刀在邻牙龈沟分离龈乳头以便于局部移植组织的置入。受植区的根方应宽于冠方，这样有助于移植组

织的血管化。

受植区制备完成后，用小骨膜探测其大小、深度。然后用锡箔纸修整为受植区的大小以指导腭侧结缔组织的获取，以及移植组织的修整。

移植组织的获取可以采用Bruno[4-5]描述的非开放技术或者双刀片技术（图10-10）。龈边缘的位置纠正术对移植的结缔组织根方的厚度要求较低，这不同于用于牙槽嵴外形重建的结缔组织。移植组织修整平滑后可以确保移植后牙龈外形的美观。

缝合固定移植组织的方法与前述相同，即从受植区一侧前庭沟进针，嵴顶穿出，然后穿过移植组织相应的位置，再进入嵴顶切口，从前庭进针位置附近穿出。第2针则在前庭受植区的另一侧，方法与第1针相同。固定结扎后，移植组织就位。在龈方，移植组织高于龈缘约1mm（图10-10）。7~10d后拆线，6周后，进行软组织的精细修整，以去除瘢痕。

半月形瓣恢复龈缘位置

Tarnow[15]是最先描述采用半月瓣进行牙根覆盖的学者。该术式无需缝合，但要求有足够的角化牙龈，颊侧牙槽嵴不过于突出，有相对较厚的牙龈黏膜。牙齿唇突或者牙龈过薄者，均不适用于该手术（图10-11）。

对于由于牙龈撕裂造成的牙龈退缩的患者，半月形瓣技术是一种简单的手术，可以获得龈缘向冠方2mm的移位。Nasr和de Nasr[12]推荐半月形瓣的切口在前庭沟的非附着黏膜，切口的最高点离龈缘10mm，最低点距龈乳头3mm。

半月形瓣技术可用于天然牙根和种植体的龈缘冠向移位，但前提是要有足够的附着龈组织，切口的位置要为骨组织所覆盖。如果切口的位置为牙根或者种植体，则该手术不会成功，是手术禁忌。

局麻前，应准确测量、记录龈缘与切嵴的距离。必须预先确定龈缘需要纠正的距离。然后开始麻醉、手术，手术时龈缘位置要过矫正1.5mm，这是因为愈合过程中牙龈要向根方退缩。

注射麻药时要防止黏膜过度膨隆，待麻醉止血效应发挥后，移除暂冠。在该类手术中要使冠向移位的牙龈与瓷、牙本质、牙釉质、骨接触。

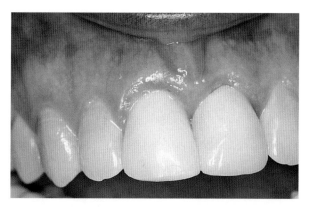

图 10-10　A. 患者男，28 岁，笑线高，中切牙较大。上颌右中切牙由于根管并发症引起的颊侧骨缺失必须拔除。患者要求单冠修复。邻牙触点至牙槽嵴的距离超过 7mm

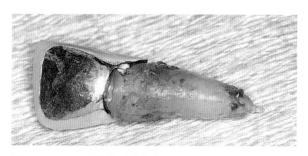

图 10-10　B. 牙齿拔除很轻松

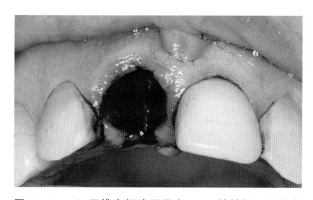

图 10-10　C. 牙槽窝探诊可见有 8mm 的缺损，因为有脓性分泌物，不进行牙槽窝植骨

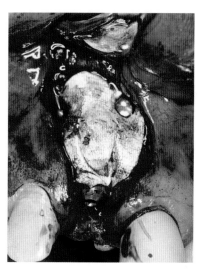

图 10-10　D. 创口愈合 12 周后，植入 3.8mm 的种植体，种植体尖端有 3mm 埋于骨内，腭侧及近远中侧与骨接触，有 10mm 的颊侧螺纹暴露。用自体骨和不可吸收性植骨材料（如 HA 和无机牛骨）盖于缺损区，然后用不可吸收性膜覆盖。采用覆盖螺丝和大头钉固定膜

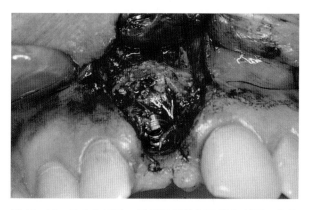

图 10-10　E. 6 个月后，采用同样的切口进入创区，移除引导膜，同期行上皮下结缔组织移植。术中见膜下骨组织完全包裹种植体。结缔组织可以增加牙龈厚度 2mm，并改善其上黏膜的质地

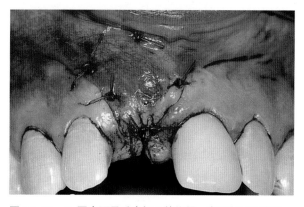

图 10-10　F. 图中可见垂直切口的位置，右侧创口有内卷

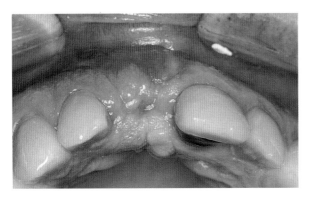

图 10-10 G. 软组织移植后 6 周可见牙槽嵴尚有 1mm 的缺损，可以通过修复体的龈下外形进行纠正

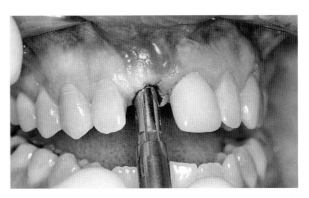

图 10-10 H. 环形切刀技术暴露种植体

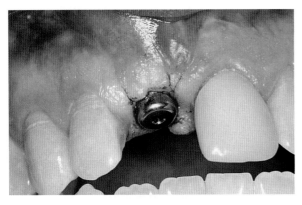

图 10-10 I. 高度为 5mm 的直的愈合基台就位。牙龈压迫呈白色，右侧牙龈撕裂

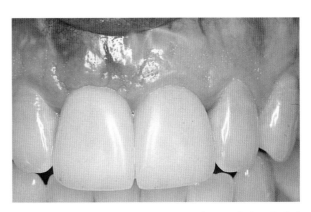

图 10-10 J. 暂冠修复，患者和医生都不满意右侧的瘢痕

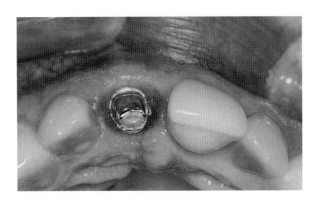

图 10-10 K. 为了纠正该瘢痕，计划采用结缔组织移植，增加的结缔组织有助于瘢痕的去除。图中为暂冠去除后为手术提供入口

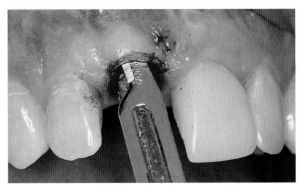

图 10-10 L.15c 刀片潜行分离制备受植区，要确保其上的组织瓣有一定厚度、防止组织穿孔和影响血供。潜行分离应该在瘢痕下方的骨膜水平，这样在植入移植组织后瘢痕就被推离牙槽嵴

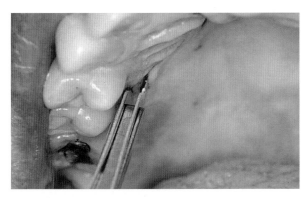

图 10-10　M. 可以用双叶刀片来获取结缔组织，也可以采用开放技术获取

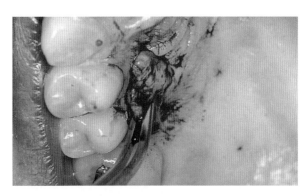

图 10-10　N. 腭侧的结缔组织呈片状。移植块修整为约 10mm²

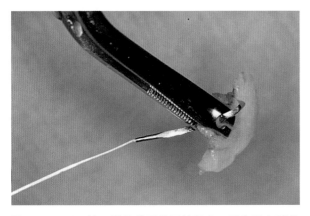

图 10-10　O. 第一针是从受植区的根方一侧角进入受植区，再从嵴顶切口穿出，组织镊协助穿过移植组织后再从嵴顶切口进入，再由前庭穿出

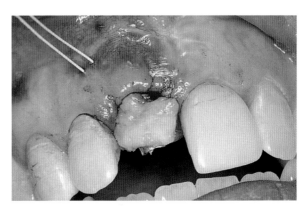

图 10-10　P. 牵拉缝线，移植组织就位

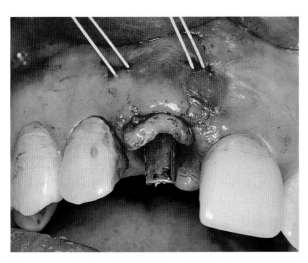

图 10-10　Q. 第二个缝合与第一个相似，这样就保证两个缝合固定了移植块的垂直位置

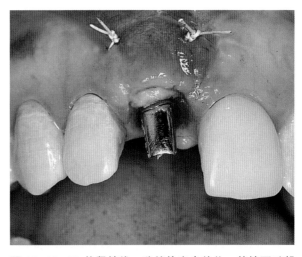

图 10-10　R. 扎紧缝线，移植块完全就位。基桩可以帮助确保移植块在正确的水平向和垂直向位置

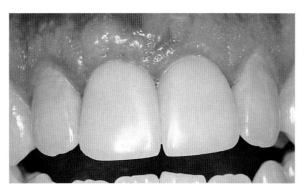

图10-10 S.软组织移植6周后，原来的龈缘瘢痕下方出现新的组织

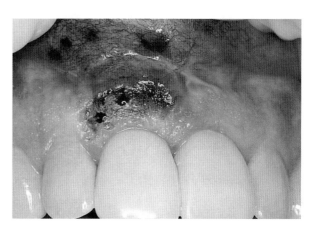

图10-10 T.用金刚砂针修整不平整的牙龈组织外形

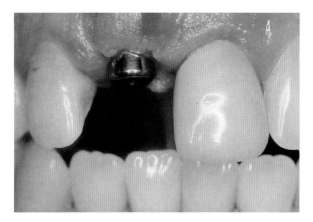

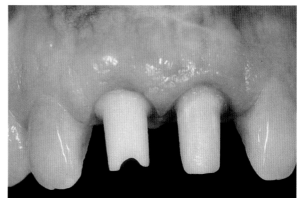

图10-10 软组织移植及牙龈修整前（U）和后（V）的比较。在牙龈修整2个月后置入最终基桩

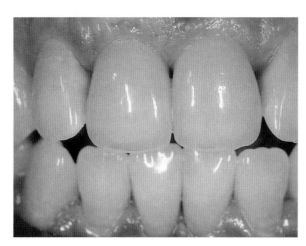

图10-10 W.最终的修复体显示出牙龈良好的纹理、质地和对称性，这些对于美学是极为关键的

如果用丙烯酸制作的暂时冠不便于去除，则要考虑将其边缘修磨短，以使牙龈与钛质基桩接触。

使用小号刀片来做龈沟内切口，该切口向根方延伸约10mm。切口两侧则要到达两侧的龈乳头，该切口要尽量位于骨膜水平，防止其上的牙龈黏膜穿孔。

半月形瓣切口位于非附着黏膜，其弧度应足以保证冠向移位的瓣的根方依然在骨面上。切口的两端止于邻牙，两侧龈乳头位置留至少2~3mm的范围以提供血供。

完成半月形切口后，组织瓣应该可以向冠方移动，如果活动度不足，则还要进一步分离。将瓣冠向移位后，用盐水纱布压迫组织5min。冠

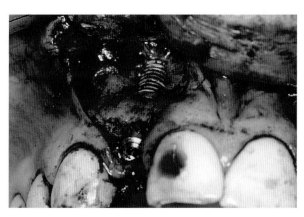

图 10-11　A. 患者 30 岁，左右侧切牙发育不全，笑线高，牙龈薄，分别置入 1 颗 3.25mm 直径的种植体

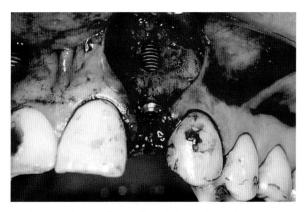

图 10-11　B. 双侧的种植体均在外科导板的辅助下植入。植体的颈部牙槽骨尚可，但在颊侧根方种植体暴露。植入致密的 HA 颗粒，不使用膜，关闭创口（该患者也可以采用龈沟内切口）

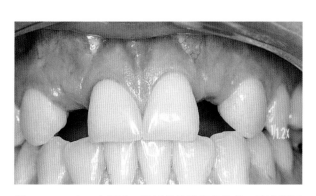

图 10-11　C.4 个月后，双侧行结缔组织移植。图中所示为种植术后 5 个月，软组织移植后 6 周

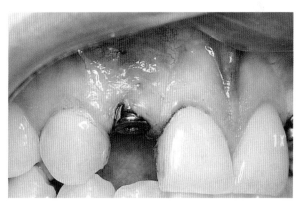

图 10-11　D. 采用类似于环形切刀的保守切口暴露种植体。右侧种植体颈缘牙龈有撕裂，愈合后形成裂痕

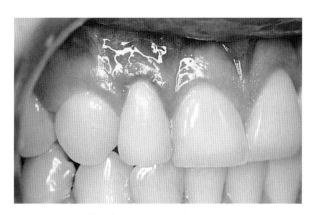

图 10-11　E. 戴入暂冠，牙龈边缘退缩，美观差

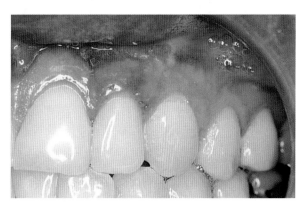

图 10-11 F. 左侧种植体则愈合良好，美观好

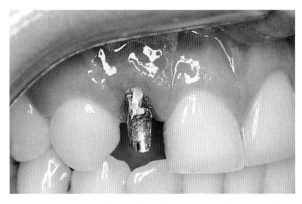

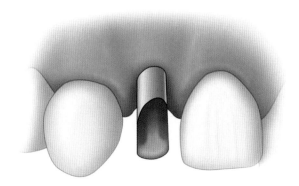

图 10-11　G、H. 进行牙龈手术前将牙冠去除。可见牙龈距理想位置 1.5~2mm。针对局部情况，还计划进行右中切牙和尖牙的牙冠延长术以创造对称的牙龈外形

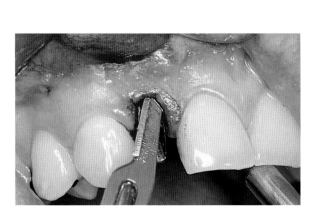

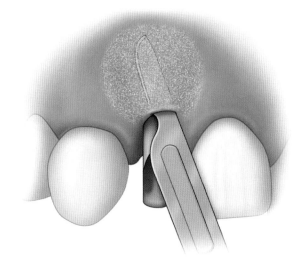

图 10-11　I、J. 局麻后用 15c 刀片在上皮下潜行分离，深度约 10mm，其宽度到两侧邻牙

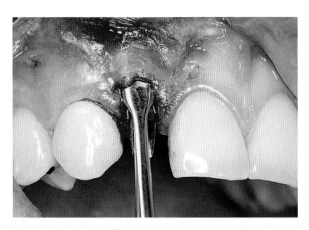

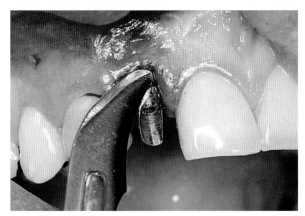

图 10-11　K. 用骨膜分离器评估潜行分离的范围。如有必要，可以继续潜行分离

图 10-11　L. 用弧形的 12b 刀片从深层分离牙龈乳头附近的附着龈

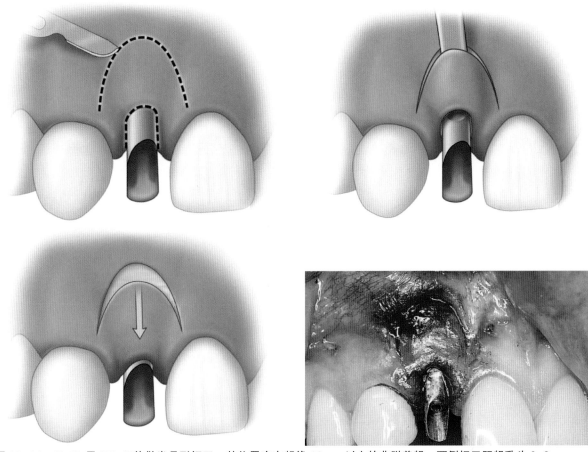

图 10-11　M~P. 用 15b 刀片做半月形切口，其位置应在龈缘 10mm 以上的非附着龈。两侧切口距龈乳头 2~3mm

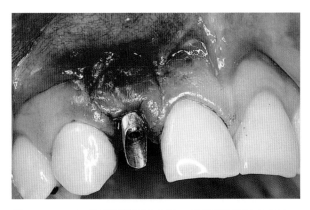

图 10-11　Q. 半月形瓣冠方复位，注意要过矫正 50%，因为术后要发生收缩。然后轻压 5min，以促进血凝块的形成。嘱患者不要按压术区，避免垂直向力量

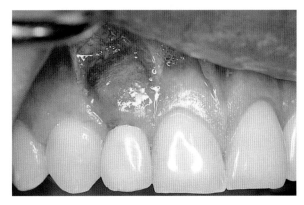

图 10-11　R. 半月形瓣完成 2 周后

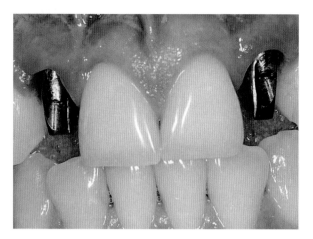

图 10-11　S. 基桩戴入后。中切牙和尖牙做了牙冠延长术

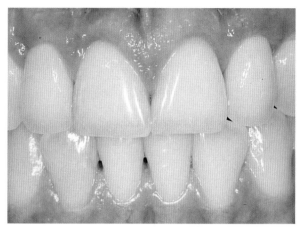

图 10-11　T. 戴入最终的修复体，可见牙龈协调美观（软组织手术由 HishanNasr 和 MichaelBlock 医生完成，Thomas Salinas 医生完成修复）

方移位的组织瓣应该过矫正 1.5mm，因为切口组织的挛缩会使瓣向根方移位。

术后应该进软食 14d，用极软牙刷轻轻刷牙，防止压迫局部组织。推荐使用抗菌斑漱口液 2 个月。8 周后，软组织愈合完全，可以进行最终的义齿修复。

利用软组织移植扩增受植区牙槽嵴

图 10-12 展示了种植体植入过程中的常见问题。图中患者因外伤致右上中切牙缺失，伴明显的水平向和少量垂直向骨缺损。手术时先通过植入异种骨，并覆盖胶原膜重建牙槽嵴，增加种植位点骨量。硬组织移植后可以使局部有足量的骨组织，以便于种植体植入，但并不能改善中切牙近中的薄牙龈，局部依然有水平向骨缺损。且患者具有高笑线，这就需要后期重复进行骨增量手术，并增加牙龈厚度。

对于这名患者而言，后期的增量手术需要大量的组织转移。采用近中线的垂直切口，结合上皮下结缔组织和骨移植达到满意的美学效果。

结缔组织移植应使用 Zadeh 改良后的方式。若条件允许，先从中线系带处做直达骨膜的垂直切口，若条件不允许，可使用前庭沟切口。在受植区做骨膜下隧道，必要时向远中和腭侧做骨膜下剥离。从腭侧或上颌结节处获取上皮下结缔组织。缝线从腭侧进入，穿过骨膜下隧道从中线切口穿出，然后穿过所移植结缔组织。缝针穿过中线切口，再从腭侧出，然后将结缔组织置入骨膜

下隧道，调整最佳位置，缝线固定。如有必要，可同期进行牙槽骨增量手术，在结缔组织下方植骨。切口使用可吸收线缝合。

利用软组织移植防止牙龈萎缩

图 10-13 展示的是利用上皮下结缔组织增加牙龈厚度并防止牙龈退缩的案例。该患者 15 年前行种植手术并同期植异种骨。临床医生应当注意到，大多数异种骨通常通过纤维组织结合在一起。异种骨内可有新骨生成，但外周很难发生。外周的异种骨起到的是"充填物"的作用，不可以被移除。这位患者的医生经验不足，将原有的功能完善的修复体移除，并将起到填充作用的异种骨刮除，最终导致牙龈变薄和萎缩。由于该医生重新换置一枚过大的基台，所以需要重新修改基台外形，以消除这种反向平台转移。对基台外形修正后，牙龈炎症得到控制，可进行上皮下结缔组织移植以改善牙龈厚度。最终，戴入外形适合的基台和牙冠，种植体周组织因良好的软组织情况而达到稳定状态。

利用邻近的活体组织细胞传递生长因子来解决严重的软组织问题

图 10-14 中的女性患者存在一系列严重问题。患者 25 岁时于双侧侧切牙位植入种植体，距今约 30 年。种植体方向过于靠根方及颊侧，上部为单冠修复体。这种老式的种植体可形成严重的骨缺损，最终形成种植体周围袋、牙龈萎缩、

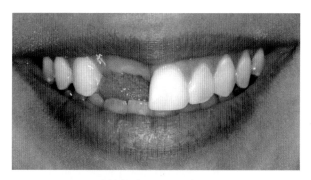

图 10-12　A. 患者笑线高，牙龈暴露 2mm

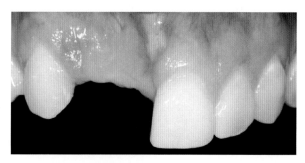

图 10-12　B. 患者右上中切牙、侧切牙缺失，伴明显的水平向骨缺损和牙间龈乳头区垂直向骨缺损

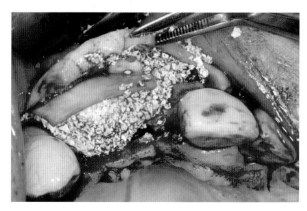

图 10-12　C. 手术第一步先采取嵴顶水平切口和龈沟切口暴露牙槽嵴（直至梨状孔），然后采用异种骨和可持久保持的胶原膜进行牙槽嵴重建。骨膜松解，切口无张力缝合

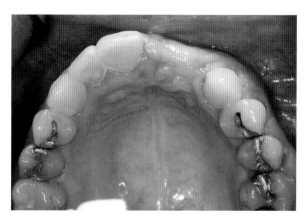

图 10-12　D. 术后 4 个月，仍有部分水平向骨缺损，可选择在植体植入、戴入临时冠后再进行进一步的增量手术

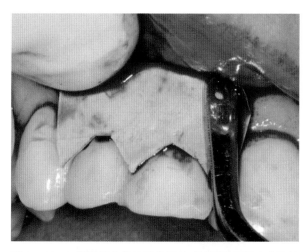

图 10-12　I. 通过近中线的垂直切口对该区域进行上皮下结缔组织移植。可用锡箔纸修剪成所需移植组织大小的模板

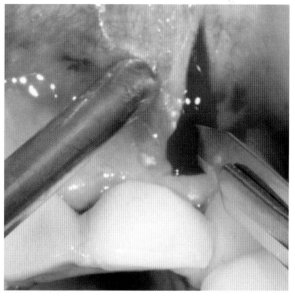

图 10-12　J. 位于系带处直达骨面的垂直切口

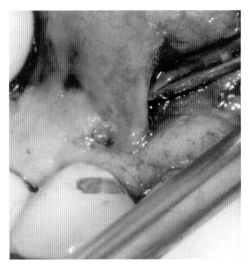

图 10-12　K. 从系带切口向受植区域做骨膜下隧道

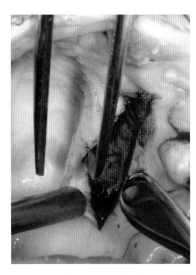

图 10-12　L. 从腭侧获取上皮下结缔组织。做切口后，在黏膜下层剥离 10 mm 宽的组织，切取所需上皮下结缔组织

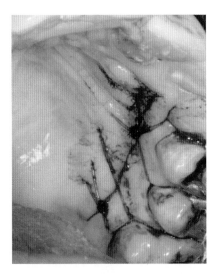

图 10-12　M. 获取结缔组织后，用 4-0 铬线缝合腭侧切口

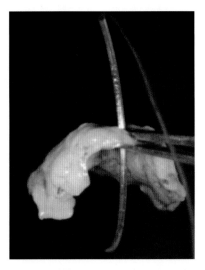

图 10-12　N. 缝针穿过组织时，用组织镊稳定

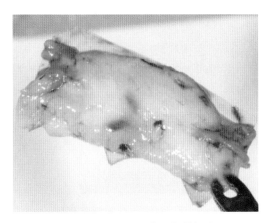

图 10-12　O. 修整结缔组织轮廓，与模板大小匹配

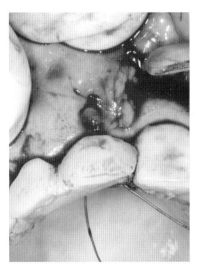

图 10-12　P. 第一针从腭侧进入隧道，由切口出，穿过结缔组织。缝针再进入切口从腭侧穿出，将组织牵入就位

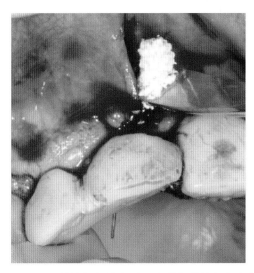

图 10-12　Q. 结缔组织植入后，在骨与结缔组织之间植入异种骨

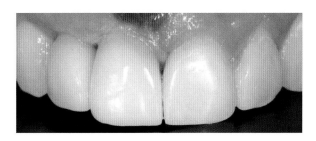

图 10-12　T. 最终获得满意的修复体周软组织外形

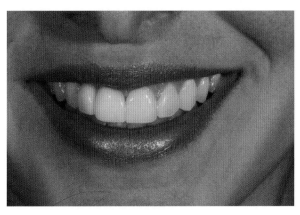

图 10-12　U. 患者对最终修复效果满意

厚度变薄、红肿及邻牙的骨丧失。该患者希望能够解决其美观和功能问题。

　　患者现有问题主要包括：①种植体周骨丧失；②种植体上部修复体颊侧严重的牙龈萎缩；③牙龈红肿、厚度变薄，种植体周探诊出血；④双侧尖牙及中切牙邻近种植体侧骨丧失；⑤邻牙牙龈萎缩；⑥邻牙松动。

　　修复目标包括：①最终修复体应为固定修复；②最终修复体应该具有满意的美学效果，解决软组织丧失的问题。③最终修复体满足一般正常咀嚼功能；④骨与软组织恢复稳定。

治　疗

阶段 1

　　第一次手术将种植体移除，使软组织逐渐愈合，去除使邻牙松动的病因学因素。

　　利用正畸托槽稳定松动牙，局麻下做双侧前磨牙间的龈沟切口。翻全厚瓣，如害怕组织瓣穿孔可采用锐性分离辅助，翻开组织瓣至梨状孔边缘，可见种植体颊侧骨丧失，利用超声骨刀去除双侧种植体。邻牙有明显的根及根尖区暴露。术区刮除肉芽组织，根面平整，使用生理盐水冲洗。松解骨膜，无张力关闭创口，牙龈冠方复位。骨缺损区行异种骨植入，植入骨上方放置含纤维细胞的 Apligraft (Organogenesis, Boston, MA) 组织工程化材料。用 4-0 铬线缝合切口。安放正畸托槽，并在缺牙处放置临时牙。手术区域如期愈合。

阶段 2

　　由于患者良好的愈合反应，决定使用正畸治疗来保存和创造牙槽骨。同样由于患者软组织形成能力较强，具有较好的牙龈位置。原先的种植位点和邻近天然牙周围均有骨形成。利用正畸方法将双侧尖牙移动至侧切牙位，该方法类似于牵拉牙齿通过植骨后的牙槽突裂。当尖牙移动后，再对患者情况进行评估。

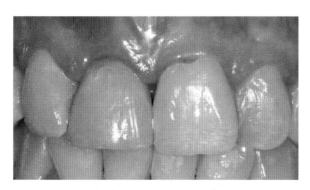

图 10-13　A.患者 15 年前行左上中切牙种植手术，这是她最终修复后 1 年的临床情况。该患者使用外六角连接螺纹种植体，并在唇侧植入牛异种骨以恢复明显的骨缺损。修复体利用舌侧螺丝固位

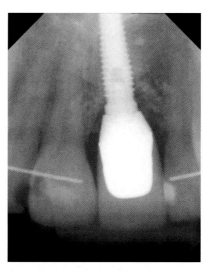

图 10-13　B.15 年后，这位患者的新任牙医移除了原先的上部修复体和固位螺丝，并决定更换新的基台和牙冠。新的基台尺寸略大，与种植体肩台相接的地方过大

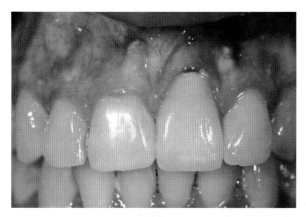

图 10-13　C.局部产生牙龈激惹。该医生对种植体及龈沟内壁进行刮治，并移除了几块先前的移植物，1 个月内，患者的牙龈开始萎缩。这名患者的问题主要包括牙龈萎缩、颊侧骨缺损、牙龈薄

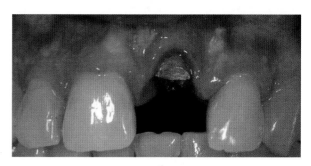

图 10-13　D.治疗阶段首先取下新牙冠和基台，将基台在口外进行外形修整，去除悬突，拟 2 个月后行结缔组织移植手术

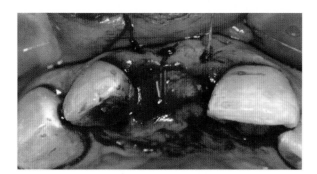

图 10-13　E.做骨膜上信封样切口，在牙槽嵴与黏膜之间置入上皮下结缔组织，以期改善牙龈厚度。患者戴 Essix 暂时修复体，修复体与组织无接触

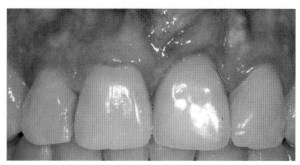

图 10-13　F.8 周后戴个性化基台和全瓷冠，但仍可见小面积垂直向软组织缺损，但牙龈厚度有所改善

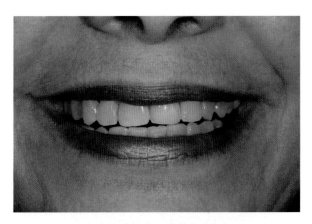

图 10-13　G.患者微笑状态美学效果良好（ MarcoBrindis 医生完成最终修复；AvishaiSadan 医生完成最初修复 ）

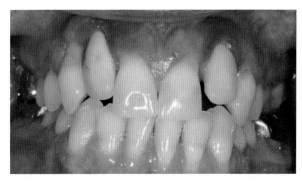

图 10-14　A.患者 25 岁时双侧侧切牙行种植手术，这是 30 年后的临床表现。种植体植入位置过于偏颊且太深。患者主诉是双侧尖牙和中切牙松动、疼痛，伴上颌前牙区长期不适

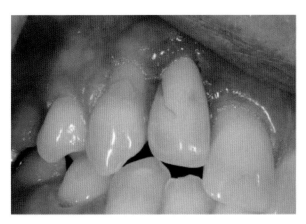

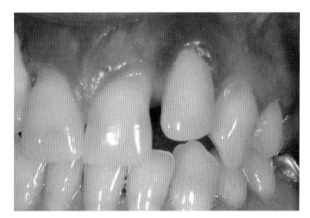

图 10-14　B.侧面观可见严重的骨缺损导致的尖牙与中切牙的牙龈萎缩

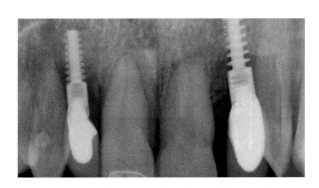

图 10-14　C.X 线显示种植体周骨缺损达邻牙根尖处

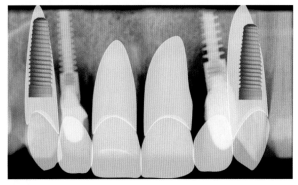

图 10-14　D.治疗方案是移除双侧侧切牙种植体及牙冠，拔除双侧中切牙及尖牙，在双侧尖牙处植入种植体，拟采用六单位种植固定桥修复

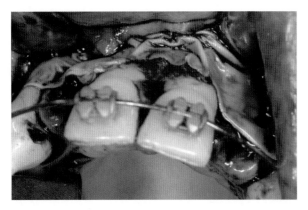

图 10-14　E. 在伤口愈合期间，利用正畸托槽稳定松动牙。做龈沟切口，翻开全厚瓣，利用超声骨刀移除种植体，骨膜松解，使牙龈可以关闭创口并向冠方移位。骨缺损区植入异种骨，并在植入骨上放置含生长因子的 Apligraft（Organogenesis，Boston，MA）以促进创口愈合。关闭切口，注意减张。

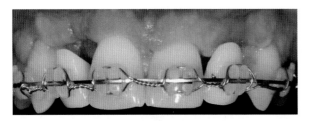

图 10-14　F. 该图显示图 E 中手术完成后 4 周的临床表现。可见良好的创口愈合和牙龈外观

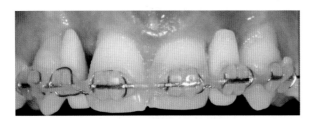

图 10-14　G. 由于治疗过程中患者软组织状况极好，所以决定将双侧尖牙移动至侧切牙位，拟利用尖牙区充足的骨量植入种植体。该图显示尖牙逐渐向中切牙移动

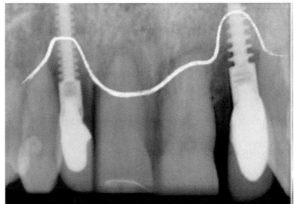

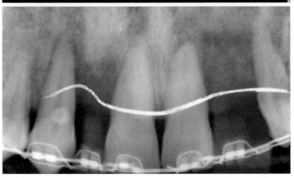

图 10-14　H. X 线片对比术前与植骨后 4 个月的骨水平变化。此时，尖牙未移动

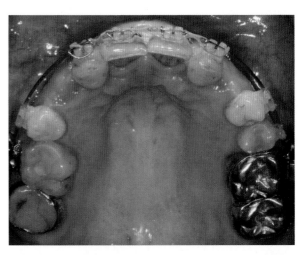

图 10-14　I. 腭侧观示尖牙区种植空间。前牙区周围软组织状况良好

阶段 3

　　将正畸托槽取出后，4 颗前牙松动度为 I 度，远小于术前的 II 度松动。由于双侧尖牙移动至侧切牙位，导致尖牙区牙缺失，且尖牙区骨量充足。双侧尖牙区各植入一颗 AnkylosA14 C/X implants (Dentsply Implants，Waltham，MA) 种植体，骨整合后临时冠修复。

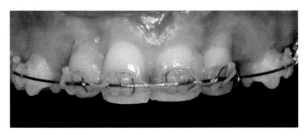

图 10-14　J. 种植术前正面观。此时，中切牙和尖牙的松动度小于 I 度，牙周探诊深度 <3mm，无探针出血

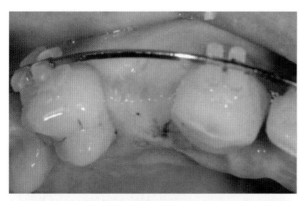

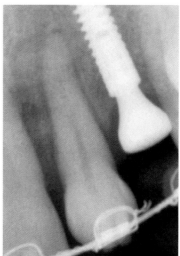

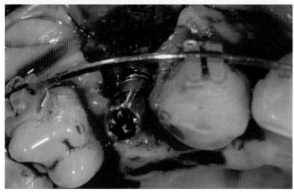

图 10-14　K. 做嵴顶水平切口和垂直切口，于双侧尖牙区植入种植体（A14C/X,Ankylos，DentsplyImplants，Waltham,MA）

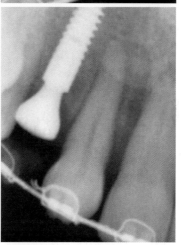

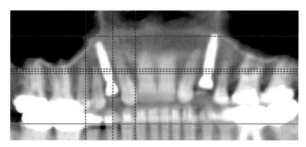

图 10-14　L. 术后 CBCT 重建的全景片示种植体植入位置理想

阶段 4

这是最后的修复治疗阶段。患者计划进行前牙瓷贴面修复，种植体上部单冠修复。必要时，可将前牙连在一起起到牙周夹板的作用。整个治疗方案中未拔牙。

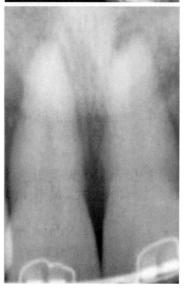

图 10-14　M~O. 种植手术后 4 个月示双侧尖牙和中切牙周牙槽骨高度已得到改善。术前双侧尖牙和中切牙骨吸收已近根尖处

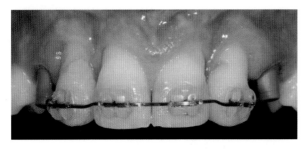

图 10-14　P. 骨整合后，使用基台选配套装选择合适的基台

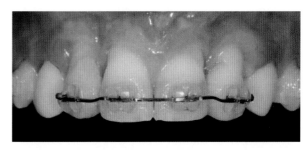

图 10-14　Q. 图示临时牙冠。最终治疗结果保留了患者的天然牙，且美学效果较好

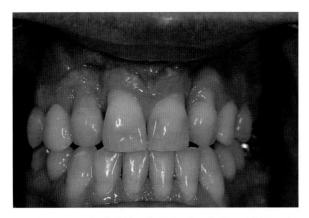

图 10-14　R. 完成种植上部修复后，移除正畸托槽。切牙有轻微动度，无疼痛

参考文献

[1]Langer B, Calagna L. Subepithelial connective tissue graft to correct ridge concavities. J Prosthet Dent, 1980, 44:363-367.

[2] Langer B, Calagna L. The subepithelial connective tissue graft: a new approach to the enhancement of anterior esthetics. Int J Periodontics Restorative Dent , 1982, 2:22-33.

[3] Langer B, Langer L. Subepithelial connective tissue graft technique for root coverage. J Periodonto, 1985,156:715-720.

[4] Bruno JF.Connective tissue graft technique assuring wide root coverage. Int J Periodontics Restorative Dent , 1994,14:126-137.

[5] Bruno JF. A subepithelial connective tissue graft procedure for optimum root coverage. Atlas Oral Maxillofac Surg Clin, 1999, 7:11-28.

[6] Perenack J, Wood RJ, Block MS, et al. Determination of subepithelial connective tissue graft thickness in the dog. J Oral Maxillofac Surg , 2002,60:415-421.

[7] Abrams L. Augmentation of the deformed residual edentulous ridge for fixed prosthesis.Compend Contin Educ Dent , 1980,1:205-213.

[8] Tarnow DP, Scharf DR. Modified roll technique for localized alveolar ridge augmentation. Int J Periodontics Restorative Dent , 1992,12:415-425.

[9] Block MS. Anesthesia, incision design, surgical principles, exposure technique// Block MS, Kent JN. Endosseous implants for maxillofacial reconstruction. Philadelphia: Saunders, 1995.

[10] Block MS. Dental implant reconstruction of the trauma patient. Oral Maxillofac Surg Clin North Am , 1998,10:567-584.

[11] Tarnow DP, Magnet AW, Fletcher P. The effect of the distance from the contact point to the crest of bone on the presence or absence of the interproximal dental papilla. Periodonto, 1992,163:995-996.

[12] Nasr HF, de Nasr AMS.The semilunar flap technique for root coverage. Atlas Oral Maxillofac Surg Clin , 1999,7:29-37.

[13] Allen EP, Miller PD. Coronal positioning of existing gingiva: short-term results in the treatment of shallow marginal tissue recession. J Periodontol, 1989 ,60:316-319.

[14] Cohen W.Semilunar flap//Cohen W.Atlas of cosmetic and reconstructive periodontal surgery. Malvern: Lea & Febiger, 1994.

[15] Tarnow DP.Semilunar coronally repositioned flap. I Clin Periodontol, 1986 ,13:182-185.

[16] Tarnow D. Solving restorative esthetic dilemmas with the semilunar coronally positioned flap. I Esthetic Dent , 1994,6:61-64.

[17] Zadeh HH. Minimally invasive treatment of maxillary anterior gingival recession defects by vestibular incision subperiosteal tunnel access and platelet-derived growth factor BB. Int J Periodontics Restorative Dent , 2011,31(6):653-660.